Praxisbuch
Nahrungsmittel und Chinesische Medizin

Wirkungsbeschreibungen und Indikationen
der im Westen gebräuchlichen Lebensmittel

4521 Schiedlberg/Austria, Waidern 42
E-Mail: verlag@bacopa.at, office@bacopa.at
www.bacopa.at

printed in the European Union

ISBN: 978-3-901618-59-8

3. Auflage, 2013

Praxisbuch

Nahrungsmittel und Chinesische Medizin

Wirkungsbeschreibungen und Indikationen der im Westen gebräuchlichen Lebensmittel

BACOPA VERLAG

» Der Ursprung dieses Buches war der Wunsch nach einer besseren Vereinheitlichung der zahlreichen, oft gegensätzlichen Informationen zur Chinesischen Ernährungstherapie. Initiiert durch eine Gruppe von ExpertInnen für Chinesische Ernährungstherapie und unterstützt durch die Schweizerische Berufsorganisation für Traditionelle Chinesische Medizin (SBO-TCM), entstand in mehrjähriger intensivster Auseinandersetzung mit der Materie ein Werk, welches in der Chinesischen Ernährungstherapie im Westen neue Standards setzt."

Simon Becker, Präsident der SBO-TCM, Wädenswil

» Ein durch und durch gelungenes Buch für die Chinesische Diätetik. Die Angaben zu der Wirkstärke der einzelnen Eigenschaften eines Nahrungsmittels sind in der Weise neu ebenso wie die systematischen Tabellen zu den verschiedenen Vorbehandlungs- und Zubereitungsarten der einzelnen Nahrungsmittelgruppen. Diese hohe Praxisrelevanz verleiht dem Werk zusammen mit den hervorragenden Nahrungsmittelmonographien einen großen Nutzwert für die tägliche diätetische Beratung. Ein umfangreiches Stichwortverzeichnis runden dies fundiert recherchierte Buch ab und machen es zu einer echten Bereichung auf dem Praxis-Schreibtisch."

Prof. Dr. Stefan Englert, Ravensburg

» Auf dieses Buch habe ich lange gewartet, denn es schließt eine bisherige Lücke in der praktischen Umsetzung der Chinesischen Diätetik im Westen. Die Autorinnen der Arbeitsgruppe „SBO-TCM Diätetik" haben hier in jahrelanger Fleißarbeit viel wertvolles Material zusammengetragen, gesichtet und gemeinsam bewertet. Gleichzeitig haben sie es geschafft, den Stoff didaktisch hervorragend aufzubereiten. Besonders die einzelnen Monografien bestechen durch eine klare, stringente, aber zugleich farbenfrohe und ästhetische Darstellung, die Spaß macht und es dem Anwender auf einen Blick ermöglicht, das Wesentliche eines Nahrungsmittels zu erfassen.

Wer wie ich schon öfter in den Genuss der Speisen von Ulrike von Blarer Zalokar kommen durfte, der weiß, dass sie lebendiges Beispiel für eine gesunde und genussvolle Kochkunst ist. Von ihr zubereitete Mahlzeiten sind ein Fest und nährende Wohltat für Sinne und Bauch! Diese Lust aufs Kochen spiegelt sich auch im Buch wider, zu dem ich allen daran Beteiligten nur gratulieren kann. Es wird sicher nicht verstaubt in irgendwelchen Bücherregalen liegen, sondern ein ständiger Begleiter sein – in der Praxis ebenso wie in der Küche."

Dr. Claudia Focks, Rottweil

» Dieses prägnante Buch ist aus mehreren Gründen für die praktische Ausübung der Chinesischen Medizin im Westen sehr nützlich. Die übersichtliche Präsentation der westlichen, also bei uns auch gebräuchlichsten Nahrungsmittel in Form von Monographien erlaubt sowohl schnelles Nachschlagen als auch tiefer gehendes Studium. Die Indikationentabellen, nach Mustern geordnet, sind großartig für die praktische Arbeit geeignet, ebenso der ausführliche Index. Und nicht zuletzt bietet dieses Werk eine solide Grundlage für die kritische Erörterung und Weiterentwicklung traditioneller chinesischer Ernährungslehren im Westen. Die Übertragung des chinesischen Zugangs zu Heilpflanzen und Nahrungsmitteln auf westliche Verhältnisse ist derzeit in vollem Gang, wird intensiv diskutiert und wird noch lange nicht abgeschlossen sein – das vorliegende Buch bringt uns aber einen großen Schritt voran."

Dr. Andreas Höll, Mödling

» Das vorliegende Werk ist unter den westlichen Publikationen zur Chinesischen Diätetik sicherlich ein bisheriger Höhepunkt. Ich durfte in Deutschland die langen und oftmals verwirrenden Wege der Übertragung Chinesischer Ernährungslehre in den Westen von Beginn an über 30 Jahre lang mit verfolgen. Endlich ist es gelungen, eine klare, gut strukturierte und aus langer Erfahrung gewachsene Zusammenfassung zu erstellen. In mehrerer Hinsicht ergänzt oder übertrifft dieses Buch die bislang vorliegenden Veröffentlichungen. Ich bin überzeugt, dass die Autoren und Autorinnen hiermit einen wichtigen Beitrag für die Anwendung der Chinesischen Medizin im Westen geschaffen haben."

Dr. Stefan Kirchhoff, Witten/Herdecke

» Nahrungsmittel sind ein täglicher Bestandteil in unserem Leben und bereits vor mehr als 2000 Jahren wussten ÄrztInnen sowohl in Europa als auch in Asien über die Heilkraft der Nahrungsmittel und Kräuter. Die Klassifizierung der Nahrungsmittel und Kräuter und das Wissen über deren Anwendung in der Traditionellen Chinesischen Medizin sind eine große Bereicherung für unser Wissen."

Claudia Lorenz, M.Tui, Wien

» In der Vergangenheit mögen sich viele Ernährungsberater gefragt haben: Welche energetische Wirkung hat denn die Pastinake? Wie wirkt der Rosenkohl oder die Rande bzw. Rote Bete? usw. Wenn diese Nahrungsmittel nicht in der chinesischen Literatur vorkamen, dann konnte man sie aus Mangel an Informationen nicht ohne weiteres einsetzen. Stattdessen finden wir in einschlägigen Büchern immer noch Nahrungsmittel, die reichlich exotisch sind und bei uns kaum auf den Tisch kommen, geschweige denn ohne weiteres zu kaufen sind. Mit dem vorliegenden Buch hat das nun ein Ende. Endlich gibt es ein umfassendes Nachschlagewerk über die Energetik unserer alltäglichen Nahrungsmittel und Getränke, das auch die Erfahrungen der europäischen Heilkunde-Tradition sowie moderne Erkenntnisse im Lichte der Chinesischen Medizin einschließt. Zusätzlich sind die sehr übersichtlichen und nach Wertigkeit geordneten Wirkungs-Beschreibungen mit Quellenangaben versehen. Auch das war bisher in den meisten Büchern nicht gegeben.

Diejenigen, die aus Mangel an entsprechender Literatur in der Vergangenheit selbst nach den Wirkungen unserer Nahrungsmittel geforscht haben, wissen, welch gewaltige Arbeit und Ausdauer in dieser Zusammenstellung steckt. Die genannten Gründe machen das Buch zu einem Meilenstein für die Diätetik nach der Chinesischen Medizin. Es verdient weite Verbreitung in jede Praxis, die sich ernsthaft mit Ernährungsberatung beschäftigt. Im Gegensatz zu einem Kräuterbuch – dies sei an dieser Stelle im Sinne einer „Essthetik" vermerkt – müssen Therapeuten bei der Auswahl passender Nahrungsmittel stets daran denken, dass am Ende ein wohlschmeckendes Gericht auf den Tisch kommen sollte. Denn gesundes Essen muss schmecken. Dafür bietet uns dieses Buch genügend Auswahlmöglichkeiten an Nahrungsmitteln für viele Syndrome und jede Jahreszeit."

Helmut Magel, Wuppertal

» Das vorliegende Werk zeichnet sich durch einen sehr übersichtlichen und praxisorientierten Aufbau aus. Es eignet sich daher sowohl für Studierende der Chinesischen Diätetik als auch für ErnährungsberaterInnen und TCM-TherapeutInnen als nützliches Nachschlagewerk.

Möge das Wissen um die energetische Wirkung der Nahrungsmittel im Westen dadurch bekannter werden und es allen Menschen zu Gesundheit und Ausgeglichenheit verhelfen."

Mag. Maria Michalitsch, Wien

» Im alten China gab es den berühmten Arzt Bian Que, der sagte: „Wenn die Krankheit in die Tiefe der Organe vorgestoßen ist, verwende die Phytotherapie, wenn sie im Äußeren, also in Leitbahn und Netzgefäßen sitzt, verwende Akupunktur und Moxibustion. Aber am besten ist, man beginnt schon viel früher: Mit der rechten Ernährung und Lebensweise, mit Diätetik und Qi-Gong, dann kann sich die Krankheit gar nicht erst vertiefen." Also „Zhi zhi wei bing" – behandele die Krankheit vor ihrem Entstehen, wie es auch das Huangdi Neijing fordert.

Doch während Shen Nong, der „Göttliche Landmann" noch instinktives Gespür für die Wirkung von Arzneien und Nahrungsmitteln hatte, geht der degenerierte moderne Mensch im Winter in den Eis-Salon, ißt denaturierte Fertignahrung und läßt sich mit künstlich erzeugten Geschmacksverstärkern und Laborchemie in Tütensuppen verwirren mit den entsprechenden Folgen für seine Gesundheit. Wenn schon Eiscreme bei Minusgraden, warum nicht auch ein Glas Glühwein am Badestrand? Oder sträubt sich da doch etwas?

Denn auch in Europa wußte man noch vor einigen Jahrhunderten, daß Zimt, Muskatblüte, Ingwer, Nelken, Kardamom und Orangenschale von warmer Natur sind, und somit in den winterlichen „Pfefferkuchen" gehören, während uns der Lebkuchen heute schon kurz nach dem Sommerurlaub in den Ladentheken lockt. Sie ist vielleicht leise geworden, die Stimme aus dem Bauch, aber vielleicht noch nicht ganz verschwunden.

Doch ebenso wie uns Organisationen wie „Slow Food" lehren, wieder Essen und Genießen zu verbinden, so sollten wir auch im Alltag modernes Wissen und die Intuition für das Essen verbinden, und eben für das erstere braucht es ein gutes Nachschlagewerk.

►

Seit dem 1997 veröffentlichten Werk von Engelhard/Hempen hat man in Deutschland lange auf ein solches umfangreiches Werk zu diesem Thema gewartet – vergeblich! Umso erfreulicher ist es, daß unsere Schweizer Kollegen genau dies, aber insbesondere mit dem Schwerpunkt „Praxis" geschaffen haben: Es enthält nicht nur zur Einführung die Wirkungsbeschreibungen der Gruppen, geordnet nach Chinesischen Syndromen und die Zubereitungsanleitungen, sondern vorallem eine umfangreiche Liste in Europa erhältlicher Nahrungsmittel und Genußmittel. Aber nicht nur Kohl und Kartoffel finden sich hier nach TCM-Kriterien aufgelistet, sondern auch Wildgemüse wie Löwenzahn, ungewöhnliche heimische Speisen wie Damhirschfleisch, aber auch exotisches wie den Chinesischen Pak-Choi (Bai Cai) oder die Frühlingszwiebel, kurz: alles was der Magen begehrt.

Wenn der weise Anwender, sei es Patient oder Therapeut das richtige Maß aus Kopf und Bauch findet, also sowohl dem Wissen dieses Buches folgt und der Eingebung seines Körpers wieder zu folgen lernt, dann kann seiner Gesundung durch Diätetik, die ja einen wichtigen Teil der Chinesischen Medizin darstellt, nichts mehr im Wege stehen. In genau diesem wahrsten Sinne des Wortes wünsche ich: Viel Vergnügen beim lesen und vorallem „Guten Appetit!"

Dr. Gunter Neeb, Idstein

» Dieses Praxisbuch gibt einen umfassenden Einblick in die Wirkungsweisen der im Westen gebräuchlichen Lebensmittel. Es stellt damit einen wichtigen Beitrag zur Anwendung und Umsetzung der Chinesischen Diätetik im Westen dar. Ein herzliches Dankeschön an die Arbeitsgruppe SBO-TCM Diätetik für dieses große Projekt und gelungene Standardwerk, welches im Bibliotheksregal jedes TCM-Therapeuten gut platziert ist."

Isabel Ockert, Sulzbach-Laufen

» Die Traditionelle Chinesische Medizin (TCM) erlebt derzeit im Westen einen ungemeinen Aufschwung. War es zu Beginn hauptsächlich die Akupunktur, die ihre Verbreitung gefunden hat, so ist es nun neben der traditionellen Pharmakologie vor allem das Wissen um die Wirkung der – auch bei uns vorkommenden – Nahrungsmittel. Diese entsprechend den TCM-Kriterien zu klassifizieren, stellt eine große Herausforderung und Verantwortung dar!

Ich freue mich sehr darüber, dass es den Autoren/Innen der Arbeitsgruppe „SBO-TCM Diätetik" in intensiver Arbeit mit großem Engagement gelungen ist, für viele Interessierte das vorliegende Buch „Praxisbuch – Nahrungsmittel und Chinesische Medizin" zu verfassen. Die Nahrungsmittel werden in Form von Monographien vorgestellt. Jedem Nahrungsmittel werden thermische Wirkung, Geschmack, Organzuordnung sowie spezielle Wirkungen und Indikationen zugeschrieben.

Umfassende Wirkungstabellen sowie ein ausführlicher Indikations-Index runden das Buch ab. Es wird auf Grund seiner fachlichen Qualität und der übersichtlichen Gestaltung sicherlich rasch als Standardwerk gelten. Gratulation und auch Dank an die Verfasserinnen!

Dr. Florian Ploberger, Wien

» Es ist schön zu sehen, dass so viel Nützliches herauskommt, wenn viele kluge Geister lange genug ihre Köpfe zusammenstecken. Ich freue mich sehr darüber, dass es jetzt ein Nachschlagewerk gibt, das man heranziehen kann, um sich mit der Wirkung einzelner Nahrungsmittel im Detail zu beschäftigen. Wenn wir neben dieser wichtigen wissenschaftlichen Sichtweise nicht vergessen, dass „Liebe durch den Magen geht", „Hunger der beste Koch ist" und das „Auge mit isst" – um nur einige eher volkstümliche Weisheiten zu nennen, bleiben wir dem Genuss auf der Spur. Essen muss schmecken, wenn es dann noch gesund ist und wir obendrein auch noch wissen warum, dann bleibt mir nur, allen stets einen guten Appetit zu wünschen.

Christiane Seifert, Harxheim (Mainz)

Inhalt

Vorwort zur zweiten Auflage

Die Verbreitung von Kenntnissen über Nahrungsmittel im Verständnis der Traditionellen Chinesischen Medizin ist für die Diätetik von grossem therapeutischem Nutzen. Wir freuen uns sehr, dass wir mit diesem Buch einen Beitrag dazu leisten dürfen und der Absatz des Buches unsere Erwartungen weit überschritten hat.

Wir wünschen unseren Leserinnen und Lesern, viel Erfolg und inspirierende Momente in der Umsetzung –

die Autorinnen.

Einleitung

Innerhalb der naturheilkundlichen Praxis gewinnt die Diätetik als akute und therapeutische Massnahme, sowie als Ergänzung zu anderen Therapiemethoden zunehmend an Bedeutung. Im fernen Osten haben Nahrungsmittel als integrierter Bestandteil im Gesundheitswesen schon eine über 4000-jährige Tradition. Wie in diesen Jahrtausenden viele verschiedene – auch teilweise widersprüchliche – Herangehensweisen und Interpretationsvorstellungen Eingang in die Praxis gefunden haben, so findet gerade heute in einer Zeit der weltweiten Globalisierung eine beschleunigte Beeinflussung und Verwebung der verschiedenen Kulturen und Philosophien statt. Dieser Prozess macht auch vor der Diätetik nicht halt.

In jahrelanger intensiver Auseinandersetzung mit Literatur aus den Bereichen Diätetik und TCM, aber auch aus naturwissenschaftlichen Quellen sowie aus praktischen Erfahrungen in der Zubereitung der einzelnen Nahrungsmittel liessen wir uns auf diese Komplexität ein. Wir setzten uns besonders mit der deutsch- und englischsprachigen Fachliteratur auseinander, die verschiedentlich auch die Chinesische Primärliteratur aufgearbeitet hat. Darüber hinaus diskutierten wir zahlreiche aktuelle westlich-naturheilkundliche und naturwissenschaftliche Veröffentlichungen in Bezug auf ihren Informationsgehalt für die Klassifikation von Nahrungsmitteln nach TCM.

Den qualitativen Wirkungen von Nahrungsmitteln, wie sie in der Tradition der Klassischen Chinesischen Medizintheorie beschrieben sind, haben wir verschiedentlich Erkenntnisse aus der modernen westlichen Ernährungswissenschaft, welche sich vor allem von den Inhaltsstoffen sowie den physiologischen und biochemischen Prozessen ableiten, hinzugefügt.

Bei der Zuordnung der westlichen Pathologie- oder Symptombegriffe müssen diese Krankheitsbegriffe in eine chinesische Diagnose übersetzt werden.

Je nach Ätiologie des Krankheitsgeschehens stehen für einen westlichen Krankheitsbegriff verschiedene chinesische Diagnosen zur Wahl. So können beispielsweise Kopfschmerzen durch Qi-Stagnation, Qi-Mangel, Schleim oder andere Disharmonien hervorgerufen werden. In Abhängigkeit von der Ätiologie erscheint das westliche Symptom nur in der entsprechenden Wirkungskategorie des Nahrungsmittels.

Das heisst, die in den Wirkungskategorien genannten westlichen Krankheitsbegriffe zeigen an, auf welche Art und Weise das konkrete Nahrungsmittel auf das Krankheitsgeschehen einwirkt.

Ausser den Wirkungskategorien sind für jedes Nahrungmittel der Funktionskreisbezug, die Thermik und die Geschmacksrichtungen genannt. Der Funktionskreisbezug gibt Aufschluss darüber, in welchem Funktionskreis beziehungsweise in welcher Leitbahn das Nahrungsmittel seine Wirkung entfaltet. Die thermische Wirkung differenziert zwischen kalt, kühl, neutral, warm und heiss, die Bandbreite innerhalb eines einzelnen Temperaturlevels kann breit sein. Geschmacksrichtungen werden meistens mehrere angegeben, die zuerst genannte ist die vorrangige.

Nach fünf Jahren und 58 ganztägigen Arbeitsgruppen-Sitzungen und ganz viel Einzelarbeit hat die Arbeitsgruppe „SBO-TCM Diätetik" einen Meilenstein erreicht und die Monographien von 215 Nahrungsmitteln fertig gestellt.

In diese Nahrungsmittel-Basisliste finden vor allem im Westen gebräuchliche Nahrungsmittel Eingang, ergänzt durch einzelne Nahrungsmittel mit besonderer therapeutischer Bedeutung.

Die Nahrungsmittelliste dient als Grundlage für die Diätetik-Prüfungen der SBO-TCM. Sie ersetzt auf keinen Fall eine fundierte Ausbildung und Anleitung durch Fachpersonen der TCM-Diätetik.

Wir wünschen Ihnen viel Freude in der stetigen Vertiefung Ihres Verständnisses von den Nahrungsmitteln und natürlich: genussvolle Mahlzeiten!

Die Autorinnen

Ulrike von Blarer Zalokar, Eve Rüegg,
Barbara Fendrich, Petra Kamb, Karin Haas

Zeitweilige Mithilfe:

Irene Bachmann, Lotti Westmoreland,
Kathrin Kaiser, Peter von Blarer

Herausgeberin: SBO-TCM

Schweizerische Berufsorganisation
für Traditionelle Chinesische Medizin

Wirkungsbeschreibungen

1 Wind-Kälte eliminieren

Diese Nahrungsmittel sind im Temperaturverhalten warm. Ihr Geschmack ist meist scharf. Der scharfe Geschmack fördert die periphere Zirkulation und zerstreut die Stagnation des Qi.

Bei einer geschwächten Abwehr kann pathogene Wind-Kälte in den Körper eindringen. Diese Nahrungsmittel eliminieren den pathogenen Faktor, indem sie die Oberfläche öffnen und das Schwitzen fördern. Wind und Kälte werden über die Poren der Haut aus den oberflächlichen Schichten des Körpers getrieben.

Wind-Kälte eliminierende Nahrungsmittel können auch zur Behandlung von Ödemen und Schmerzen infolge Wind-Kälte-Bi angewendet werden.

Nahrungsmittel Beispiele

Lauch, Pak-Choi, Frühlingszwiebel, Zwiebel

Klinische Manifestationen

Beginn einer Erkältungskrankheit, Abneigung gegen Wind, Kälteaversion, Frösteln, Schüttelfrost, leichtes Fieber, wenig oder kein Schwitzen, steifer Nacken, Körperschmerzen, Niesen, verstopfte Nase wechselnd mit wässrigem Sekret, Husten mit glasigem weissem Auswurf, Dyspnö, Bronchitis, Asthma bronchiale, Rhinitis, Sinusitis, raue Stimme

Zunge: Belag: dünn, weiss
Puls: oberflächlich, straff

2 Wind-Hitze eliminieren

Diese Nahrungsmittel sind im Temperaturverhalten kühl. Ihr Geschmack kann scharf, süss, bitter, oder sauer sein. Der scharfe Geschmack zerstreut stagniertes Qi und öffnet die Oberfläche; wegen der kühlen Temperaturqualität wird jedoch kein Schweiss verursacht. Mit dem sauren oder bitteren Geschmack leiten diese Nahrungsmittel die pathogene Wind-Hitze, die sich häufig als Halsschmerz manifestiert, über den Magen-Darmtrakt aus.

Bei schwacher Abwehr dringt der pathogene Faktor Wind-Hitze in den Körper ein. Wind-Hitze kann auch indirekt, durch Umwandlung aus Wind-Kälte, entstehen.

Wenn Wind-Hitze nicht im Wei-Stadium eliminiert wird, kann sie sich weiter in die Tiefe entwickeln und schwerwiegendere Krankheiten verursachen.

Einige der Wind-Hitze eliminierenden Nahrungsmittel fördern die Bildung bzw. die Reifung von Masernexanthemen, Karbunkeln und Furunkeln.

Nahrungsmittel Beispiele

Johannisbeeren schwarz, Holunderbeeren, Zitrone, Chinakohl, Sonnenblumenkerne, Stangensellerie

Klinische Manifestationen

Windaversion, Abneigung gegen Kälte oder Hitze, Fieber, wenig Frösteln, Schwitzen, leichter Durst, Kopfschmerz, gerötete Augen, juckende Augen, Exantheme, Juckreiz, Urtikaria, nicht zum Ausbruch kommende Hautausschläge, Halsschmerz, Schluckbeschwerden, Halsentzündungen, vergrösserte Tonsillen, Husten mit dickem gelbem zähem Auswurf, Bronchitis, Asthma bronchiale, Schnupfen mit gelbem zähem Schleim, Rhinitis, Sinusitis, grippale Infekte, Erkältungskrankheit, Diarrhö, Verstopfung, konzentrierter Urin

Zunge: sehr rot; Belag: trocken
Puls: oberflächlich, schnell

3 Hitze eliminieren und Feuer reduzieren

Diese Nahrungsmittel sind im Temperaturverhalten kühl bis kalt. Ihr Geschmack ist süss, bitter, salzig oder sauer. Einige dieser Nahrungsmittel sind reich an Antioxidantien, die bei entzündlichen Hitze-Feuer-Symptomen prophylaktisch und therapeutisch unterstützen.

Sie werden bei übermässiger Hitze des Magens, der Lunge, des Herzens und der Leber eingesetzt. Hitze- und Feuer-Symptome entstehen durch exzessiven Verzehr scharfer, fettiger Nahrung, ständiges Überessen, emotionale Belastungen, schwere psychische Störungen, Depressionen, anhaltende Leber-Qi-Stagnation, exzessiven Alkohol- oder Tabakkonsum.

Nahrungsmittel Beispiele

Zucchetti, Gurke, Blumenkohl, Stangensellerie, Kaki, Melone, Tofu

Klinische Manifestationen

Magen-Hitze, Magen-Feuer

Mundtrockenheit, bitterer Mundgeschmack, fauliger Mundgeruch, Zahnfleischentzündungen und -blutungen, Stomatitis, Halsentzündung, Nasenbluten, Trigeminusneuralgie, Stirnkopfschmerz, brennende Schmerzen und Hitzegefühl im Epigastrium, ständiges Hungergefühl, Übersäuerung des Magens, Magensäurereflux, Sodbrennen, Gastritis, Ulkus duodeni, Ulkus ventriculi

Zunge: rot; Belag: dick, gelb, trocken
Puls: voll, schnell, gleitend

Herz-Hitze, Herz-Feuer

Palpitationen, Erregbarkeit, Reizbarkeit, Ruhelosigkeit, Schlafstörungen, starke lebhafte Träume, Angstzustände, Hitzewallungen, rotes Gesicht, Durst, Zungengeschwüre, Mundgeschwüre, bitterer Mundgeschmack, Harnwegsinfekt, Dysurie, Hyperthyreose

Zunge: purpurrot an der Spitze, Rand der Zungenspitze kann Abszesse haben, Mittelriss an der Spitze, Belag: gelb, trocken, dünn
Puls: voll, schnell

Lungen-Hitze

Husten mit gelbem, dickem Schleim, Dyspnö, Pneumonie, hohes Fieber, Schwitzen, Durst, Unruhezustände, Agitiertheit, Nasenbluten

Zunge: rot, Risse im vorderen Drittel,
Belag: gelb, trocken
Puls: voll, schnell

Leber-Hitze, loderndes Leber-Feuer

Unruhezustände, Wutausbrüche, Depression, Schlaflosigkeit, Alpträume, Schwindel, Tinnitus, Gehörsturz, Taubheit, bitterer Mundgeschmack, trockener Mund, Hitzegefühle, Hitze im Kopf, Migräne vor allem im Augenbereich, Schläfen und Scheitel, rotes Gesicht, rote Augen, Konjunktivitis, Hypertonie, Hyperthyreose

Zunge: rot, rote Ränder, rote Punkte;
Belag: gelb, trocken
Puls: gespannt, voll, schnell

4 Hitze eliminieren und Nässe trocknen

Diese Nahrungsmittel sind im Temperaturverhalten neutral bis kalt. Ihr Geschmack ist meist bitter, süss, oder scharf. Einige dieser Nahrungsmittel sind reich an Antioxidantien, die bei entzündlichen Hitze-Nässe-Symptomen prophylaktisch und therapeutisch unterstützen. Hitze eliminierende und Nässe trocknende Nahrungsmittel können sehr gut mit Nahrungsmitteln, die Hitze eliminieren und Toxine ausleiten, kombiniert werden.

Nahrungsmittel Beispiele

Artischocke, Gurke, Chinakohl, Erbsen, Stangensellerie, Melone

Klinische Manifestationen

Fieber, Völlegefühl im Oberbauch, Übelkeit, Brechreiz, Erbrechen, Koliken, bitterer Mundgeschmack, fauler Körpergeruch, Dysurie, wenig, tiefgelber oder trüber Urin, Entzündungen des Urogenitaltraktes, Harnwegsinfektionen, Zystitis, Niereninfektion, Hautjuckreiz im Bereich der unteren Körperhälfte, Hämorrhoiden, gelbe Leukorrhö, Fluor vaginalis, Candida-Infektionen, Hodenschwellungen, Hepatitis, Ikterus, Konjunktivitis, Herpes, rotes, nässendes Ekzem, Furunkel, Karbunkel, Dysenterie, Diarrhö, stinkend schmieriger Stuhl, Belastung mit Stoffwechselmetaboliten und Endotoxinen

Zunge: rot; Belag: dick, schleimig, klebrig, gelb
Puls: gespannt, schlüpfrig, schnell

5 Hitze eliminieren und Blut kühlen

Diese Nahrungsmittel sind im Temperaturverhalten kühl bis kalt. Ihr Geschmack ist meist sauer, süss oder bitter. Blut-Hitze kann das Blut aus den Gefässen drücken, und so Hämorrhagien mit frischem rotem Blut verursachen.

Nahrungsmittel Beispiele

Aubergine, Muscheln, Salz, Tomate, Stangensellerie, Krautstiel, Kaninchenfleisch, Judasohr, Grüntee

Klinische Manifestationen

Hitzegefühl, nachts stärker, Hauterkrankungen, Akne, Unruhezustände, ruhelos in der Nacht, ruheloses Shen, unruhiger Fetus, Mundtrockenheit ohne Durst, Hypertonie, Blutungen mit frischem rotem Blut, Nasenbluten, Blut im Stuhl, blutende Hämorrhoiden, juckende Hämorrhoiden, Hämaturie, Bluterbrechen, Bluthusten, Zahnfleischbluten, Uterusblutungen, drohender Abort, Fieber

Zunge: rot, tiefrot oder purpurot
Puls: schnell

6 Hitze eliminieren und Toxine ausleiten

Diese Nahrungsmittel sind im Temperaturverhalten kalt bis heiss, im Geschmack vorwiegend süss oder bitter, aber auch salzig, sauer oder scharf. Sie wirken auf verschiedene Weise auf die Entgiftungsprozesse im Körper. Häufig unterstützen sie die Leber in ihrer Entgiftungsfunktion. Einige Nahrungsmittel sind reich an Antioxidantien, die bei entzündlichen Hitze-Toxin-Symptomen prophylaktisch und therapeutisch unterstützen. Wenige wirken antimikrobiell. Hitze eliminierende und Toxine ausleitende Nahrungsmittel können sehr gut mit Hitze eliminierenden und Nässe trocknenden kombiniert werden.

Nahrungsmittel Beispiele

Tamari, Löwenzahn, Miso, Zitrone, Wasser, Wakame, Salz, Sauerkraut, Shiitake, Quark, Nori, Mungbohnensprossen, Kombualge, Hijiki, Grüntee, Champignon

Klinische Manifestationen

Hohes Fieber, Hautausschläge, Akne, fleckige Papeln, Karbunkel, Furunkel, Hautbeulen, Skrofula, Eiterungen, bakterielle und virale Erkrankungen, Erysipel, Halsentzündung, Angina, Dysenterie, Infektionskrankheiten (Mumps, Masern, Grippe), nicht zum Ausbruch kommende Hautausschläge, zu schwaches Masernexanthem, Belastung mit Stoffwechselmetaboliten, Endotoxinen, Umweltgiften, Toxinen und Schwermetallen, unruhiger Fetus, Beschwerden durch Chemo- und Radiotherapie, Tumor-Prophylaxe

Zunge: rot
Puls: schnell

7 Hitze eliminieren, die durch Yin-Mangel verursacht wird

Diese Nahrungsmittel sind im Temperaturverhalten neutral bis kalt. Ihr Geschmack ist meist süss, sauer, oder salzig. Die Hitze aus dem Yin-Mangel manifestiert sich vorwiegend im Herzen, im Magen, in der Niere und in der Lunge.
Zu einer Yin-Mangel-Hitze können langanhaltende fieberhafte Erkrankungen, chronische Überarbeitung, Stress, unregelmässiges Essen, Drogen, oder übermässiger Alkoholkonsum führen.
Nahrungsmittel, die Hitze aus Yin-Mangel eliminieren, können auch bei aufsteigendem Leber-Yang aus Blut- oder Yin-Mangel eingesetzt werden.
Um die Wurzel zu behandeln, werden meist Yin tonisierende Nahrungsmittel dazu gegeben.

Nahrungsmittel Beispiele

Zwetschge, Ananas, Birne, Joghurt, Kaki, Kokosmilch, Kürbis, Leinsamen, Melone, Salz, Tofu, Tomate, Weizen

Klinische Manifestationen

Arthritis, Fieber, Fieber in der Nacht, Nachmittagsfieber, fiebrige Empfindungen an Handflächen, Fusssohlen und auf der Brust, nächtliches Schwitzen, Wangenrötung, Durst

Leere-Hitze im Magen und in den Gedärmen
Magenschleimhautentzündung, Magengeschwür, Sodbrennen, Dyspepsie, trockener Stuhl, trockene Verstopfung, Zöliakie

Leere-Hitze in der Lunge
trockener Husten, Husten mit Blut, Heiserkeit

Leere-Hitze im Herz
Palpitationen, Schlafstörungen mit vielen Träumen, Vergesslichkeit

aufsteigendes Leber-Yang
Kopfschmerzen einseitig, Migräne in Bezug zur Menstruation, Tinnitus, Schwerhörigkeit, innere Unruhezustände, Wutausbrüche, Reizbarkeit, trockene gerötete Augen, Sehstörungen, Hypertonie

Puls: schnell, dünn, leer
Zunge: rot, belaglos, Risse

8 Sommerhitze eliminieren

Diese Nahrungsmittel sind im Temperaturverhalten kühl bis kalt. Ihr Geschmack ist süss oder sauer. Sommerhitze wird meistens durch heisses Klima verursacht. Sie tritt in unseren Breitengraden nur während des Sommers auf.

Nahrungsmittel Beispiele

Ananas, Gurke, Kokosmilch, Wassermelone, Zuckermelone, Mungbohnensprossen, Zitrone

Klinische Manifestationen

Hitzeaversion, Sonnenbrand, Sonnenstich, Kopfschmerzen, Schwindelgefühl, Sommergrippe, hohes Fieber, Schwitzen, Unruhe, Reizbarkeit, Durst, trockene Schleimhäute, Oligurie, Dysenterie, Diarrhö

Zunge: rote Spitze und Ränder
Puls: schnell

9 Stuhlgang regulieren / abführen

Diese Nahrungsmittel sind im Temperaturverhalten meist neutral bis kühl. Ihr Geschmack ist hauptsächlich süss, mit Ausnahme der Algen, die salzig sind. Stuhlgang regulierende Nahrungsmittel vergrössern durch ihren hohen Ballaststoffanteil das Volumen des Darminhaltes, wodurch die Peristaltik bei Qi-Mangel-Verstopfung oder Qi-Stagnations-Verstopfung angeregt wird.
Einige dieser Nahrungsmittel enthalten befeuchtende Ballaststoffe (Betaglucane, Pektine) oder schleimbildende Polysaccharide (z.B. in Algen), die den Stuhl geschmeidig machen und dadurch einer Reizung oder Austrocknung des Darms entgegenwirken.

Nahrungsmittel Beispiele

Gerste, Hafer, Kürbis, Roggen, Algen, Linsen, Bohnen, Kichererbsen, Pflaume, Feige

Klinische Manifestationen

Obstipation, harter Stuhl, erschwerter Stuhlgang, Darmträgheit, Belastung durch Toxine und Stoffwechselmetaboliten im Darm, Disposition für Dickdarmkrebs, nach Laxanztienabusus, Blähungen, Spannungsgefühl, Völlegefühl, Spannungsschmerz, der die Lokalisation wechselt, abdominale „Knoten", die auftauchen und verschwinden, spätes Stadium einer fieberhaften Erkrankung

Bei Qi-Mangel

Zunge: blass, eventuell geschwollen
Puls: schwach, leer

Bei Qi-Stagnation

Zunge: meist normal oder leicht purpur
Puls: saitenförmig, gespannt

10 Darm befeuchten

Diese Nahrungsmittel sind im Temperaturverhalten neutral. Ihr Geschmack ist süss. Es sind überwiegend öl- und

fettreiche Samen oder Früchte, die den Darm befeuchten und den Stuhl gleitfähig machen, ohne ihn zu reizen. Darm befeuchtende Nahrungsmittel sind bei Verstopfung infolge von Mangel an Körperflüssigkeiten und Blut, bei alten Menschen oder bei Schwäche des Körpers infolge chronischer Erkrankungen indiziert.
Je nach Ätiologie der Darmstörung wird diese Kategorie von Nahrungsmitteln häufig mit Blut oder Yin nährenden Nahrungsmitteln kombiniert.

Nahrungsmittel Beispiele

Avocado, Sesam, Leinsamen, Mandeln, Sonnenblumenkerne, Olivenöl, Oliven, Sesamöl

Klinische Manifestationen

Verstopfung mit hartem, trockenem Stuhl, erschwerter Stuhlgang, Schmerzen im Abdomen durch Stuhlansammlung, trockene Darmschleimhäute, Disposition für Dickdarmkrebs, Mund- und Rachentrockenheit, starker Säfteverlust oder Blutverlust, spätes Stadium einer fieberhaften Erkrankung, nach Laxantienabusus, alte Menschen.

Bei Yin Mangel

Zunge: rot, dünn, belaglos
Puls: dünn, schnell

Bei Blutmangel

Zunge: blass, wenig trockener Belag
Puls: dünn, rau, saitenförmig
Blasse, fahle Gesichtsfarbe

11 Nässe/Feuchtigkeit auflösen / transformieren

Diese Nahrungsmittel sind im Temperaturverhalten kühl bis warm. Ihr Geschmack ist süss, scharf, bitter, salzig, oder sauer. Der saure Geschmack betrifft vor allem milchsauer vergorenes Gemüse. Nässe/Feuchtigkeit auflösende/transformierende Nahrungsmittel fördern das Qi, insbesondere die Transport- und Umwandlungs-Funktion der Milz (Yun Hua Funktion) und wandeln trübe Nässe um. Einige dieser Nahrungsmittel sind reich an Antioxidantien, die der Entstehung und Ansammlung von Nässe/Feuchtigkeit sowie ihrer Transformation zu pathogenem Schleim prophylaktisch und therapeutisch entgegenwirken.

Nahrungsmittel Beispiele

Austernpilz, Shiitake, Champignon, Bachforelle, Artischocke, Sauerkraut roh, Cicorino rosso, Zuckerhut, grüne Bohnen, Hirse, Roggen, Azukibohne, Johannisbeere, Kirsche

Klinische Manifestationen

Völlegefühl im Epigastrium und Abdomen, Verdauungsschwäche, Erbrechen, saures Aufstossen, Appetitlosigkeit, Blähungen, Koliken, Diarrhö, loser Stuhl, süsslicher Geschmack im Mund, dickflüssiger, schleimiger Speichel, erhöhte Cholesterinwerte, Hyperlipidämie, dumpfer Schmerz, schwerer, dumpfer Kopf, Hyperthyreose, dumpfe Schmerzen in den Gelenken, körperliches Schweregefühl, Mattigkeit, Müdigkeit, Konzentrationsschwäche, Gedächtnisschwäche, Zellulite, Lymphstau, Flüssigkeitsansammlung, Ödem, Übergewicht, Adipositas, Leukorrhö, weisser Fluor vaginalis, viel heller Urin, kein Durst, Pilzbefall, Candida, Schleimhautpilze in Mund und Vagina, Hautpilze, Hautausschläge mit Flüssigkeit, latente Azidose, unterstützend bei Bi-Syndrom und chronischen Entzündungen, Disposition für Arteriosklerose, Disposition für Grauen Star, Disposition für Krebs

Zunge: blass; Belag: klebrig, dick, weiss, nass
Puls: schlüpfrig, langsam

12 Nässe/Feuchtigkeit und Hitze ausleiten

Diese Nahrungsmittel sind im Temperaturverhalten neutral bis kühl. Ihr Geschmack ist meist süss, oder bitter, manchmal auch scharf oder etwas salzig. Einige dieser Nahrungsmittel sind reich an Antioxidantien, die bei entzündlichen Feuchte-Hitze-Symptomen prophylaktisch und therapeutisch unterstützen.

Ursachen für Feuchte-Hitze sind:
- Nahrungsmittel, die ein Übermass an Feuchter-Hitze produzieren, wie z.B. Alkohol, denaturierte Fette, zu süsse und zu scharfe Nahrungsmittel
- Übermässige und/oder unregelmässige Nahrungsaufnahme
- Pathogene Nässe, die sich sekundär in Feuchte-Hitze umwandelt. Pathogene Nässe entsteht sehr häufig bei einer geschwächten Milz, aus zu kalter Ernährung und/oder aus einer durch Leber-Qi-Stagnation bedrängten Milz.

Nahrungsmittel Beispiele

Amaranth, Azukibohne, Dulse, Karotte, Olivenöl, Löwenzahn, Sojamilch, Grüntee, Eisbergsalat, Kopfsalat

Klinische Manifestationen

Allgemeine Symptome bei Feuchter-Hitze im Körper sind: Durst, aber keine Lust zu trinken, bitterer Mundgeschmack, wenig dunkler Urin, Völlegefühl und Schmerzen im Thorax, Ober- und Unterbauch, Schweregefühl des Körpers, subfebrile Temperatur ganztags, latente Aczidose, Hautpilze, Schleimhautpilze in Mund, Gedärmen und Vagina, Arthritis

Feuchte-Hitze in den Gedärmen

stinkender Durchfall mit akuten Bauchschmerzen, Blut im Stuhl, Schleim im Stuhl, anhaltender Stuhldrang auch nach der Entleerung, Anusbrennen, entzündliche Darmerkrankungen, Madenwürmer, Askariden, Candida, Schleimhautpilze

Zunge: normal, gerötet oder rote Punkte am Zungengrund; Belag: dick, gelb, moosig, quarkig
Puls: schlüpfrig, schnell, drahtig, voll

Feuchte-Hitze in der Milz

Müdigkeit, Kraftlosigkeit, Appetitmangel, Unverträglichkeit von fetter Nahrung, Übelkeit, Erbrechen, Ulkus ventriculi, Ulkus duodeni, Verstopfung oder Durchfall stinkend, Anusbrennen, Ikterus, Urtikaria, Gerstenkorn, Rhinitis, Sinusitis

Zunge: gerötet; Belag: dick, gelb, moosig, quarkig
Puls: schlüpfrig, schnell

Feuchte-Hitze in der Leber

Dysurie, Hitze-Ekzem am Skrotum, Schwellung und Brennen in den Hoden, Hautjucken im unteren Bereich des Körpers, gelber Fluor vaginalis, Jucken der Vulva, Hepatitis, Ikterus, Cholelithiasis, Cholezystitis

Zunge: gerötet; Belag: dick, gelb, moosig, schmierig
Puls: schlüpfrig, schnell, drahtig

Feuchte-Hitze in der Gallenblase

wie Feuchte-Hitze der Leber, kolikartiger Schmerz rechts im Oberbauch, Schmerzen auf Höhe der Rippen, Fettverdauungsstörung, Cholezystitis, Cholelithiasis

Zunge: gerötet; Belag: dick, gelb, moosig, schmierig
Puls: schlüpfrig, schnell, drahtig

Feuchte-Hitze in der Blase

Harnsteine, Prostatitis, Harninkontinenz, Harnwegsinfektion, Dysurie, Pollakisurie, Hämaturie
Schmerzen in der Lendenwirbelsäule

Zunge: gerötet an der Zungenwurzel; Belag: dick, gelb, moosig, schmierig an der Zungenwurzel
Puls: schlüpfrig, schnell, drahtig

13 Nässe ausleiten und Diurese fördern

Diese Nahrungsmittel sind im Temperaturverhalten kühl bis neutral. Ihr Geschmack ist meist süss, oder bitter.
Die Nässe ausleitenden und Diurese fördernden Nahrungsmittel wirken unterschiedlich stark harntreibend.

Nahrungsmittel Beispiele

Chinakohl, Azukibohnen, Broccoli, Gurke, Kürbiskerne, Kürbiskernöl, Spargel, Zuckermelone, schwarze Johannisbeere

Klinische Manifestationen

Störungen des Harntraktes, Miktionsstörung, Dysurie, Prostatabeschwerden, akutes nephritisches Ödem, Ikterus, nässendes Ekzem, latente Acidose

Zunge: geschwollen, blass
Puls: schlüpfrig

14 Wind-Kälte / Hitze-Nässe eliminieren (Bi-Syndrom)

Diese Nahrungsmittel sind im Temperaturverhalten kühl bis heiss. Ihr Geschmack ist meist bitter, scharf, oder süss. Sie lösen Obstruktionssydrome von Qi oder Blut in den Meridianen und Nebengefässen sowie in den Sehnen, Muskeln und Knochen auf. Manche haben einen tonisierenden Effekt auf Niere und Leber und deren zugeordneten Geweben (Knochen, Bänder und Sehnen). Der Schmerzcharakter und die Art der Beschwerden werden durch den dominierenden pathogenen Faktor innerhalb des Bi-Komplexes geprägt. Je nach Symptombild werden kühle und entzündungshemmende, und/oder warme und stimulierende, antirheumatische Nahrungsmittel eingesetzt.
Ein BI-Syndrom mit vorherrschender Hitze entwickelt sich in unseren Breitengraden meistens erst sekundär aus einem Bi-Syndrom mit Kälte.

Nahrungsmittel Beispiele

Artischocke, Fenchel, Weisskohl, Kirschen, Ananas, Makrele, Olivenöl, Leinöl, Shiitake

Klinische Manifestationen

rheumatische Beschwerden, Muskelrheuma, Myalgie, Muskelschmerz, Spasmen der Sehnen, Taubheit der Muskeln, Weichteilrheumatismus, Fibromyalgie, Gelenkschmerzen, Gelenkrheumatismus, Arthrose, Arthritis, degenerative Gelenkerkrankungen, Gicht, Neuralgien, Ischias

Zunge, Puls: unterschiedlich – je nach Situation und Ursache

15 Qi regulieren und bewegen

Diese Nahrungsmittel sind im Temperaturverhalten kühl bis warm. Ihr Geschmack ist meist scharf, bitter oder süss.
Eine Qi-Stagnation kann durch Bewegungsmangel, durch alle starken Emotionen wie Zorn, Wut, Aggression, Ärger, ständige Sorge, Trauer, oder Angst entstehen, aber auch durch eine Schwächung des Qi, insbesondere Milz-Qi. Darüber hinaus führen äussere pathogene Faktoren sowie pathogener Schleim fast immer zu einer Qi-Stagnation.

Typischerweise verschlechtern sich alle Symptome bei Druck und Stress, sie bessern durch Bewegung.

Nahrungsmittel Beispiele

Zwetschge, Grapefruit, Roggen, Kaffee, Kohlrabi, Federkohl, Grünkohl, Lauch, Pak Choi, Erbsen

Klinische Manifestationen

Leber-Qi-Stagnation

Starke emotionale Schwankungen, emotionale Ausbrüche, psychische Labilität, Irritiertheit, Reizbarkeit, Frustration, Depressionen, lautes Seufzen, Schluckschwierigkeiten, Erstickungsgefühl, Globusgefühl im Hals, Struma, Spannungsgefühl und Schmerzen im Hypochondrium, Druck im Solarplexus, Interkostalneuralgie, Laktationsstörung, PMS, Dysmenorrhö, unregelmässige Menstruation, Amenorrhö, Hypomenorrhö, Kopfschmerzen, Migräne, Schwindel, stressbedingte systolische Hypertonie, Verdauungsbeschwerden, Gallenblasenträgheit, Dyspepsie, Verstopfung (schafskotähnlich), Colon irritabile, Hernienschmerz

Zunge: normal, Zungenränder rot oder rote Punkte
Puls: drahtig, saitenförmig

Qi-Stagnation in den Gedärmen

Verstopfung, Darmträgheit, Koterbrechen, Darmverschluss

Zunge: normal; Belag: weiss oder gelb
Puls: drahtig, saitenförmig

Rebellierendes Magen-Qi

Übelkeit, Erbrechen, Rülpsen, Singultus, saures Aufstossen, Reflux, Sodbrennen, Völlegefühl, Spannung und Schmerz im Epigastrium und im Abdomen, Diarrhö, Verstopfung

Zunge: normal, Zungenränder rot oder rote Punkte
Puls: drahtig, saitenförmig

Rebellierendes Lungen-Qi

Asthma, Husten, Erstickungsgefühl

Zunge: normal; Belag: weiss oder gelb
Puls: drahtig, saitenförmig

16 Nahrungsretention auflösen

Diese Nahrungsmittel sind im Temperaturverhalten neutral bis kühl. Ihr Geschmack ist meist bitter, süss oder sauer.
Eine Nahrungsretention entsteht häufig auf der Basis einer Milz- und/oder Magen-Qi-Schwäche oder aufgrund einer Leber-Qi-Stagnation. Auslöser für den Nahrungsstau im Magen können unregelmässiges oder ständiges Essen, Überessen, zu schweres Essen und denaturierte Fette sein.

Nahrungsmittel Beispiele

Ananas, Artischocke, Essig, Grapefruit, Kiwi, Rettich, Sauerkraut, Kaffee, gekeimte und gedarrte Gerste

Klinische Manifestationen

Völle- und Spannungsgefühl im Magen, Epigastrium und Oberbauch, Übelkeit, Erbrechen mit unverdauten Nahrungsresten, Appetitverlust, Anorexie, stark riechender Mundgeruch, saures Aufstossen, Rülpsen, Magensäurereflux, Sodbrennen, langsame und schmerzhafte Verdauung, verlangsamte Darmpassage, Verstopfung, weicher stinkender Stuhl, abnorme Darmbewegungen, Eiweiss-Verdauungsstörung, Kohlenhydrat-Verdauungsstörung

Zunge: Belag: dick, moosig, klebrig, weiss oder gelb am Zungengrund und im Zentrum
Puls: schlüpfrig

17 Blutungen stillen und regulieren

Diese Nahrungsmittel sind im Temperaturverhalten meist kühl bis heiss. Ihr Geschmack ist meist adstringierend oder bitter.
Da Blutungen verschiedene Ätiologien haben können, finden sich auch verschiedene Wirkmechanismen bei den Blutungen stillenden und regulierenden Nahrungsmitteln; diese sind: Adstringieren, Hitze eliminieren und Blut kühlen, Blut bewegen, Qi, insbesondere Milz-Qi, tonisieren bzw. die Leitbahnen erwärmen.
In der Therapie sollten Nahrungsmittel ergänzt werden, welche die Wurzel der Blutungen behandeln.

Differenzierung nach Ätiologie und Art der Blutung

Blut-Hitze: Farbe frisch rot oder dunkel, starker Blutverlust
Qi-Mangel: Farbe blass, starker, verlängerter Blutverlust
Yin-Mangel: Farbe hellrot, geringer Blutverlust
Blut-Stase: Farbe sehr dunkel, klumpig, geringer Blutverlust

Nahrungsmittel Beispiele

Aubergine verkohlt, Azukibohnen roh, Marroni roh, Erdnusshaut, Stangensellerie, Chili

Klinische Manifestationen

Blut-Hitze:

Uterusblutungen, verkürzte Blutungen, Darmblutungen, Hämaturie, Nasenbluten, Zahnfleischbluten, Bluthusten, Bluterbrechen

Zunge: ev. rot
Puls: schnell

Milz-Qi kann das Blut nicht kontrollieren:

schnell blaue Flecken, Petechien, Purpura, kleinfleckige

Kapillarblutungen, Blut im Stuhl, Teerstuhl, zu starke, lange dauernde oder blassrote Menstruationsblutung, Darmblutungen, Thrombozytopenie

Zunge: ev. blass, Zahnmarks
Puls: schwach

18 Blut bewegen

Diese Nahrungsmittel sind im Temperaturverhalten meist kühl bis warm. Ihr Geschmack ist meist scharf, bitter, süss, oder sauer.
Blut bewegende Nahrungsmittel fördern die Blutzirkulation, lösen Stauung von Blut, reduzieren Schwellung und lindern Schmerz. Ölhaltige Nahrungsmittel mit ihrem süssen Geschmack wirken sich günstig auf die Blutviskosität aus.
Im Grunde genommen kann jedes Disharmoniemuster mehr oder weniger zur Stauung von Blut führen. Diese zugrunde liegende Ursache sollte in der Therapie durch die Ergänzung entsprechender Nahrungsmittel berücksichtigt werden.

Nahrungsmittel Beispiele

Brunnenkresse, Essig, Aubergine, Leinöl, Pfirsich, Rosinen, Baumnuss, Frühlingszwiebel, Kohlrabi, Pak-Choi

Klinische Manifestationen

Schmerzen, Disposition für Thrombose, Arthrose, Disposition für Krebs, Krebserkrankungen

Herz-Blut Stase:
Angina pectoris, stechende Schmerzen in der Herzgegend, Beklemmung und Druckgefühl in der Herzgegend mit Ausstrahlung in den Arm

Zunge: blauviolett, blauviolette Punkte, gestaute Zungenvenen; Belag: wenig
Puls: unregelmässig, holprig, rau, drahtig, dünn

Leber-Blut Stase:
Menstruationsschmerzen, dunkles Menstruationsblut mit Klumpen, unregelmässige Menstruation, Bauchschmerzen, Druck verschlechtert, Colon irritabile, Nasenbluten

Zunge: blauviolett, blauviolette Punkte an den Rändern, gestaute Zungenvenen; Belag: wenig
Puls: rau, drahtig

Magen-Blut Stase:
Blut im Stuhl, Teerstuhl, Schmerzen in der Magengegend, bohrend, stechend, Druck verschlechtert

Zunge: blauviolett, blauviolette Punkte in der Mitte, gestaute Zungenvenen; Belag: wenig
Puls: rau, drahtig

19 Schleim auflösen / transformieren

Diese Nahrungsmittel sind im Temperaturverhalten kalt bis warm. Ihr Geschmack ist meist süss, bitter, salzig, scharf oder sauer.
Es gibt Schleim auflösende/transformierende Nahrungsmittel mit kühler und entzündungshemmender Qualität und solche, mit warmen, stimulierenden Eigenschaften.
Schleim entsteht meist aus lang anhaltender Feuchtigkeit. Somit können Nahrungsmittel, die unterstützend für die Verdauung sind und die Bildung von pathogener Feuchtigkeit verhindern, Schleim bereits bei seiner Entstehung reduzieren.

Nahrungsmittel Beispiele

alle Algen, Lauch, Peperoni (Paprika Gemüse), Rettich, Shiitake, Mango, Zwiebel, Pak Choi

Klinische Manifestationen

Sichtbarer Schleim:
Kälte: klar oder weiss
Hitze: gelb oder blutig, dick, klebrig
Schleim in der Lunge:
Husten, Keuchen, Kurzatmigkeit, Rippenschmerzen, Asthma, reichliches Sputum
Schleim im Magen:
Übelkeit, Schleimerbrechen, Appetitlosigkeit, aufgeblähter Magen

Nicht sichtbarer Schleim:
Schleim verlegt die Herzöffnungen
Senilität, mentale Störungen, Depression, Manie, Herzprobleme, Schlaganfall, Koma, Epilepsie
Nässe und Schleim blockieren die Meridiane:
Taubheitsgefühle, Apoplex, Krämpfe
Schleim unter der Haut:
Lymphschwellungen, Fibrome, Lipome, Knotenbildungen unter der Haut, Schwellungen der Nervenganglien, Schwellungen der Schilddrüse, Struma, Skrofula, Karbunkel

Schleim in den Gelenken:
Gelenkdeformationen, Rheuma, Gicht, Arthrose, Arthritis

Schleim in Gallenblase oder Niere:
Steinbildungen, Tumore

Schleim im Gefässsystem:
Ablagerungen im Gefässsystem, Arteriosklerose

Generell:
Stoffwechselschlacken, gutartige Tumore, Krebserkrankungen, Disposition für Krebs, Hypertonie

Zunge: schmierig-klebriger Belag, bei Kälte weiss, bei Hitze gelb

Puls: schlüpfrig, drahtig; bei Kälte: langsam; bei Hitze: schnell

20 Geist/Shen beruhigen

Diese Nahrungsmittel sind im Temperaturverhalten meist neutral bis kühl. Ihr Geschmack ist häufig bitter, oder süss.
Unruhiges Shen kann sich aus verschiedenen Zusammenhängen heraus entwickeln. Häufig besteht eine Disharmonie zwischen Herz und Niere, ein Mangel an Nieren-Yin, Herz-Blut oder Leber-Blut oder Herz-Feuer.
Mangelnde Ernährung, starker Blutverlust, chronische Krankheiten, starke psychische Belastung können einen Herz-Blut Mangel hervorrufen, dadurch wird das Herz-Blut unfähig Shen/Geist zu beherbergen.
Neben den Shen/Geist beruhigenden Nahrungsmitteln sollten auch solche zur Behandlung der Wurzel empfohlen werden.

Nahrungsmittel Beispiele

Cashewnüsse, Banane, Bier, Endivie, Hafer, Hijiki, Melone, Weizen

Klinische Manifestationen

Schlafstörungen, traumgestörter Schlaf, Müdigkeit, Erschöpfungszustände, Vergesslichkeit, Schreckhaftigkeit, Ruhelosigkeit, geistige und körperliche Unruhe, psychische Anspannung, Nervosität, Reizbarkeit, Angstzustände, Palpitationen, manische Psychosen, Neurosen, depressive Verstimmung, Wochenbettdepression, Epilepsie

Zunge, Puls: unterschiedlich - je nach Ursache

21 Inneren Wind unterdrücken

Diese Nahrungsmittel sind im Temperaturverhalten meist neutral. Ihr Geschmack ist meist süss, scharf oder bitter.
Innerer Wind kann durch die Weiterentwicklung eines aufsteigenden Leber-Yang, von loderndem Leber-Feuer, Leber Yin-Mangel, oder Blut-Mangel, durch starke emotionale Einflüsse, Stress, Überanstrengung oder exzessiven Alkoholkonsum entstehen.
Je nach Disharmoniemuster werden geeignete Nahrungsmittel kombiniert.

Nahrungsmittel Beispiele

Austernpilze, Cashewnüsse, Dorsch, Plattfisch, Seelachs, fettreiche Fische, Kohlrabi, Pinienkerne, Kokosnussfleisch, Stangensellerie

Klinische Manifestationen

Innerer Wind durch aufsteigendes Leber-Yang oder Leber-Feuer:

Migräne, Schwindel, Hypertonie, Lichtempfindlichkeit, Sprachstörungen, Aphasie, Zungensteifigkeit, Krampfanfälle, Zittern, Parästhesien, Apoplex, Hemiplegie, Epilepsie

Zunge: rot, trocken, Beweglichkeit eingeschränkt, zieht nach einer Seite, zittert; Belag: bei aufsteigendem Leber-Yang: ganz oder teilweise belaglos; bei Leber-Feuer: gelb, trocken

Puls: drahtig, schnell; bei aufsteigendem Leber-Yang: dünn; bei Leber-Feuer: voll

Innerer Wind durch Leber-Blut-Mangel:

Urtikaria mit starkem Juckreiz, Tremor der Extremitäten, Tics, Muskelzuckungen, Krämpfe, Spasmen, Parästhesien, Schwindel, Sehstörungen, Sprachstörungen, Stottern, Zungensteifigkeit, Epilepsie, Apoplex

Zunge: blass, zittert; Belag: wenig oder belaglos, trocken

Puls: dünn, drahtig

22 Qi tonisieren

Diese Nahrungsmittel sind im Temperaturverhalten meist neutral. Ihr Geschmack ist meist süss. Qi-Mangel ist oftmals eine Folge von schlechter Ernährung, Überarbeitung, zu vielem Sitzen, von starker oder langandauernder mentaler und psychischer Belastung, von Stress, und chronischer Erkrankung. Er manifestiert sich vorwiegend in den Funktionskreisen Milz, Lunge, Herz, Magen und Niere.
Ein allgemeiner Qi-Mangel zeigt sich in Müdigkeit, körperlicher Schwäche, kraftloser Stimme, und/oder blassem Gesicht.

Nahrungsmittel Beispiele

Alle Getreide, insbesondere, Quinoa, Süssreis, Gerste, Mais, Azukibohnen, Chinakohl, Fenchel, Karotte, Fleisch, insbesondere Pferdefleisch, Rindfleisch, Kaninchenfleisch, Schafsmilch, Banane, Haselnuss, Marroni, Sonnenblumenkerne

Klinische Manifestationen

Milz-Qi Mangel:

Mattigkeit, Appetitmangel, loser Stuhl, Blähungen, gestörte Darmflora, Verdauungsschwäche, Dyspepsie, Verdauungsenzymmangel, verminderte Gallebildung, Müdigkeit nach dem Essen, Anorexie, Hyperglykämie, Diabetes mellitus, Ödem, Lymphstau, Hämorrhoiden, Prolaps, unruhiger Fetus, drohender Abort, verminderte Milchbildung, Neigung zu Hämatomen und Blutungen, Muskelschwäche der Extremitäten, Blässe

Zunge: blass, ev. geschwollen, Zahneindrücke;
Belag: dünn
Puls: leer, schwach

Lungen-Qi Mangel
Abwehrschwäche (Wei-Qi-Mangel), Erkältungsanfälligkeit (Wei-Qi-Mangel), spontanes Schwitzen, schwache Stimme, kraftloses Husten, flache Atmung, Kurzatmigkeit, Keuchatmung, Belastungsdyspnö, flüssiger klarer Schleim, Darmträgheit, Blässe

Zunge: blass, ev. geschwollen; Belag: dünn
Puls: leer, schwach

Herz-Qi Mangel
Herzrasen, Herzstolpern, starkes Herzklopfen, Palpitationen, Schlaflosigkeit, Hypotonie, Ängstlichkeit, Panik, Beengungsgefühle, Nervosität, Belastungsdyspnö, Schwitzen, thorakales Engegefühl

Zunge: blass, geschwollen; Belag: dünn
Puls: leer, schwach, dünn

Magen-Qi Mangel
Schmerzen im Oberbauch, Appetitmangel, Geschmacksverlust, Erbrechen, Übelkeit, Hypoazidität des Magens, Aufstossen, Reflux aus Sphinkterschwäche, Schluckauf, starke Müdigkeit vor allem morgens, schwache Extremitäten

Zunge: blass, ev. geschwollen; Belag: dünn
Puls: leer, schwach, dünn

Nieren-Qi Mangel
Schmerzen und Schwäche im unteren Rücken und in den Knien, Fersenschmerz, Kraftlosigkeit, unruhiger Fetus, drohender Abort, lockere Zähne, Potenzschwäche, Impotenz, Ejaculatio praecox, Fluor vaginalis, Tinnitus, Haarverlust, Schwindel, Vergesslichkeit

Zunge: blass, ev. geschwollen; Belag: dünn
Puls: leer, schwach, tief

23 Yang tonisieren

Diese Nahrungsmittel sind im Temperaturverhalten meist warm. Ihr Geschmack ist meist süss, oder scharf. Die Symptome entsprechen einem Nieren- und Milz-Qi-Mangel mit deutlichen Kältesymptomen.

Nahrungsmittel Beispiele

Baumnuss, Frühlingszwiebel, Lauch, Süssreis, Schaffleisch, Ziegenfleisch, Pferdefleisch, Wildfleisch, Garnelen, Marroni

Klinische Manifestationen

Nieren-Yang Mangel
Kälteaversion, kalte Extremitäten, kalte Füsse, Kälte und Schwäche der Knie und der Lumbalregion, Beinschwäche (besser durch Wärme), Müdigkeit, Erschöpfung, Antriebslosigkeit, Schwerhörigkeit, Taubheit, rauschender Tinnitus, viel, heller Urin, Nykturie, Harninkontinenz, Enuresis nocturna im Kindesalter, Ödem, frühmorgendlicher Durchfall, chronischer Durchfall, unverdaute Nahrung im Stuhl, Libidomangel, Impotenz, Sterilität, Amenorrhö

Zunge: blass, nass, geschwollen; Belag: weiss
Puls: tief, schwach, langsam

Milz-Yang Mangel
Kälteaversion, kalte Extremitäten, Bauchschmerzen, Blähungen, Völlegefühl und Druck der sich durch Wärme bessert, teigiger Stuhl, wässriger Durchfall mit unverdauter Nahrung, Ödem der Extremitäten, Malabsorption, entzündliche Darmerkrankungen

Zunge: blass, nass, geschwollen, Zahneindrücke;
Belag: weiss, glatt
Puls: tief, langsam, schwach

Herz-Yang Mangel
Kälteaversion, Palpitationen, Hypotonie, Herzrasen, Herzrhythmusstörung, Herzschmerzen, Herzbeklemmung, Belastungsdyspnö, Spontanschweiss, Ödem, Müdigkeit, Erschöpfung, Herzinsuffizienz, Angina pectoris

Zunge: blass, nass, leicht geschwollen;
Belag: weiss, glatt
Puls: tief, langsam, schwach, dünn

24 Blut tonisieren

Diese Nahrungsmittel sind im Temperaturverhalten meist kühl bis warm. Ihr Geschmack ist meist süss, sauer oder bitter.
Durch eine schwache Konstitution oder eine chronische Erkrankung, starken Blutverlust, schlechte Ernährung, Schlafmangel und psychische Dauerbelastung, kann sich ein Leber-Blut-Mangel oder ein Herz-Blut Mangel manifestierten.
Nahrungsmittel, die Blut tonisieren, sind meist reich an Chlorophyll, bestimmten Vitaminen (z.B. Folsäure, Vitamin B12, Vitamin A bzw. Betakarotin), Mineralien (z.B. Eisen) oder Spurenelementen (z.B. Mangan). Da Qi das Blut erzeugt, stärken Qi tonisierende Nahrungsmittel sekundär den Aufbau des Blutes.

Nahrungsmittel Beispiele

Aprikose, Dattel, Eigelb, Heidelbeere, Himbeere, Hühnerfleisch, Leber, Kirsche, Melasse, Feldsalat, Spinat, Rande (Rote Beete), Broccoli, Federkohl, Kichererbse, Linse, Pinienkerne, Dulse

Klinische Manifestationen

Leber-Blut-Mangel:

schlechte Sicht, verschwommenes Sehen, Lichtempfindlichkeit, Nachtblindheit, trockene Augen, Mouches volantes, Schwindel, Benommenheit, Müdigkeit, Vergesslichkeit, Ohrgeräusche, Einschlafstörungen, Schlafwandeln, reden im Schlaf, unruhiger Schlaf, Schlaflosigkeit, Hypertonie infolge aufsteigendem Leber-Yang, wenig genährte spröde Muskeln, Sehnen und Bänder, Knochenhautreizung, Gelenkbeschwerden, knirschende Gelenke, Knorpeldegeneration, Spasmen, Zittern, Taubheitsgefühl, brüchige, spröde, stumpfe und trockene Nägel, Haare und Haut, Hautprobleme, unregelmässige Menstruation mit wenig Blut, Amenorrhö, Dysmenorrhö, Zwischenblutungen, spärlicher und hellroter Menstruationsfluss, unruhiger Fetus, drohender Abort, Anämie, Anorexie, verminderte Milchbildung, mattblasses Gesicht, blasse spröde Lippen und Nägel, trockene Verstopfung, trockene Haut

Zunge: blass, dünn, kleiner Zungenkörper;
Belag: trocken, dünn oder wenig
Puls: dünn, rau, ev. drahtig

Herz-Blut Mangel:

Palpitationen, Herzklopfen mit Angstzuständen, Absenzen, Schreckhaftigkeit, Einschlafstörung, viele Träume, Ängstlichkeit, Müdigkeit, Schwindel, mattblasses Gesicht und blasse Lippen

Zunge: blass, dünn, kleiner Zungenkörper;
Belag: trocken, dünn oder wenig
Puls: dünn, rau, ev. drahtig

25 Yin tonisieren

Diese Nahrungsmittel sind im Temperaturverhalten meist kühl bis neutral. Ihr Geschmack ist meist süss, sauer, auch bitter.
Ein Yin-Mangel kann durch Überarbeitung und Nachtarbeit, schwache Konstitution oder eine chronische Erkrankung, durch starken Blutverlust, schlechte Ernährung, psychische Dauerbelastung und nach langen fiebrigen Erkrankungen entstehen. Er kann sich in Herz, Lunge, Leber, Milz, Magens und Niere manifestieren.
Bei älteren Menschen gehen Herz-Yin Mangel und Herz-Blut Mangel meist miteinander einher.

Nahrungsmittel Beispiele

Avocado, Birne, Brombeere, Holunder, Pfirsich, Traube, Rosine, Zitrone, Krautstiel, Olive schwarz, Öle, Butter, schwarze Bohne, Limabohne, Kidneybohne, Schweinefleisch, Ente, Judasohr, Quark, Sojamilch, Wakame, Wasser

Klinische Manifestationen

Allgemeine Symptomatiken

fiebrige Empfindungen an den Handinnenflächen, den Fusssohlen und auf der Brust, Nachmittagsfieber, Nachtschweiss, Zeichen von Trockenheit, Mund- und Rachentrockenheit, Abmagerung, Auszehrung

Nieren-Yin Mangel:

Schwindel, Vergesslichkeit, Tinnitus, nächtliche Spermatorrhö, Amenorrhö, Zwischenblutungen, klimakterische Beschwerden, Schwäche und Schmerzen im Lumbalbereich und in den Knien, Zahnschmerzen, Kieferschmerzen, Kopfschmerzen, Verstopfung, Obstipation, trockener Stuhl, Schlaflosigkeit, Osteoporose, Arthrose, Diabetes mellitus, Ergrauen der Haare

Zunge: rot, dünn, ev. Risse im Unteren Erwärmer;
Belag: wenig, trocken, belaglos
Puls: schnell, dünn

Herz-Yin Mangel:

Palpitationen, Herzrhythmusstörungen, Herzjagen, Durchschlafstörung und Einschlafstörung, Reizbarkeit, Nervosität, Panikattacken, geistige Ruhelosigkeit, Schreckhaftigkeit, regelmässige Wallungen, nächtliches Schwitzen, rote Wangen

Zunge: rot, dünn, vor allem im vorderen Drittel, Riss bis zur Spitze, rote Punkte auf der Spitze;
Belag: wenig, belaglos, trocken
Puls: dünn, leer

Lungen-Yin Mangel:

trockener Husten, Husten mit spärlichem Sputum, zäher Auswurf, Stimme schwach, heiser, rau
chronische Halsentzündung, trockener Mund, trockene Zunge

Zunge: rot, dünn, vor allem im vorderen Drittel;
Belag: wenig, trocken, belaglos
Puls: schnell, dünn

Leber-Yin Mangel:

trockene Augen, verschwommene Sicht, Benommenheit, Schwindel, Hypertonie

Zunge: rot, dünn, vor allem an den Rändern;
Belag: wenig, trocken, belaglos
Puls: schnell, dünn

Milz-Yin Mangel:

Appetitmangel, loser Stuhl, breiiger Stuhl, Erschöpfung, Kraftlosigkeit, Müdigkeit, Schwäche der Extremitäten

Zunge: rot, dünn; Belag: wenig, trocken, belaglos
Puls: schnell, dünn

Magen-Yin Mangel:

Zahnfleischblutungen, Trockenheit von Mund und Rachen, Durst, Appetitlosigkeit, Übelkeit, trockenes

Erbrechen, Völlegefühl nach dem Essen, Verstopfung, trockener Stuhl, Ulkus ventriculi

Zunge: rot, dünn, breiter tiefer Riss oder mehrere Risse in der Mitte; Belag: wenig, trocken, belaglos speziell in der Mitte
Puls: schnell, dünn

26 Essenz/Jing tonisieren

Diese Nahrungsmittel sind im Temperaturverhalten für den Yin-Aspekt neutral bis kühl und für den Yang-Aspekt neutral bis warm. Ihr Geschmack ist meist süss. Sie sind reich an Eiweissen, Mineralien, Fetten und Ölen.
Ein Mangel an Essenz/Jing kann durch chronische Erkrankungen und Überanstrengungen, exzessives Sexualleben, den natürlichen Alterungsprozess oder erbliche Dispositionen eintreten.
Beim Jing-Mangel sind Yin und Yang generell im Mangel. Im Symptomenbild zeigt sich jedoch meist ein Mangel an Nieren-Yin oder Nieren-Yang, mit deutlichen Hitze- bzw. Kälte-Zeichen.

Nahrungsmittel Beispiele

Amaranth, Linsen, Muttermilch, Ziegenmilch, Sesam, Marroni, Eigelb, Baumnuss

Klinische Manifestationen

Vorzeitiges Altern, Demenz, Senilität, Leistungszerfall, geistige Leistungsschwäche, Burnout-Syndrom, Vergesslichkeit, Gedächtnisschwäche, geistige Schwerfälligkeit, Morbus Alzheimer, abgestumpfte Emotionen, Taubheit, Schwerhörigkeit, Tinnitus, Osteoporose, lockere kariesanfällige Zähne, Schwäche und Schmerzen in den Knien und der Lumbalregion, frühzeitiges Ergrauen, Haarausfall, Ming Men geschwächt, Libidomangel, Sterilität, Unfruchtbarkeit, Amenorrhö, chronische Impotenz, angeborene Fehlbildungen, Neuralrohrdefekt, Zellbildungsmangel, Gefässregenerationsschwäche, Wundheilungsverzögerung, Wachstumsverzögerung, Entwicklungsverzögerung geistig, körperlich, sprachlich, sexuell, motorisch, Störungen in der Zahnentwicklung, spätes Laufen- und Sprechenlernen, Fontanellenschluss unvollständig und spät, Rachitis, Diabetes mellitus Typ I, Autoimmunkrankheiten, Immunschwäche, Krebserkrankungen

Zunge: dünn, schwach, zittert
Puls: leer, dünn, schwach

27 Adstringieren

Diese Nahrungsmittel sind im Temperaturverhalten kühl bis warm. Ihr Geschmack ist sauer oder adstringierend. Die zusammenziehende bis abdichtende Wirkung wird sowohl durch Saures als auch durch Gerbstoffe eingeleitet.
Adstringierende Nahrungsmittel bewahren die Essenz, lindern unverhältnismässiges Schwitzen und Diarrhö, halten den Urin zurück, stoppen Leukorrhö, Blutungen und Husten. Sie sind bei geschwächten Personen angezeigt. Um die Symptome und die Wurzel der Erkrankung gleichzeitig zu behandeln, sollten in der Therapie zusätzlich tonisierende Nahrungsmittel empfohlen werden.

Nahrungsmittel Beispiele

Banane, Brombeere (unreif), Hagebutte, Essig, Heidelbeere, Himbeere, Johannisbeere rot, Kaki, Sanddorn

Klinische Manifestationen

Säfteverlust, übermässiges Schwitzen, Nachtschweiss, nächtliches Urinieren, Bettnässen, Albuminurie, häufiges Urinieren, exzessives Urinieren, Harninkontinenz, Blasenschwäche, Diarrhö, Sommerdiarrhö, Dysenterie, Leukorrhö, Spermatorrhö, vorzeitige Ejakulation, Impotenz, Blutungen, Nasenbluten, blutiger Stuhl, Hämorrhoidalblutungen, starke Uterusblutungen, Bluterbrechen, Zahnfleischbluten, blutiger Auswurf, Bluthusten, Magenentzündung, Darmentzündung, Colitis ulcerosa, chonischer Husten, Asthma, Uterusprolaps, Rectumprolaps.

Zunge, Puls: unterschiedlich, je nach Ursache

28 Parasiten eliminieren

Diese Nahrungsmittel sind im Temperaturverhalten neutral bis heiss. Ihr Geschmack ist meist süss, scharf oder bitter.
Nahrungsmittel, die Parasiten eliminieren, werden zur unterstützenden Behandlung von schmarotzenden Rundwürmern im Darm, wie die Madenwürmer (Oxyuriden) und die Spulwürmer (Askariden), eingesetzt. Da die Parasiten nur in einem Biotop von pathogener Feuchtigkeit gedeihen können, muss die pathogene Feuchtigkeit in der Therapie immer mitbehandelt werden. Bei allfälliger Verstopfung, werden Nahrungsmittel, die den Stuhlgang regulieren und abführen, zusätzlich empfohlen.

Nahrungsmittel Beispiele

Papaya, Knoblauch, Blaukraut, Karotten, Kürbiskerne, Randen, Rundkornreis, Sauerkraut roh, Sonnenblumenkerne, Frühlingszwiebel, Zwiebel, Heidelbeere

Klinische Manifestationen

Wurmbefall im Darm, Madenwürmer, Askariden

Zunge, Puls: unterschiedlich, je nach Ursache

Quellenangaben: F.C.2006, J.G.Bd.2.1993

Nahrungsmittelportraits

Kochen mit Getreide (ganze Körner)

Alle Getreide sollten vor der Zubereitung zur Entfernung von Fremdstoffen wie Staub, Spuren ranziger Fette etc. gewaschen werden.

Getreideart	Vorbehandeln	Einweichen	Darren (70° C)	Kochen / Garen	Ausquellen
	reinigt, klärt, schwemmt unerwünschte Stoffe aus	aktiviert Enzyme	verstärkt wärmende u. trocknende Wirkung, verkürzt die Garzeit		verbessert die Verfügbarkeit der Inhaltsstoffe und die Verdaulichkeit
Buchweizen Kurz-Garer	1 Min. blanchieren / heiss überbrühen		ev. 10 Min.	5–10 Min.	15–20 Min.
Quinoa Kurz-Garer	1 Min. blanchieren / heiss überbrühen		ev. 10 Min.	5–15 Min.	15–20 Min.
Hirse Kurz-Garer	1 Min. blanchieren / heiss überbrühen		ev. 15 Min.	5–15 Min.	15–20 Min.
Grünkern Mittel-Garer	ev.abspülen	0–8 Std.	(bereits gedarrt)	30–60 Min.	10–60 Min.
Hafer Mittel-Garer	ev. abspülen	0–8 Std.	ev. 10 Min.	30–60 Min.	15– 60 Min.
Reis Mittel-Garer	mehrmals spülen, bis das Wasser klar ist		10 Min.	30–60 Min.	10–30 Min.
Dinkel Lang-Garer	ev. abspülen	3–8 Std.	10 Min.	30–60 Min.	30–60 Min.
Gerste Lang-Garer	ev. abspülen	0–8 Std.	10 Min.	30–120 Min.	15–60 Min.
Roggen Lang-Garer	ev. abspülen	5–8 Std.	20 Min.	30–120 Min.	30–60 Min.
Weizen Lang-Garer	ev. abspülen	5–8 Std.	10 Min.	30–120 Min.	30–60 Min.

Getreide

Getreide gehört bereits seit den frühen Ackerbaugesellschaften zu den ersten kultivierten Nahrungspflanzen der Menschen. Bevor der weltweite Handel über die Kontinente begann, wurden die einzelnen Getreidearten in bestimmten Regionen bevorzugt angebaut. So kultivierte man den Hafer in Mittel- und Nordeuropa, den Dinkel im Bereich des heutigen Süddeutschlands und der Schweiz, den Weizen in den Gebieten rund um das Mittelmeer, die Gerste im Vorderen Orient und im Himalaja, den Reis in Asien, die Hirse im südlichen Afrika und den Mais in Lateinamerika.

Vollkorngetreide enthält reichlich Stärke und Ballaststoffe, bedeutende Mengen an Eiweiss und essentiellen Fettsäuren (im Keim), sowie viele Mineralien und Spurenelemente. Die Proteinzusammensetzung ist bei jeder Getreideart verschieden. Dies ist im Zusammenhang mit Zöliakie und bestimmten Nahrungsmittelallergien zu beachten.

Der Geschmack aller Getreide ist süss, oft in Kombination mit einem weiteren Geschmack. Sein Temperaturverhalten reicht von kühl bis warm. Alle Getreide tonisieren hauptsächlich Qi. Viele setzen wir zum Beseitigen von pathogener Feuchtigkeit und Nässe ein, sowie zum Ausleiten von Toxinen aus dem Darm. Daneben zeigen sie jedoch weitere, sehr unterschiedliche, Wirkungen, wodurch sie eine breite Bedeutung in der Diätetik einnehmen.

Einige Vollkorngetreide können durch den hohen Ballaststoffgehalt schwer verdaulich sein (insbesondere Weizen, gefolgt von Roggen, Dinkel, Gerste). Die Unterstützung des Mittleren Erwärmers mit geeigneten Kräutern und Gewürzen sowie die richtige Zubereitung sind wichtig. Das im Getreide enthaltene Phytin kann bei ungenügend gegartem oder ungenügend gequollenem Getreide (z.B. bei Frischkornbrei) wertvolle Mineralien und Spurenelemente der Resorption im Darm entziehen.

Die nebenstehende Tabelle zeigt geeignete Zubereitungsformen und Zubereitungszeiten.

Sprossen und Keimlinge

Während des Keimvorganges findet eine Umwandlung der Stärke des Samens in Einfachzucker und der Proteine in Peptone und freie Aminosäuren statt. Fettsäuren werden freigesetzt, der Gehalt an Vitaminen, Enzymen und Mineralien steigert sich. Sprossen und Keimlinge sind quasi ein Feuerwerk der Vitalstoffe. Was im Samen kompakt und verschlossen in sich ruhte, kommt nun zur Bewegung und Freisetzung. Sprossen und Keimlinge sind viel besser verdaulich und ihre Inhaltsstoffe leichter assimilierbar als die Samen, aus denen sie entstanden.

Sprossen und Keimlinge sind generell kühlend. Getreidekeimlinge sind süss im Geschmack. Keimlinge von Hülsenfrüchten sind süss und bitter und können noch weitere Geschmacksrichtungen aufweisen.

Sprossen und Keimlinge unterstützen Qi, Yin, insbesondere die Jin Ye, und teilweise auch das Blut. Sie bewegen stagniertes Qi, einige kühlen Hitze und leiten Feuchtigkeit, teilweise auch Toxine aus.

Bei Yang-Mangel-Symptomatik empfehlen wir, Sprossen und Keimlinge kurz zu erwellen, vorsichtig zu kochen und/oder mit wärmenden Zutaten abzuschmecken.

Sprossen und Keimlinge als „Milch" oder gedarrt und gemahlen zu Brei verarbeitet, eignen sich als erste Nahrungsumstellung bei Säuglingen nach der Muttermilch.

Sprossen und Keimlinge sind ebenso nach langer Krankheit (Rekonvaleszenz) und zur Stärkung bei älteren Menschen zu empfehlen.

Als eigene Nahrungsmittel-Portraits sind die folgenden Keimlinge besprochen:

Gerste gekeimt und gedarrt: Seite 29
Weizen gekeimt: Seite 45

Amaranth

Kiwicha
Amaranthus caudatus

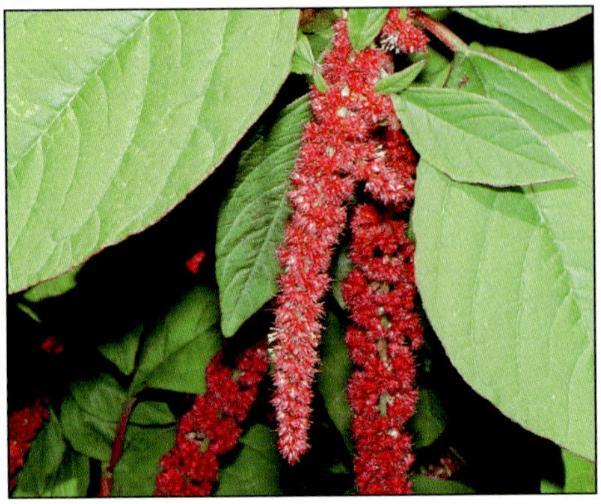

Familie:
Amaranthaceae

Pflanzenteile:
Samen

Temperatur:
kühl

Geschmack:
süss, bitter

Funktionskreisbezug:
Niere, Gedärme, Milz, Lunge

TCM-Wirkungen mit Prioritäten und Indikationen

1 **Essenz/Jing tonisieren**
Gehirnentwicklung vermindert, Vergesslichkeit

1 **Qi tonisieren**
tonisiert Lungen-Qi, tonisiert Milz-Qi, Muskelschwäche, Schwäche, Schwangerschaft, Stillzeit, Rekonvaleszenz

1 **Yin tonisieren**
Muskelatrophie, TBC, Tuberkulose, Diabetes mellitus-Prophylaxe

2 **Nässe/Feuchtigkeit und Hitze ausleiten**
Diarrhö, Durchfall, Dysenterie, Magengeschwür, Herpes simplex

2 **Hitze eliminieren und Toxine ausleiten**
Diarrhö, Durchfall, Dysenterie

Kontraindikationen und sonstige Hinweise

Amaranth ist ein wichtiges Getreide für Vegetarier bzw. Veganer (Eiweiss/Kalzium)

Quellen A.A.1995, B.A.1994, B.L.2000, H.R.2006, J.B.2000, P.P.1993, P.P.2002, P.R.(N1)1999, P.R.(N2)1999, S.F.2004, S.U.2004, Wikipedia

Buchweizen

Heidekorn
Fagopyrum esculentum

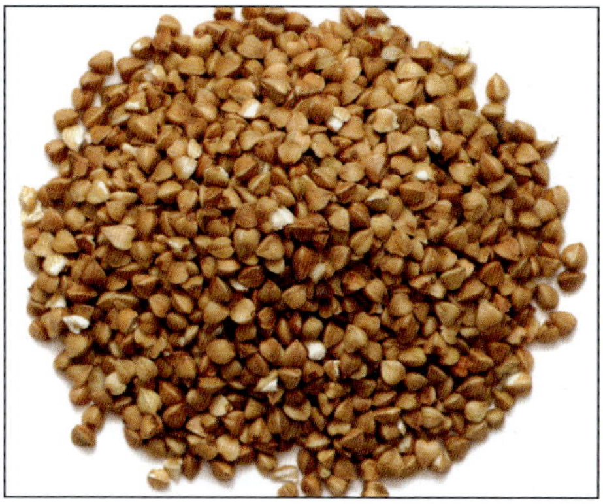

Familie:
Polygonaceae

Pflanzenteile:
Samen

Temperatur:
neutral

Geschmack:
süss, bitter

Funktionskreisbezug:
Milz, Magen, Gedärme, Herz

TCM-Wirkungen mit Prioritäten und Indikationen

1 **Qi tonisieren**
tonisiert Milz-Qi, Verdauungsschwäche, Rekonvaleszenz, Belastung körperlich, Durchfall chronisch, Diarrhö, Appetitlosigkeit, Hämorrhoiden blutende, Venenschwäche, Varizen, Krampfadern, Blut in den Bahnen haltend

2 **Qi regulieren und bewegen**
rebellierendes Magen-Qi, Aufstossen, Übelkeit, Brechreiz, Erbrechen, Bluthochdruck, Hypertonie, Durchblutungsstörung, Durchblutungsstörung der Hände und Füsse

2 **Nässe/Feuchtigkeit auflösen/transformieren**
Cholesterinwert erhöht, Diarrhö, Durchfall, Urin weisslich, Urin trüb, Leukorrhö

2 **Nässe/Feuchtigkeit und Hitze ausleiten**
Herpes simplex

3 **Hitze eliminieren und Toxine ausleiten**
Karbunkel, Furunkel, Skrofeln, Infekt, Ekzem, Geschwür, Erysipel, Wundrose (äusserliche Anwendung in Form von Brei)

3 **Schleim auflösen/transformieren**
Arteriosklerose, Bluthochdruck, Hypertonie

Kontraindikationen und sonstige Hinweise

Die Randschichten des Buchweizens enthalten einen roten Farbstoff, das Fagopyrin, das u. U. Hautirritationen hervorrufen kann. Da sich dieser Farbstoff in heissem Wasser löst, sollte der Buchweizen vor dem Kochen heiss gewaschen werden. In grossen Mengen genossen können Verdauungsstörungen, Blähungen und Schwindel auftreten. Es gibt Hinweise, dass Buchweizen Allergien auslösen kann.

Quellen B.A.1994, B.L.2000, E.U.1997, F.B.1992, F.B.1998, F.G.1993, H.R.2006, J.B.2000, P.P.1993, P.P.2002, S.F.2004, P.R.(N1)1999, P.R.(N2)1999, Y.S.2003, Wikipedia, AG-D/NL/2-2005a

Dinkel

Triticum spelta

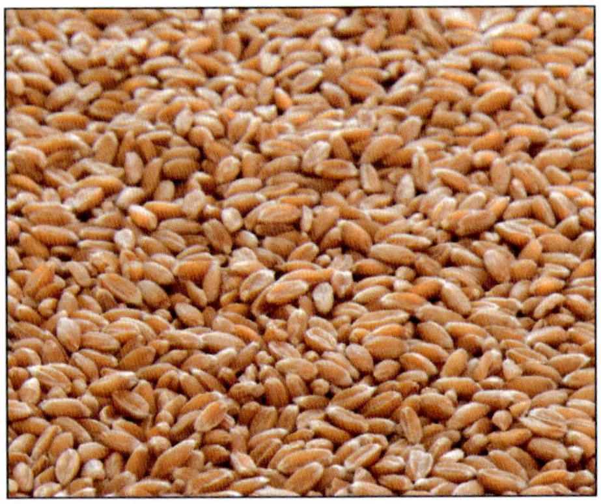

Familie:

Poaceae

Pflanzenteile:

Samen

Temperatur:

neutral

Geschmack:

süss

Funktionskreisbezug:

Magen, Milz, Gedärme, Leber, Herz

TCM-Wirkungen mit Prioritäten und Indikationen

1 **Qi tonisieren**

tonisiert Milz-Qi, tonisiert Magen-Qi, Durchfall, Diarrhö, Stuhltrockenheit, Verstopfung, Verdauungsschwäche chronisch, Darmflorastörung, Schwäche, Konzentrationsschwäche

1 **Yin tonisieren**

Trockenheit, Säftemangel, Schwäche körperlich, Gewichtsverlust, Nervenschwäche, Nervenerkrankung, Parkinson, Morbus Alzheimer, Hyperaktivität der Kinder, Nachtschweiss

1 **Blut tonisieren**

tonisiert Leber-Blut, tonisiert Herz-Blut, Schlaflosigkeit, Insomnia, Blutmangel, Anämie

2 **Hitze eliminieren und Feuer reduzieren**

Colitis, Morbus Crohn, Darmerkrankung

3 **Nässe/Feuchtigkeit auflösen/transformieren**

Gelenkschmerz, Arthrose, Erkrankung degenerativ, Krankheiten chronisch, Stoffwechselschlacken

Quellen E.I.2002, H.G.1993, H.R.2006, J.B.2000, P.P.1993, P.P.2002, S.F.2004, Wikipedia, AG-D/ZTCM/2-2004a, V.B./Nat/10-2003

Gerste

Spelzgerste, Spriesskorngerste, Rollgerste (Spelzgerste poliert), Nacktgerste
Hordeum vulgare

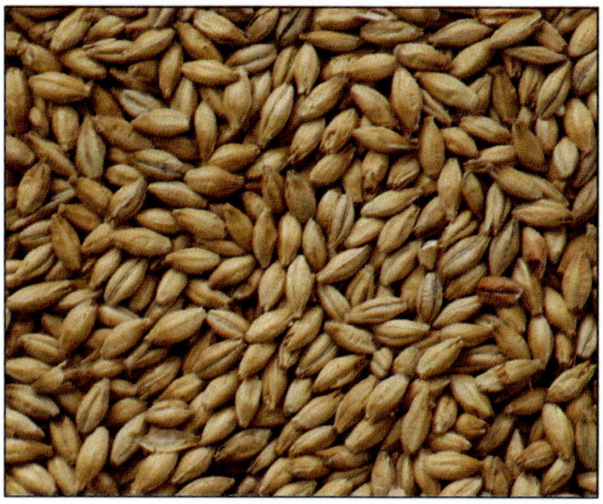

Familie:
Poaceae

Pflanzenteile:
Samen

Temperatur:
kühl

Geschmack:
süss, salzig

Funktionskreisbezug:
Milz, Magen, Gedärme, Blase

TCM-Wirkungen mit Prioritäten und Indikationen

1 **Qi tonisieren**

tonisiert Milz-Qi, tonisiert Magen-Qi, Schwäche geistig, Schwäche körperlich, Geburt, Verdauungsschwäche, Appetitlosigkeit, Diabetes mellitus, Bänderschwäche, Bindegewebeschwäche, Darmflorastörung, Übergewicht, Adipositas (Gersten-Wasser: 100g Gerste; 2 Liter Wasser; 1 bis 2 Gewürznelken; 2 getrocknete Feigen; über Nacht einweichen; 2 Stunden simmern lassen; abseihen; mit Birnendicksaft; Zitrone und Most abschmecken)

1 **Yin tonisieren**

Trockenheit, Säftemangel, Mundtrockenheit, Durst, Gastritis chronisch, Schleimhaut trocken, Dickdarmtrockenheit

2 **Nässe ausleiten und Diurese fördern**

Miktionsstörung, Dysurie, Schwellung, Wasseransammlung, Ödem

2 **Hitze eliminieren, die durch Yin-Mangel verursacht wird**

Magenschleimhautentzündung, Gastritis chronisch, Darmschleimhautentzündung, Magenerkrankung Rekonvaleszenz, Darmerkrankung, Mundtrockenheit, Nachmittagsfieber (Rollgerstensuppe und Barley-Water)

2 **Nässe/Feuchtigkeit und Hitze ausleiten**

Ikterus, Gelbsucht

2 **Nässe/Feuchtigkeit auflösen/transformieren**

Cholesterinwert erhöht, Blutfettwerte erhöht (Barley-Water), Zellulite, Übergewicht, Adipositas

3 **Stuhlgang regulieren/abführen**

Stuhltrockenheit, Verstopfung trocken, Obstipation, Stuhl hart

▶

◀

Kontraindikationen und sonstige Hinweise

Spriesskorngerste kann etwas abführend wirken, durch darren wird diese Wirkung vermindert. Bei Milz-Yang Mangel die Gerste vorher darren. Gerste fördert die Bindung und Ausleitung von Gift- und Schlackenstoffen über den Stuhl.

Quellen E.I.2002, E.U.1997, F.B.1992, F.B.1997, F.G.1983, F.W.1997, H.R.2006, J.P.1993, P.P.1993, P.R.(N1)1999, P.R.(N2)1999, P.R.(N2)2001, S.F.2004, Y.S.2003, Wikipedia, AG-D/NL/7-2005, F.S./E-U/48(2001)10, H.H./E-U/49(2002)2, Sch.H./E-U/48(2001)5, Zz/Ern-R/3-2003

Gerste, gekeimt und gedarrt

Hordeum vulgare

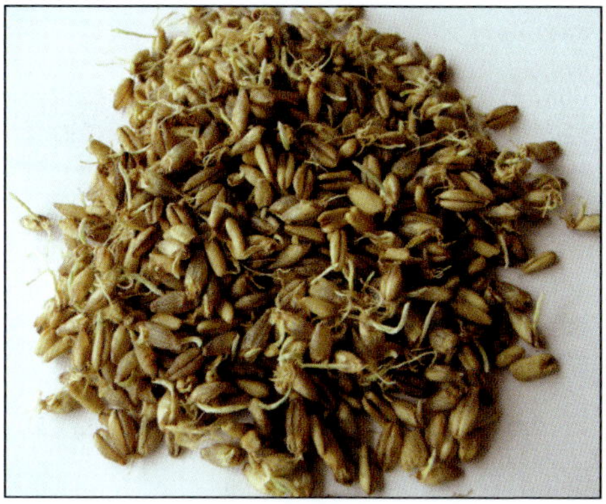

Familie:

Poaceae

Pflanzenteile:

gekeimter Samen

Temperatur:

kühl

Geschmack:

süss, scharf

Funktionskreisbezug:

Magen, Milz, Niere, Gedärme

TCM-Wirkungen mit Prioritäten und Indikationen

1 **Qi tonisieren**

tonisiert Magen-Qi, tonisiert Milz-Qi, Verdauungsblockade, Kohlenhydratverdauungsschwäche, Appetitlosigkeit, Candida, Schwäche körperlich, Bindegewebeschwäche, Bänderschwäche, Rekonvaleszenz, Bandscheibenschwäche

1 **Yin tonisieren**

Gewichtsverlust, Trockenheit, Osteoporose-Prophylaxe, Zellbildung vermindert

1 **Nahrungsretention auflösen**

Verdauungsblockade, Kohlenhydratverdauungsschwäche

2 **Nässe/Feuchtigkeit auflösen/transformieren**

Übersäuerung des Körpers, Cholesterinwert erhöht, Blutfettwerte erhöht, Übergewicht, Adipositas

2 **Nässe/Feuchtigkeit und Hitze ausleiten**

Fieber, Entzündung

2 **Hitze eliminieren, die durch Yin-Mangel verursacht wird**

Nachmittagsfieber, Magenschleimhautentzündung, Gastritis, Magenschleimhautreizung, Darmschleimhautentzündung, Darmschleimhautreizung, Mundtrockenheit

2 **Shen/Geist beruhigen**

Schlafstörung

3 **Qi regulieren und bewegen**

Leber-Qi-Stagnation, Oberbauchschwellung, PMS, Prämenstruelles Syndrom, Brustknoten, Anspannung, Depression

Kontraindikationen und sonstige Hinweise

Gekeimte Gerste, gedarrt und zu Mehl gemahlen unterstützt die Kohlenhydratverdauung.

Quellen B.M.1988, E.U.1997, N.R.1999, P.P.1993 Wikipedia, S.B./N&H/5-1999, M.N./N&H/11-2000

Grünkern

Triticum spelta

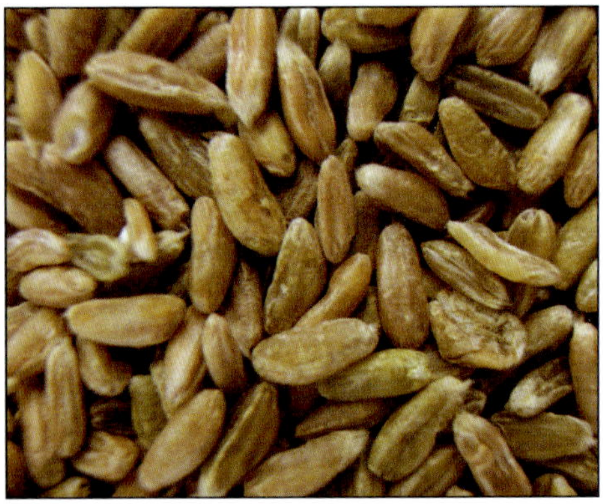

Familie:
Poaceae

Pflanzenteile:
Samen

Temperatur:
warm

Geschmack:
süss, sauer

Funktionskreisbezug:
Leber, Milz, Herz

TCM-Wirkungen mit Prioritäten und Indikationen

1 **Qi tonisieren**

tonisiert Milz-Qi, tonisiert Magen-Qi, tonisiert Leber-Qi, Verdauungsschwäche, Rekonvaleszenz, Leberschwäche, Hepatitis chronisch (3-6x pro Tag geröstet und gekocht)

2 **Nässe/Feuchtigkeit auflösen/transformieren**

Wasseransammlung, Beine schwere, Ödem

2 **Blut tonisieren**

tonisiert Leber-Blut, tonisiert Herz-Blut, Hysterie

Kontraindikationen und sonstige Hinweise

KI: Bei Leber-Feuer.

Beim Grünkern handelt es sich um Körner des Dinkels, welche schon zwei bis drei Wochen vor der Vollreife noch milchig geerntet werden. Die Körner sind in diesem Zustand noch grün und weich (Milch- oder Teigreife). Das Eiweiss des Grünkerns wird durch das Darren bei ca. 120°C zum Teil aufgeschlossen, das daraus hergestellte Mehl verliert dadurch seine Backfähigkeit.

Quellen B.A.1994, C.N.1999, E.I.2002, H.R.2006, J.B.2000, P.R.(N1)1999, P.R.(N2)1999, S.F.2004, S.U.2004, Wikipedia

Hafer

Avena sativa

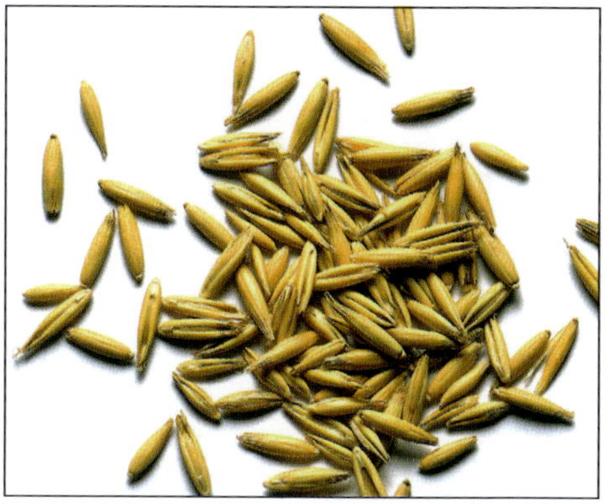

Familie:
Poaceae

Pflanzenteile:
Samen

Temperatur:
neutral

Geschmack:
süss, bitter

Funktionskreisbezug:
Milz, Magen, Herz, Lunge, Gedärme, Niere

TCM-Wirkungen mit Prioritäten und Indikationen

1 **Qi tonisieren**

tonisiert Lungen-Qi, tonisiert Wei-Qi, tonisiert Milz-Qi, tonisiert Herz-Qi, tonisiert Nieren-Qi, Schwitzen spontan, Müdigkeit, Abgeschlagenheit, Energiemangel, Erschöpfung geistig, Rekonvaleszenz, Entwicklungsmangel geistig, Willensschwäche, Ausdauermangel, Schwäche, Blässe, Alter, Abwehrschwäche, Infektanfälligkeit, Immunschwäche (Dekokt aus Körnern), Bindegewebeschwäche, Muskelschwäche, Sehnenschwäche, Nervenschwäche, Diabetes mellitus, Blutzuckerschwankung, Verdauungsschwäche, Blähungen, Verstopfung, Darmerkrankung chronisch, Stoffwechselschwäche, Übergewicht, Adipositas, Herzinsuffizienz, Schlafstörung, Knochenschwäche, Potenzschwäche

1 **Shen/Geist beruhigen**

Schlafstörung, Unruhe, Nervosität, Konzentrationsschwäche, Schwäche geistig, Entzugserscheinung, Suchtneigung

2 **Nässe/Feuchtigkeit auflösen/transformieren**

Cholesterinwert erhöht, Arteriosklerose-Prophylaxe, Bluthochdruck, Hypertonie

2 **Yin tonisieren**

tonisiert Nieren-Yin, Rekonvaleszenz, Krankheiten chronisch, Diabetes mellitus, Gastritis, Darmerkrankung, Colitis ulcerosa, Morbus Crohn, Magenschleimhautreizung, Darmschleimhautreizung, Nachtschweiss, Gehirn nährend, Nervenschwäche

3 **Hitze eliminieren und Toxine ausleiten**

entgiftet, Toxine, Schwermetallbelastung, Dysenterie, Darminfekt, Bauchschmerz akut, Brechreiz, Erbrechen, Durchfall

3 **Yang tonisieren**

Diarrhö, Durchfall (Haferschleim-Suppe lange gekocht; durch ein Sieb gedrückt)

3 **Stuhlgang regulieren/abführen**

Verstopfung, Stuhltrockenheit, Stuhl hart

▶

◄

Kontraindikationen und sonstige Hinweise

KI: Bei Phosphatsensibilität. Bei hyperaktiven Kindern, ADS. Bei Zöliakie.
Hafer enthält wenig Gluten, und ist somit häufig verträglicher als andere glutenhaltige Getreide. Aufgrund des fehlenden Gliadins ist er zum Backen nicht sehr geeignet.

Quellen B.A.1994, E.I.2002, E.U.1997, F.G.1983, F.W.1997, H.R.2006, J.B.2000, P.P.1993, P.P.2002, P.R.(N1)1999, P.R.(N2)1999, S.F.2004, S.U.2004, Wikipedia, AG-D/NL/4-2005a, F.S./E-U/48(2001)10, H.H./EU/49(2002)2, K.M./Nat/9-2005, Sch.H./E-U/48(2001)5

Hirse

Goldhirse, Rispenhirse
Panicum miliaceum

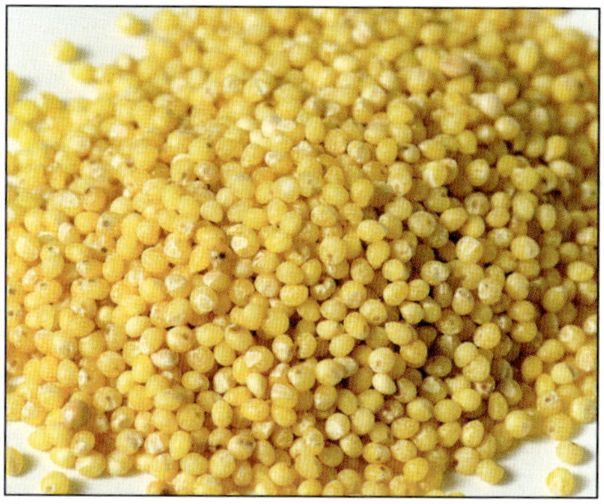

Familie:
Poaceae

Pflanzenteile:
Samen

Temperatur:
kühl

Geschmack:
süss, salzig

Funktionskreisbezug:
Milz, Magen, Niere

TCM-Wirkungen mit Prioritäten und Indikationen

1 **Qi tonisieren**

Bindegewebeschwäche, Muskelschwäche, Sehnenschwäche, Nervenschwäche, Appetitlosigkeit, tonisiert Nieren-Qi, Diabetes mellitus, Fehlgeburtneigung, Durchfall, Diarrhö (Hirse rösten und kochen), Zahnen der Kinder (Hirsekissen), Zahnzerfall, Zahnschmelzrückgang, Knochenschwund, Nervenschwäche

1 **Nässe/Feuchtigkeit auflösen/transformieren**

Pilzerkrankung, Candida

2 **Blut tonisieren**

Milchbildungsmangel, Laktationsmangel, Nägel brüchig, Haarausfall, Augen trocken

2 **Qi regulieren und bewegen**

gegenläufiges Magen-Qi, Brechreiz, Erbrechen, Übelkeit am Morgen (Hirsesuppe oder Congee), PMS, Prämenstruelles Syndrom

2 **Schleim auflösen/transformieren**

Schleim, Arteriosklerose-Prophylaxe, Krebs-Prophylaxe

3 **Hitze eliminieren und Toxine ausleiten**

Magenschleimhautentzündung, Darminfekt, Lebensmittelvergiftung, Übelkeit akut, Diarrhö, Durchfall

Kontraindikationen und sonstige Hinweise

KI: Bei ganz schwacher Verdauung. Bei ständig wässrigem Stuhl.

Bei Kälte im mittleren Erwärmer zuerst anrösten. Hirse sollte vor dem Kochen heiss gewaschen werden um den bitteren Geschmack auszuschwemmen. Der bittere Geschmack kommt von ranzigen Fetten und Saponinen, die den Magen reizen können.

Quellen B.A.1994, E.U.1997, F.B.1998, F.C.2003, F.G.1983, H.R.2006, J.B.2000, P.P.1993, P.P.2002, S.F.2004, S.R.1992, Y.S.2003, Wikipedia, H.H./E-U/49(2002)2, K.H./Nat/10-2002

Mais, Getreide

Zea mays

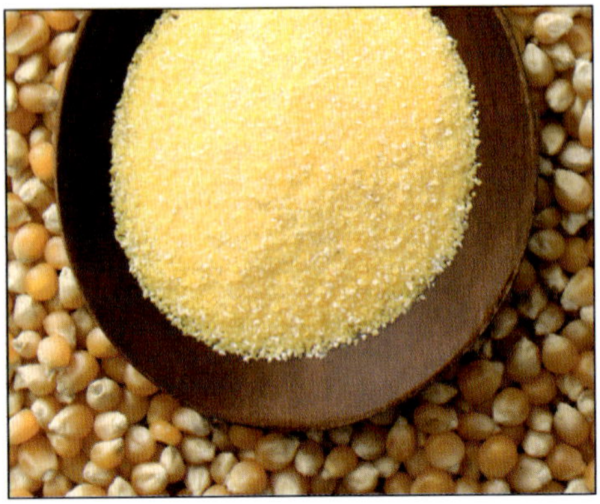

Familie:

Poaceae

Pflanzenteile:

Samen

Temperatur:

neutral

Geschmack:

süss

Funktionskreisbezug:

Magen, Milz, Niere, Herz, Gedärme

TCM-Wirkungen mit Prioritäten und Indikationen

1 **Qi tonisieren**

tonisiert Magen-Qi, Schwäche der Mitte, Blutzuckerschwankung, Appetitlosigkeit, Dyspepsie, tonisiert Nieren-Qi, Schwäche sexuell, Kraftlosigkeit, Zahnzerfall

2 **Nässe/Feuchtigkeit auflösen/transformieren**

Cholesterinwert erhöht, Triglyzeridwert erhöht, Bluthochdruck, Hypertonie, Arteriosklerose-Prophylaxe, Herzerkrankung koronar, Nierenstein-Prophylaxe, Nephritis (Maisbrei mit Sesam oder Olivenöl; Frühlingszwiebel; Ingwer und Salz)

2 **Yin tonisieren**

Darmschleimhautschädigung, Dickdarmtrockenheit, Dyspepsie, Untergewicht, Unruhe

3 **Hitze eliminieren, die durch Yin-Mangel verursacht wird**

Hyperthyreose, Schilddrüsenüberfunktion, Unruhe, Nephritis, Blasenentzündung, Nierenstein-Prophylaxe, Reizdarm, Dickdarmentzündung, Colitis ulcerosa, Zöliakie, Dyspepsie, Parodontose, Zahnfleischschwund

3 **Nässe ausleiten und Diurese fördern**

Ödem, Gedunsenheit, Miktionsstörung

Kontraindikationen und sonstige Hinweise

Bei ausschliesslicher Ernährung mit Mais kann es zu einem Niacin-Mangel kommen. Dies führt zu Encephalopathien, krankhaften und entzündlichen Hirnveränderungen. Daher ist es günstig, den Mais mit Hülsenfrüchten zu kombinieren. Mais nimmt aus dem Boden nicht nur die Mineralien intensiv auf, sondern auch Düngemittel, Pestizide und andere Schadstoffe. Deshalb sollte in der Küche ausschließlich Mais aus biologischem Anbau verwendet werden.

Quellen B.A.1994, F.C.2003, C.N.1999, E.I.2002, E.U.1997, F.B.1992, H.R.2006, J.B.2000, P.M.1997, P.P.1993, P.P.2002, P.R.(N2)2001, P.R.(N1)1999, P.R.(N2)1999, S.F.2004, Wikipedia, AG-D/ZTCM/2-2005b, C.M./EU/50(2003)2

Quinoa

Reismelde
Chenopodium quinoa

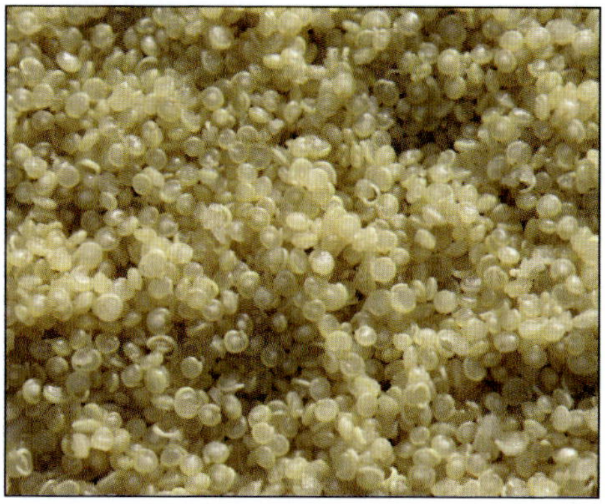

Familie:
Chenopodiaceae

Pflanzenteile:
Samen

Temperatur:
neutral

Geschmack:
süss, sauer

Funktionskreisbezug:
Niere, Perikard, Milz

TCM-Wirkungen mit Prioritäten und Indikationen

1 **Qi tonisieren**
Schwäche körperlich, Kraftlosigkeit, tonisiert Herzkreislauf-Qi, tonisiert Milz-Qi

2 **Yang tonisieren**
tonisiert Nieren-Yang, Lumbalschwäche, kalter unterer Rücken, Knieschwäche, kalte Knie, kalte Extremitäten, Kältegefühl

2 **Blut tonisieren**
Eisenmangel, Anämie, Blutmangel

3 **Nässe/Feuchtigkeit und Hitze ausleiten**
Herpes simplex

Kontraindikationen und sonstige Hinweise

Quinoa ist ein wichtiges Getreide für Vegetarier und Veganer durch seinen hohen Eiweiss- und Kalziumgehalt.

Quellen J.B.2000, J.P.1993, P.P.1993, P.P.2002, P.R.(N1)1999, S.U.2004, Wikipedia, AG-D/NL/4-2004b

Reis, Basmati, Vollkorn

Oryza sativa

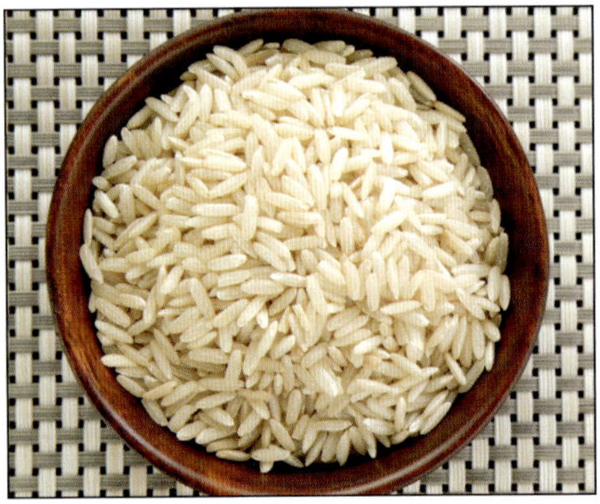

Familie:
Poaceae

Pflanzenteile:
Samen

Temperatur:
neutral

Geschmack:
süss

Funktionskreisbezug:
Milz, Magen

TCM-Wirkungen mit Prioritäten und Indikationen

1 **Nässe/Feuchtigkeit auflösen/transformieren**
Cholesterinwert erhöht, Cholesterin LDL senkend, Übergewicht, Adipositas, Diabetes mellitus (Basmatireis mit Azukibohnen)

1 **Qi regulieren und bewegen**
Leber-Qi-Stagnation, Depression

1 **Qi tonisieren**
Schwäche der Mitte, Appetitlosigkeit

Kontraindikationen und sonstige Hinweise

Basmatireis ist sehr gut verdaulich.

Quellen C.N.1999, F.B.1992, F.G.1983, J.B.2000, P.P.1993, P.P.2002, Y.S.2003

Reis, Langkorn, Vollkorn

Oryza sativa

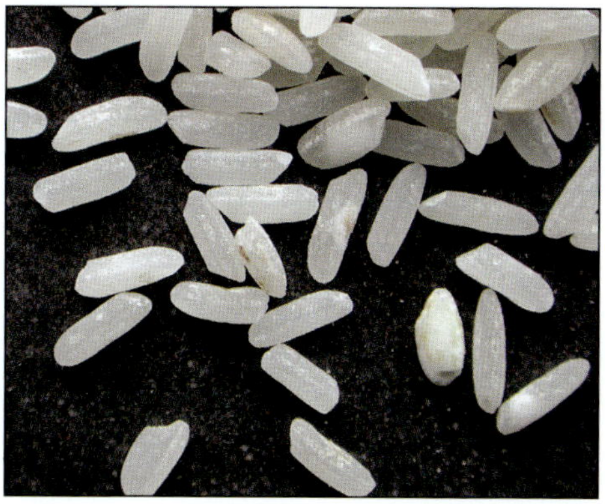

Familie:
Poaceae

Pflanzenteile:
Samen

Temperatur:
neutral

Geschmack:
süss

Funktionskreisbezug:
Milz, Magen

TCM-Wirkungen mit Prioritäten und Indikationen

1 **Qi tonisieren**
tonisiert Milz-Qi, tonisiert Magen-Qi, Durchfall, Diarrhö

1 **Nässe/Feuchtigkeit auflösen/transformieren**
Cholesterinwert erhöht, Cholesterin LDL senkend, Ödem

Kontraindikationen und sonstige Hinweise

In der Diätetik findet der Langkornreis weniger Anwendung als der Klebreis oder der Rundkornreis, da zu reichlicher Verzehr von Langkornreis zu Hitzeprozessen und trockenem Stuhl führen kann.

Quellen B.A.1994, E.U.1997, F.B.1992, F.G.1983, J.B.2000, Y.S.2003

Reis, Rundkorn, Vollkorn

Oryza sativa

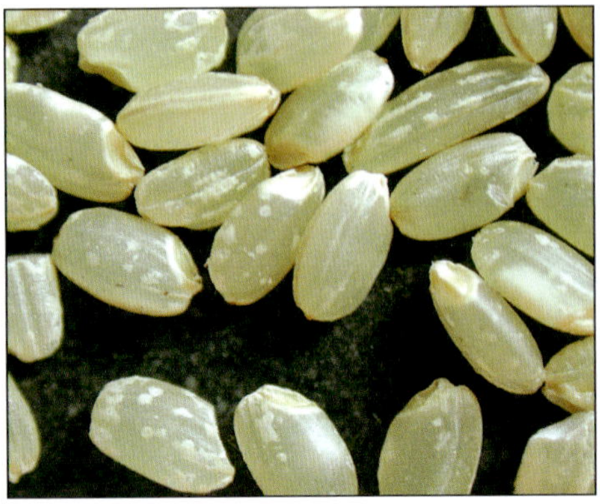

Familie:
Poaceae

Pflanzenteile:
Samen

Temperatur:
neutral

Geschmack:
süss

Funktionskreisbezug:
Milz, Magen, Gedärme

TCM-Wirkungen mit Prioritäten und Indikationen

1 **Qi tonisieren**
tonisiert Milz-Qi, tonisiert Magen-Qi, Appetitlosigkeit, Übelkeit, Durchfall, Diarrhö (Reisschleimsuppe)

2 **Hitze eliminieren und Toxine ausleiten**
Toxine, entgiftet, Stoffwechselschlacken

2 **Nässe/Feuchtigkeit auflösen/transformieren**
Cholesterinwert erhöht, Cholesterin LDL senkend

2 **Hitze eliminieren, die durch Yin-Mangel verursacht wird**
Unruhe, Angst, Mundtrockenheit, Durst, tonisiert Magen-Yin, Darmschleimhautschädigung (Reisschleimsuppe)

2 **Qi regulieren und bewegen**
Muttermilchintoleranz (dunkelbraun gerösteter Reis mit Wasser 20 Minuten kochen und 2–3 x tgl. der Mutter zu trinken geben), Erbrechen, Brechreiz

3 **Parasiten eliminieren**
Würmer (1. Mahlzeit des Tages eine Handvoll rohen Vollreis kauen; vorher in Wasser einlegen)

3 **Nässe ausleiten und Diurese fördern**
Ödem

Quellen B.A.1994, C.N.1999, E.U.1997, F.B.1992, F.G.1983, H.R.2006, J.B.2000, P.R.(N1)1999, P.R.(N2)1999 Y.S.2003

Reis, Süssreis, Mochi, Vollkorn

Oryza sativa

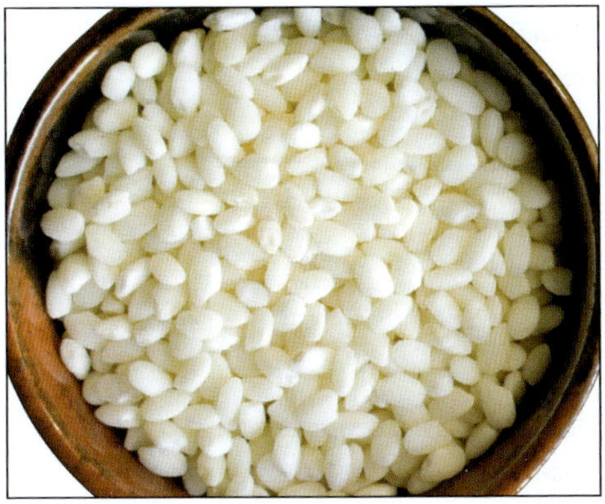

Familie:
Poaceae

Pflanzenteile:
Samen

Temperatur:
warm

Geschmack:
süss

Funktionskreisbezug:
Milz, Magen, Niere, Lunge

TCM-Wirkungen mit Prioritäten und Indikationen

1 **Qi tonisieren**

tonisiert Milz-Qi, tonisiert Magen-Qi, tonisiert Lungen-Qi, Diabetes mellitus, Durchfall, Diarrhö (Süssreis-Congee), Schwitzen spontan

1 **Yang tonisieren**

tonisiert Nieren-Yang, Urinieren häufig, Urinieren exzessiv, Durchfall, Diarrhö

2 **Blut tonisieren**

Milchbildungsmangel, Laktationsmangel, Milchqualitätsmangel (3 Tassen Süssreis mindestens 6 Tassen Wasser; 1/2 TL Salz; 2–3 Stunden zu Brei kochen; abkühlen lassen und mit feuchten Händen zu Kugeln formen; in Nori-Algen, Nüssen oder Sesam rollen; 12 Stunden trocknen und fest werden lassen)

2 **Nässe/Feuchtigkeit auflösen/transformieren**

Cholesterinwert erhöht, Cholesterin LDL senkend

Kontraindikationen und sonstige Hinweise

KI: Bei Schleim-Hitze und innerem Wind. Bei Yang-Mangel in Verbindung mit Schleim.
Mochi ist gekocht sehr leicht verdaulich.

Quellen F.B.1992, F.G.1983, J.B.2000, P.P.1993, P.P.2002, Y.S.2003

Reis, Wildreis

Indiander Reis
Zizania spec.

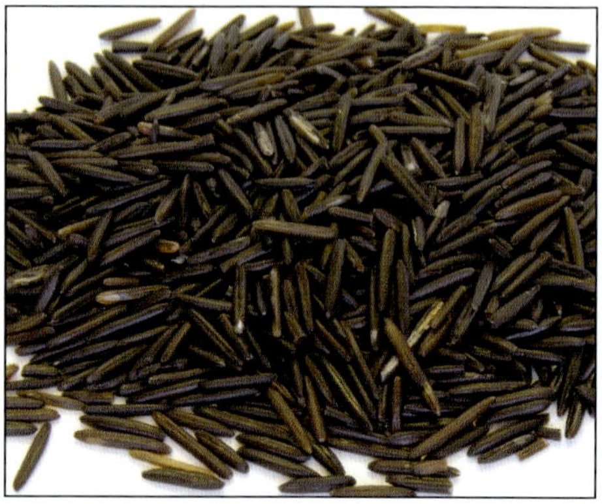

Familie:
Poaceae

Pflanzenteile:
Samen

Temperatur:
neutral

Geschmack:
süss, bitter

Funktionskreisbezug:
Niere, Blase

TCM-Wirkungen mit Prioritäten und Indikationen

1 **Qi tonisieren**
tonisiert Nieren-Qi, tonisiert Blasen-Qi, tonisiert Milz-Qi, kalter unterer Rücken, Kältegefühl

2 **Blut tonisieren**
Anämie, Blutmangel

Quellen E.I.2005, J.B.2000, P.P.1993, P.P.2002, S.U.2004, Wikipedia

Roggen

Secale cereale

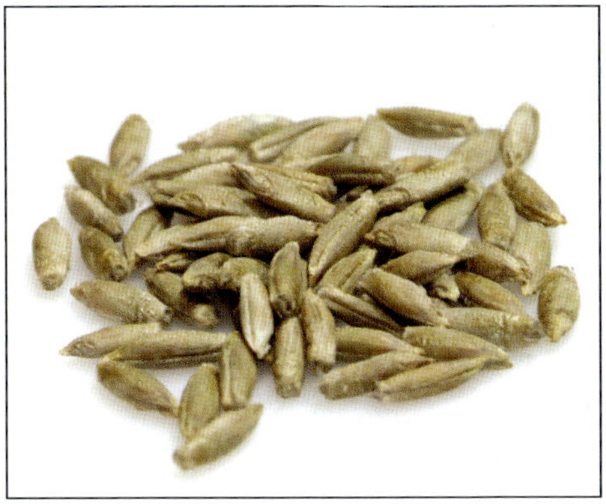

Familie:
Poaceae

Pflanzenteile:
Samen

Temperatur:
neutral

Geschmack:
süss, bitter

Funktionskreisbezug:
Leber, Gallenblase, Milz, Gedärme

TCM-Wirkungen mit Prioritäten und Indikationen

1 **Nässe/Feuchtigkeit auflösen/transformieren**
Ödem, Zellulite, Cholesterinwert erhöht, Krebs-Prophylaxe, Prostatakrebs, Brustkrebs

1 **Qi regulieren und bewegen**
Leber-Qi-Stagnation, Leberschwäche, Muskelschwäche, Herzrhythmusstörung, Atmung unregelmässig

2 **Qi tonisieren**
Diabetes mellitus

2 **Schleim auflösen/transformieren**
Arteriosklerose, Migräne, Bronchitis chronisch (Roggenmehlsuppe mit Eigelb), Furunkel, Erysipel (Kompresse aus Roggenmehl und Salz)

3 **Yin tonisieren**
Nägel brüchig, Haare brüchig, Knochenschwäche, Säftemangel, Bindegewebeschwäche

3 **Stuhlgang regulieren/abführen**
Darmperistaltik verlangsamt, Verdauungsschwäche, Verdauung verlangsamt

Kontraindikationen und sonstige Hinweise

Kränkliche, mit der Verdauung geschwächte Menschen sollten Roggen vermeiden, da er Verdauungsstörungen wie Blähungen, Sodbrennen und Unwohlsein im Magenbereich verursachen kann.

Quellen B.A.1994, F.B.1992, F.G.1983, J.B.2000, P.P.1993, P.P.2002, P.R.(N1)1999, Wikipedia, F.S./EU/49(2002)4, K.P./Uni KA/4-1986, K.S./E-U/50(2003)6

Weizen

Winterweizen, Weichweizen
Triticum aestivum

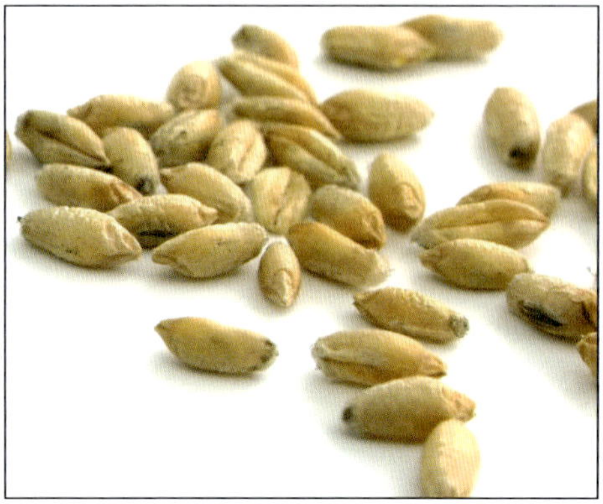

Familie:
Poaceae

Pflanzenteile:
Samen

Temperatur:
kühl

Geschmack:
süss

Funktionskreisbezug:
Herz, Milz, Niere, Leber

TCM-Wirkungen mit Prioritäten und Indikationen

1 **Hitze eliminieren, die durch Yin-Mangel verursacht wird**
Unruhe, Durst, Schlafstörung, Mundtrockenheit, Halstrockenheit, Miktionsstörung, Nachtschweiss, Hitzewallung, Diabetes mellitus

1 **Shen/Geist beruhigen**
Schlafstörung, Unruhe, Reizbarkeit, Depression (200 g Weizen; 12 rote Datteln; 3 g Süssholz; 600 ml Wasser; 20 Minuten kalt ansetzen; dann 10-15 Minuten köcheln; die Masse 3 Mal verwenden)

1 **Blut tonisieren**
tonisiert Herz-Blut, tonisiert Leber-Blut, Herzklopfen, Palpitationen, Insomnia, Schlafstörung, Reizbarkeit, emotionale Labilität (200 g Weizen; 12 rote Datteln; 3 g Süssholz; 600 ml Wasser; 20 Minuten kalt ansetzen; dann 10-15 Minuten köcheln; die Masse 3 Mal verwenden), Haut juckend

1 **Yin tonisieren**
Gewichtsverlust, emotionale Labilität, Nachtschweiss

2 **Qi tonisieren**
tonisiert Milz-Qi, tonisiert Nieren-Qi, Kraftlosigkeit, Ausdauermangel

2 **Adstringieren**
Schwitzen spontan, Diarrhö, Durchfall, Bettnässen (trockenes Weizenvollkornbrot)

Kontraindikationen und sonstige Hinweise

KI: Bei Weizenallergie. Bei Schleimerkrankungen. Bei Tumorbildung. Bei Übergewicht.

Die Typenzahl gibt den Ausmahlungsgrad an, je höher die Zahl, desto dunkler und wertvoller aus ernährungsphysiologischer Sicht das Mehl; z.B.Typ 405 Weissmehl, Typ 1600 Vollkornmehl. Teigwaren werden aus Hartweizen hergestellt. Er enthält 20% mehr Eiweiss als der gewöhnliche Weich- oder Saatweizen. Aus seinem körnigen, gelblichen Mehl wird ein Griess gewonnen, mit dem Teigwaren, Couscous und Bulgur hergestellt werden.

Quellen C.N.1999, E.U.1997, F.B.1992, F.G.1983, F.W.1997, H.R.2006, J.B.2000, P.P.1993, P.R.(N2)2001, P.R.(N1)1999, S.U.2004, Y.S.2003, Wikipedia, AG-D/NL/5-2005b, K.P./UniKA/4-1986

Weizen, gekeimt

Triticum aestivum

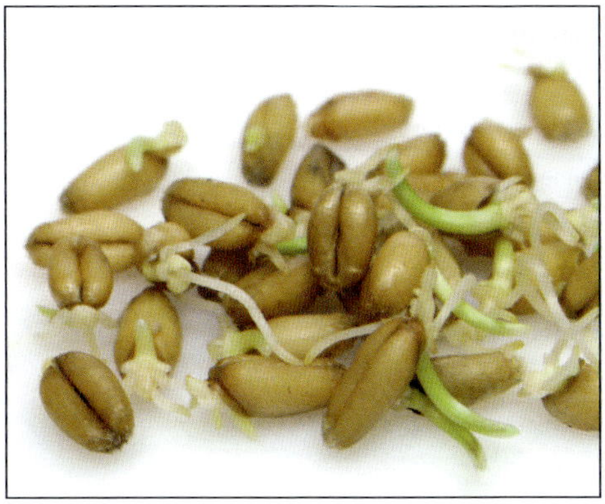

Familie:
Poaceae

Pflanzenteile:
Samen gekeimt

Temperatur:
kalt

Geschmack:
süss

Funktionskreisbezug:
Dünndarm, Herz, Magen, Leber

TCM-Wirkungen mit Prioritäten und Indikationen

1 **Hitze eliminieren und Feuer reduzieren**
Magen-Feuer, Leber-Feuer, Dünndarm-Hitze, Herz-Hitze, Kopfschmerz, Migräne, Schwitzen geruchsintensiv, Unruhe, Reizbarkeit, Gesichtsrötung, Durst auf Kaltes, Obstipation, Verstopfung, Urin übelriechend, Unterleibschmerz

1 **Hitze eliminieren und Toxine ausleiten**
entgiftet, Ikterus, Gelbsucht, Alkoholabusus

2 **Yin tonisieren**
tonisiert Herz-Yin, tonisiert Magen-Yin, Hitzewallung, Nachtschweiss, Schlaflosigkeit, Insomnia, Durst, Mundtrockenheit, Zellbildung vermindert

2 **Blut tonisieren**
Blutmangel, Anämie, Eisenmangel, Folsäuremangel, Schwangerschaft, Stress, Nervosität, Anspannung, Schlafstörung

2 **Nässe/Feuchtigkeit auflösen/transformieren**
Cholesterinwert erhöht, Hyperlipidämie, Arteriosklerose

Kontraindikationen und sonstige Hinweise

Gekeimter Weizen bildet feine Faserwürzelchen, die nicht mit Schimmel zu verwechseln sind. Der Keim sollte höchstens so lang wie das Korn sein. Weizenkeime, die im Handel erhältlich sind, können auch nur die Keimlinge (ohne Samenreste und Würzelchen) sein.

Quellen C.N.1999, E.U.1997, F.B.1992, J.B.2000, P.P.1993, S.U.2004

Weizenmehl, weiss

Triticum aestivum

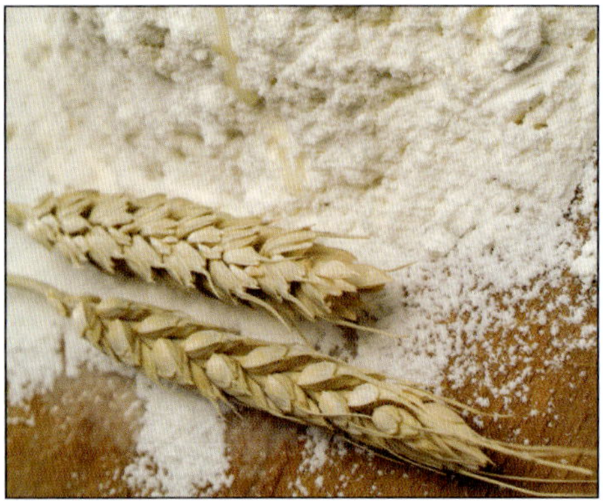

Familie:

Poaceae

Pflanzenteile:

Samen entkeimt, ausgemahlen

Temperatur:

neutral

Geschmack:

süss

Funktionskreisbezug:

Milz

TCM-Wirkungen mit Prioritäten und Indikationen

1 **Qi tonisieren**

Rekonvaleszenz

Kontraindikationen und sonstige Hinweise

KI: Bei Unruhe und Hitze.

Beim Verzehr von zu viel Weizenmehl kann die Bildung von Nässe und Ansammlungen begünstigt werden.

Quellen E.U.1997

Hülsenfruchtart	Vorbehandeln	Einweichen	Kochen / Garen
	reinigt, klärt, schwemmt unerwünschte Stoffe aus	In der drei- bis vierfachen Menge Wasser	Kochzeit kann je nach Kochstärke (simmernd oder wallend), Alter der Hülsenfrüchte und Wasserqualität stark variieren
Linsen geschält Kurz-Garer	ev. abspülen und verlesen		15–25 Min.
Linsen ungeschält Kurz-Garer	verlesen	1–2 Std.	25–40 Min.
Mungbohnen Mittel-Garer		1–2 Std.	45 Min.–2 Std.
Azukibohnen Mittel-Garer		8–12 Std.	50 Min.–3 Std.
Kidney Bohnen Lang-Garer		8–12 Std.	1,5 – 4 Std.
Schwarze/Weisse Bohnen Lang-Garer		8–12 Std.	1,5 – 4 Std.
Kichererbsen Lang-Garer		8–12 Std.	1,5 – 4 Std.
Gelbe Sojabohne Lang-Garer		8–12 Std.	1,5 – 4 Std.

Hülsenfrüchte

Diese traditionsreichen Grundnahrungsmittel erleben in unserem Kulturkreis mit der vollwertigen und vegetarischen Küche eine Zeit der Wieder- und Neuentdeckung.

Die Hülsenfrüchte sind reich an Eiweiss, Kohlenhydraten, Ballaststoffen, Vitaminen (B-Vitamine), Mineralien und Spurenelementen (insbesondere Eisen, Kupfer, Zink). Wegen ihres hohen Proteinanteils sind sie Vegetariern sehr anzuraten, müssen jedoch aufgrund einzelner fehlender Aminosäuren durch ein Getreide ergänzt werden. In den traditionellen Küchen vieler Länder finden sich solche idealen Kombinationen: Mais und Bohnen, Reis-Curry und Linsen oder Hirse und Kichererbsen.

Praktisch alle Hülsenfrüchte sind süss im Geschmack, jedoch oft in Kombination mit einer weiteren Geschmacksrichtung. Das Temperaturverhalten ist neutral.

In der Diätetik setzen wir die Hülsenfrüchte zum tonisieren von Qi, Blut und Yin ein, aber auch um Nässe und Feuchtigkeit zu transformieren und den Stuhlgang zu regulieren.

Hülsenfrüchte sind schwer verdaulich. Besonders Personen, die nicht daran gewöhnt sind, entwickeln häufig Verdauungsbeschwerden und Blähungen. Diese Beschwerden sind leicht zu vermeiden, wenn einige Grundregeln bei der Zubereitung beachtet werden. Nach dem Waschen und ausreichendem Einweichen, muss das Einweichwasser weggegossen und die gequollenen Hülsenfrüchte gründlich unter fliessendem Wasser gespült werden. Die Samen werden dann in einem Topf mit frischem Wasser, bis etwa 5 cm über den Hülsenfrüchten, übergossen und eine Kombualge zugefügt (sie trägt zur besseren Verdauung bei). Die Hülsenfrüchte müssen zugedeckt bei kleinem Feuer gut weich köcheln und dabei immer etwas mit Wasser bedeckt sein (notfalls etwas Wasser nachgiessen). Sie sollten nicht mehr bissfest sein und mit einer Gabel ohne Kraftaufwand zerdrückt werden können. Die Hülsenfrüchte werden bedeutend schmackhafter, wenn sie in gesalzenem Wasser gekocht werden, auch wenn dies in der einschlägigen Literatur nicht empfohlen wird. Die Garzeit wird dadurch nicht verlängert. Blähungsmindernde Gewürze, wie Lorbeerblätter, Bohnenkraut, Thymian, Rosmarin, Kümmel, Fenchel, Koriander oder Ingwer können bereits während dem Kochprozess zugefügt, aber auch zum Schluss am besten frisch gemahlen darüber gestreut werden.

Neueinsteigenden ist zu empfehlen, nur mit kleinen Mengen, aber regelmässig zu starten: Pro Woche 2–3 mal 1–2 Esslöffel gekochte Hülsenfrüchte. Die Verdauungskraft und die Bildung der entsprechenden Verdauungsenzyme werden dadurch langsam trainiert.

Die nebenstehende Tabelle gibt einen Überblick über die grosse Spannweite der empfohlenen Einweich- und Garzeiten.

Sprossen und Keimlinge

Während des Keimvorganges findet eine Umwandlung der Stärke des Samens in Einfachzucker und der Proteine in Peptone und freie Aminosäuren statt. Fettsäuren werden freigesetzt, der Gehalt an Vitaminen, Enzymen und Mineralien steigert sich. Sprossen und Keimlinge sind quasi ein Feuerwerk der Vitalstoffe. Was im Samen kompakt und verschlossen in sich ruhte, kommt nun zur Bewegung und Freisetzung. Sprossen und Keimlinge sind viel besser verdaulich und ihre Inhaltsstoffe leichter assimilierbar, als die Samen, aus denen sie entstanden.

Sprossen und Keimlinge sind generell kühlend. Getreidekeimlinge sind süss im Geschmack. Keimlinge von Hülsenfrüchten sind süss und bitter und können noch weitere Geschmacksrichtungen aufweisen.

Sprossen und Keimlinge unterstützen Qi, Yin, insbesondere die Jin Ye, und teilweise auch das Blut. Sie bewegen stagniertes Qi, einige kühlen Hitze und leiten Feuchtigkeit, teilweise auch Toxine aus.

Bei Yang-Mangel-Symptomatik empfiehlt es sich, Sprossen und Keimlinge kurz zu erwellen, vorsichtig zu kochen und/oder mit wärmenden Zutaten abzuschmecken.

Sprossen und Keimlinge als „Milch" oder gedarrt und gemahlen zu Brei verarbeitet, eignen sich als erste Nahrungsumstellung bei Säuglingen nach der Muttermilch.

Sprossen und Keimlinge sind ebenso nach langer Krankheit (Rekonvaleszenz) und zur Stärkung bei älteren Menschen zu empfehlen.

Als eigene Nahrungsmittel-Portraits sind die folgenden Keimlinge besprochen:

Kichererbsen gekeimt: Seite 55
Linsen gekeimt: Seite 59
Mungbohnen-Sprossen: Seite 61

Azukibohnen

Adukisbohnen, Adzukibohnen, Rote Sojabohnen
Vigna angularis

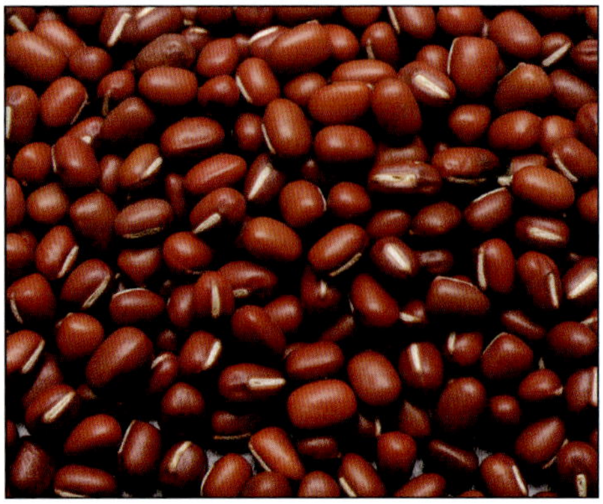

Familie:
Fabaceae

Pflanzenteile:
Samen

Temperatur:
neutral

Geschmack:
süss, sauer

Funktionskreisbezug:
Niere, Gedärme Milz, Herz, Leber

TCM-Wirkungen mit Prioritäten und Indikationen

1 **Nässe/Feuchtigkeit auflösen/transformieren**

Schwellung, Leukorrhö, Ausfluss, Cholesterinwert erhöht, Übergewicht, Adipositas, Krebs-Prophylaxe, Prostatakrebs, Brustkrebs

1 **Nässe ausleiten und Diurese fördern**

Aszites, Bauchwassersucht, Ödem, Bluthochdruck, Hypertonie, Miktionsstörung, Oligurie

1 **Qi tonisieren**

Blutzuckerschwankung, Laktationsmangel, Milchbildungsmangel (Congee aus 120 g Azukibohnen und 30 g Rundreis; in zwei Portionen über den Tag verteilt essen; mehrere Tage wiederholen), Stuhl lose, Diarrhö

1 **Nässe/Feuchtigkeit und Hitze ausleiten**

Ikterus, Gelbsucht, Magengeschwür, Dünndarmgeschwür, Dickdarmgeschwür, Nierenentzündung (1/2 Tasse Tee; 1/2 Stunde vor jedem Essen)

2 **Hitze eliminieren und Toxine ausleiten**

Eiterung, Karbunkel, Geschwulst, Mumps (äusserlich Azukipaste auftragen: rohe gemahlene Azukibohnen mit warmem Wasser und Honig zu einer Paste vermischen; direkt auftragen; nach 5 Stunden wechseln)

2 **Blut bewegen**

Hämatome, Schwellung, Thrombose

2 **Blutungen stillen und regulieren**

Menstruationsblutung stark, Menorrhagie, Darmblutung, Hämorrhoiden blutende (täglich 5 rohe über Nacht eingelegte Azukibohnen kauen; bis die Blutung stoppt)

3 **Blut tonisieren**

Laktationsmangel, Milchbildungsmangel (Congee aus 120 g Azukibohnen und 30 g Rundreis; in zwei Portionen über den Tag verteilt essen; mehrere Tage wiederholen), Anämie, Blutmangel, Sicht verschwommen, Hauterkrankung trocken, Ekzem, Hautreizung, Haare brüchig, Haarausfall

3 **Yin tonisieren**

Säftemangel, Hauterkrankung trocken, Ekzem, Hautreizung, Haarausfall, Heiserkeit, Rachenentzündung (Azuki-Tee: 1 Teil frische oder über Nacht gewässerte Bohnen; 5 Teile Wasser; 1 Stunde kochen lassen; Tee trinken. Die Bohnen können zum Verzehr weitergekocht werden), Schleimhautschädigung

Kontraindikationen und sonstige Hinweise

Bei nur sehr seltenem Hülsenfrüchtekonsum kann es zu Blähungen kommen. Mit dem regelmässigen Konsum kleiner Mengen (mindestens 1 mal wöchentlich) wird die Bildung der benötigten Verdaungsenzyme angeregt und dadurch die Verdaulichkeit gebessert. Chronische Krankheiten, wie Gicht können reagieren. Der „hohe Puringehalt" ist als Ursache umstritten. Bei Trockenheit sollten Hülsenfrüchte zusätzlich mit Algen und Meersalz gekocht und mit hochwertigen Ölen serviert werden.

Quellen B.L.2000, E.I.2002, E.U.1997, F.B.1992, H.R.2006, J.B.2000, P.P.1993, P.P.2002, P.R.(N.1)1999, P.R.(N2)1999, S.F.2004, Wikipedia, AG-D/ZTCM/3-2006, F.S./E-U/49(2002)4, H.U./E-U/46(1999)3, K.S/EU/50(2003)6, M.C./E-U/48(2001)5, Sch.H./E-U/50(2003)1, W.B.E-U/49(2002)4

Bohnen, schwarz

Phaseolus vulgaris

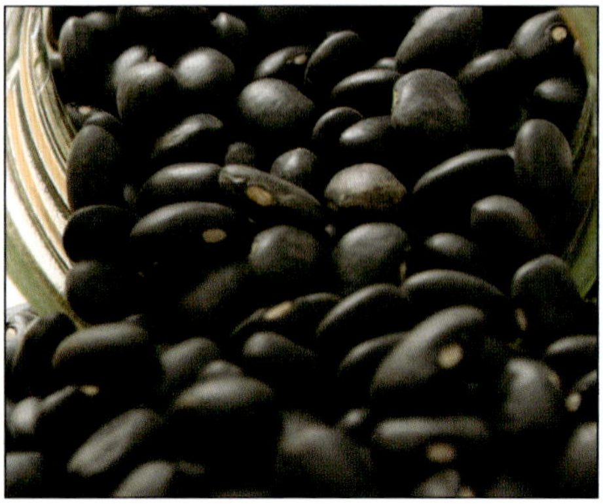

Familie:
Fabaceae

Pflanzenteile:
Samen

Temperatur:
neutral

Geschmack:
süss

Funktionskreisbezug:
Niere, Leber, Gedärme, Milz

TCM-Wirkungen mit Prioritäten und Indikationen

1 **Yin tonisieren**

Lumbago, Knieschmerz, Enuresis, Nocturie, Urinieren spärlich, Ergrauen vorzeitig, Hörschwäche, Unfruchtbarkeit, Frauenkrankheiten post partum, Menopausesymptome, Wechseljahrbeschwerden, Klimakterium, Hitzewallung, Spermatorrhö, Hauterkrankung trocken, Ekzem, Hautreizung, Haarausfall, Heiserkeit, Rachenentzündung, Nierenstein-Prophylaxe (schwarze Bohnen-Tee: 1 Teil frische oder über Nacht gewässerte Bohnen; 5 Teile Wasser; 1 Stunde kochen lassen; Tee trinken. Die Bohnen können zum Verzehr weitergekocht werden), Säftemangel, Schleimhautreizung, Untergewicht

1 **Blut tonisieren**

Anämie, Blutmangel, Sicht verschwommen, Hauterkrankung trocken, Ekzem, Hautreizung, Haare brüchig, Haarausfall

2 **Hitze eliminieren und Toxine ausleiten**

entgiftet, Toxine, Medikamentenbelastung

2 **Stuhlgang regulieren/abführen**

Verstopfung, Darmentzündung-Prophylaxe, Dickdarmkrebs-Prophylaxe

2 **Qi tonisieren**

Blutzuckerschwankung, Lumbago, Knieschmerz

3 **Nässe ausleiten und Diurese fördern**

Urinieren spärlich, Harnverhalten

3 **Nässe/Feuchtigkeit auflösen/transformieren**

Cholesterinwert erhöht, Nierenstein

Kontraindikationen und sonstige Hinweise

Bei nur sehr seltenem Hülsenfrüchtekonsum kann es zu Blähungen kommen. Mit dem regelmässigen Konsum kleiner Mengen (mindestens 1 mal wöchentlich) wird die Bildung der benötigten Verdaungsenzyme angeregt und dadurch die Verdaulichkeit gebessert. Chronische Krankheiten, wie Gicht können reagieren. Der „hohe Puringehalt" ist als Ursache umstritten. Bei Trockenheit sollten Hülsenfrüchte zusätzlich mit Algen und Meersalz gekocht und mit hochwertigen Ölen serviert werden.

Quellen B.L.2000, E.I.2002, J.B.2000, P.P.1993, P.P.2002, P.R.(N.1)1999, P.R.(N2)1999, S.F.2004, Wikipedia, F.S./E-U/49(2002)4, H.U./E-U/46(1999)3, K.S/E-U/50(2003)6, M.C./E-U/48(2001)5, W.B.E-U/49(2002)4

Kichererbsen

Cicer arietinum
Chickpea

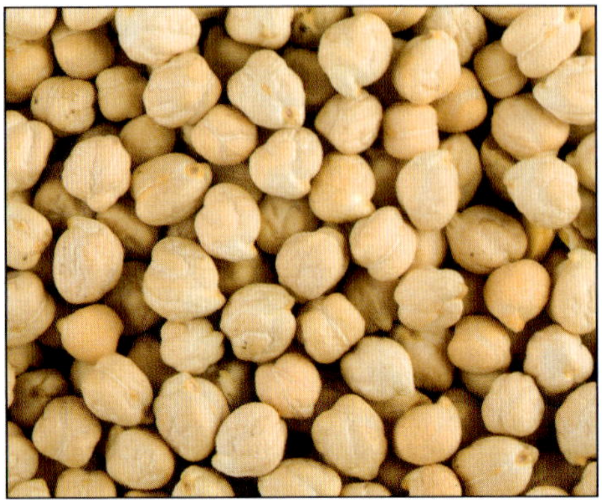

Familie:
Fabaceae

Pflanzenteile:
Samen

Temperatur:
neutral

Geschmack:
süss

Funktionskreisbezug:
Milz, Leber, Niere, Herz, Gedärme

TCM-Wirkungen mit Prioritäten und Indikationen

1 **Qi tonisieren**
tonisiert Milz-Qi, tonisiert Magen-Qi, tonisiert Herz-Qi, Blutzuckerschwankung, Hypoglykämie, Hyperglykämie, Herzrhythmusstörung

2 **Stuhlgang regulieren/abführen**
Darmträgheit, Verstopfung, Darmperistaltik verlangsamt, Dickdarmkrebs-Prophylaxe

2 **Nässe/Feuchtigkeit auflösen/transformieren**
Cholesterinwert erhöht

2 **Blut tonisieren**
Anämie aus Erythrozytenbildungsmangel, Blutmangel, Folsäuremangel

2 **Essenz/Jing tonisieren**
Schwangerschaft, Folsäuremangel, Neuralrohrdefekt-Prophylaxe des Ungeborenen, Zellbildung vermindert, Leukozytenzahl vermindert, Thrombozytenmangel

2 **Shen/Geist beruhigen**
Reizbarkeit, Nervosität, Stress, depressive Verstimmung, Hyperaktivität

3 **Qi regulieren und bewegen**
Menstruationsbeginn verzögert, PMS, Prämenstruelles Syndrom, Reizbarkeit, Depression

Kontraindikationen und sonstige Hinweise

Bei nur sehr seltenem Hülsenfrüchtekonsum kann es zu Blähungen kommen. Mit dem regelmässigen Konsum kleiner Mengen (mindestens 1 mal wöchentlich) wird die Bildung der benötigten Verdauungsenzyme angeregt und dadurch die Verdaulichkeit gebessert. Chronische Krankheiten, wie Gicht können reagieren. Der „hohe Puringehalt" ist als Ursache umstritten. Bei Trockenheit sollten Hülsenfrüchte zusätzlich mit Algen und Meersalz gekocht und mit hochwertigen Ölen serviert werden.

Quellen B.L.2000, E.I.2002, F.B.1991, H.R.2006, J.B.2000, M.B.2000, P.P.1993, P.P.2002, P.R.(N1)1999, P.R.(N2)1999, S.F.2004, Y.S.2004, Wikipedia, AG-D/NL/4-2004a, F.S./E-U/49(2002)4, H.U./EU/46(1999)3, K.H./Nat/1-2001, K.H./Nat/11-2001, K.S./E-U/50(2003)6, M.C./E-U/48(2001)5

Kichererbsen, gekeimt

Cicer arietinum

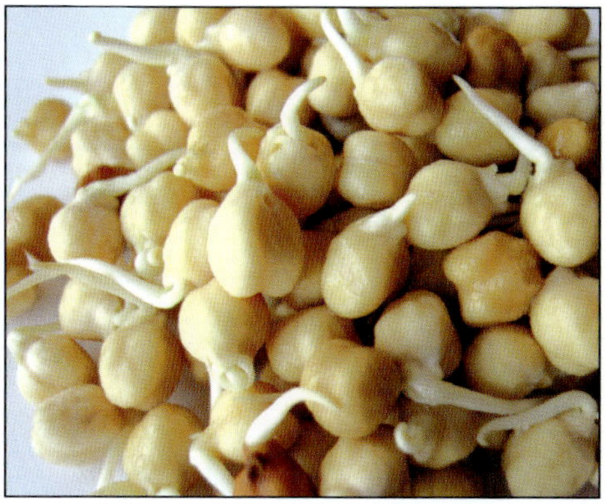

Familie:
Fabaceae

Pflanzenteile:
gekeimter Samen

Temperatur:
kühl

Geschmack:
süss, bitter

Funktionskreisbezug:
Magen, Milz, Leber, Gedärme

TCM-Wirkungen mit Prioritäten und Indikationen

1 **Blut tonisieren**
tonisiert Leber-Blut, Blutmangel, Anämie, Eisenmangel, Folsäuremangel, Träume heftig, Hun-Seele beruhigend

1 **Yin tonisieren**
Vitamin-D Mangel, Zellbildung vermindert

2 **Qi tonisieren**
tonisiert Milz-Qi, tonisiert Magen-Qi, Stoffwechselschwäche, Übergewicht, Hypoglykämie, Hyperglykämie

3 **Nässe/Feuchtigkeit auflösen/transformieren**
Arteriosklerose, Cholesterinwert erhöht, Übergewicht, Adipositas

3 **Stuhlgang regulieren/abführen**
Darmträgheit, Verstopfung, Darmperistaltik verlangsamt, Dickdarmkrebs-Prophylaxe

Kontraindikationen und sonstige Hinweise

Wegen antinutritiver Faktoren (Verdauung und Stoffwechsel blockierend) sollten die Kichererbsenkeimlinge vor dem Verzehr etwa 5 Minuten erhitzt und bei Kälte der Mitte zusätzlich mit wärmenden Kräutern gewürzt werden.

Quellen B.M.1988, F.B.1991, N.R.1999, P.P.1993, P.R.(N1)1999, K.H./Nat/1-2001, K.H./Nat/11-2001, K.H./Nat/42002, M.N./N&H/11-2000

Kidney Bohnen

Matten Bohnen
Phaseolus aconitifolius

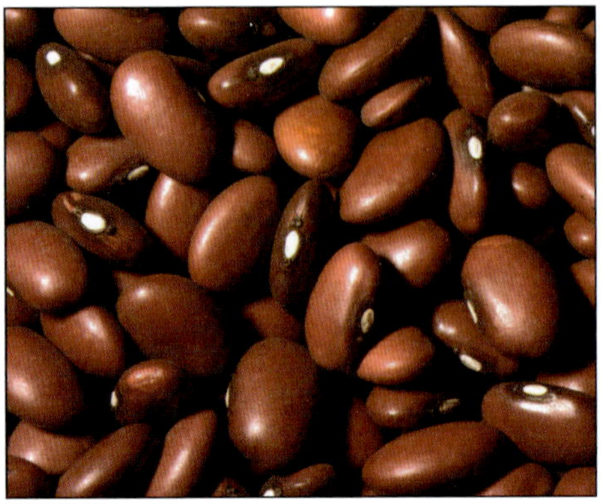

Familie:
Fabaceae

Pflanzenteile:
Samen

Temperatur:
neutral

Geschmack:
süss

Funktionskreisbezug:
Niere, Milz, Leber, Gedärme

TCM-Wirkungen mit Prioritäten und Indikationen

1 **Yin tonisieren**
Säftemangel, Trockenheit, Albuminurie, Eiweiss im Urin, Hauterkrankung trocken, Ekzem, Hautreizung, Schleimhauterkrankung, Haarausfall, Heiserkeit, Rachenentzundung, Untergewicht

1 **Nässe/Feuchtigkeit auflösen/transformieren**
Cholesterinwert erhöht

1 **Blut tonisieren**
Anämie, Blutmangel, Sicht verschwommen, Hauterkrankung trocken, Ekzem, Hautreizung, Haare brüchig, Haarausfall

2 **Nässe ausleiten und Diurese fördern**
Ödem, Schwellung, Harnverhalten

2 **Stuhlgang regulieren/abführen**
Darmträgheit, Verstopfung, Darmperistaltik verlangsamt, Dickdarmkrebs-Prophylaxe

2 **Qi tonisieren**
Blutzuckerschwankung, Hypoglykämie, Hyperglykämie

Kontraindikationen und sonstige Hinweise

Bei nur sehr seltenem Hülsenfrüchtekonsum kann es zu Blähungen kommen. Mit dem regelmässigen Konsum kleiner Mengen (mindestens 1 mal wöchentlich) wird die Bildung der benötigten Verdaungsenzyme angeregt und dadurch die Verdaulichkeit gebessert. Chronische Krankheiten, wie Gicht können reagieren. Der „hohe Puringehalt" ist als Ursache umstritten. Bei Trockenheit sollten Hülsenfrüchte zusätzlich mit Algen und Meersalz gekocht und mit hochwertigen Ölen serviert werden.

Quellen B.L.2000, E.I.2002, H.R.2006, P.P.1993, P.P.2002, P.R.(N1)1999, P.R.(N2)1999, S.F.2004, F.S./EU/49(2002)4, H.U./E-U/46(1999)3, K.S/E-U/50(2003)6, M.C./E-U/48(2001)5, W.B./E-U/49(2002)4

Lima Bohnen

Butterbohnen, Mondbohnen
Phaseolus lunatus

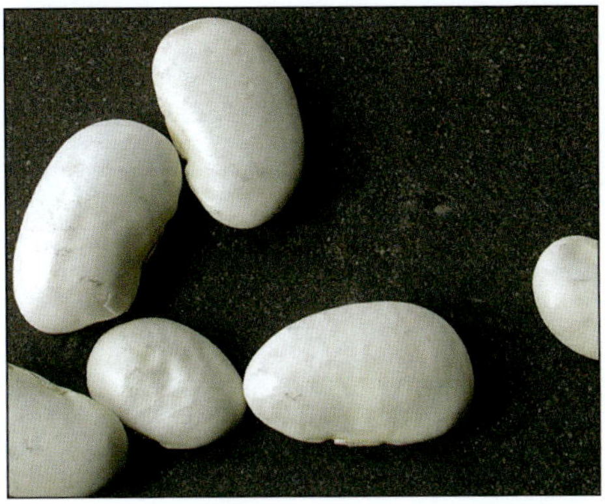

Familie:
Fabaceae

Pflanzenteile:
Samen

Temperatur:
neutral

Geschmack:
süss

Funktionskreisbezug:
Leber, Lunge, Gedärme

TCM-Wirkungen mit Prioritäten und Indikationen

1 **Yin tonisieren**
Säftemangel, Schleimhauterkrankung, Haut welk, Hauterkrankung trocken, Ekzem, Hautreizung, Haarausfall, Heiserkeit, Rachentrockenheit (1 Teil Bohnen; 5 Teile Wasser; 1 Stunde kochen lassen; Tee trinken. Die Bohnen können zum Verzehr weitergekocht werden)

1 **Nässe/Feuchtigkeit auflösen/transformieren**
Übersäuerung des Körpers

2 **Qi tonisieren**
Blutzuckerschwankung, Hypoglykämie, Hyperglykämie

2 **Blut tonisieren**
Anämie, Blutmangel, Sicht verschwommen, Hauterkrankung trocken, Ekzem, Hautreizung, Haare brüchig, Haarausfall

2 **Stuhlgang regulieren/abführen**
Darmträgheit, Verstopfung, Darmperistaltik verlangsamt, Dickdarmkrebs-Prophylaxe

Kontraindikationen und sonstige Hinweise

Bei nur sehr seltenem Hülsenfrüchtekonsum kann es zu Blähungen kommen. Mit dem regelmässigen Konsum kleiner Mengen (mindestens 1 mal wöchentlich) wird die Bildung der benötigten Verdaungsenzyme angeregt und dadurch die Verdaulichkeit gebessert. Chronische Krankheiten, wie Gicht können reagieren. Der „hohe Puringehalt" ist als Ursache umstritten. Bei Trockenheit sollten Hülsenfrüchte zusätzlich mit Algen und Meersalz gekocht und mit hochwertigen Ölen serviert werden.

Quellen B.L.2000, E.I.2002, H.R.2006, P.P.1993, P.P.2002, P.R.(N.1)1999, P.R.(N2)1999, S.F.2004, Y.S.2004, F.S./E-U/49(2002)4, H.U./E-U/46(1999)3, K.S/E-U/50(2003)6, M.C./E-U/48(2001)5

Linsen

Lens culinaris

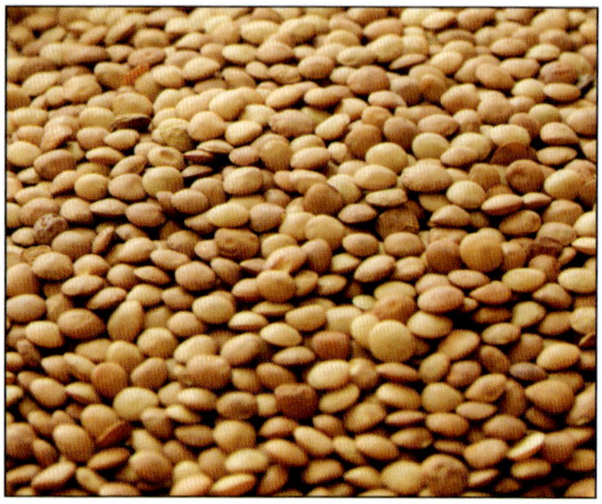

Familie:
Fabaceae

Pflanzenteile:
Samen

Temperatur:
neutral

Geschmack:
süss

Funktionskreisbezug:
Niere, Milz, Herz, Herzkreislauf, Gedärme

TCM-Wirkungen mit Prioritäten und Indikationen

1 **Essenz/Jing tonisieren**
Niereninsuffizienz, Nierenschwäche, Schwangerschaft, Gravidität, Burnout-Syndrom

1 **Qi tonisieren**
Hypoglykämie, Diabetes mellitus, tonisiert Herz-Qi, tonisiert Herzkreislauf-Qi, Nervenschwäche

1 **Blut tonisieren**
Anämie, Blutmangel, Schwangerschaft

2 **Nässe/Feuchtigkeit auflösen/transformieren**
Cholesterinwert erhöht

2 **Stuhlgang regulieren/abführen**
Darmträgheit, Verstopfung, Darmperistaltik verlangsamt, Darmflorastörung, Dickdarmkrebs-Prophylaxe

Kontraindikationen und sonstige Hinweise

Bei nur sehr seltenem Hülsenfrüchtekonsum kann es zu Blähungen kommen. Mit dem regelmässigen Konsum kleiner Mengen (mindestens 1 mal wöchentlich) wird die Bildung der benötigten Verdaungsenzyme angeregt und dadurch die Verdaulichkeit gebessert. Chronische Krankheiten, wie Gicht können reagieren. Der „hohe Puringehalt" ist als Ursache umstritten. Bei Trockenheit sollten Hülsenfrüchte zusätzlich mit Algen und Meersalz gekocht und mit hochwertigen Ölen serviert werden.

Quellen B.A.1994, B.L.2000, E.I.2001, H.R.2006, J.B.2000, P.P.1993, P.R.(N1)1999, P.R.(N2)1999, S.F.2004, Wikipedia, AG-D/NL/1-2005b, F.S./E-U/49(2002)4, H.U./E-U/46(1999)3, K.S/E-U/50(2003)6, M.C./EU/48(2001)5

Linsen, gekeimt

Lens culinaris, gekeimt

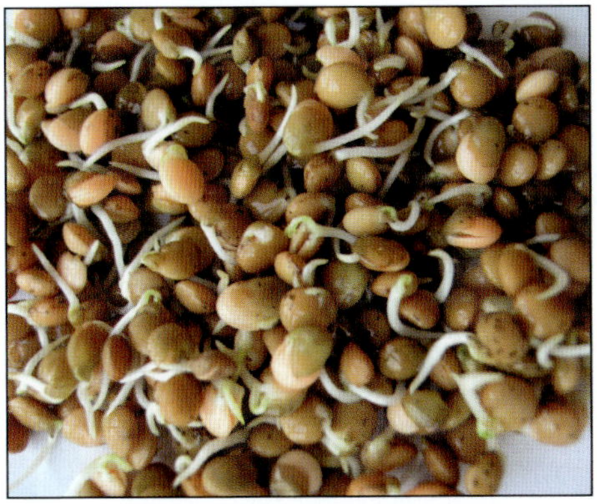

Familie:
Fabaceae

Pflanzenteile:
gekeimter Samen

Temperatur:
kühl

Geschmack:
süss, scharf, bitter, salzig, sauer

Funktionskreisbezug:
Milz, Herz, Herzkreislauf, Niere, Leber, Gedärme

TCM-Wirkungen mit Prioritäten und Indikationen

1 **Blut tonisieren**

Leber-Blut-Mangel, Anämie, Blutmangel, Eisenmangel, Folsäuremangel, Schwangerschaft, Träume heftig, Hun-Seele beruhigend

1 **Yin tonisieren**

tonisiert Nieren-Yin, Trockenheit, Säftemangel

2 **Qi tonisieren**

tonisiert Milz-Qi, tonisiert Herz-Qi, tonisiert Herzkreislauf-Qi, Stoffwechselschwäche, Diabetes mellitus, Hypoglykämie, Nervenschwäche

3 **Stuhlgang regulieren/abführen**

Darmträgheit, Verstopfung, Darmperistaltik verlangsamt, Darmflorastörung, Dickdarmkrebs-Prophylaxe

Quellen B.M.1988, F.B.1991, N.R.1999, P.P.1993, P.R.(N1)1999, M.N./N&H/11-2000

Mungbohnen

Phaseolus radiata

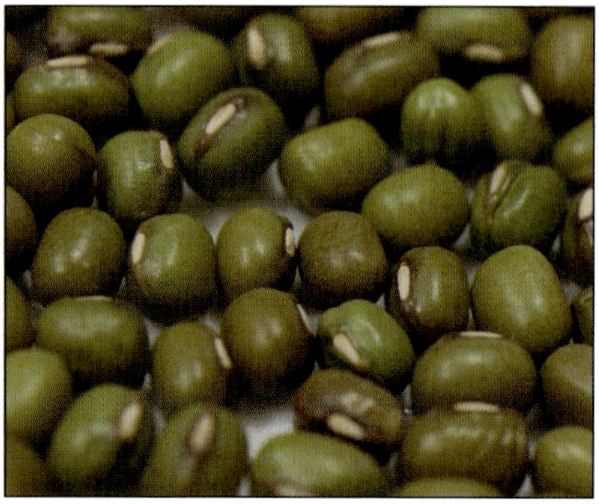

Familie:
Fabaceae

Pflanzenteile:
Samen

Temperatur:
neutral

Geschmack:
süss

Funktionskreisbezug:
Herz, Magen, Leber, Gedärme

TCM-Wirkungen mit Prioritäten und Indikationen

1 **Hitze eliminieren und Nässe trocknen**
Durchfall, Diarrhö

1 **Hitze eliminieren und Toxine ausleiten**
entgiftet, Toxine, Schwermetallbelastung, Bleibelastung, Lebensmittelvergiftung, Endotoxinbelastung (Mung Bohnen-Tee: 120 g Mungbohnen; 30 g Süssholz; 1 Liter Wasser zusammen kochen; grosse Mengen davon trinken), Mumps, Erysipel, Karbunkel

1 **Hitze eliminieren und Feuer reduzieren**
Leber-Hitze, Bluthochdruck, Hypertonie, Fieber, Unruhe, Mundtrockenheit, Magengeschwür, Bindehautentzündung, Verbrennung, Trigeminusneuralgie

1 **Nässe ausleiten und Diurese fördern**
Ödem in den unteren Extremitäten, Urinieren schmerzhaft, Urinieren spärlich

1 **Sommerhitze eliminieren**
Hitzschlag, Durst, Unruhe, Ungeduld, Urinieren spärlich

2 **Yin tonisieren**
tonisiert Leber-Yin, Leberschwäche, Säftemangel, Durst, Diabetes mellitus

2 **Schleim auflösen/transformieren**
Arteriosklerose

Kontraindikationen und sonstige Hinweise

KI: Bei Nieren-Yang-Mangel. Bei Kälte der Milz und des Magens.

Quellen B.L.2004, E.I.2002, E.U.1997, H.R.2006, J.B.2000, P.P.1993, P.P.2002, P.R.(N1)1999, P.R.(N2)1999, S.F.2004, Wikipedia, F.S./E-U/49(2002)4, H.U./E-U/46(1999)3, K.S/E-U/50(2003)6, M.C./E-U/48(2001)5, W.E./E-U/46(1999)3

Mungbohnen-Sprossen

Phaseolus radiata

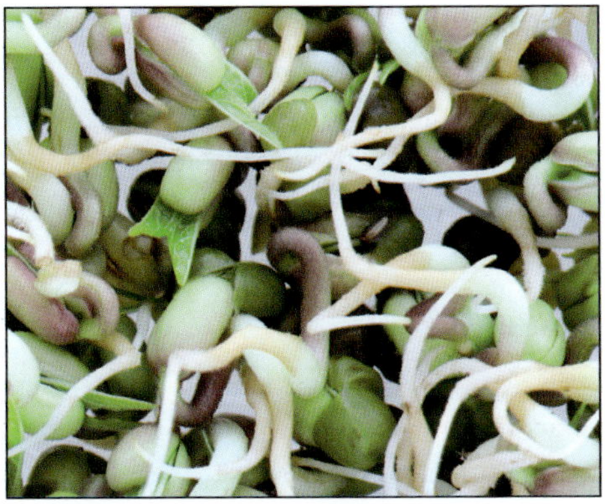

Familie:

Fabaceae

Pflanzenteile:

Samen gekeimt

Temperatur:

kühl

Geschmack:

süss

Funktionskreisbezug:

Dreifacherwärmer, Gedärme, Herz, Leber, Magen, Milz

TCM-Wirkungen mit Prioritäten und Indikationen

1 **Hitze eliminieren und Nässe trocknen**

Miktionsstörung, Blasenentzündung, Zystitis, Feuchte-Hitze der Leber, Feuchte-Hitze der Gallenblase

1 **Hitze eliminieren und Toxine ausleiten**

entgiftet, Alkoholabusus

1 **Hitze eliminieren und Feuer reduzieren**

Magen-Hitze, Mundgeruch, Durst auf Kaltes, Zahnbelag, Mundschleimhautentzündung, Fieber

1 **Sommerhitze eliminieren**

Durst, Reizbarkeit, Unruhe, Fieber

2 **Yin tonisieren**

Trockenheit, Säftemangel

2 **Qi tonisieren**

tonisiert Milz-Qi, tonisiert Dreifacherwärmer-Qi, Müdigkeit, Abgeschlagenheit, Energiemangel, Erschöpfung, Appetitlosigkeit

2 **Nässe/Feuchtigkeit auflösen/transformieren**

Cholesterinwert erhöht, Hyperlipidämie, Arteriosklerose, Herzerkrankung

Kontraindikationen und sonstige Hinweise

KI: Bei Kälte der Mitte.

Die Mungbohnen-Sprossen werden im Handel häufig als „Sojasprossen" angegeben.

Quellen B.L.2004, E.I.2002, E.U.1997, H.R.2006, J.B.2000, P.P.1993, P.P.2002, P.R.(N1)1999, P.R.(N2)1999, S.F.2004, Wikipedia, F.S./E-U/49(2002)4, H.U./E-U/46(1999)3, K.S/E-U/50(2003)6, M.C./E-U/48(2001)5, W.E./E-U/46(1999)3

Sojabohne, gelb

Glycine max

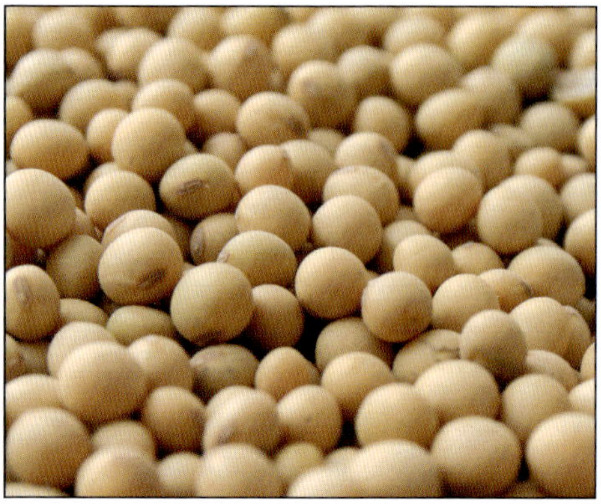

Familie:
Fabaceae

Pflanzenteile:
Samen

Temperatur:
neutral

Geschmack:
süss

Funktionskreisbezug:
Milz, Magen, Leber, Niere, Gedärme

TCM-Wirkungen mit Prioritäten und Indikationen

1 **Qi tonisieren**
tonisiert Milz-Qi, Pankreasfunktionsschwäche, Diabetes mellitus, Durchfall, Diarrhö

1 **Blut tonisieren**
Anämie, Blutmangel, Milchbildungsmangel, Laktationsmangel (Sojabohnentee: 120 g Sojabohnen; 30 g Süssholz; 1 Liter Wasser zusammen kochen; grosse Mengen davon trinken), Haarausfall, Schwindel, Vergesslichkeit

1 **Yin tonisieren**
Untergewicht, Trockenheit, Osteoporose, Atheromatose, Arterienverhärtung, Arterienverengung

1 **Nässe/Feuchtigkeit auflösen/transformieren**
Cholesterinwert erhöht, Cholesterin LDL senkend, Cholesterin HDL erhöhend, Herzerkrankung koronar, Gedunsenheit, Ödem, Brustkrebs-Prophylaxe, Prostatakrebs-Prophylaxe

2 **Schleim auflösen/transformieren**
Arteriosklerose-Prophylaxe

3 **Qi regulieren und bewegen**
Hormonschwankung, PMS, Prämenstruelles Syndrom, Menopause Zyklusschwankungen, Brustkrebs-Prophylaxe, Prostatakrebs-Prophylaxe, Verstopfung, Darmperistaltik verlangsamt

3 **Blut bewegen**
Thrombose-Prophylaxe

3 **Hitze eliminieren und Toxine ausleiten**
entgiftet, Toxine, Schwermetallbelastung, Fieber

3 **Stuhlgang regulieren/abführen**
Darmträgheit, Verstopfung, Darmperistaltik verlangsamt

Kontraindikationen und sonstige Hinweise

KI: Bei Soja-Allergie.

Übermässiger Konsum kann Qi-Stagnation, Schleimbildung, Husten und Gelbfärbung der Haut hervorrufen. Patienten mit einer stark geschwächten Mitte sollten weiterverarbeitete Sojaprodukte verwenden. Bei nur sehr seltenem Hülsenfrüchtekonsum kann es zu Blähungen kommen. Mit dem regelmässigen Konsum kleiner Mengen (mindestens 1 mal wöchentlich) wird die Bildung der benötigten Verdaungsenzyme angeregt und dadurch die Verdaulichkeit gebessert. Chronische Krankheiten, wie Gicht können reagieren. Der „hohe Puringehalt" ist als Ursache umstritten. Bei Trockenheit sollten Hülsenfrüchte zusätzlich mit Algen und Meersalz gekocht und mit hochwertigen Ölen serviert werden.

Quellen B.L.2000, E.I.2002, E.U.1997, H.R.2006, J.B.2000, P.P.1993, P.P.2002, P.R.(N1)1999, P.R.(N2)1999, S.F.2004, Wikipedia, F.S./E-U/47(2000)4, F.S./E-U/49(2002)3, F.S./E-U/49(2002)4, H.U./E-U/46(1999)3, K.S/E-U/50(2003)6, M.C./E-U/48(2001)5, S.G./E-U/48(2001)7, S.G./E-U/48(2001)8, Sch.B./E-U/49(2002)7, Sch.R./E-U/48(2001)2, V.S./NHP/4-1998, W.B./E-U/48(2001)6

Gemüse

Gemüse stellte in früheren Zeiten, neben Getreide und Hülsenfrüchten, den Hauptanteil in der Ernährung. Der Ursprung unserer Gemüseküche liegt bei den Wurzeln. Noch vor nicht allzu langer Zeit gab es in den Wintermonaten vor allem Kraut (Kohl) und Rüben, Wurzeln und Knollen zu essen. Mit der Zunahme des Fleisch- und Milchkonsums verlor das Gemüse seinen Stellenwert in Mitteleuropa.

Dank Gewächshäusern und den heutigen Transportmöglichkeiten können die Jahreszeiten übersprungen werden. Irgendwo auf der Welt ist immer Erntezeit und so sind viele Gemüse das ganze Jahr über im Angebot. Das hat auch zur Folge, dass viele Menschen nicht mehr wissen, welche Gemüse einheimisch sind und in welcher Jahreszeit diese wachsen.

Viele moderne Produktionstechnologien, Beschleunigung des Wachstums, Vorverlegen des Erntezeitpunktes oder HorSol-Produktion führen zu einer Verminderung der erwünschten Inhaltsstoffe. Aus diesem Grund sind Erzeugnisse aus biologischer und regionaler Landwirtschaft zu bevorzugen.

Gemüse enthalten, ähnlich wie Früchte, einen hohen Wasseranteil (80 bis 95%). Sie sind gute Mineralstofflieferanten, wobei besonders Kalium, Kalzium, Magnesium und Eisen erwähnenswert sind.

Gemüse enthalten viele Spurenelemente, Vitamine und Ballaststoffe. Wertvoll sind auch die sekundären Pflanzenstoffe wie Karotinoide, Anthocyane, Flavonoide oder die scharf schmeckenden Glucosinolate in den Gemüsen der Familie der Kreuzblütler, wie Kohl und Rettich.

Gemüse sind in fast allen Temperaturgraden und Geschmacksrichtungen zu finden. Die Vielfalt dieser Nahrungsmittelgruppe spiegelt sich auch in der Breite ihrer Wirkungen. Für fast jede Erkrankung ist es möglich, ein passendes Gemüse zu finden.

Zur besseren Verdaulichkeit und besonders bei Vorhandensein von innerer Kälte sollten energetisch kühlere Gemüse gedünstet und mit wärmenden Kräutern und Gewürzen kombiniert werden.

Gemüse, vor allem in gekochter Form, soll reichlich verzehrt werden, es eignet sich besonders gut als Grundlage für das Abendessen.

Artischocke

Cynara scolymus

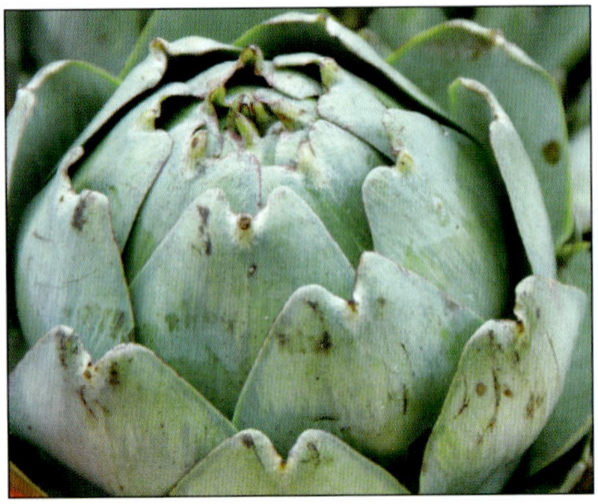

Familie:

Asteraceae

Pflanzenteile:

Blüte und Kelchblätter

Temperatur:

kühl

Geschmack:

bitter, süss

Funktionskreisbezug:

Leber, Gallenblase, Blase, Magen

TCM-Wirkungen mit Prioritäten und Indikationen

1 **Hitze eliminieren und Nässe trocknen**
Gicht, Arthritis, Nephritis, Leberentzündung, Ikterus, Gelbsucht

1 **Hitze eliminieren und Toxine ausleiten**
entgiftet, Blut reinigend

1 **Nässe ausleiten und Diurese fördern**
Urinieren spärlich, Urin dunkel, Nierenstein

1 **Wind-Kälte/Hitze-Nässe eliminieren (Rheuma/Bi-Syndrom)**
Gelenkentzündung, Gelenkrötung, Gelenkschwellung

1 **Yin tonisieren**
tonisiert Leber-Yin, Diabetes mellitus

1 **Nässe/Feuchtigkeit auflösen/transformieren**
Cholesterinwert erhöht, Gallenstein, Arteriosklerose-Prophylaxe, Zellulite, Übergewicht, Adipositas (ideales Gemüse)

2 **Qi regulieren und bewegen**
Leber-Qi-Stagnation, Magen-Qi-Stagnation, choleretisch, Gallenproduktion in der Leber vermindert, Übelkeit, Dyspepsie, Oberbauchschmerz, Völlegefühl, Meteorismus

2 **Nahrungsretention auflösen**
Verdauungsblockade, -schwäche, -beschwerden, Oberbauchschmerz, Völlegefühl

2 **Blut tonisieren**
Blutmangel, Anämie

Quellen B.K.2000, E.U.1997, J.B.2000, K.J.2001, P.M.1997, P.R.(N2)1999, S.U.2004, Wikipedia, H.H./H-M/42001b, K.K./Jour/5-1996S, K.K./NZZ/14-4-2004

Aubergine

Eierfrucht
Solanum melongena

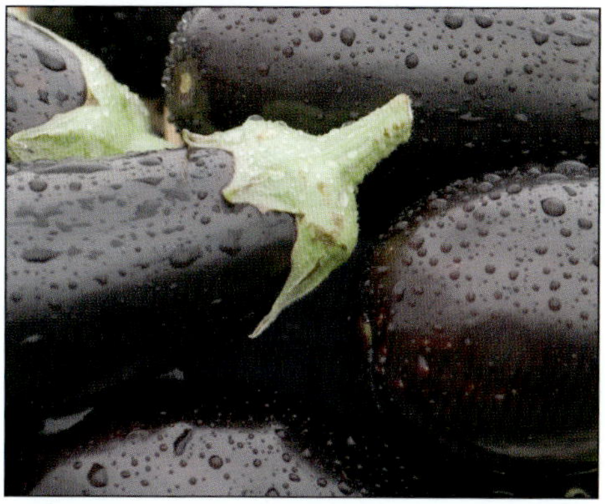

Familie:
Solanaceae

Pflanzenteile:
Frucht

Temperatur:
kühl

Geschmack:
süss, bitter

Funktionskreisbezug:
Milz, Magen, Gedärme, Leber, Niere, Uterus

TCM-Wirkungen mit Prioritäten und Indikationen

1 **Hitze eliminieren und Blut kühlen**
Blutungen, Hämaturie, Blut im Urin, Nierenbeckenentzündung, Darmblutung, Dysenterie, Darmblutung, Durchfall, Diarrhö, Hauterkrankung rot juckend, Hautgeschwür, Karbunkel, Mundgeschwür, Aphte

1 **Blut bewegen**
Schmerz, Schwellung durch Blutstagnation, Blutstagnation im unteren Erwärmer, Geschlechtskrankheit, Ovarialzyste, Uterusmyom, Dysmenorrhö, Amenorrhö, Frostbeule (Kompressen mit Auberginen-Tee in Raumtemperatur auflegen)

2 **Blutungen stillen und regulieren**
Blutungen, Hämorrhoiden blutende, Uterusblutung, Hämaturie, Blut im Urin (Tee aus verkohltem Auberginen-Pulver)

2 **Qi regulieren und bewegen**
Leber-Qi-Stagnation, Gallenblasenträgheit, Brustdrüsenentzündung

3 **Nässe ausleiten und Diurese fördern**
Miktionsstörung, Urin konzentriert, Urin dunkel, Ödem, Niereninsuffizienz, Nierenschwäche, Schadstoffbelastung, Bluthochdruck, Hypertonie, Herzerkrankung

Kontraindikationen und sonstige Hinweise

Vorsicht bei Schwangerschaft, da Aubergine stark Blut bewegend wirkt. Der Verzehr von Nachtschattengewächsen kann Rheuma / Bi-Syndrom verschlimmern.

Quellen C.N.1999, F.B.1992, K.J.2001, P.P.1993, P.R.(N2)1999, P.R.(N2)2001, S.U.2004, AG-D/ZTCM/3-2005a, W.B.E-U/49(2002)4, K.K./NZZ/14-4-2004

Avocado

Butterfrucht
Persea americana

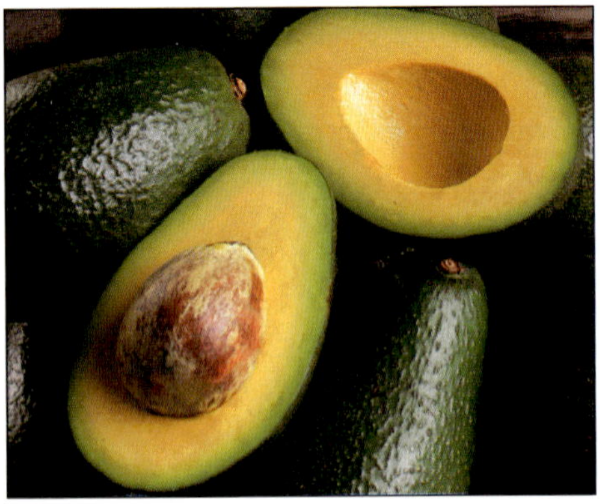

Familie:
Lauraceae

Pflanzenteile:
Frucht

Temperatur:
kühl

Geschmack:
süss

Funktionskreisbezug:
Leber, Lunge, Gedärme

TCM-Wirkungen mit Prioritäten und Indikationen

1 **Yin tonisieren**
Lungentrockenheit, Schleimhautschädigung, Haut welk, Haut trocken (äusserlich als Creme), Stillzeit, Gehirn nährend, Nervenschwäche, Nervosität

1 **Blut tonisieren**
Anämie, Blutmangel, Schwangerschaft, tonisiert Leber-Blut

1 **Darm befeuchten**
Verstopfung trocken, Dickdarmtrockenheit, Darmperistaltik verlangsamt

2 **Qi regulieren und bewegen**
Leber-Qi-Stagnation, Reizbarkeit, depressive Verstimmung

2 **Essenz/Jing tonisieren**
Unfruchtbarkeit, Alterung vorzeitig

2 **Hitze eliminieren, die durch Yin-Mangel verursacht wird**
Magengeschwür, Magenschleimhautentzündung, Geschwür (äusserlich)

2 **Nässe/Feuchtigkeit auflösen/transformieren**
Cholesterinwert erhöht, Cholesterin LDL senkend, Arteriosklerose-Prophylaxe

2 **Qi tonisieren**
Hyperglykämie, Hypoglykämie, Blutzuckerschwankung

Kontraindikationen und sonstige Hinweise

Avocado kann Allergien auslösen.

Quellen B.L.2000, C.N.1999, J.B.2000, N.I.1999, P.P.1993, P.R.(N2)1999, Y.S.2003, Wikipedia, K.K./NZZ/14-42004, Sch.R./E-U/48(2001)2

Bohnen, grün

Buschbohnen, Stangenbohnen, Fisolen
Phaeseolus vulgaris

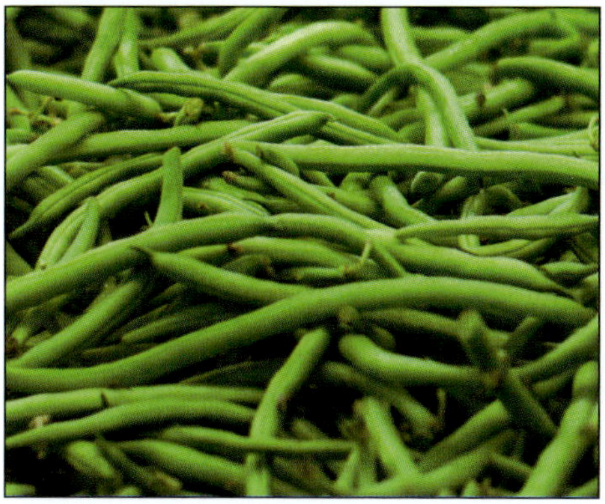

Familie:
Fabaceae

Pflanzenteile:
Schoten

Temperatur:
neutral

Geschmack:
süss

Funktionskreisbezug:
Milz, Niere, Herz

TCM-Wirkungen mit Prioritäten und Indikationen

1 **Qi tonisieren**
tonisiert Milz-Qi, tonisiert Herz-Qi, Krankheiten chronisch, Durchfall, Diarrhö, Hyperglykämie, Diabetes mellitus, Libidomangel

2 **Nässe ausleiten und Diurese fördern**
Ödem, Gicht, Nierenstein (5 g oder 1,5–2 EL pro Tasse Buschbohnenschalen mit heissem Wasser übergiessen)

2 **Yin tonisieren**
tonisiert Nieren-Yin, Ejakulation vorzeitig, Spermienbildung reduziert, Diabetes mellitus, Durst, Trockenheit, Säftemangel

2 **Nässe/Feuchtigkeit auflösen/transformieren**
Ausfluss, Leukorrhö

3 **Blut tonisieren**
Anämie, Blutmangel

Kontraindikationen und sonstige Hinweise

Roh sind die Bohnen giftig und können Bauchschmerzen, Koliken und Erbrechen auslösen.

Quellen B.L.2000, E.I.2002, H.R.2006, L.U.1996, P.R.(HP2)1999, P.R.(N1)1999, P.R.(N2)1999, S.F.2004, S.U.2004, Wikipedia, W.B./E-U/48(2001)12

Erbsen, frisch

Pisum sativum

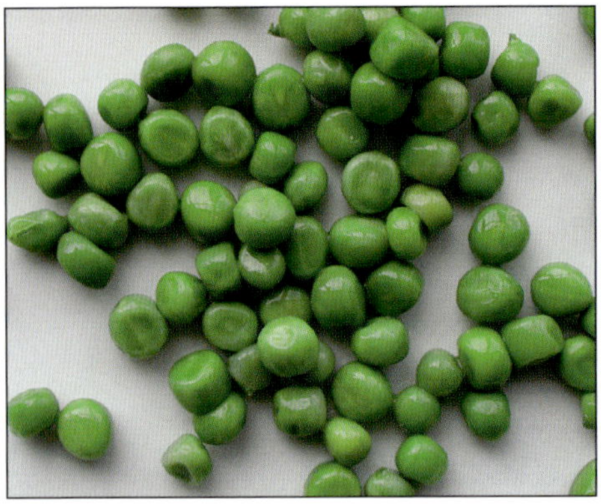

Familie:
Fabaceae

Pflanzenteile:
Samen

Temperatur:
neutral

Geschmack:
süss

Funktionskreisbezug:
Milz, Magen, Leber, Niere

TCM-Wirkungen mit Prioritäten und Indikationen

1 **Qi tonisieren**
Appetitlosigkeit, Müdigkeit, Abgeschlagenheit, Energiemangel, Erschöpfung, Durchfall, Leber attackiert Milz und Magen

1 **Qi regulieren und bewegen**
gegenläufiges Qi, Übelkeit, Aufstossen, Schluckauf, Husten, Verdauungsstörung, Leber attackiert Milz und Magen, Spasmen, Verstopfung, Milchstau

2 **Nässe ausleiten und Diurese fördern**
Ödem, Wasseransammlung

2 **Hitze eliminieren und Nässe trocknen**
Furunkel, Karbunkel

2 **Nässe/Feuchtigkeit auflösen/transformieren**
Cholesterinwert erhöht, Cholesterin LDL senkend

2 **Yin tonisieren**
tonisiert Magen-Yin, Rachentrockenheit, Mundtrockenheit, Durst, Unruhe, Nervosität, Reizbarkeit, Depression, Schlaflosigkeit, Insomnia, Diabetes mellitus

Quellen B.L.2000, C.N.1999, E.U.1997, F.B.1992, H.R.2006, J.B.2000, P.M.1997, P.P.1993, P.P.2002, P.R.(N1)1999, P.R.(N2)1999, S.F.2004, S.U.2004, Wikipedia, F.S./E-U/49(2002)4, H.U./E-U/46(1999)3, K.S/E-U/50(2003)6, M.C./E-U/48(2001)5, N.T./NHP/4-1998 Sch.H./Nat/3-1993

Fenchel

Foeniculum vulgare

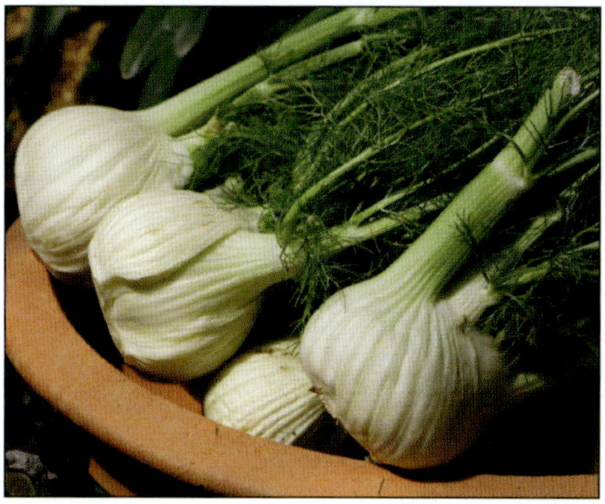

Familie:
Apiaceae

Pflanzenteile:
Knolle, Kraut

Temperatur:
warm

Geschmack:
süss, scharf

Funktionskreisbezug:
Milz, Magen, Leber, Niere

TCM-Wirkungen mit Prioritäten und Indikationen

1 **Qi tonisieren**
tonisiert Milz-Qi, Blähungen, Verdauungsschwäche, Appetitlosigkeit, Brechreiz, Muskelkrämpfe, Kolik, Darmperistaltik verlangsamt, Bauchschmerz bei Säuglingen und Kleinkindern (ungesüsster Tee mit Fenchelkraut)

1 **Qi regulieren und bewegen**
Leber-Qi-Stagnation, Dysmenorrhö, Menstruationsblut klumpig, Menstruationsbeginn stockend, PMS, Prämenstruelles Syndrom, Masern, Exanthembildung fördernd bei Masern (Dekokt aus Kraut), Ulzera (Dekokt aus Kraut als Kompresse)

2 **Wind-Kälte/Hitze-Nässe eliminieren (Rheuma/Bi-Syndrom)**
Gelenkschmerz (Fenchelknolle)

2 **Yang tonisieren**
tonisiert Nieren-Yang (Samen), Dysmenorrhö, Unterleibschmerz, Hernie (innerlich, Saft aus Knolle und Kraut mit heissem Wein mischen)

3 **Schleim auflösen/transformieren**
Atemwegsverschleimung, Husten

Quellen E.U.1997, J.B.2000, P.M.1997, P.R.(N2)1999, S.U.2004, Wikipedia, K.K./NZZ/14-4-2004

Frühlingszwiebel

Winterzwiebel, Schnittzwiebel
Allium fistulosum

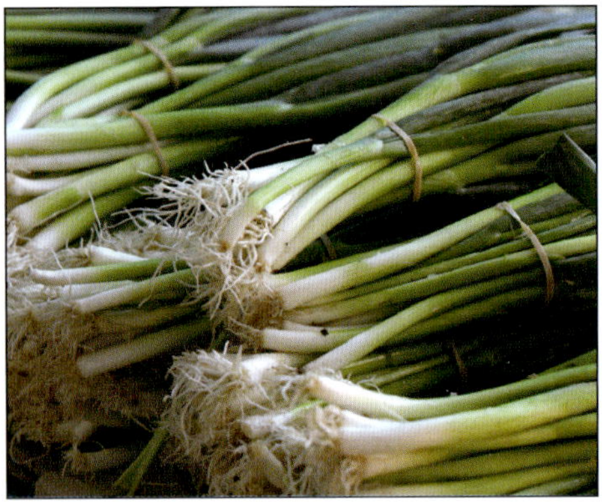

Familie:

Liliaceae

Pflanzenteile:

Zwiebel, Blätter

Temperatur:

warm

Geschmack:

roh: scharf, gekocht: süss, scharf

Funktionskreisbezug:

Lunge, Magen

TCM-Wirkungen mit Prioritäten und Indikationen

1 **Wind-Kälte eliminieren**

Erkältung fiebrig, Frösteln, Kopfschmerz, Nase verstopft, Schweissbildungsmangel (Frühlingszwiebel mit frischen Ingwerscheiben kochen und eventuell etwas braunen Zucker beimengen)

1 **Qi tonisieren**

tonisiert Lungen-Qi, Ödem, Gesichtsödem, tonisiert Milz-Qi, Hyperglykämie

1 **Yang tonisieren**

Kälteaversion

2 **Qi regulieren und bewegen**

Thoraxschmerz, Brustenge, Masern im 2. Stadium (Exanthembildung; wenn Fieber bereits abgeklungen ist; täglich 3 Tassen Tee)

2 **Blut bewegen**

Brustulzeration, Ulzera, Angina pectoris, Herzschmerz

2 **Nässe/Feuchtigkeit auflösen/transformieren**

Cholesterinwert erhöht (120 g Frühlingszwiebeln auspressen; 2–3 EL Saft mit heissem Wasser einnehmen), Abszess, Schwellung (3 x täglich äusserlich auflegen)

3 **Parasiten eliminieren**

Würmer, Askaridiasis, Spulwürmer (Saft von 30 g Frühlingszwiebeln; 30 g Sesamöl zusammenmischen und auf einmal einnehmen; 2 x täglich nüchtern)

Kontraindikationen und sonstige Hinweise

KI: Bei starkem Schwitzen. Bei Hitzesymptomen, gelbem Zungenbelag, gelbem Schleim, Fieber, Aversion gegen Hitze, viel Durst. Bei übelriechender Schweissabsonderung.

Im Übermass genossen kann es zu Schwindel und verschwommener Sicht kommen.

Quellen C.N.1999, E.U.1997, F.B.1995, J.B.2000, K.J.2001, P.M.1997, P.R.(N2)1999, S.U.2004, K.K./NZZ/14-42004

Gurke

Salatgurke
Cucumis sativus

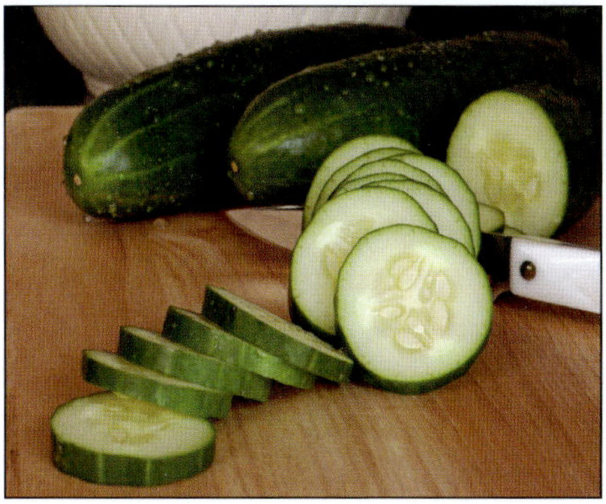

Familie:
Cucurbitaceae

Pflanzenteile:
Frucht

Temperatur:
kühl

Geschmack:
süss, bitter

Funktionskreisbezug:
Milz, Magen, Herz, Dickdarm, Lunge, Niere, Blase

TCM-Wirkungen mit Prioritäten und Indikationen

1 **Hitze eliminieren und Feuer reduzieren**
Magenschleimhautentzündung, Konjunktivitis, Halsentzündung, Durst

1 **Hitze eliminieren und Nässe trocknen**
Durchfall, Augenrötung, Augen geschwollen (Saft äusserlich), Nierenentzündung, Blasenentzündung, Harnwegsinfekt (Saft 3 x täglich ein Glas), Akne (roh essen und äusserlich auflegen)

1 **Sommerhitze eliminieren**
Unruhe, Durst, Hitzeaversion (roh essen), Sonnenbrand (äusserlich), Sommergrippe (120 g Gurke in Honig eintauchen und 2–3 x täglich essen)

2 **Hitze eliminieren und Toxine ausleiten**
entgiftet, Toxine, Blut reinigend

2 **Nässe ausleiten und Diurese fördern**
Hände geschwollen, Füsse geschwollen, Ödem, Wasseransammlung (Tee aus Gurkenschale), Gedunsenheit des Abdomens, Miktionsstörung (1 Gurke in zwei Hälften schneiden; eine Hälfte in Wasser; die andere in Essig kochen; nüchtern essen oder Saft auspressen und nüchtern trinken)

3 **Yin tonisieren**
Yin-Mangel Symptome, Lungentrockenheit, Diabetes mellitus

Kontraindikationen und sonstige Hinweise

KI: Bei Kälte der Mitte mit klarem Schleim. Bei Durchfall.

Quellen C.N.1999, E.U.1997, F.B.1995, J.B.2000, K.J.2001, L.U.1996, P.R.(N2)1999, S.U.2004, K.K./NZZ/14-4-2004

Karotte

Daucus carota

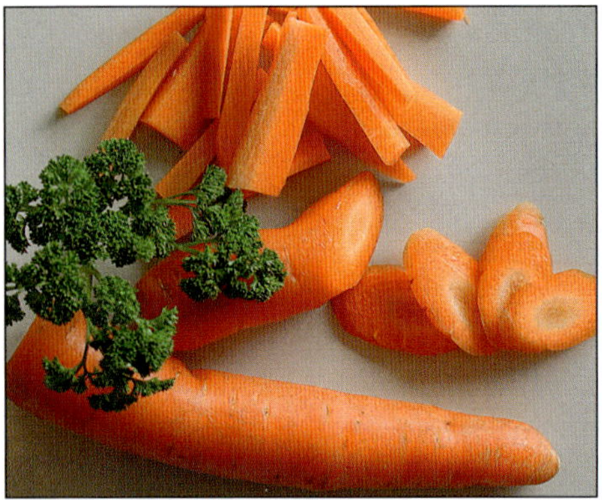

Familie:
Apiaceae

Pflanzenteile:
Wurzel

Temperatur:
neutral

Geschmack:
süss

Funktionskreisbezug:
Milz, Magen, Leber, Lunge, Gedärme, Niere

TCM-Wirkungen mit Prioritäten und Indikationen

1 **Qi tonisieren**

tonisiert Milz-Qi, Blähungen, Verdauungsstörung (Karotten gekocht; püriert oder als Suppe), Bindegewebeschwäche, Knochenwachstumsstörung, Zahnzerfall, Knochenschwäche (täglich 160 g roh oder 1-2 Gläser Saft), tonisiert Wei-Qi, Abwehrschwäche, Infektanfälligkeit, Immunschwäche, Masern, Windpocken, Exanthembildung fördernd (Karotten mit Korianderkraut-Tee trinken)

1 **Blut tonisieren**

tonisiert Leber-Blut, Nachtblindheit, Sicht klärend, Augen trocken, Milchbildungsmangel, Laktationsmangel, Haut trocken, Schleimhaut trocken, Haut dünne

2 **Hitze eliminieren und Feuer reduzieren**

Hautentzündung akut, Schleimhautentzündung, Darmentzündung, Gastritis, Magenübersäuerung, Lungenentzündung, Magendarmentzündung, Harnwegsentzündung, Ohrinfekt, Ohrschmerz, Tonsillitis, Mandelentzündung, Keuchhusten, Halsentzündung

2 **Hitze eliminieren und Toxine ausleiten**

Abszess, Wunde infiziert, Geschwulst, (äusserlich gerieben als Brei-Umschlag), Raucherentwöhnung (äusserlich gerieben als Brei; Umschlag), Entzündung

2 **Nässe/Feuchtigkeit und Hitze ausleiten**

Durchfall, Diarrhö (Karotten mit Reisschleim), Übersäuerung des Körpers, Akne, Ekzem, Rheuma

2 **Schleim auflösen/transformieren**

Bronchitis chronisch, Verhärtung, Gallenstein (Karottensaft), Tumor-Prophylaxe, Krebs-Prophylaxe, Krebstherapie-Unterstützung, Geschwulst (äusserlich gerieben als Brei-Umschlag), Entzündung

3 **Parasiten eliminieren**

Madenwürmer (Karotten roh; gerieben),

Quellen B.L.2000, C.N.1999, E.U.1997, F.B.1992, J.B.2000, L.U.1996, P.P.1993, P.R.(HP1)1998, P.R.(N2)1999, P.W.1988, S.U.2004, Y.S.2003, AG-D/NL/1-2005a, A.J./N&H/11-1997, K.K./NZZ/14-4-2004, W.B./EU/48(2001)2

Kartoffel

Erdapfel
Solanum tuberosum

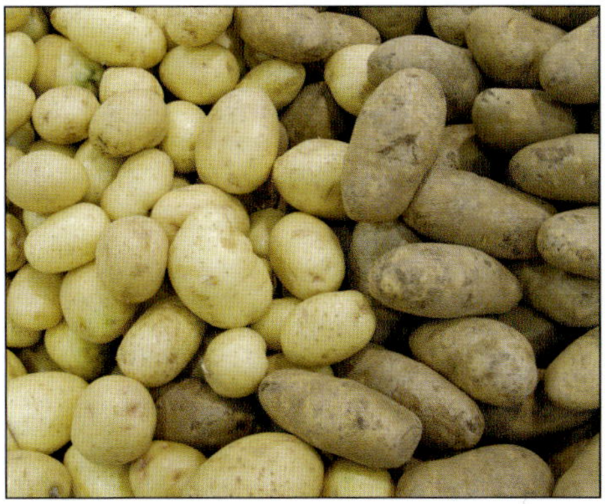

Familie:
Solanaceae

Pflanzenteile:
Knolle/ unterirdischer Speichertrieb

Temperatur:
neutral

Geschmack:
süss

Funktionskreisbezug:
Milz, Magen

TCM-Wirkungen mit Prioritäten und Indikationen

1 **Qi tonisieren**

tonisiert Milz-Qi (gekocht)

2 **Hitze eliminieren und Feuer reduzieren**

Magenübersäuerung, Übersäuerung des Körpers, Harnsäure (roher Saft), Schmerz akut, Entzündung, Verbrennung (äusserlich geriebene rohe Kartoffeln auflegen oder den Saft aufträufeln), Magengeschwür, Zwölffingerdarmgeschwür (1/2 Tasse rohen Kartoffelsaft 2–3 x täglich zwischen den Mahlzeiten), Augenrötung, Augen geschwollen, Augenschmerz (Wickel mit geriebenen rohen Kartoffeln), Bluthochdruck, Hypertonie (roher Saft), Mumps, Parotitis, Ohrspeicheldrüsenentzündung (Kartoffelsaft-Essig-Kompresse)

2 **Nässe/Feuchtigkeit und Hitze ausleiten**

Hepatitis (roh), Abszess, Brustabszess, Furunkel, Karbunkel (Wickel mit geriebenen rohen Kartoffeln zum Herausziehen von Eiter)

3 **Wind-Kälte/Hitze-Nässe eliminieren (Rheuma/Bi-Syndrom)**

Rheuma, Arthritis (Wickel mit gekochten Kartoffeln)

Kontraindikationen und sonstige Hinweise

KI: Bei Feuchtigkeit und Schleimerkrankungen.

Der Verzehr von Nachtschattengewächsen kann Rheuma, Bi-Syndrome verschlimmern und Schübe auslösen. Rohe Kartoffeln und gekeimte, grün verfärbte Kartoffeln, sind giftig wegen des Alkaloids Solanin und anderen Inhaltsstoffen. Auch geschälte Kartoffeln, die erst nach längerer Zeit weiterverarbeitet werden, bilden zunehmend Solanin. So kommt es immer wieder vor, dass Kartoffelchips wegen zu hohem Alkaloidgehalt vom Markt genommen werden müssen.

Quellen C.N.1999, E.U.1997, F.B.1992, F.B.1995, J.B.2000, P.P.1993, P.R.(N2)1999, S.U.2004, Wikipedia, C.M./EU/50(2003)2, H.H./E-U/47(2000)10, H.U./E-U/46(1999)3, J.G./E-U/49(2002)1, K.K./NZZ/14-4-2004, W.B./E-U/48(2001)10, W.E./E-U/47(2000)1

Kohl, Blumenkohl

Romanesco, grüner Blumenkohl
Brassica oleracea var. botrytis

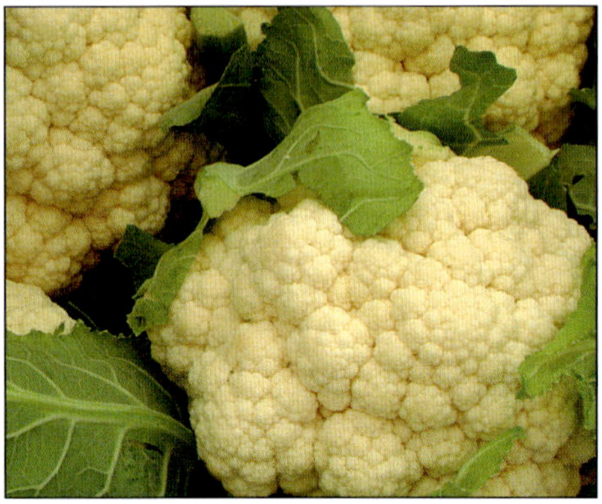

Familie:
Brassicaceae

Pflanzenteile:
unreifer Blütenstand

Temperatur:
kühl

Geschmack:
süss, scharf

Funktionskreisbezug:
Lunge, Magen, Milz, Gedärme

TCM-Wirkungen mit Prioritäten und Indikationen

1 **Hitze eliminieren und Feuer reduzieren**
Lungen-Hitze, Magenschleimhautentzündung, Magengeschwür, Dickdarmentzündung, Husten trocken, Keuchhusten

2 **Stuhlgang regulieren/abführen**
Darmperistaltik verlangsamt, Diarrhö, Durchfall, Verstopfung, Obstipation, Abdominalschmerz, Bauchschmerz, Divertikulose, Tumor, Dickdarmkrebs-Prophylaxe

2 **Qi tonisieren**
Schwäche der Mitte, Verdauungsschwäche, Dyspepsie, tonisiert Wei-Qi, Asthma

3 **Nässe ausleiten und Diurese fördern**
Bluthochdruck, Hypertonie, Blut reinigend, Oligurie, Ödem, Niereninsuffizienz, Nierenschwäche, Nierenstein, Arthritis, Gicht

3 **Schleim auflösen/transformieren**
Bronchitis, Sinusitis, Lungenschleim mit Hitze, Husten mit gelbem Schleim, Husten mit grünblutigem Schleim, Tumor-Prophylaxe, Krebs-Prophylaxe

Kontraindikationen und sonstige Hinweise

KI: Bei Milz-Qi-Mangel. Bei Blähungen.

Der übermässige Verzehr bestimmter Gemüse, speziell Petersilie, Schnittlauch, Portulak, Kopfsalat, Spinat, verschiedener Kohlsorten (Federkohl, Blumenkohl, Broccoli, Rosenkohl) kann aufgrund seines Vitamin-K1-Gehalts die antikoagulatorische Wirkung von Marcoumar reduzieren (vor allem, wenn das Gemüse schonend zubereitet oder in grösseren Mengen verzehrt wird).

Quellen M.I.2005, O.K.2005, P.P.1993, P.R.(N1)1999, P.R.(N2)1999, S.U.2004, K.K./NZZ/14-4-2004, S.G./EU/48(2001)8, W.B/E-U/48(2001)10

Kohl, Brokkoli

Broccoli
Brassica oleracea var. italic

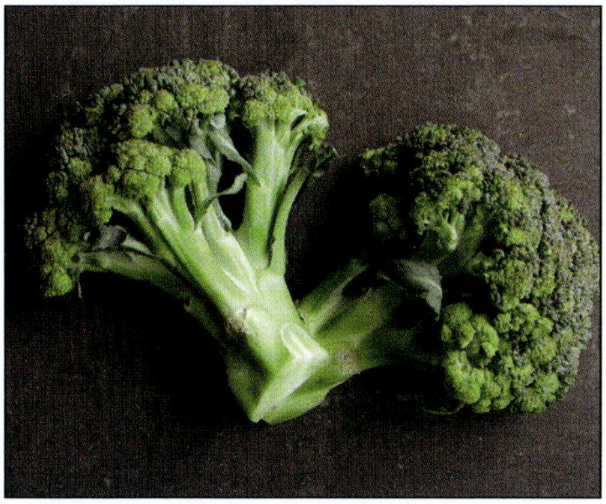

Familie:
Brassicaceae

Pflanzenteile:
Blütenstand

Temperatur:
kühl

Geschmack:
süss, scharf, bitter

Funktionskreisbezug:
Leber, Lunge, Milz, Gedärme

TCM-Wirkungen mit Prioritäten und Indikationen

1 **Blut tonisieren**
tonisiert Leber-Blut, Anämie, Blutmangel, Haut trocken, Haut rau, Sicht klärend, Kurzsichtigkeit

2 **Nässe ausleiten und Diurese fördern**
Wasseransammlung, Ödem, Bluthochdruck, Hypertonie

2 **Hitze eliminieren und Feuer reduzieren**
Leber-Feuer, Augenentzündung, Augenrötung, Augenschmerz, Kurzsichtigkeit, Heliobacter pylori, Magengeschwür, Magenkrebs-Prophylaxe

2 **Nässe/Feuchtigkeit auflösen/transformieren**
Krebs-Prophylaxe, Lungenkrebs-Prophylaxe, Dickdarmkrebs-Prophylaxe, Brustkrebs-Prophylaxe

2 **Qi tonisieren**
tonisiert Lungen-Qi, tonisiert Herz-Qi, tonisiert Milz-Qi, tonisiert Leber-Qi

2 **Qi regulieren und bewegen**
Muskeltonus herabgesetzt, Verdauungsschwäche, Nahrungsstau, Darmperistaltik verlangsamt

Kontraindikationen und sonstige Hinweise

KI: Bei Schilddrüsenunterfunktion, da die Jodaufnahme im Körper behindert wird.

Der übermässige Verzehr bestimmter Gemüse, speziell Petersilie, Schnittlauch, Portulak, Kopfsalat, Spinat, verschiedener Kohlsorten (Federkohl, Blumenkohl, Broccoli, Rosenkohl) kann aufgrund seines Vitamin-K1-Gehalts die antikoagulatorische Wirkung von Marcoumar reduzieren (vor allem, wenn das Gemüse schonend zubereitet oder in grösseren Mengen verzehrt wird).

Quellen B.L.2000, J.B.2000, N.I.1999, P.M.1997, P.R.(N1)1999, P.W.1988, Wikipedia, K.K./NZZ/14-4-2004, S.G./EU/48(2001)8, W.B/E-U/48(2001)2, W.B/E-U/48(2001)8, W.B./E-U/48(2000)12, Zz/H-M/6-2002

Kohl, Chinakohl

Brassica rapa (syn. B. chinensis)

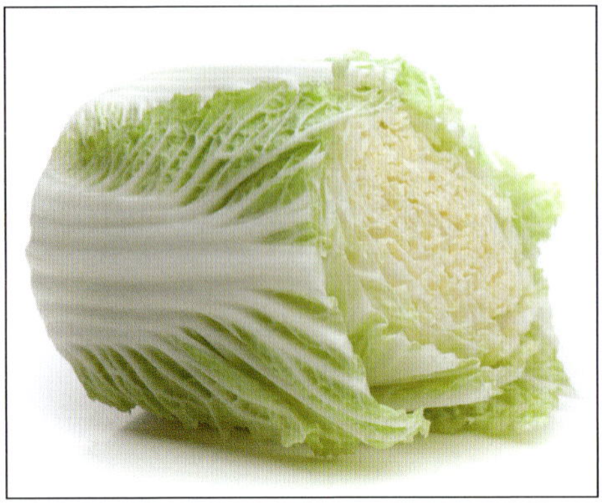

Familie:
Brassicaseae

Pflanzenteile:
Blätter

Temperatur:
neutral, kühl

Geschmack:
süss, scharf

Funktionskreisbezug:
Magen, Gedärme, Lunge, Niere

TCM-Wirkungen mit Prioritäten und Indikationen

1 **Hitze eliminieren und Nässe trocknen**
Hitze im Urogenitaltrakt, Miktionsstörung, Urinieren erschwert, Ausfluss gelber (250 g Chinakohl in feine Streifen schneiden; weich kochen und mit Sesamöl und Salz abschmecken)

2 **Nässe ausleiten und Diurese fördern**
Miktionsstörung

2 **Qi tonisieren**
tonisiert Magen-Qi, tonisiert Lungen-Qi, tonisiert Leber-Qi

2 **Yin tonisieren**
Unruhe, Trockenheit, Säftemangel

3 **Stuhlgang regulieren/abführen**
Verstopfung, Dickdarmkrebs-Prophylaxe

3 **Qi regulieren und bewegen**
Muskeltonus herabgesetzt, Verdauungsschwäche, Nahrungsstau, Darmperistaltik verlangsamt, Verstopfung, Dickdarmkrebs-Prophylaxe

3 **Wind-Hitze eliminieren**
Erkältung fiebrig, Husten (Chinakohlsaft mit Honig vermischt einnehmen oder 120 g Chinakohl mit Wurzeln in Streifen schneiden; 10 g frischer Ingwer; 10 g Frühlingszwiebel in Wasser kochen und Tee trinken)

Kontraindikationen und sonstige Hinweise

KI: Bei Milz-Qi-Mangel. Bei Kälte im Magen.

Quellen B.L.2000, E.U.1997, F.W.1997, J.B. 2000, M.E.2003, N.I.1999, P.M.1997, P.R.(N2)1999, P.W.1988, K.K./NZZ/14-4-2004, S.G./E-U/48(2001)8, W.B./E-U/48(2001)8

Kohl, Federkohl

Grünkohl, Krauskohl, Winterkohl
Brassica oleracea var. sabellica

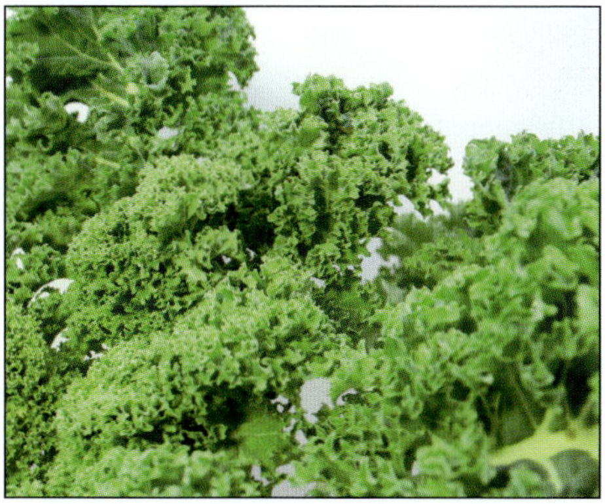

Familie:
Brassicaceae

Pflanzenteile:
Blätter

Temperatur:
warm

Geschmack:
süss, bitter, scharf

Funktionskreisbezug:
Lunge, Magen, Gedärme, Leber

TCM-Wirkungen mit Prioritäten und Indikationen

1 **Blut tonisieren**
tonisiert Leber-Blut, Anämie, Blutmangel, Haut rau, Sehschwäche

1 **Qi regulieren und bewegen**
Qi-Stagnation im Brustbereich, Muskeltonus herabgesetzt, Verdauungsschwäche, Nahrungsstau, Darmperistaltik verlangsamt

2 **Hitze eliminieren und Feuer reduzieren**
Magengeschwür, Zwölffingerdarmgeschwür (Saft)

2 **Qi tonisieren**
tonisiert Lungen-Qi, tonisiert Magen-Qi

2 **Nässe/Feuchtigkeit auflösen/transformieren**
Krebs-Prophylaxe, Lungenkrebs-Prophylaxe, Dickdarmkrebs-Prophylaxe

Kontraindikationen und sonstige Hinweise

KI: Bei Milz-Qi-Mangel, da schwer verdaulich.

Der übermässige Verzehr bestimmter Gemüse, speziell Petersilie, Schnittlauch, Portulak, Kopfsalat, Spinat, verschiedener Kohlsorten (Federkohl, Blumenkohl, Broccoli, Rosenkohl) kann aufgrund seines Vitamin-K1-Gehalts die antikoagulatorische Wirkung von Marcoumar reduzieren (vor allem, wenn das Gemüse schonend zubereitet oder in grösseren Mengen verzehrt wird).

Quellen B.L.2000, E.U.1997, M.E.2003, N.I.1999, P.M.1997, P.R.(N2)1999, P.W.1988, Wikipedia, H.H./EU/47(2000)10, K.K./NZZ/14-4-2004, S.G./E-U/48(2001)8, W.B./E-U/48(2001)2, W.B./E-U/48(2001)8, W.B./E-U/48(2001)12

Kohl, Pak-Choi

Chinesischer Senfkohl, Paksoi
Brassica rapa (syn. B. chinensis)

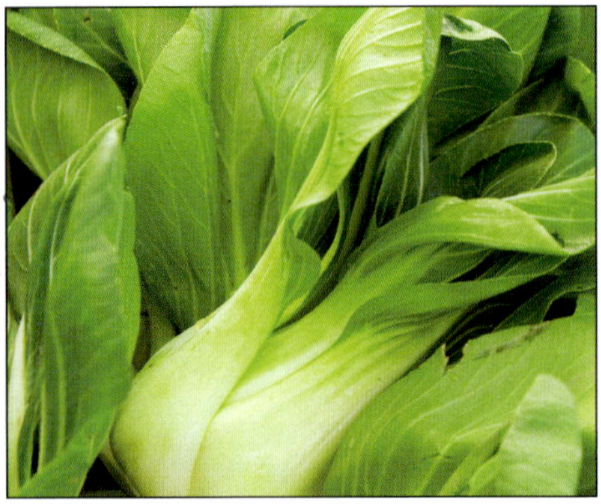

Familie:
Brassicaceae

Pflanzenteile:
Blätter

Temperatur:
warm

Geschmack:
scharf

Funktionskreisbezug:
Lunge, Magen, Milz

TCM-Wirkungen mit Prioritäten und Indikationen

1 **Schleim auflösen/transformieren**
Husten mit klarem Auswurf, Brustenge

1 **Wind-Kälte eliminieren**
Erkältung beginnend

1 **Qi regulieren und bewegen**
Qi-Stagnation im Brustbereich, Muskeltonus herabgesetzt, Verdauungsschwäche, Nahrungsstau, Darmperistaltik verlangsamt

2 **Blut bewegen**
Verletzung, Prellung, Zerrung, Quetschung (Kohlblätter auflegen)

2 **Qi tonisieren**
tonisiert Milz-Qi, tonisiert Lungen-Qi

3 **Nässe/Feuchtigkeit auflösen/transformieren**
Krebs-Prophylaxe, Lungenkrebs-Prophylaxe, Dickdarmkrebs-Prophylaxe

Kontraindikationen und sonstige Hinweise

KI: Bei Hitzekrankheiten. Bei Hautausschlägen. Bei Augenkrankheiten. Bei Hämorrhoiden.

Quellen B.L.2000, F.B.1995, F.W.1997, P.M.1997, N.I.1999, P.R.(N2)1999, P.W.1988, Wikipedia, S.G./EU/48(2001)8, W.B/E-U/48(2001)8

Kohl, Rosenkohl

Sprossenkohl
Brassica oleracea var. gemmifera

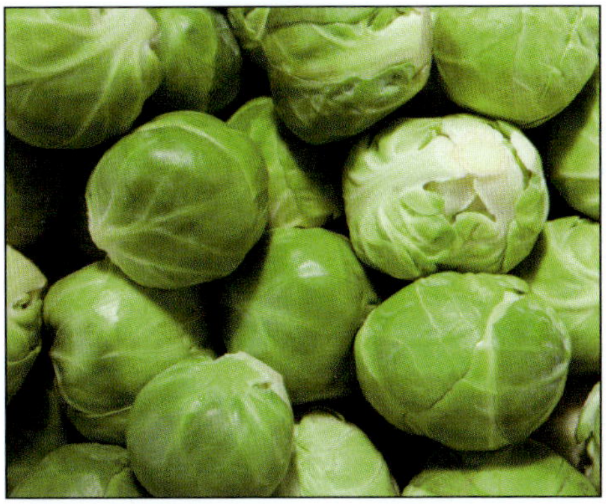

Familie:
Brassicaceae

Pflanzenteile:
Blätter

Temperatur:
warm

Geschmack:
süss, bitter

Funktionskreisbezug:
Milz, Magen, Leber, Herz, Gedärme

TCM-Wirkungen mit Prioritäten und Indikationen

1 **Qi tonisieren**
Schwäche der Mitte, tonisiert Wei-Qi, Verdauungsschwäche, Konzentrationsschwäche, Müdigkeit, Abgeschlagenheit, Energiemangel, Erschöpfung, Antriebslosigkeit, Bindegewebeschwäche, Übergewicht, Adipositas

1 **Nässe/Feuchtigkeit auflösen/transformieren**
Tumor, Krebserkrankung, Lungenkrebs-Prophylaxe, Brustkrebs-Prophylaxe, Dickdarmkrebs-Prophylaxe, Arteriosklerose-Prophylaxe, Übersäuerung des Körpers, Übergewicht

1 **Schleim auflösen/transformieren**
Tumor, Krebs-Prophylaxe

1 **Blut tonisieren**
tonisiert Leber-Blut, Anämie, Blutmangel, Haut rau, Haare brüchig, Haare glanzlos, Nägel brüchig, tonisiert Herz-Blut, Nervosität, Unruhe innere

2 **Qi regulieren und bewegen**
Magenübersäuerung, senkt das Qi ab

2 **Stuhlgang regulieren/abführen**
Darmperistaltik verlangsamt, Dickdarmkrebs-Prophylaxe

Kontraindikationen und sonstige Hinweise

KI: Bei Milz-Qi-Mangel, da schwer verdaulich.

Der übermässige Verzehr bestimmter Gemüse, speziell Petersilie, Schnittlauch, Portulak, Kopfsalat, Spinat, verschiedener Kohlsorten (Federkohl, Blumenkohl, Broccoli, Rosenkohl) kann aufgrund seines Vitamin-K1-Gehalts die antikoagulatorische Wirkung von Marcoumar reduzieren (vor allem, wenn das Gemüse schonend zubereitet oder in grösseren Mengen verzehrt wird).

Quellen C.L.2001, O.K.2005, P.R.(N1)1999, P.R.(N2)1999, S.F.2004, S.U.2004, AG-D/NL/1-2007, K.K./NZZ/14-42004, S.G./E-U/48(2001)8, W.B./E-U/48(2001)8

Kohl, Rotkohl

Blaukraut, Rotkraut
Brassica oleracea var. capitata

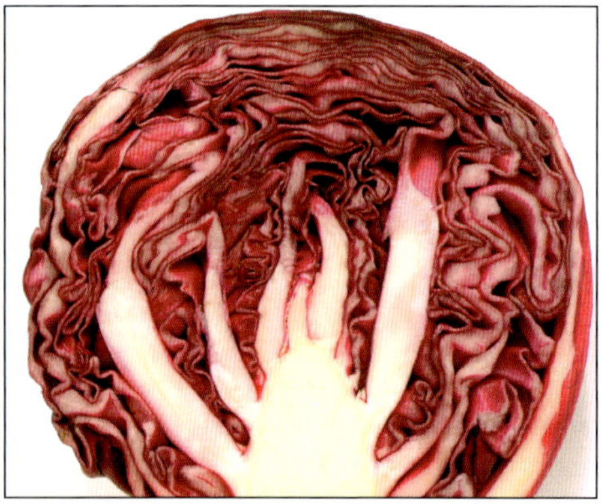

Familie:
Brassicaceae

Pflanzenteile:
Blätter

Temperatur:
neutral, warm

Geschmack:
süss, scharf

Funktionskreisbezug:
Magen, Milz, Dickdarm

TCM-Wirkungen mit Prioritäten und Indikationen

1 **Qi tonisieren**
tonisiert Magen-Qi, kalte Füsse

2 **Hitze eliminieren und Feuer reduzieren**
Erkältung, Husten bellend (Suppe oder Tee), Magengeschwür, Zwölffingerdarmgeschwür, Magen-Feuer, Blut reinigend (1/2 Tasse frischen Kohlsaft; 2–3 x täglich; falls zu scharf, mit Stangenselleriesaft mischen; mindestens 14 Tage einnehmen)

2 **Blut bewegen**
Durchblutungsstörung, Frostbeulen (Waschung mit Tee), Hautausschlag, Ulkus cruris, Varizen, Arthritis, Wunde (äusserlich als Wickel)

2 **Blut tonisieren**
Nachtblindheit, Depression, Reizbarkeit

3 **Parasiten eliminieren**
Würmer (Kohl mit Knoblauch mischen)

3 **Qi regulieren und bewegen**
Verdauungsschwäche, Nahrungsstau, Darmperistaltik verlangsamt

Quellen K.K./NZZ/14-4-2004, S.G./E-U/48(2001)8, W.B./E-U/48(2001)8, W.B./E-U/49(2002)4

Kohl, Weisskohl

Chabis, Kabis, Kraut
Brassica oleracea var. capitata

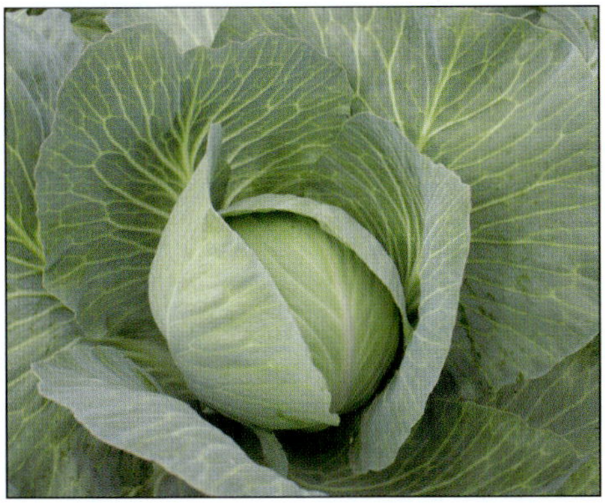

Familie:
Brassicaceae

Pflanzenteile:
Blätter

Temperatur:
neutral

Geschmack:
süss, scharf

Funktionskreisbezug:
Magen, Gedärme

TCM-Wirkungen mit Prioritäten und Indikationen

1 **Qi regulieren und bewegen**
Magenschmerz, Darmerkrankung (rohen Saft trinken), Muskeltonus herabgesetzt, Verdauungsschwäche, Nahrungsstau, Krebs-Prophylaxe, Arterienverengung, Verletzung stumpf (Wickel: rohes gequetschtes Blatt auflegen)

1 **Stuhlgang regulieren/abführen**
Verstopfung, Darmperistaltik verlangsamt

1 **Hitze eliminieren und Feuer reduzieren**
Magengeschwür, Zwölffingerdarmgeschwür, Magenschmerz, Magenschleimhautentzündung, Darminfekt, Divertikulitis, Colitis ulcerosa (1 dl frischen Kohlsaft 1–3 x täglich; falls zu scharf mit Stangenselleriesaft mischen; mindestens 14 Tage einnehmen)

2 **Qi tonisieren**
tonisiert Magen-Qi, tonisiert Milz-Qi, tonisiert Lungen-Qi, tonisiert Leber-Qi, tonisiert Wei-Qi

2 **Blut tonisieren**
Haut trocken, Verstopfung

2 **Hitze eliminieren und Toxine ausleiten**
Erkältung, Husten bellend (Suppe oder Tee), Magengeschwür, Zwölffingerdarmgeschwür, Magenschmerz, Magenschleimhautentzündung, Darminfekt, Divertikulitis, Colitis ulcerosa (1 dl frischen Kohlsaft; 2–3 x täglich; falls zu scharf mit Stangenselleriesaft mischen; mindestens 14 Tage einnehmen), Hautausschlag, Wundheilung schlecht, Erysipel, Wundrose, Ulkus cruris, Arthritis, Wunde (äusserlich als Wickel), Tumor, Tumor-Prophylaxe

2 **Wind-Kälte/Hitze-Nässe eliminieren (Rheuma/Bi-Syndrom)**
Arthrose, Arthritis, Gelenkschmerz (äusserlich: rohes gequetschtes Blatt auflegen), Frostbeulen (Waschungen mit Tee)

▶

◄

Kontraindikationen und sonstige Hinweise

Der Verzehr grosser Mengen bestimmter Gemüse, speziell Petersilie, Schnittlauch, Portulak, Kopfsalat, Spinat, verschiedene Kohlsorten (Federkohl, Blumenkohl, Broccoli, Rosenkohl) kann aufgrund seines Vitamin-K1-Gehalts die antikoagulatorische Wirkung von Marcoumar reduzieren. Vor allem, wenn das Gemüse roh oder schonend zubereitet verzehrt wird. Kohlarten können Blähungen verursachen.

Quellen C.N.1999, E.U.1997, F.B.1992, P.P.1993, P.R.(N11999, P.R.(N2)1999, AG-D/ZTCM/1-2005a, K.K./NZZ/14-4-2004, S.G./E-U/48(2001)8, W.B./E-U/48(2001)8

Kohl, Wirz

Wirsing, Welschkohl
Brassica oleracea var. sabauda

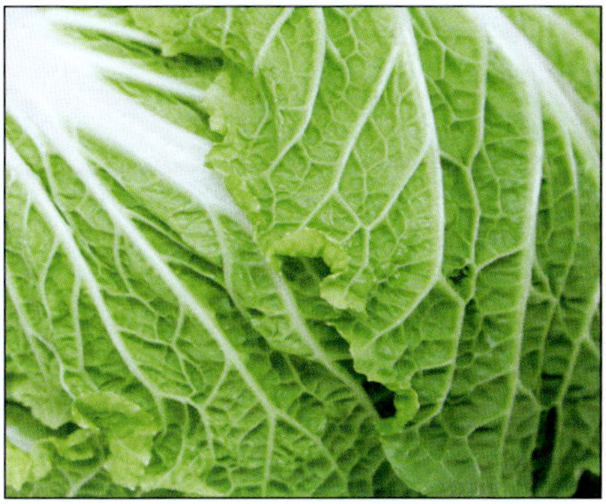

Familie:
Brassicaceae

Pflanzenteile:
Blätter

Temperatur:
neutral, warm

Geschmack:
süss, scharf

Funktionskreisbezug:
Magen, Milz, Dickdarm, Leber

TCM-Wirkungen mit Prioritäten und Indikationen

1 **Qi tonisieren**
tonisiert Magen-Qi

2 **Hitze eliminieren und Feuer reduzieren**
Erkältung, Husten bellend (Suppe oder Tee), Magengeschwür, Zwölffingerdarmgeschwür, Magen-Feuer (1/2 Tasse frischen Kohlsaft; 2–3 x täglich; falls zu scharf mit Stangenselleriesaft mischen mindestens 14 Tage einnehmen), Hautausschlag, Ulkus cruris, Varizen, Arthritis, Wunde (äusserlich als Wickel)

2 **Stuhlgang regulieren/abführen**
Verstopfung, Obstipation

2 **Blut bewegen**
kalte Füsse chronisch, Frostbeulen (Waschung mit Tee), Verletzung, Quetschung, Zerrung, Prellung (Blätter auflegen)

2 **Qi regulieren und bewegen**
Magenschmerz, Darmerkrankung (roher Saft), Muskeltonus herabgesetzt, Verdauungsschwäche, Nahrungsstau, Darmperistaltik verlangsamt, Krebs-Prophylaxe, Arterienverengung, Verletzung stumpf (äusserlich rohes gequetschtes Blatt auflegen)

3 **Blut tonisieren**
Nachtblindheit, Lichtempfindlichkeit, Depression, Reizbarkeit

Kontraindikationen und sonstige Hinweise

Der Verzehr grosser Mengen bestimmter Gemüse, speziell Petersilie, Schnittlauch, Portulak, Kopfsalat, Spinat, verschiedene Kohlsorten (Federkohl, Blumenkohl, Broccoli, Rosenkohl) kann aufgrund seines Vitamin-K1-Gehalts die antikoagulatorische Wirkung von Marcoumar reduzieren. Vor allem, wenn das Gemüse roh oder schonend zubereitet verzehrt wird. Kohlarten können Blähungen verursachen.

Quellen K.K./NZZ/14-4-2004, S.G./E-U/48(2001)8, W.B./E-U/48(2001)2, W.B./E-U/48(2001)8

Kohlrabi

Brassica oleracea var. gongylodes

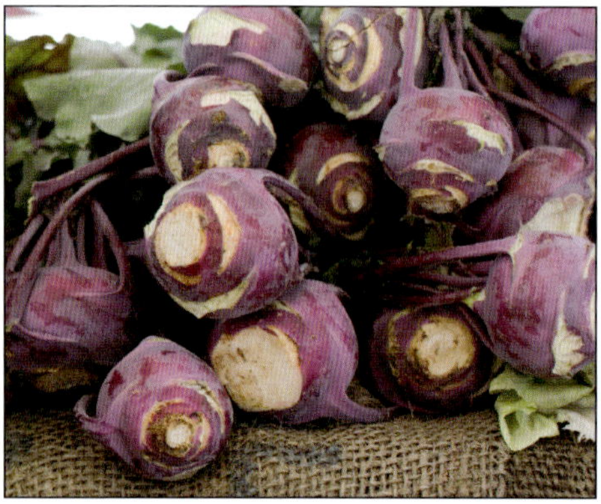

Familie:
Brassicaceae

Pflanzenteile:
verdickter Spross

Temperatur:
neutral

Geschmack:
scharf, süss, bitter

Funktionskreisbezug:
Leber, Magen, Milz

TCM-Wirkungen mit Prioritäten und Indikationen

1 **Qi regulieren und bewegen**
Dysurie, Harnzwang, Miktion schmerzhaft, kalte Hände, kalte Füsse, Muskeltonus herabgesetzt, Verdauungsschwäche, Nahrungsstau, Darmperistaltik verlangsamt, Krebs-Prophylaxe

2 **Nässe/Feuchtigkeit auflösen/transformieren**
Schwellung, Nebenhöhlenschwellung, Hodenschwellung

2 **Blut bewegen**
Darmblutung, Nasenbluten (Saft), Thrombose-Prophylaxe

2 **Qi tonisieren**
Diabetes mellitus, Hypoglykämie, Hyperglykämie, Blutzuckerschwankung

2 **Blut tonisieren**
Anämie, Blutmangel

3 **Hitze eliminieren und Toxine ausleiten**
entgiftet, Toxine, Drogenmissbrauch, Alkoholabusus

3 **Inneren Wind unterdrücken**
Muskelkrämpfe, Migräne (oberste kleine Blätter mitessen)

Quellen B.L.2000, C.N.1999, F.B.1992, J.B.2000, K.J.2001, L.U.1996, N.I.1999, P.M.1997, P.R.(N2)1999, P.W.1988, S.U.2004,K.K./NZZ/14-4-2004, S.G./E-U/48(2001)8, W.B./E-U/48(2001)8

Krautstiel, weiss, rot

Mangold, Schnittmangold
Beta vulgaris var. vulgaris

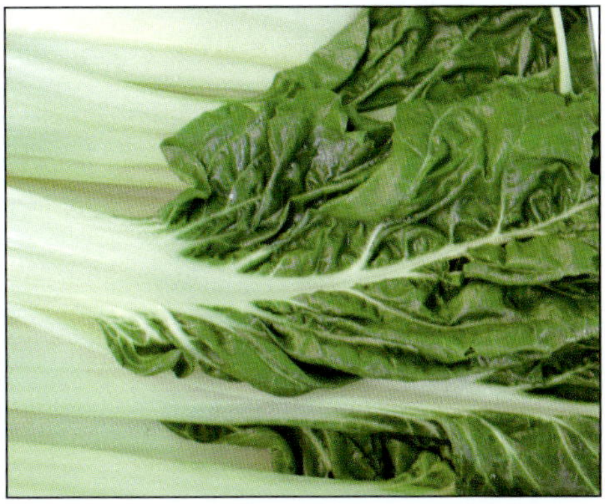

Familie:
Chenopodiaceae

Pflanzenteile:
Blätter

Temperatur:
kühl

Geschmack:
süss, bitter

Funktionskreisbezug:
Lunge, Dickdarm, Magen, Milz

TCM-Wirkungen mit Prioritäten und Indikationen

1 **Yin tonisieren**
Altershaut empfindliche, Schleimhautreizung, Schleimhautentzündung, Magenschleimhautentzündung, Darmentzündung, Zahnfleischentzündung

1 **Hitze eliminieren und Blut kühlen**
Blutungen, Nasenbluten, Darmblutung

2 **Blut tonisieren**
tonisiert Leber-Blut, tonisiert Herz-Blut, Anämie, Blutmangel, Amenorrhö, Nervosität, Sehschwäche, Sicht klärend, Nachtblindheit, Makuladegeneration-Prophylaxe, Haut trocken, Haare brüchig

3 **Hitze eliminieren und Toxine ausleiten**
Blut reinigend, Wundheilung schlecht, Masern, Exanthembildung fördernd bei Masern

Kontraindikationen und sonstige Hinweise

KI: Bei Nierenstein (Oxalatstein).
Übermässiger Konsum kann die Nieren reizen.

Quellen C.N.1999, E.U.1997, F.B.1995, I.E.2005, P.M.1997, P.P.1993, P.R.(N2)1999, P.W.1988, S.U.2004, K.K./NZZ/14-4-2004

Kürbis Winterkürbisarten

Butterkürbis, Knirps, Moschus, Hokaido
Cucurbita moscata, Cucurbita maxima

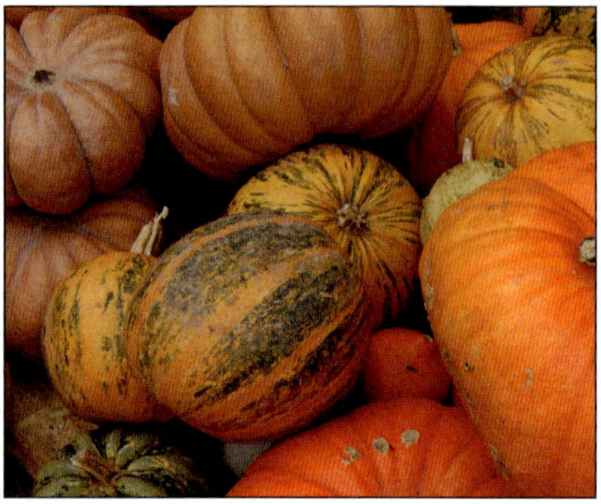

Familie:
Cucurbitaceae

Pflanzenteile:
Frucht

Temperatur:
warm

Geschmack:
süss

Funktionskreisbezug:
Milz, Magen, Lunge, Leber, Niere, Gedärme

TCM-Wirkungen mit Prioritäten und Indikationen

1 **Qi tonisieren**
tonisiert Milz-Qi, tonisiert Magen-Qi, tonisiert Lungen-Qi, Blutzuckerschwankung

1 **Blut tonisieren**
tonisiert Leber-Blut, Sehschwäche

2 **Nässe/Feuchtigkeit auflösen/transformieren**
Grauer Star, Katarakt, Augenlinsentrübung, Arteriosklerose-Prophylaxe

2 **Hitze eliminieren, die durch Yin-Mangel verursacht wird**
Magenübersäuerung, Sodbrennen, Magenschleimhautentzündung, Zwölffingerdarmgeschwür, Verstopfung

2 **Schleim auflösen/transformieren**
Lungenschleim, Bronchialsekret zähflüssig, Hals verschleimt, Bronchialasthma, Husten unproduktiv, Arteriosklerose

2 **Stuhlgang regulieren/abführen**
Verstopfung trocken, Stuhl hart

3 **Hitze eliminieren und Toxine ausleiten**
Toxine, entgiftet (roh), Krebs-Prophylaxe

3 **Nässe ausleiten und Diurese fördern**
Ödem, Nierenerkrankung, Niereninsuffizienz, Nierenschwäche, Bluthochdruck, Hypertonie

Kontraindikationen und sonstige Hinweise

Grosse Mengen führen zu Nahrungsstagnation.

Quellen C.N.1999, E.U.1997, F.B.1995, N.I.1999, P.M.1997, P.P.1993, P.R.(N2)1999, S.U.2004, K.K./NZZ/14-42004

Lauch

Porree
Allium porum

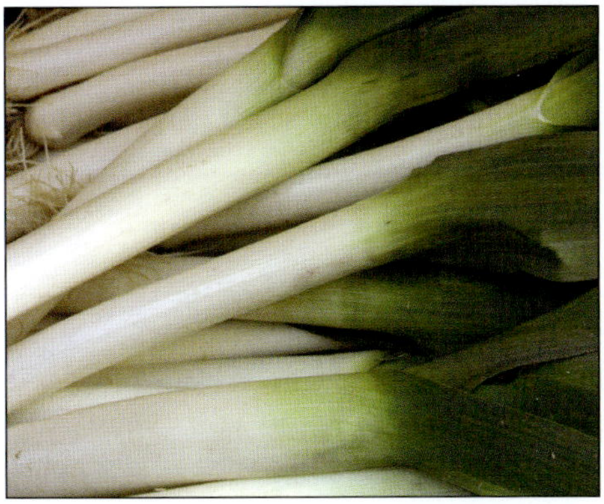

Familie:
Liliaceae

Pflanzenteile:
Blätter

Temperatur:
warm

Geschmack:
roh: scharf; gekocht: süss, scharf

Funktionskreisbezug:
Niere, Lunge, Milz, Leber

TCM-Wirkungen mit Prioritäten und Indikationen

1 **Yang tonisieren**
tonisiert Nieren-Yang, tonisiert Lungen-Yang, tonisiert Wei-Qi, Ödem, Durchfall, Diarrhö, Libidomangel, Impotenz, Samenerguss vorzeitig, Urinieren unwillkürlich, Harninkontinenz, Rückenschmerz, Beinschwäche, Müdigkeit, Abgeschlagenheit, Energiemangel, Erschöpfung (gekocht)

1 **Qi regulieren und bewegen**
Qi-Stagnation, Halsschmerz, Dysphagie (roher Lauch-Wickel fein geschnitten)

1 **Schleim auflösen/transformieren**
Erkältung, Bronchitis, Nase verschleimt, Sinusitis

2 **Blut bewegen**
Blutstagnation, Blutungen (roh)

2 **Wind-Kälte eliminieren**
Erkältung mit Frösteln, Kälteaversion (roh fein geschnitten als Suppeneinlage oder Saft), Atemwegsinfekt (roher Lauch-Wickel)

2 **Blut tonisieren**
tonisiert Leber-Blut, Eisenmangel, Blutmangel, Anämie aus Erythrozytenbildungsmangel (grüne Pflanzenteile)

2 **Nässe ausleiten und Diurese fördern**
Ödem, Niereninsuffizienz, Nierenschwäche, Harnsäurewerte erhöht

Kontraindikationen und sonstige Hinweise

KI: Bei Hitzsymptomatiken. Bei Yin-Mangel.
Kann Blähungen verursachen. Bei rohem Verzehr ganz fein schneiden.

Quellen C.N.1999, E.I.2005, E.U.1997, F.B.1995, K.J.2001, P.M.1997, P.P.1993, P.R.(N2)2001, P.R.(N2)1999, AGD/ZTCM/1-2006, K.K./NZZ/14-4-2004

Löwenzahn

Taraxacum officinale

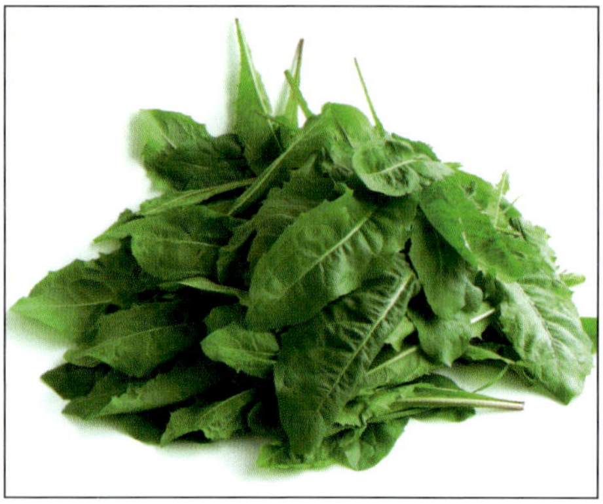

Familie:

Asteraceae

Pflanzenteile:

Blätter

Temperatur:

kühl

Geschmack:

bitter, süss

Funktionskreisbezug:

Leber, Gallenblase, Magen, Gedärme, Niere, Blase

TCM-Wirkungen mit Prioritäten und Indikationen

1 **Hitze eliminieren und Toxine ausleiten**

Akne, Karbunkel, Furunkel, Kopfschmerz, Migräne, Leberverhärtung, Gallenflussstau, Blut reinigend

1 **Hitze eliminieren und Feuer reduzieren**

Leber-Feuer, Magen-Feuer, Hypertonie, Bluthochdruck, Augenrötung (60 bis 120 g frischen Löwenzahn in Wasser kochen; trinken und äusserlich zur Waschung der Augen), Magengeschwür, Zwölffingerdarmgeschwür, Gastritis chronisch, Obstipation, Verstopfung, Hämorrhoiden, Halsentzündung akut

2 **Nässe/Feuchtigkeit und Hitze ausleiten**

Schwellung, Entzündung, Halsdrüsenschwellung, Karbunkel, Furunkel, Mastitis, Brustdrüsenentzündung, Ikterus, Gelbsucht, Hepatitis, Miktionsstörung, Urin trüb, Verstopfung, Obstipation (Dekokt aus 60 g Löwenzahnblätter, 60 g Maisgriffel, 600 ml Wasser zu einer konzentrierten Flüssigkeit kochen; 3 x täglich 1 Tasse trinken)

2 **Nässe ausleiten und Diurese fördern**

Ödem, Schwellung, Stauung, Urin trüb

2 **Qi regulieren und bewegen**

Leber-Qi-Stagnation, Pfortaderstau, PMS, Prämenstruelles Syndrom, Brustspannen, Müdigkeit, Abgeschlagenheit, Energiemangel, Erschöpfung, Depression, Gallenflussstau

2 **Schleim auflösen/transformieren**

Krebs-Prophylaxe, Tumor-Prophylaxe

Kontraindikationen und sonstige Hinweise

KI: Bei Milz-Mangel mit Durchfallneigung.

Freiland-Löwenzahn im April–Mai auf ungedüngten Wiesen ernten.

Quellen B.K.2000, C.N.1999, E.U.1997, K.J.2001, S.U.2004, AG-D/NL/2-2007, K.K./NZZ/14-4-2004

Mais, Zuckermais

Zea mays

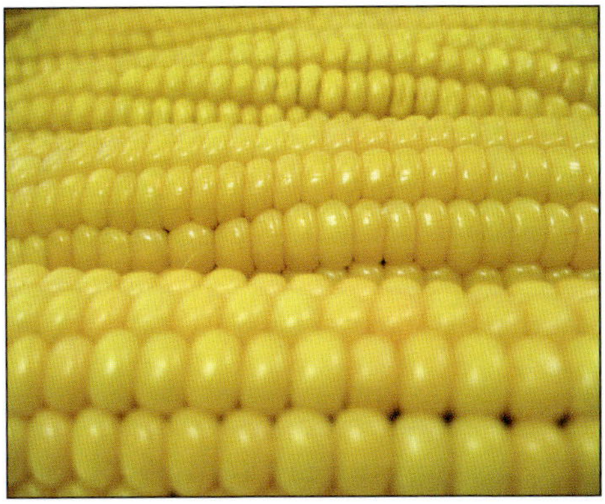

Familie:
Poaceae

Pflanzenteile:
Samen

Temperatur:
neutral

Geschmack:
süss

Funktionskreisbezug:
Magen, Milz, Niere, Gedärme

TCM-Wirkungen mit Prioritäten und Indikationen

1 **Qi tonisieren**
tonisiert Magen-Qi, tonisiert Nieren-Qi, Schwäche der Mitte, Hypoglykämie, Hyperglykämie, Appetitlosigkeit, Dyspepsie, Schwäche sexuell, Libidomangel, Zahnzerfall

2 **Hitze eliminieren, die durch Yin-Mangel verursacht wird**
Hyperthyreose, Schilddrüsenüberfunktion, Untergewicht, Darmschleimhautreizung, Reizdarm, Nephritis, Zöliakie, Dyspepsie

2 **Nässe/Feuchtigkeit auflösen/transformieren**
Cholesterinwert erhöht, Triglyzeridwert erhöht

3 **Nässe ausleiten und Diurese fördern**
Nephritis, Ödem, Gedunsenheit, Miktionsstörung

Kontraindikationen und sonstige Hinweise

Bei ausschliesslicher Ernährung mit Mais kann es zu einem Niacin-Mangel kommen. Dies führt zu Encephalopathien, krankhaften und entzündlichen Hirnveränderungen. Daher ist es günstig, den Mais mit Hülsenfrüchten zu kombinieren. Die Maiskörner müssen gut zerkaut werden, da sie ansonsten nur schwer im Verdauungstrakt aufschliessbar sind. Mais nimmt aus dem Boden nicht nur die Mineralien intensiv auf, sondern auch Düngemittel, Pestizide und andere Schadstoffe. Deshalb sollte in der Küche ausschließlich Mais aus biologischem Anbau verwendet werden.

Quellen E.U.1997, F.B.1997, P.M.1997, P.R.(N2)1999, S.U.2004

Pastinake

Pastinaca sativa

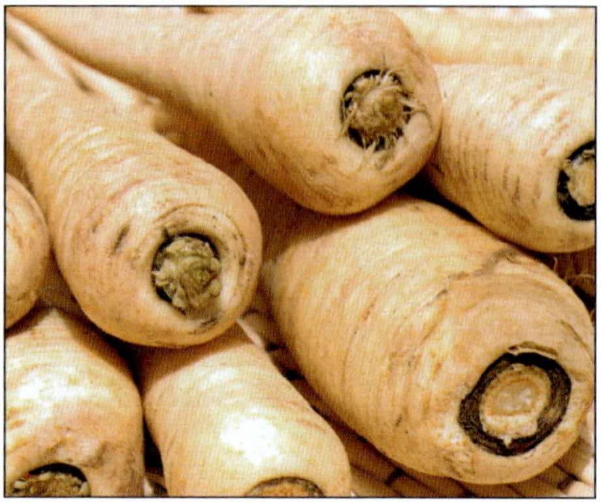

Familie:
Apiaceae

Pflanzenteile:
Wurzel

Temperatur:
neutral

Geschmack:
süss, scharf

Funktionskreisbezug:
Milz, Magen, Lunge, Gedärme, Niere, Leber, Gallenblase

TCM-Wirkungen mit Prioritäten und Indikationen

1 **Qi tonisieren**

tonisiert Milz-Qi, tonisiert Magen-Qi, tonisiert Lungen-Qi, tonisiert Wei-Qi, Atemschwierigkeit, Kurzatmigkeit, Husten, Abwehrschwäche, Infektanfälligkeit, Immunschwäche, Schwindel

1 **Blut tonisieren**

tonisiert Leber-Blut, Nachtblindheit, Sicht klärend, Augen trocken, Milchbildungsmangel, Laktationsmangel, Schlaflosigkeit, Insomnia, Haut trocken, Schleimhaut trocken, Altershaut dünne

2 **Stuhlgang regulieren/abführen**

Stuhl hart, Verstopfung trocken

3 **Nässe ausleiten und Diurese fördern**

Schweissbildungsmangel, Nierenstein, Rheuma, Arthritis, Gallenstein

3 **Qi regulieren und bewegen**

Kopfschmerz, Gallenflussstau, Gallenstein, Schmerz

Kontraindikationen und sonstige Hinweise

Die Blätter sind giftig.

Quellen J.B.2001, P.P.1993, P.R.(N1)1999, S.U.2004, Wikipedia, B.M./Nat/11-1997, K.K./NZZ/14-4-2004

Peperoni, gelb, rot, grün

Paprika, Paprikaschote

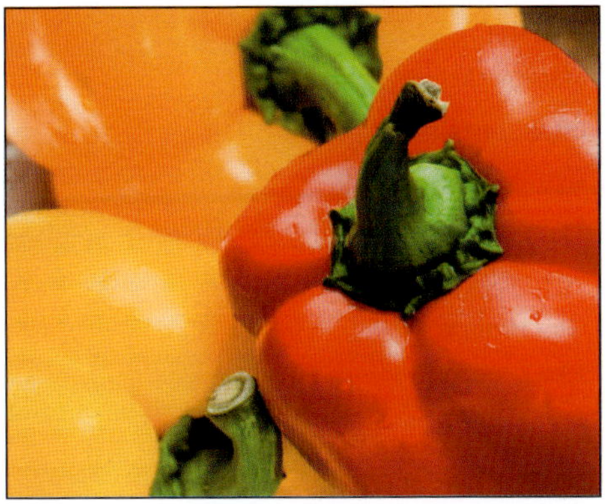

Familie:
Solanaceae

Pflanzenteile:
Frucht

Temperatur:
kühl

Geschmack:
süss, bitter, scharf

Funktionskreisbezug:
Milz, Magen, Dickdarm, Herz

TCM-Wirkungen mit Prioritäten und Indikationen

1 **Schleim auflösen/transformieren**
Arteriosklerose, Cholesterinwert erhöht, Cholesterin-Ablagerung im Gefässsystem, Krebs-Prophylaxe, Magenkrebs-Prophylaxe, Dickdarmkrebs-Prophylaxe

1 **Qi tonisieren**
Appetitlosigkeit, Magensäuremangel, Verdauungsschwäche

3 **Hitze eliminieren und Feuer reduzieren**
Magendarmentzündung

Kontraindikationen und sonstige Hinweise

KI: Bei Milz-Yang-Mangel.

Quellen E.U.1997, J.B.2000, P.R.(N2)1999, S.U.2004, Wikipedia, K.K./NZZ/14-4-2004, W.B./E-U/48(2001)2, W.B./E-U/48(2001)12

Radieschen, Rettich weiss

Raphanus sativus var. sativus

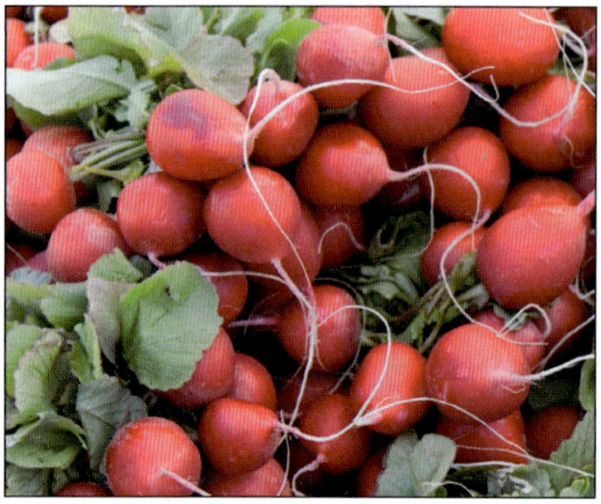

Familie:
Brassicaceae

Pflanzenteile:
Wurzel

Temperatur:
kühl

Geschmack:
scharf, süss

Funktionskreisbezug:
Lunge, Magen

TCM-Wirkungen mit Prioritäten und Indikationen

1 **Schleim auflösen/transformieren**

Schleim (roh), Nebenhöhlenverschleimung, Heiserkeit, Stimmverlust, Schleim zäh, Halsschmerz (Rettich mit Vollrohrzucker ansetzen und Saft ziehen lassen oder Saft aus 350 g Rettich; 30 g frischen Ingwer auspressen; mehrmals täglich trinken), Stoffwechselschlacken infolge Fleischkonsums, Gallenstein, Nierenstein, Krebs-Prophylaxe, Leberverfettung

1 **Nässe/Feuchtigkeit und Hitze ausleiten**

Gallenstein, Nierenstein (täglich 1 Esslöffel geraffelten Rettich während mehreren Wochen einnehmen), Leberentzündung (roh)

2 **Hitze eliminieren und Blut kühlen**

Blut im Sputum, Nasenbluten, Darmblutung

2 **Hitze eliminieren und Toxine ausleiten**

Toxine, entgiftet

2 **Nässe ausleiten und Diurese fördern**

Wasseransammlung, Ödem (roh)

2 **Qi regulieren und bewegen**

senkt das Qi ab (gegart), Gallenproduktion in der Leber vermindert (roh), Übelkeit, Brechreiz

2 **Nahrungsretention auflösen**

Verdauungsblockade (gegart), Magenschmerz, Spannungsgefühl, Übelkeit, Brechreiz, Erbrechen, Blähungen (Rettich garen zu Brei oder als Gemüse oder Rettichsaft mit in heissem Wasser aufgelöstem Kandiszucker vermischen; vor dem Schlafengehen einnehmen; 3 bis 5 Abende wiederholen)

2 **Yin tonisieren**

tonisiert Lungen-Yin, Lungentrockenheit, Säftemangel (roh), Leberzirrhose begleitend

2 **Qi tonisieren**

Appetitlosigkeit, tonisiert Wei-Qi, Abwehrschwäche, Infektanfälligkeit, Immunschwäche

Kontraindikationen und sonstige Hinweise

KI: Bei Milz-Yang-Mangel, Magen-Yang-Mangel. Bei Aufstossen (roh).

Quellen C.N.1999, E.U.1997, F.B.1995, J.B.2000, P.P.1993, P.R.(N2)1999, P.R.(HPI)1999, S.U.2004, K.K./NZZ/144-2004, S.G./E-U/48(2001)8, W.B/E-U/48(2001)8, Zz/NHP/8-1996

Rande

Rote Beete
Beta vulgaris var. vulgaris

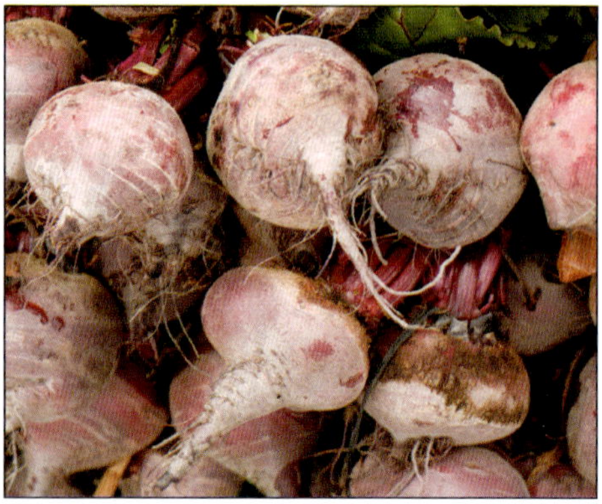

Familie:
Chenopodiaceae

Pflanzenteile:
knollenartige Wurzel

Temperatur:
neutral

Geschmack:
süss, bitter

Funktionskreisbezug:
Herz, Leber, Milz, Magen, Gedärme

TCM-Wirkungen mit Prioritäten und Indikationen

1 **Blut tonisieren**
tonisiert Herz-Blut, tonisiert Leber-Blut, Shen stabilisierend, Unruhe geistig, Nervosität, Chemotherapie begleitend, Radiotherapie begleitend (roher Saft), Anämie aus Blutbildungsmangel im Knochenmark, Blutmangel

2 **Stuhlgang regulieren/abführen**
Verstopfung trocken (roh Saft), Darmperistaltik verlangsamt (gekocht)

2 **Qi regulieren und bewegen**
Leber-Qi-Stagnation, Brustenge, Menstruation unregelmässig, gegenläufiges Magen-Qi

2 **Qi tonisieren**
tonisiert Magen-Qi, tonisiert Milz-Qi, Appetitlosigkeit, Magensäuremangel

2 **Nässe/Feuchtigkeit auflösen/transformieren**
Cholesterinwert erhöht

2 **Schleim auflösen/transformieren**
Geschwulst (täglich 250 g gerieben roh oder 300-500 ml Saft roh)

3 **Parasiten eliminieren**
Darmparasiten

Kontraindikationen und sonstige Hinweise

KI: Bei Morbus Crohn. Bei Nierensteinen, Calcium-Oxalat-Steinen.
Wegen dem hohen Oxalsäuregehalt in der Schale sollte die Rande nur geschält verzehrt werden.

Quellen F.B.1992, I.E. 2005, J.B.2000, P.M.1997, P.P.1993, P.R.(N2)1999, P.W.1988, Wikipedia, K.K./NZZ/14-42004

Salat, Brunnenkresse

Wasserkresse
Nasturtium officinalis

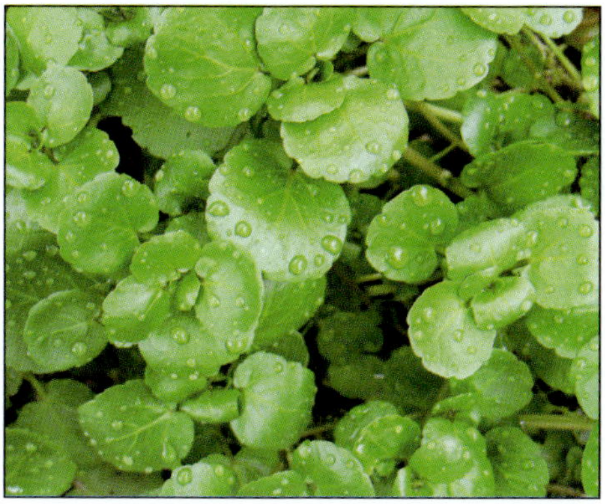

Familie:
Brassicaceae

Pflanzenteile:
Blätter

Temperatur:
kühl

Geschmack:
scharf, bitter

Funktionskreisbezug:
Lunge, Niere, Milz, Leber

TCM-Wirkungen mit Prioritäten und Indikationen

1 **Blut bewegen**
Durchblutungsstörung

1 **Schleim auflösen/transformieren**
Husten, Bronchitis, Erkältung, Heiserkeit, Bronchialsekret zähflüssig, Schleim zäh, Lungenemphysem, Nierenstein, Gicht, Krebs-Prophylaxe, Lymphstau

2 **Blut tonisieren**
tonisiert Leber-Blut, Anämie, Blutmangel, Blässe

2 **Hitze eliminieren und Toxine ausleiten**
Ekzem, Skrofeln, Hautausschlag, Toxine

2 **Qi tonisieren**
tonisiert Milz-Qi, tonisiert Nieren-Qi, Appetitlosigkeit, Stoffwechselschwäche, Müdigkeit, Abgeschlagenheit, Energiemangel, Erschöpfung, Diabetes mellitus, Verdauungsschwäche, Magenschwäche, Übergewicht, Adipositas

2 **Qi regulieren und bewegen**
Gallenflussstau

2 **Nässe/Feuchtigkeit auflösen/transformieren**
Ödem, Lymphstau, Ausfluss, Leukorrhö

3 **Nässe ausleiten und Diurese fördern**
Ödem, Urinieren spärlich, Oligurie

3 **Nässe/Feuchtigkeit und Hitze ausleiten**
Ikterus, Gelbsucht, Gallenstein

▶

◄

Kontraindikationen und sonstige Hinweise

KI: Bei Salicylsäureunverträglichkeit.
Vorsicht in der Schwangerschaft, da Brunnenkresse stark Blut bewegend wirkt!

Quellen P.M.1997, P.P.1993, P.R.(HPI)1999, S.F.2004, Wikipedia, K.K./NZZ/14-4-2004

Salat, Brüsseler

Brüsseler Chicorée
Cichorium intybus

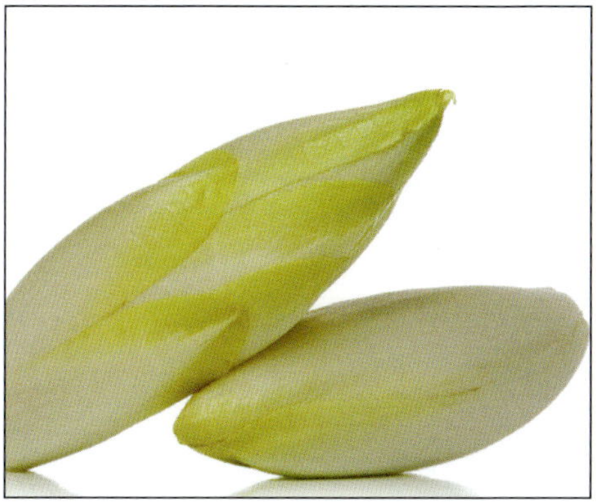

Familie:
Asteraceae

Pflanzenteile:
Blätter

Temperatur:
kühl

Geschmack:
süss, bitter

Funktionskreisbezug:
Leber, Gallenblase, Milz

TCM-Wirkungen mit Prioritäten und Indikationen

1 **Qi regulieren und bewegen**
Gallenflussstau, Gallenausschüttung vermindert, Fettverdauungsschwäche, Gallenstein

2 **Qi tonisieren**
tonisiert Milz-Qi, Appetitlosigkeit, Verdauungsschwäche, Gallenproduktion in der Leber vermindert, Diabetes mellitus, Hypoglykämie (Chicorée zusammen mit anderen Nahrungsmitteln essen; verlangsamt den Anstieg des Blutzuckerspiegels)

2 **Blut tonisieren**
Sicht klärend, Lichtempfindlichkeit, Sicht verschwommen, Augenschmerz, Hauterkrankung, Haare spröde, Haare glanzlos, Haarausfall

3 **Hitze eliminieren und Feuer reduzieren**
Leber-Hitze, Augenentzündung

Kontraindikationen und sonstige Hinweise

KI: Bei Milz-Yang Mangel

Quellen E.I.2005, J.B.2000, K.J. 2001, S.U.2004, Wikipedia, AG-D/NL/2-2005b, K.K./NZZ/14-4-2004

Salat, Cicorino rosso / verde

Cichorium intybus

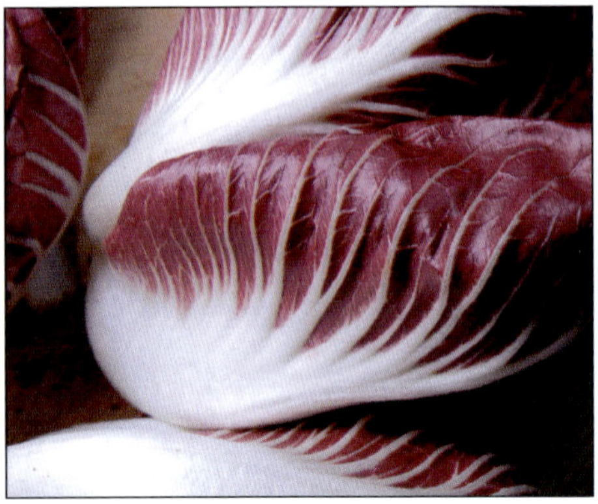

Familie:
Asteraceae

Pflanzenteile:
Blätter

Temperatur:
kühl

Geschmack:
bitter, süss

Funktionskreisbezug:
Herz, Milz, Leber

TCM-Wirkungen mit Prioritäten und Indikationen

1 **Nässe/Feuchtigkeit auflösen/transformieren**
Cholesterinwert erhöht

1 **Schleim auflösen/transformieren**
Arteriosklerose

2 **Blut tonisieren**
tonisiert Leber-Blut, tonisiert Herz-Blut, Anämie, Blutmangel

3 **Qi tonisieren**
tonisiert Milz-Qi, Appetitlosigkeit, Verdauungsschwäche, Gallenblasenträgheit, Gallenproduktion in der Leber vermindert, Venenschwäche

Quellen E.I.2005, P.M.1997, P.R.(N1)1999, R.C.1998, S.U.2004, Wikipedia, K.K./NZZ/14-4-2004

Salat, Eisberg

Krachsalat, Eisbergsalat
Lactuca sativa

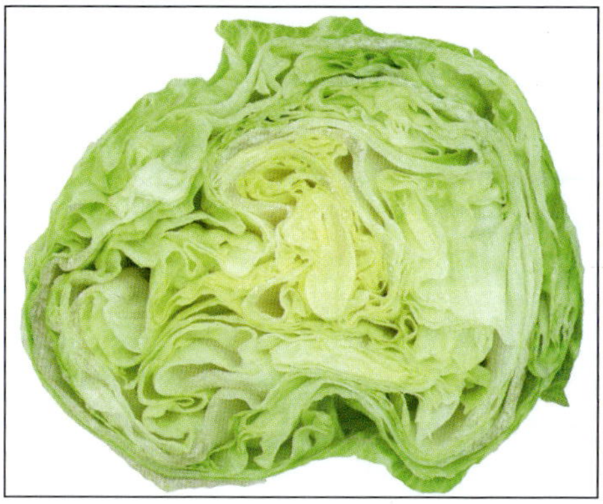

Familie:
Asteraceae

Pflanzenteile:
Blätter

Temperatur:
kühl

Geschmack:
süss, bitter

Funktionskreisbezug:
Herz, Blase, Gedärme

TCM-Wirkungen mit Prioritäten und Indikationen

1 **Nässe/Feuchtigkeit und Hitze ausleiten**
Urinieren schmerzhaft, Hämorrhoiden, Feuchte-Hitze im Darm, Stuhl weich, Stuhl geruchsintensiv, Darmflorastörung

2 **Shen/Geist beruhigen**
Nervosität, Anspannung psychisch, Unruhe

2 **Nässe ausleiten und Diurese fördern**
Miktionsstörung

3 **Hitze eliminieren und Blut kühlen**
Hämaturie, Blut im Urin

4 Blut tonisieren
Milchbildungsmangel, Laktationsmangel, Anämie, Blutmangel

Kontraindikationen und sonstige Hinweise

Übermässiger roher Konsum schwächt das Milz-Qi.

Quellen E.I.2005, P.M.1997, P.R.(N2)1999, R.C.1998, S.U.2004, Wikipedia, K.K./NZZ/14-4-2004

Salat, Endivie glatt und gekraust

Cichorium intybus

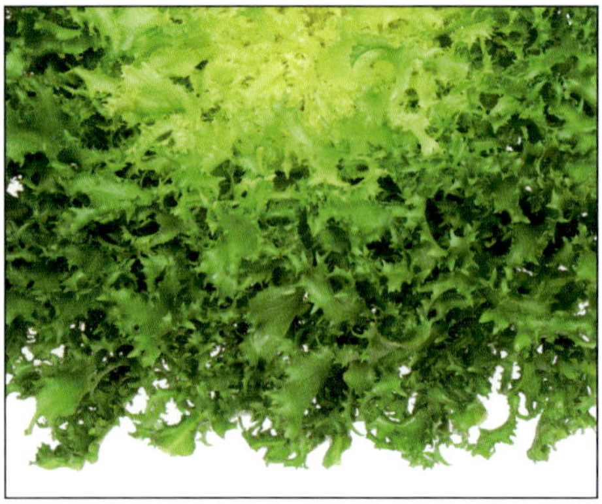

Familie:
Asteraceae

Pflanzenteile:
Blätter

Temperatur:
kühl

Geschmack:
bitter, süss

Funktionskreisbezug:
Leber, Herz

TCM-Wirkungen mit Prioritäten und Indikationen

1 **Shen/Geist beruhigen**
Unruhe, Schlaflosigkeit, Insomnia

1 **Blut tonisieren**
tonisiert Herz-Blut, tonisiert Leber-Blut, Anämie, Blutmangel

2 **Qi tonisieren**
tonisiert Milz-Qi, Appetitlosigkeit, Verdauungsschwäche

3 **Nässe ausleiten und Diurese fördern**
Wasseransammlung, Ödem

3 **Qi regulieren und bewegen**
Gallenflussstau, Gallenausschüttung vermindert

Quellen E.I.2005, P.M.1997, P.R.(N1)1999, R.C.1998, S.F.2004, S.U.2004, K.K./NZZ/14-4-2004, W.B./EU/48(2001)10, W.B./E-U/48(2001)12

Salat, Feldsalat

Rapunzel, Ackersalat, Nüsslisalat, Vogerlsalat
Valeriana locusta

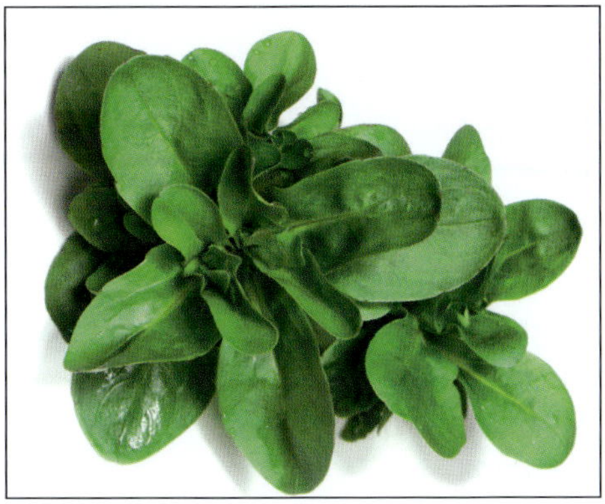

Familie:
Valerianaceae

Pflanzenteile:
Blätter

Temperatur:
neutral

Geschmack:
süss, bitter

Funktionskreisbezug:
Leber, Herz, Gedärme

TCM-Wirkungen mit Prioritäten und Indikationen

1 **Blut tonisieren**
tonisiert Leber-Blut, tonisiert Herz-Blut, Anämie, Blutmangel, Sehschwäche

2 **Stuhlgang regulieren/abführen**
Verstopfung, Obstipation

Quellen E.I.2005, J.B.2000, P.R.(N2)1999, S.F.2004, S.U.2004, K.K./NZZ/14-4-2004

Salat, Kopfsalat

Grüner Salat, Häuptelsalat
Lactuca sativa

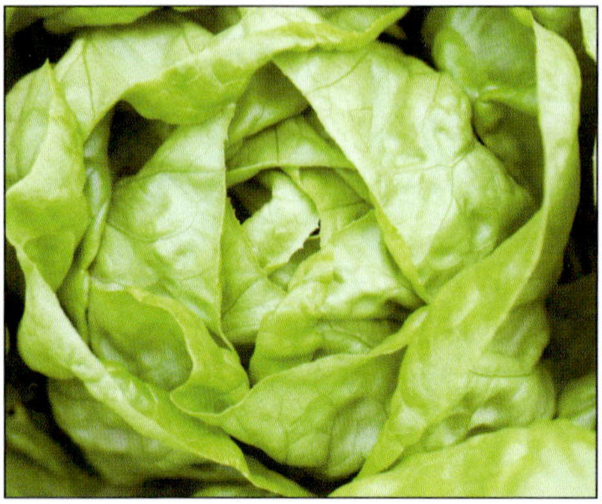

Familie:
Asteraceae

Pflanzenteile:
Blätter

Temperatur:
kühl

Geschmack:
süss, bitter

Funktionskreisbezug:
Gedärme, Magen, Herz

TCM-Wirkungen mit Prioritäten und Indikationen

1 **Nässe/Feuchtigkeit und Hitze ausleiten**
Blasenentzündung, Urinieren schmerzhaft, Zystitis, Urinieren spärlich, Urin dunkel, Hämorrhoiden, Magen-Hitze, Darmflorastörung

1 **Shen/Geist beruhigen**
Nervosität, Anspannung psychisch, Unruhe

2 **Hitze eliminieren und Blut kühlen**
Hämaturie, Blut im Urin

2 **Qi tonisieren**
tonisiert Milz-Qi, Appetitlosigkeit, Verdauungsschwäche

3 **Nässe ausleiten und Diurese fördern**
Wasseransammlung

4 **Blut tonisieren**
Milchbildungsmangel, Laktationsmangel, Anämie, Blutmangel

Kontraindikationen und sonstige Hinweise

Übermässiger roher Konsum schwächt das Milz-Qi. Der übermässige Verzehr bestimmter Gemüse, speziell Petersilie, Schnittlauch, Portulak, Kopfsalat, Spinat, verschiedene Kohlsorten (Federkohl, Blumenkohl, Broccoli, Rosenkohl) kann aufgrund seines Vitamin-K1-Gehalts die antikoagulatorische Wirkung von Marcoumar reduzieren (vor allem, wenn das Gemüse schonend zubereitet oder in grösseren Mengen verzehrt wird).

Quellen E.I.2005, F.B.1998, K.J.2001, P.M.1997, P.R.(N1)1999, R.C.1998, S.U.2004, Wikipedia, AG-D/NL/3-2006, K.K./Nzz/14-4-2004, W.B./E-U/48(2001)10, W.B./E-U/48(2001)12

Salat, Lattich

Lactuca sativa

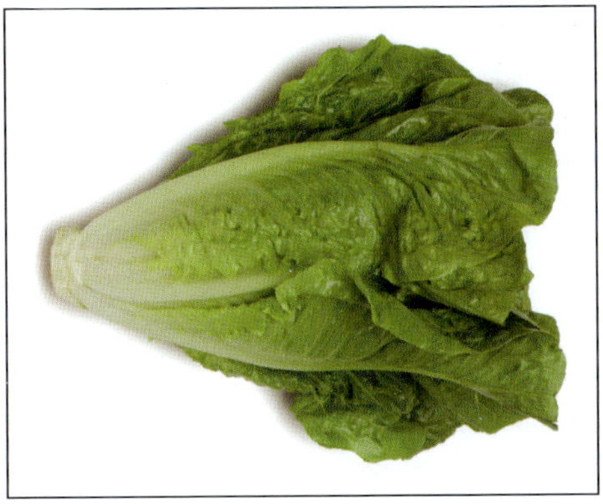

Familie:
Asteraceae

Pflanzenteile:
Blätter

Temperatur:
kühl

Geschmack:
bitter, süss

Funktionskreisbezug:
Herz Gedärme

TCM-Wirkungen mit Prioritäten und Indikationen

1 **Hitze eliminieren und Nässe trocknen**
Candida, Miktionsstörung

1 **Blut tonisieren**
tonisiert Leber-Blut, Milchbildungsmangel, Laktationsmangel

1 **Shen/Geist beruhigen**
Nervosität, Anspannung psychisch, Unruhe, Schlafstörung

3 **Hitze eliminieren und Blut kühlen**
Blut im Urin, Hämaturie

3 **Nässe ausleiten und Diurese fördern**
Ödem, Urinieren spärlich

Kontraindikationen und sonstige Hinweise

KI: Bei Kältesymptomen in Milz und Magen.

Quellen E.U.1997, K.J.2001, P.M.1997, P.R.(N1)1999, R.C.1998, Wikipedia, K.K./Nzz/14-4-2004, W.B./EU/48(2001)10, W.B./E-U/(2001)12

Salat, Winterportulak

Portulak
Montia perfoliata

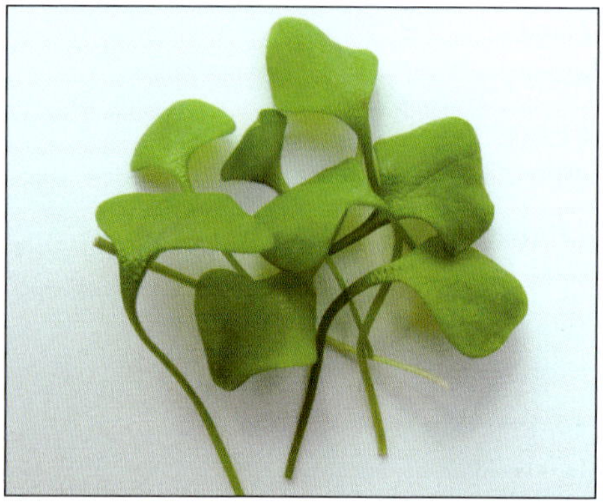

Familie:
Portulacaceae

Pflanzenteile:
Blätter

Temperatur:
neutral

Geschmack:
süss, sauer

Funktionskreisbezug:
Herz, Leber, Gedärme

TCM-Wirkungen mit Prioritäten und Indikationen

1 **Blut tonisieren**
tonisiert Herz-Blut, tonisiert Leber-Blut, Anämie, Blutmangel

2 **Shen/Geist beruhigen**
Unruhe, Nervosität

3 **Stuhlgang regulieren/abführen**
Stuhltrockenheit, Verstopfung, Obstipation, Darmperistaltik verlangsamt, Stuhl hart

3 **Nässe/Feuchtigkeit auflösen/transformieren**
Cholesterinwert erhöht, Cholesterin senkend

Kontraindikationen und sonstige Hinweise

Der übermässige Verzehr bestimmter Gemüse, speziell Petersilie, Schnittlauch, Portulak, Kopfsalat, Spinat, verschiedene Kohlsorten (Federkohl, Blumenkohl, Broccoli, Rosenkohl) kann aufgrund seines Vitamin-K1-Gehalts die antikoagulatorische Wirkung von Marcoumar reduzieren (vor allem, wenn das Gemüse schonend zubereitet oder in grösseren Mengen verzehrt wird).

Quellen E.I.2005, R.C.1998, S.F.2004, W.F.1997, K.K./NZZ/14-4-2004

Salat, Zuckerhut

Cichorium intybus

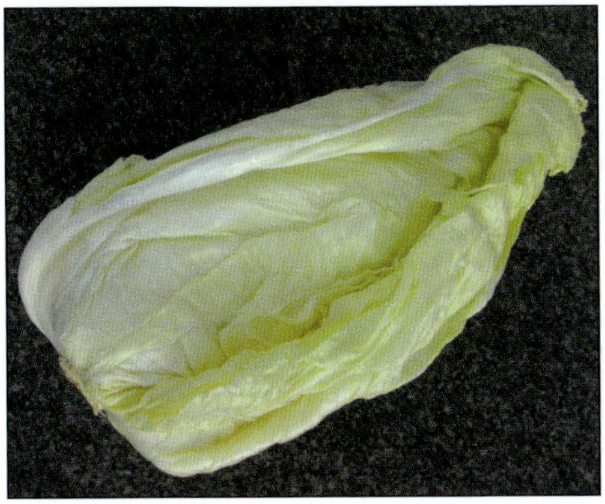

Familie:
Asteraceae

Pflanzenteile:
Blätter

Temperatur:
kühl

Geschmack:
bitter, süss

Funktionskreisbezug:
Herz, Milz, Leber

TCM-Wirkungen mit Prioritäten und Indikationen

1 **Nässe/Feuchtigkeit auflösen/transformieren**
Cholesterinwert erhöht

1 **Schleim auflösen/transformieren**
Arteriosklerose

2 **Qi tonisieren**
tonisiert Milz-Qi, Appetitlosigkeit, Verdauungsschwäche, Venenschwäche, Gallenblasenträgheit, Gallenproduktion in der Leber vermindert

3 **Blut tonisieren**
tonisiert Leber-Blut, tonisiert Herz-Blut, Anämie, Blutmangel

Quellen E.I.2005, P.M.1997, P.R.(N1)1999, R.C.1998, S.U.2004, Wikipedia, , K.K./NZZ/14-4-2004

Sauerkraut, roh

Sauerkohl

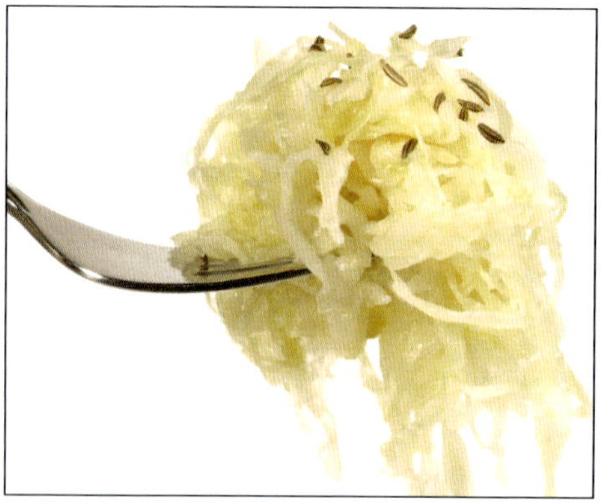

Familie:

Brassicaceae

Pflanzenteile:

Weisskohlblätter

Temperatur:

neutral

Geschmack:

sauer, süss

Funktionskreisbezug:

Milz, Magen, Gedärme, Dreifacherwärmer

TCM-Wirkungen mit Prioritäten und Indikationen

1 **Qi tonisieren**

tonisiert Wei-Qi, tonisiert Milz-Qi, tonisiert Dreifacherwärmer-Qi, Darmerkrankung, Krebs-Prophylaxe, Dickdarmkrebs-Prophylaxe, Darmflorastörung, Verdauungsstörung, Abwehrschwäche, Immunschwäche, Infektanfälligkeit, Müdigkeit, Abgeschlagenheit, Energiemangel, Erschöpfung, Schwäche

1 **Nässe/Feuchtigkeit auflösen/transformieren**

Candida, Vaginalpilz, Cholesterinwert erhöht, Bluthochdruck, Hypertonie

2 **Nahrungsretention auflösen**

Völlegefühl, Aufstossen saures, Magenschmerz, Heliobacter pylori, Magensäuremangel, Magenübersäuerung (1 dl Sauerkrautsaft oder 2 Gabeln Sauerkraut 3 mal täglich essen; bei Heliobacter pylori mindestens über 3 Monate)

2 **Qi regulieren und bewegen**

Verstopfung, Obstipation, Darmperistaltik verlangsamt, Krebs-Prophylaxe, Dickdarmkrebs-Prophylaxe, Aufstossen saures (1 dl Sauerkrautsaft 1-3 mal täglich)

2 **Hitze eliminieren und Toxine ausleiten**

Darmflorastörung, Diarrhö, Durchfall, Darmbakterien pathogen, Salmonelleninfektion, Lebensmittelvergiftung, Staphylokokkeninfektion

3 **Parasiten eliminieren**

Madenwürmer

3 **Blut tonisieren**

tonisiert Leber-Blut, Anämie, Blutmangel

Quellen J.B.2000, K.P./BC/2002, P.R.(N2)1999, S.A.1984, S.U.2004, Wikipedia, AG-D/ZTCM/1-2005b, K.K./NZZ/14-4-2004

Schwarzwurzel

Winterspargel
Scorconera hispanica

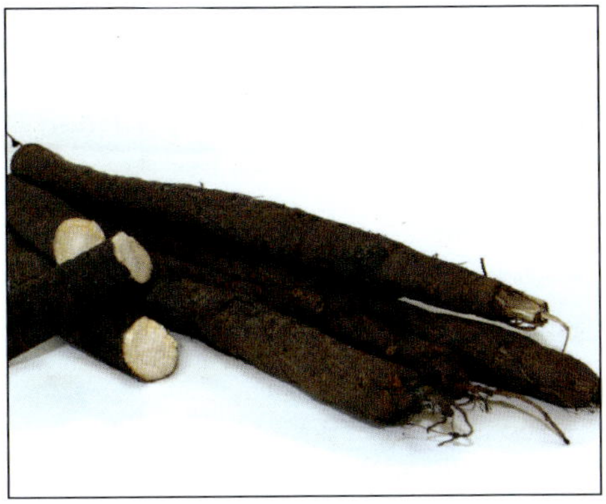

Familie:
Asteraceae

Pflanzenteile:
Wurzel

Temperatur:
kühl

Geschmack:
süss, bitter

Funktionskreisbezug:
Milz, Leber

TCM-Wirkungen mit Prioritäten und Indikationen

1 **Blut tonisieren**
tonisiert Leber-Blut, tonisiert Herz-Blut, Anämie, Blutmangel

2 **Qi tonisieren**
tonisiert Milz-Qi, Diabetes mellitus, Magenempfindlichkeit

3 **Nässe/Feuchtigkeit und Hitze ausleiten**
Magenübersäuerung, Übersäuerung des Körpers

Kontraindikationen und sonstige Hinweise

KI: Bei Schwäche der Mitte.
Schwarzwurzeln können Blähungen auslösen, (schwer verdauliche Polysaccharide). Kombualge mitkochen zur Verbesserung der Verdaulichkeit.

Quellen J.B.2000, Wikipedia, B.M./Nat/11-1997, K.K./NZZ/14-4-2004, W.E./E-U/49(2002)12

Spargel, grün

Asparagus officinalis

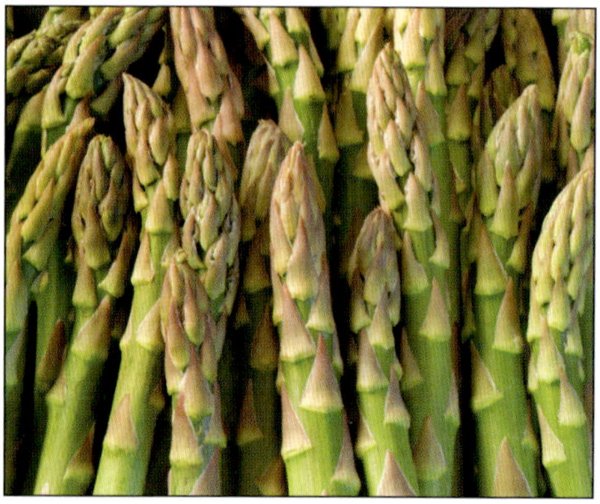

Familie:
Asparagaceae

Pflanzenteile:
Sprossen

Temperatur:
neutral

Geschmack:
süss, bitter

Funktionskreisbezug:
Leber, Niere, Gedärme

TCM-Wirkungen mit Prioritäten und Indikationen

1 **Nässe ausleiten und Diurese fördern**
Ödem, Harnverhalten, Blasenentzündung, Bluthochdruck, Hypertonie

2 **Nässe/Feuchtigkeit auflösen/transformieren**
Cholesterinwert erhöht, Arteriosklerose

2 **Stuhlgang regulieren/abführen**
Verstopfung, Übergewicht, Adipositas

3 **Blut tonisieren**
tonisiert Leber-Blut

Kontraindikationen und sonstige Hinweise

KI: Bei Entzündungen der Nieren, Nierensteine, Gicht. Bei Schwangerschaft zu stark entwässernd.

Quellen F.B.1995, F.W.1997, P.M.1997, P.P.1993, P.W.1988, S.U.2004, K.K./NZZ/14-4-2004, W.B/E-U/48(2001)6, V.B./Nat./12-1996

Spargel, weiss

Asparagus officinalis

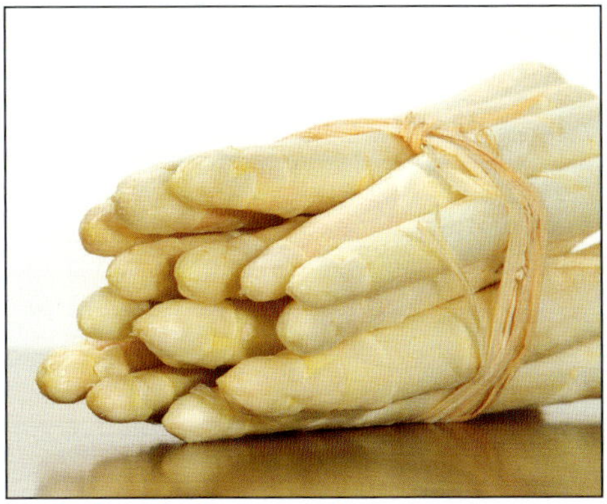

Familie:

Asparagaceae

Pflanzenteile:

Sprossen

Temperatur:

kühl

Geschmack:

süss, bitter

Funktionskreisbezug:

Lunge, Niere, Gedärme

TCM-Wirkungen mit Prioritäten und Indikationen

1 **Yin tonisieren**

Säftemangel, Trockenheit, Lungentrockenheit, Bronchitis chronisch, Tuberkulose, Trockenheit bei Diabetes mellitus, Herzerkrankung nervös

1 **Nässe ausleiten und Diurese fördern**

Ödem, Harnverhalten, Blasenentzündung, Zystitis, Bluthochdruck, Hypertonie

2 **Stuhlgang regulieren/abführen**

Verstopfung, Obstipation, Übergewicht, Adipositas

Kontraindikationen und sonstige Hinweise

KI: Bei Entzündungen der Nieren, Nierensteine, Gicht. Bei Schwangerschaft zu stark entwässernd.

Quellen C.J.1997, F.B.1995, F.W.1997, P.M.1997, P.P.1993, P.R.(N2)1999, P.W.1988, S.U.2004, AG-D/NL/2-2006, K.K./NZZ/14-4-2004, W.B/E-U/48(2001)6

Spinat

Gemüsespinat, Gartenspinat
Spinacia oleracea

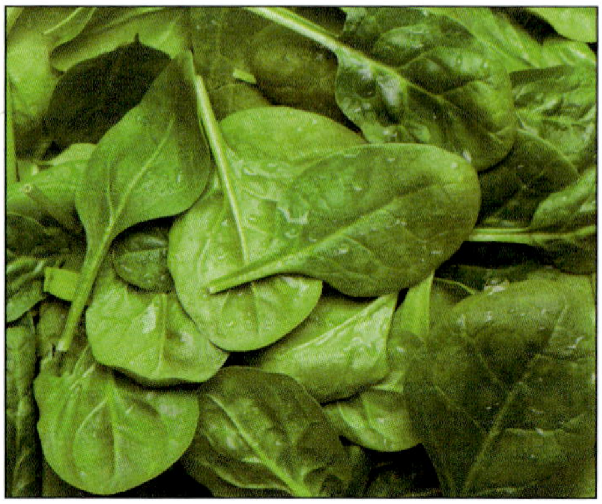

Familie:
Chenopodiaceae

Pflanzenteile:
Blätter

Temperatur:
kühl

Geschmack:
bitter, süss

Funktionskreisbezug:
Leber, Dickdarm, Niere, Milz, Herz

TCM-Wirkungen mit Prioritäten und Indikationen

1 **Blut tonisieren**
tonisiert Leber-Blut, tonisiert Herz-Blut, Sicht klärend, Nachtblindheit, Makuladegeneration-Prophylaxe, Unruhe, Schwindel, Kopfschmerz

1 **Yin tonisieren**
Säftemangel, Trockenheit, Durst, Diabetes mellitus, Unruhe

2 **Qi tonisieren**
tonisiert Leber-Qi, tonisiert Milz-Qi, Pankreasfunktionsschwäche

2 **Essenz/Jing tonisieren**
Zellbildung vermindert, Neuralrohrdefekt-Prophylaxe des Ungeborenen

3 **Hitze eliminieren und Blut kühlen**
Nasenbluten, Darmblutung, Ekzem, Hautentzündung, Herpes simplex

3 **Stuhlgang regulieren/abführen**
Verstopfung trocken, Stuhl hart, Analfisteln, Hämorrhoiden

3 **Hitze eliminieren, die durch Yin-Mangel verursacht wird**
Schwindel, Kopfschmerz, Unruhe, Augenrötung

Kontraindikationen und sonstige Hinweise

KI: Bei Milz-Qi-Schwäche mit Durchfallneigung. Bei Entzündungen der Niere (Oxalsäure kann die Niere irritieren). Der übermässige Verzehr bestimmter Gemüse, speziell Petersilie, Schnittlauch, Portulak, Kopfsalat, Spinat, verschiedener Kohlsorten (Federkohl, Blumenkohl, Broccoli, Rosenkohl) kann aufgrund seines Vitamin-K1-Gehalts die antikoagulatorische Wirkung von Marcoumar reduzieren (vor allem, wenn das Gemüse schonend zubereitet oder in grösseren Mengen verzehrt wird).

Quellen C.N.1999, E.U.1997, F.B.1995, F.W.1997, I.E.2005, J.B.2000, K.J.2001, J.S.1998, P.M.1997, P.P.1993, P.P.2002, P.R.(N2)1999, P.W.1988, S.U.2004, Wikipedia, H.H./E-U/47(2000)10, H.U./E-U/46(1999)3, K.K./NZZ/14-4-2004, Sch.H./Nat/3-2003, W.B/E-U/48(2001)2, W.B/E-U/48(2001)6

Stangensellerie

Apium graveolens

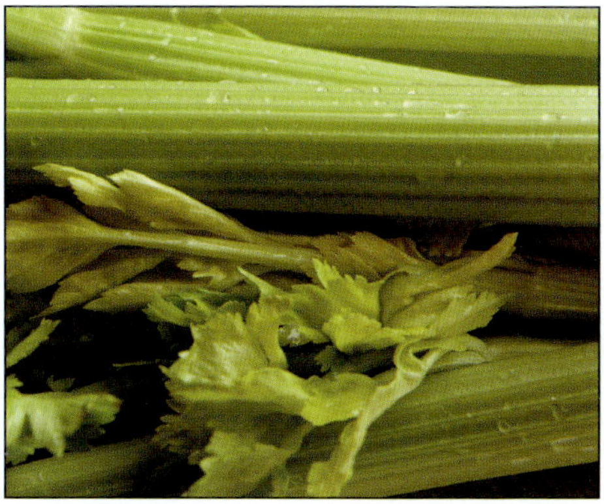

Familie:

Apiaceae

Pflanzenteile:

oberirdische Teile, Stängel und Blätter

Temperatur:

kühl

Geschmack:

süss, scharf

Funktionskreisbezug:

Leber, Milz, Magen

TCM-Wirkungen mit Prioritäten und Indikationen

1 **Hitze eliminieren und Feuer reduzieren**

Leber-Hitze, Augenentzündung, Urinieren schmerzhaft, Kopfschmerz, Bluthochdruck, Gesichtsrötung, Kopf heiss, Schwindel, Zunge gerötet, Reizbarkeit, Unruhe, Aphte, Magen-Hitze, Gastritis, Heisshunger (zu jeder Mahlzeit und zwischendurch rohen Stangensellerie essen)

1 **Hitze eliminieren und Blut kühlen**

Blut im Urin, Hämaturie, Urin trüb, Menstruation verfrüht, Blutungen, Akne, Psoriasis, Diabetes mellitus (Stangenselleriesaft mit etwas Zitronensaft 2 bis 4 Tassen täglich)

1 **Hitze eliminieren und Nässe trocknen**

Entzündung, Gicht, Rheuma, Arthritis, Nervenentzündung (Stangensellerie- und Knollenselleriesaft 2 bis 4 Tassen täglich), Urinieren erschwert, Urinieren schmerzhaft, Ausfluss

2 **Qi regulieren und bewegen**

senkt das Qi ab, Aufstossen, Übelkeit, Brechreiz, Erbrechen

2 **Qi tonisieren**

tonisiert Magen- u. Milz-Qi, Appetitlosigkeit, Blutzuckerspiegel erhöht, Hyperglykämie, Diabetes mellitus

2 **Inneren Wind unterdrücken**

Schwindel

3 **Wind-Hitze eliminieren**

Erkältung fiebrig

3 **Nässe ausleiten und Diurese fördern**

Ödem, Nierenstein-Prophylaxe, Harnsäurewerte erhöht

Kontraindikationen und sonstige Hinweise

KI: Bei Kälte der Mitte. Während der Schwangerschaft, kann Gebärmutterkontraktionen auslösen.

Quellen E.U.1997, F.B.1995, F.W.1997, P.M.1997, P.P.1993, P.R.(N2)1999, P.W.1988, S.U.2004, Wikipedia, K.K./NZZ/14-4-2004, W.B./E-U/48(2001)12

Süsskartoffel

Ipomoea batatas

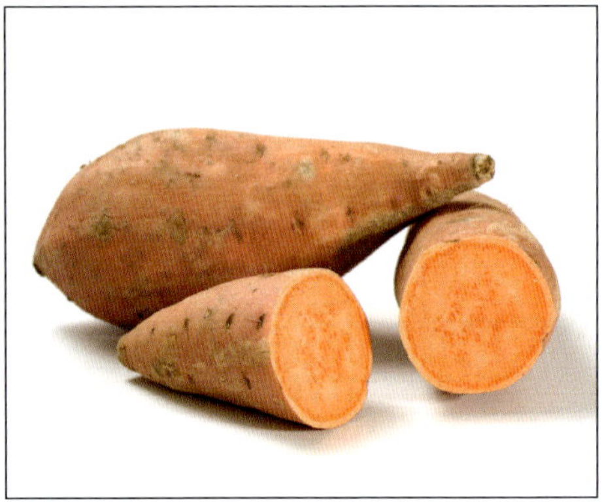

Familie:
Convolvulaceae

Pflanzenteile:
Knolle

Temperatur:
neutral

Geschmack:
süss

Funktionskreisbezug:
Milz, Magen, Gedärme, Niere, Leber

TCM-Wirkungen mit Prioritäten und Indikationen

1 **Qi tonisieren**
tonisiert Milz-Qi, tonisiert Magen-Qi, Schwäche der Mitte, Kurzatmigkeit

1 **Yin tonisieren**
tonisiert Nieren-Yin, tonisiert Magen-Yin, Säftemangel, Durst (roh), Anorexie, Magersucht, Gewichtsverlust, Auszehrung (gekocht), Unruhe (roh), Haut trocken, Schleimhaut trocken

2 **Nässe/Feuchtigkeit und Hitze ausleiten**
Diarrhö, Durchfall, Ikterus, Gelbsucht, Hepatitis infektiös (500 g Süsskartoffeln; 60 g Sucranat mit beliebiger Menge Wasser gar kochen; Süsskartoffel essen und Wasser trinken)

2 **Blut tonisieren**
Anämie, Blutmangel, Laktationsmangel, Milchbildungsmangel, Stillzeit, Nachtblindheit (Süsskartoffelsuppe)

2 **Nässe/Feuchtigkeit auflösen/transformieren**
Arteriosklerose-Prophylaxe, Schlaganfall, Apoplex, Hypertonie, Bluthochdruck, Krebs-Prophylaxe

3 **Stuhlgang regulieren/abführen**
Verstopfung trocken, Stuhl hart

Kontraindikationen und sonstige Hinweise

KI: Bei Nahrungsretention.
Übermässiger Verzehr kann zu Völlegefühl im Abdomen führen.

Quellen B.L.2000, C.J.1997, F.B.1995, E.U.1997, J.B.2000, K.J.2001, N.I.1999, P.M.1997, P.R.(N1)1999, P.W.1988, S.U.2004, K.K./NZZ/14-4-2004

Tomate

Paradeiser
Lycopersicum esculentum

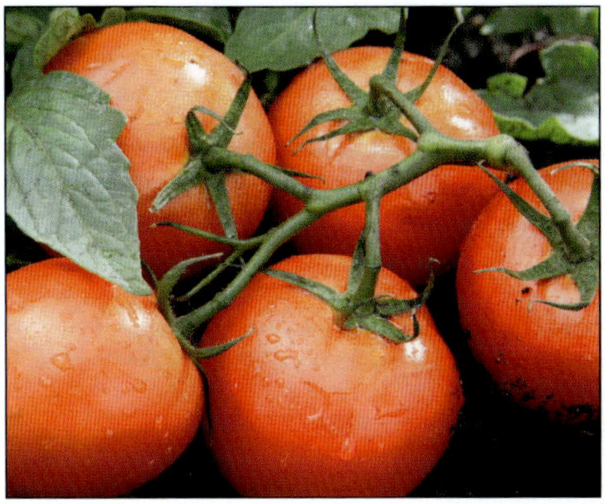

Familie:
Solanaceae

Pflanzenteile:
Frucht

Temperatur:
kalt

Geschmack:
süss, sauer

Funktionskreisbezug:
Leber, Magen

TCM-Wirkungen mit Prioritäten und Indikationen

1 **Hitze eliminieren, die durch Yin-Mangel verursacht wird**

Bluthochdruck, Hypertonie, Augenrötung, Kopfschmerz, Durst, Halstrockenheit, Unruhe, Nervosität, Verstopfung trocken, Mangel-Hitze des Magens mit Nahrungsretention (2x täglich 1 bis 2 rohe Tomaten essen)

1 **Hitze eliminieren und Blut kühlen**

Nasenbluten, Zahnfleischbluten (Tomaten roh essen oder als Saft einnehmen)

2 **Yin tonisieren**

Säftemangel, Durst, Anorexie, Magersucht, Magenschwäche, tonisiert Magen-Yin, tonisiert Leber-Yin, Augen trocken (2 x täglich 2 rohe Tomaten essen)

2 **Blut tonisieren**

Nachtblindheit, Sicht verschwommen (roh essen oder mit Schweinsleber gekocht als Suppe)

2 **Nässe/Feuchtigkeit auflösen/transformieren**

Cholesterin LDL senkend, Krebs-Prophylaxe, Prostatakrebs-Prophylaxe, Mundhöhlenkrebs-Prophylaxe, Speiseröhrenkrebs-Prophylaxe, Magenkrebs-Prophylaxe, Dickdarmkrebs-Prophylaxe

Kontraindikationen und sonstige Hinweise

KI: Bei Kälte der Mitte. Bei Salicylsäureempfindlichkeit. Bei Pseudoallergien.

Quellen E.U.1997, F.B.1995, F.W.1997, K.J.2001, P.M.1997, P.P.1993, P.R(N2)1999, S.E.2004, Y.S.2003, AG-D/NL/5-2005a, K.K./NZZ/14-4-2004, W.B./E-U/48(2001)2, W.B./E-U/48(2001)10, W.B./E-U/48(2001)12, Zz/H-M/2-1998, Zz/NHP/6-1998, Zz/PULS/12-2003b

Zucchetti, Kürbis Sommerkürbisarten

Patisson, Spaghettikürbis, Ölkürbis „Lady Godiva", Rondini
Cucurbita pepo

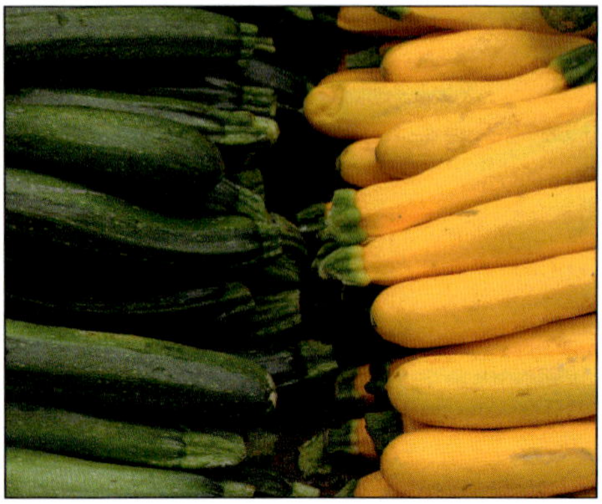

Familie:
Cucurbitaceae

Pflanzenteile:
Frucht

Temperatur:
kühl

Geschmack:
süss, bitter

Funktionskreisbezug:
Milz, Magen, Lunge, Niere

TCM-Wirkungen mit Prioritäten und Indikationen

1 **Hitze eliminieren und Feuer reduzieren**
Nierenentzündung, Glomerulonephritis, Magenschleimhautentzündung, Magenübersäuerung, Leber-Hitze, Bluthochdruck, Hypertonie

1 **Qi tonisieren**
Blutzuckerschwankung, Diabetes mellitus, Hypoglykämie

2 **Nässe ausleiten und Diurese fördern**
Ödem, Miktionsstörung

2 **Stuhlgang regulieren/abführen**
Stuhltrockenheit, Verstopfung trocken, Stuhl hart, Darmperistaltik verlangsamt

2 **Nässe/Feuchtigkeit und Hitze ausleiten**
Darmflorastörung, Darmentzündung

3 **Schleim auflösen/transformieren**
Schleim eitrig, Bronchialasthma, Arteriosklerose, Herzkranzgefässerkrankung

Quellen B.S.2001, C.N.1999, J.B.2000, P.R.(N2)1999, S.H.1991, AG-D/ZTCM/2-2004b, K.K./NZZ/14-4-2004

Zwiebel

Allium cepa

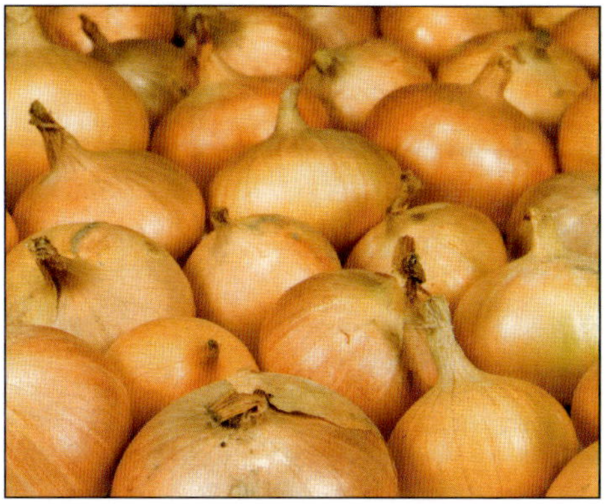

Familie:
Liliaceae

Pflanzenteile:
Zwiebel

Temperatur:
warm

Geschmack:
roh: scharf, süss; gekocht: süss

Funktionskreisbezug:
Lunge, Leber, Magen, Milz, Herz, Niere

TCM-Wirkungen mit Prioritäten und Indikationen

1 **Schleim auflösen/transformieren**

Erkältung, Bronchitis, Nase verschleimt, Sinusitis (äusserlich Zwiebelwickel oder Zwiebeltee mit etwas Honig), Nierenstein

1 **Wind-Kälte eliminieren**

Asthma, Bronchienenge (roh)

1 **Qi tonisieren**

tonisiert Magen-Qi, tonisiert Milz-Qi, tonisiert Wei-Qi, tonisiert Lungen-Qi, tonisiert Nieren-Qi, Appetitlosigkeit, Hyperglykämie, Blutzuckerspiegel erhöht, Abwehrschwäche, Infektanfälligkeit, Immunschwäche, Gesichtsödem, Niereninsuffizienz, Nierenschwäche

2 **Qi regulieren und bewegen**

Asthma allergisches, Allergie durch Insektenstich, Allergie (aufgeschnittene Zwiebel inhalieren, auf den Nachttisch legen), Schwellung durch Allergie (rohen Zwiebelsaft äusserlich auftragen), Gallenflussstau

2 **Blut bewegen**

Thrombose-Prophylaxe, Durchblutungsstörung

2 **Nässe/Feuchtigkeit auflösen/transformieren**

Cholesterinwert erhöht, Triglyzeridwert erhöht, Cholesterin HDL erhöhend, Blutfettwerte erhöht, Herzerkrankung koronar, Bluthochdruck, Hypertonie (täglich 120 g Zwiebel mit Salz in Olivenöl rösten, Sojasauce, Zucker, Essig zugeben und essen; oder Zwiebelwasser: zerteilte Zwiebel in kaltes Wasser einige Stunden einlegen und trinken), Ikterus, Gelbsucht, Krebs-Prophylaxe, Dickdarmkrebs-Prophylaxe

2 **Hitze eliminieren und Toxine ausleiten**

Toxine, entgiftend durch Anregen der Enzymsysteme, Hautentzündung, Abszess, Haut rissig, Akne (innerlich roher Saft und äusserlich Umschläge; Kompressen; Waschungen mit frischem Saft oder gekochten Zwiebeln), Atemwegsinfekt (Zwiebelsirup oder Zwiebelscheiben in wenig Wasser kochen; braunen Zucker dazugeben; löffelweise einnehmen oder gurgeln mit gekochter Zwiebelbrühe)

▶

◄

Kontraindikationen und sonstige Hinweise

KI: Bei Yin-Mangel. Bei Hitze in Lunge oder Magen. Bei starkem, übelriechendem Schwitzen, gelbem Zungenbelag, gelbem Schleim, Fieber, Hitzeaversion, viel Durst.

Im Übermass genossen kann es zu Schwindel und verschwommener Sicht kommen.

Quellen E.U.1997, F.C.2000, F.G.1983, K.J. 2001, P.M.1997, P.P.1993, P.R.(HP1)1998, P.R.(N2)1999, P.W.1988, S.U.2004, K.K./NZZ/14-4-2004, K.S/E-U/50(2003)6, W.E./E-U/49(2002)12

Früchte

Botanisch gesehen entstehen Früchte aus den Blüten einer Pflanze, meistens umhüllen sie mit ihrem Fruchtfleisch den Samen bis zu seiner Reife. Früchte wachsen meist auf mehrjährigen, verholzten Gewächsen. Sie sind das Ergebnis uralter Kultur und wurden vor allem durch traditionelle Züchtung entwickelt.

Früchte bestehen überwiegend aus Wasser (80 bis 93%), enthalten viel Zucker und Ballaststoffe, vor allem Pektin und Hemizellulose. Sie sind wichtige Quellen für Vitalstoffe wie Vitamine, organische Säuren, Mineralstoffe und diverse sekundäre Pflanzenstoffe wie Flavonoide und Karotinoide.

Bei den Vitaminen ist der Gehalt an Vitamin C hervorzuheben.

Der Gehalt dieser ernährungsphysiologisch wertvollen Stoffe schwankt je nach Anbaubedingungen und Witterung und entwickelt sich vor allem im Endstadium der Reife.

Früchte, die einen weiten Transport vor sich haben, müssen in unreifem Zustand (Pflückreife) geerntet werden. Das Nachreifen zur Erntereife ist nur bei sogenannten klimakterischen Früchten möglich.

Zu den nicht-klimakterischen Früchten gehören Ananas, Brombeere, Erdbeere, Himbeere, Kirsche, Weintraube, Wassermelone, Zitrusfrüchte.

Die Konzentration aller bioaktiven Stoffe ist in und direkt unter der Schale am grössten. Biologisch gezogene Früchte können mit der Schale gegessen werden und sind generell deutlich geringer mit Pestiziden und Schwermetallen behaftet.

Die meisten Früchte haben einen süssen und/oder sauren Geschmack. Die Temperatur reicht von warm bis kalt, wobei die einheimischen Früchte, Beeren-, Kern- und Steinobst, tendenziell wärmer sind als die Südfrüchte.

Wir verwenden Früchte, um Yin und Blut zu tonisieren, Hitze zu kühlen, pathogene Feuchtigkeit, und Schleim zu beseitigen, Toxine auszuleiten und um den Stuhlgang zu regulieren.

Früchte haben ein breites Wirkungsspektrum. Ihre Wirkungen sind selten auf nur einen Inhaltsstoff zurückzuführen, sondern auf das additive und synergistische Zusammenwirken aller Inhaltstoffe, das niemals durch die isolierte Zufuhr einzelner Nährstoffe zu erreichen ist.

Früchte werden üblicherweise frisch und roh verzehrt.

Um das kühle Temperaturverhalten auszugleichen, können Früchte gekocht oder gedünstet und als Kompott genossen werden.

Trockenfrüchte sind in ihrem Temperaturverhalten wärmer. Sie sind als Konzentrat zu betrachten. Als Faustregel gilt: soviel davon essen, wie man frische Früchte essen würde. Von geschwefelten Früchten ist abzuraten, sie können Blut-Hitze erzeugen oder verschlechtern.

Ananas

Ananas cosmosus

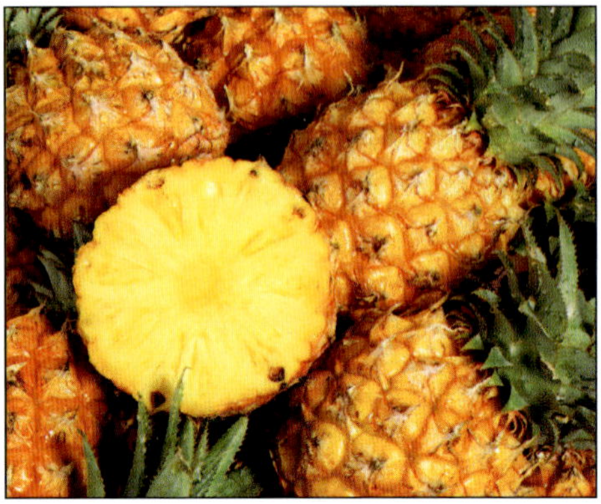

Familie:
Bromeliaceae

Pflanzenteile:
Frucht

Temperatur:
kühl

Geschmack:
süss, sauer

Funktionskreisbezug:
Magen, Milz

TCM-Wirkungen mit Prioritäten und Indikationen

1 **Hitze eliminieren, die durch Yin-Mangel verursacht wird**
Magenschleimhautentzündung chronisch, Gastritis, Magenkrebs-Prophylaxe, Appetitlosigkeit, Übelkeit, Brechreiz trocken, Hypertonie, Bluthochdruck

1 **Hitze eliminieren und Feuer reduzieren**
Hypertonie, Bluthochdruck, Durchfall, Diarrhö, Fieber, Entzündung

1 **Sommerhitze eliminieren**
Schlaflosigkeit, Insomnia, Unruhe, Nervosität, Durst, Sonnenstich (1/3 Ananassaft mit 2/3 kaltem Wasser einnehmen)

1 **Nahrungsretention auflösen**
Verdauungsblockade, Verdauung verlangsamt, Eiweiss-Verdauungsschwäche, Appetitlosigkeit, Übergewicht, Untergewicht (Ananaskapseln oder frische Ananas), Übelkeit, Brechreiz

1 **Yin tonisieren**
Trockenheit, Durst, Halstrockenheit, Mundtrockenheit, Unruhe

1 **Qi tonisieren**
tonisiert Magen-Qi, tonisiert Milz-Qi, Magenatonie, Gastroptose, Magensenkung, Eiweiss-Verdauungsschwäche, Übergewicht, Adipositas

2 **Nässe ausleiten und Diurese fördern**
Ödem, Gedunsenheit, Übergewicht, Adipositas

2 **Schleim auflösen/transformieren**
Husten, Schleim zäh, Krebstherapie-Unterstützung, Thrombose

2 **Wind-Kälte/Hitze-Nässe eliminieren (Rheuma/Bi-Syndrom)**

Entzündung akut (Ananaskapsel oder frische Ananas), Arthritis

3 **Blut bewegen**

Verletzung, Wundheilung schlecht, nach Operationen, Durchblutungsstörung, Angina pectoris

Kontraindikationen und sonstige Hinweise

KI: Bei Ekzemen. Bei Hautgeschwüren. Bei Furunkeln. Bei akutem Zwölffingerdarmgeschwür. Bei Ulkus duodeni. Wegen der austreibenden Wirkung wird in der Gravidität vom Verzehr grösserer Mengen Ananas und deren Saft abgeraten.

Quellen B.A.1994, B.L.2000, C.N.1999, E.U.1997, F.B.1995, H.R.2006, J.B.2000, K.J.2001, P.M.1997, P.P.2002, P.R.(HP2)1999, P.R.(N2)1999, S.U.2004, Wikipedia, Zz/Ern-R/4-03, A.M./N&H/4-1997, M.D./EU/48(2001)1, S.B./N&H/9-1998, Sch.H./Nat/2-1997

Apfel

Malus domestica

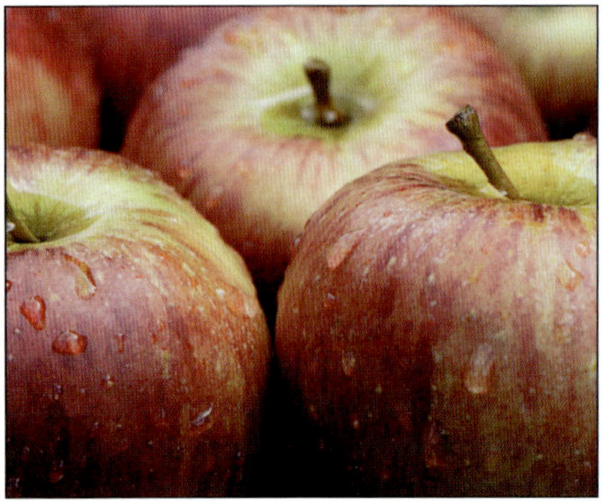

Familie:
Rosaceae

Pflanzenteile:
Frucht

Temperatur:
kühl

Geschmack:
süss, sauer

Funktionskreisbezug:
Lunge, Milz, Magen, Gedärme, Gallenblase

TCM-Wirkungen mit Prioritäten und Indikationen

1 **Yin tonisieren**

Trockenheit, Durst, Lungentrockenheit, Magentrockenheit, Unruhe, Hustenreiz, Trockenheit im Atemtrakt, Schleim zäh, Atemwegsverschleimung, Raucherhusten, Haut faltig, Haut welk, Diabetes mellitus

1 **Nässe/Feuchtigkeit auflösen/transformieren**

Cholesterinwert erhöht, Schmerz rheumatisch, Gicht, Ödem, Bauchwassersucht, Dickdarmkrebs-Prophylaxe, Galleneindickung, Gallenstein-Prophylaxe (Frucht und Saft), Herzerkrankung, Gefässkrankheiten, Arteriosklerose-Prophylaxe, Krebs-Prophylaxe, Ekzem chronisch (Apfelbrei)

1 **Nässe/Feuchtigkeit und Hitze ausleiten**

Feuchte-Hitze, Durchfall, Gastroenteritis, Darminfekt, Colitis ulcerosa, Morbus Crohn (sehr fein geriebener Apfel braun oxidiert; roh essen), Ekzem chronisch

2 **Hitze eliminieren und Feuer reduzieren**

Erkältung fiebrig (Tee aus frischen Früchten oder Apfelschalen aufgiessen; warm trinken), Unruhe, Augenrötung und Schwellung (äusserlich 20 Minuten Packung mit geriebenen Äpfeln), Bluthochdruck, Hypertonie, Magen-Feuer, Gastritis

2 **Hitze eliminieren und Toxine ausleiten**

entgiftet, Toxine, Schwermetallbelastung, Bleibelastung, Quecksilberbelastung, radioaktive Belastung, Ruhr, Paratyphus (Apfeldiät: täglich 1.5 kg Apfel mit Schale und Kerne essen)

2 **Stuhlgang regulieren/abführen**

Darmperistaltik verlangsamt, Verstopfung (frischer Apfel morgens nüchtern essen; Apfel getrocknet; Apfelsaft)

2 **Qi tonisieren**

tonisiert Milz-Qi, tonisiert Lungen-Qi, Kraftlosigkeit, Schwäche, Kranke, die keine feste Nahrung vertragen (2 Äpfel in kleine Stücke schneiden; 1/2 Std. in 1 Liter Wasser kochen; Tee trinken), Anorexie, Magersucht, Appetitlosigkeit, Hypoglykämie, tonisiert Wei-Qi, Abwehrschwäche, Infektanfälligkeit, Immunschwäche, Husten kraftlos (getrockneter Apfel)

3 **Blut tonisieren**

tonisiert Herz-Blut, Schlaflosigkeit, Insomnia (Apfelmus)

Kontraindikationen und sonstige Hinweise

KI: Bei Kälte in Milz und Magen.

Der übermässige Genuss von rohen Äpfeln kann zu Blähungen führen. Bei Durchfall Äpfel schälen und kochen oder gedörrte Äpfel zu sich nehmen. Geschwefelte Dörrfrüchte können Neurodermitis auslösen oder verschlimmern.

Quellen B.A.1994, C.N.1999, E.U.1997, F.B.1992, F.W.1997, J.B.2000, K.J.2001, P.M.1997, P.R.(N1)1999, P.R.(HP2)1999, P.P.1993, S.U.2004, W.B.1995, Wikipedia, B.J./E-U/47(2000)11, N.T./NHP/4-1998, Sch.H./E-U/50(2003)1, V.B./Nat/4-1995 W.B./E-U/48(2001)10, W.B./E-U/48(2001)12, W.H./N&H/9-1995, Sch.H./Nat/2-1997, Zz/N&H/1-1998

Aprikose

Marille
Prunus armeniaca

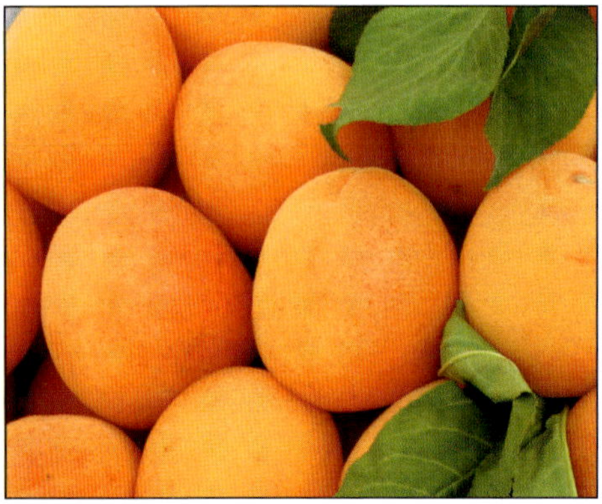

Familie:
Rosaceae

Pflanzenteile:
Frucht

Temperatur:
warm

Geschmack:
süss, sauer

Funktionskreisbezug:
Leber, Lunge, Gedärme

TCM-Wirkungen mit Prioritäten und Indikationen

1 **Blut tonisieren**

Anämie, Blutmangel (täglich 2 halb getrocknete ungeschwefelte Aprikosen essen), Schwäche, Stillzeit

1 **Schleim auflösen/transformieren**

Verhärtung, Schleim, Gebärmutterwucherung, Myom, Tumor (Aprikosensamen; das Innere des Steines zu Tee kochen 1 TL auf 1 Tasse Wasser)

2 **Yin tonisieren**

Haut trocken, Halstrockenheit, Rachentrockenheit, Durst (roh oder als Trockenfrüchte langsam essen), Lungentrockenheit, Asthma (roh eingenommen oder mit Honig zu Sirup eingekocht), Halsentzündung chronisch, Nasenentzündung chronisch

2 **Stuhlgang regulieren/abführen**

Darmträgheit, Verstopfung aus Blutmangel (getrocknete Aprikosen)

Kontraindikationen und sonstige Hinweise

KI: Bei Durchfall. Bei Blut-Hitze.

Von übermässigem Verzehr von Aprikosen in der Schwangerschaft ist abzuraten. Geschwefelte Dörrfrüchte können Neurodermitis auslösen oder verschlimmern. Da Aprikosenkerne den Blausäure abspaltenden Stoff Amygdalin enthalten, dürfen sie nur für therapeutische Zwecke und kurze Zeit eingesetzt werden.

Quellen B.A.1994, C.N.1999, E.U.1997, F.W.1997, J.B.2000, K.J.2001, P.M.1997, P.P.1993, P.R.(N1)1999, P.R.(N2)1999, S.F.2004, S.U.2004, Wikipedia, W.B./E-U/48(2001)12

Banane

Dessertbanane, Kochbanane
Musa paradisiaca

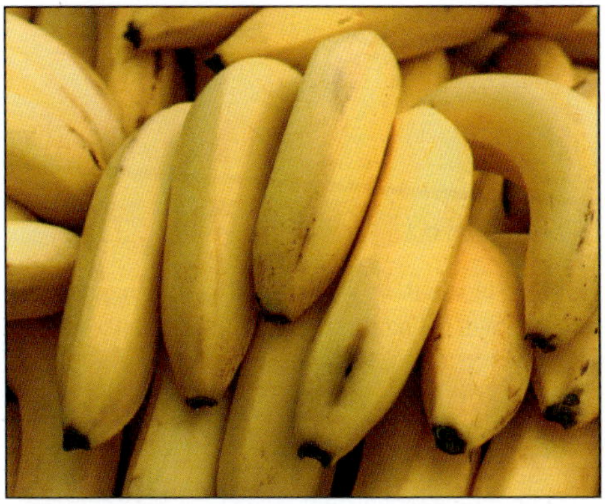

Familie:
Musaceae

Pflanzenteile:
Frucht, Schale

Temperatur:
kühl

Geschmack:
süss

Funktionskreisbezug:
Milz, Magen, Gedärme, Herz

TCM-Wirkungen mit Prioritäten und Indikationen

1 **Qi tonisieren**
tonisiert Magen-Qi, tonisiert Milz-Qi, tonisiert Herz-Qi, Durchfall, Diarrhö, Zöliakie, Sprue, Colitis, Dickdarmentzündung (Kochbanane oder gekochte Dessertbanane), Herzinsuffizienz, Herzrhythmusstörung, Konzentrationsschwäche

1 **Stuhlgang regulieren/abführen**
Verstopfung trocken, Obstipation trocken

1 **Yin tonisieren**
Trockenheit, Lungentrockenheit, Husten trocken (geschnitten und zu dicker Suppe verkocht)

1 **Adstringieren**
Durchfall, Diarrhö, Hämorrhoiden blutende (die teilweise gereifte Bio-Banane mit der Schale oder Kochbanane mit Schale sehr weich kochen und 2 Mal täglich mit der Schale auf leeren Magen essen)

2 **Hitze eliminieren und Toxine ausleiten**
Toxine, entgiftet, Drogenentzug, Alkoholabusus, Geschwür, Warzen (Bananenschale auflegen)

2 **Hitze eliminieren und Feuer reduzieren**
Magen-Hitze, Magenübersäuerung, Magenschleimhautreizung, Bluthochdruck, Hypertonie

2 **Shen/Geist beruhigen**
Schlaflosigkeit, Insomnia, depressive Verstimmung, Stress, Unruhe nervlich, Nervosität

2 **Nässe/Feuchtigkeit auflösen/transformieren**
Cholesterinwert erhöht, Cholesterin HDL erhöhend (Kochbanane), Ödem, Herzerkrankung, Kreislauferkrankung

3 **Wind-Kälte/Hitze-Nässe eliminieren (Rheuma/Bi-Syndrom)**
Rheuma, Gicht

►

◄

Kontraindikationen und sonstige Hinweise

Bei Schwäche der Mitte insbesondere bei Kleinkindern wird der Verzehr von Bananen nur in kleinen Mengen empfohlen. Speziell in halb ausgereiften Bananen, wie auch in Kochbananen, befindet sich viel schwer verdauliche Stärke. Wegen der Pestizidbelastung im konventionellen Anbau ist bei Verwendung der Schale Bio-Qualität ein Muss.

Quellen B.A.1994, B.L.2000, C.N.1999, E.U.1997, F.B.1995, H.R.2006, J.B.2000, K.J.2001, L.U.1996, P.M.1997, P.P.2002, P.R.(HP2)1999, P.R.(N2)1999, S.U.2004, Wikipedia, A.M./N&H/4-1997, V.B./Nat/1-2002

Birne

Pyrrus communis

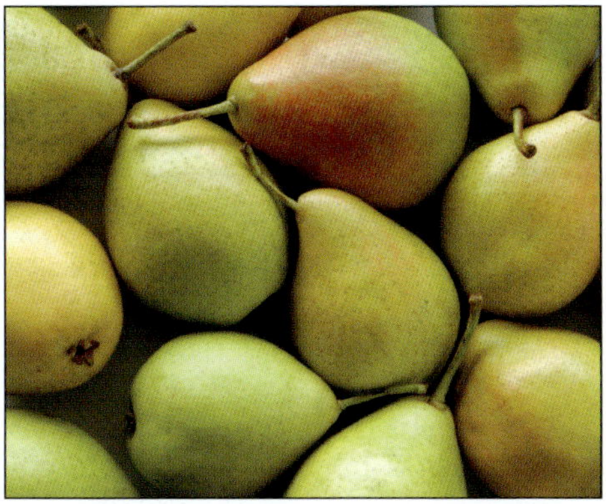

Familie:
Rosaceae

Pflanzenteile:
Frucht

Temperatur:
kühl

Geschmack:
süss, sauer

Funktionskreisbezug:
Lunge, Gedärme, Gallenblase, Milz

TCM-Wirkungen mit Prioritäten und Indikationen

1 **Yin tonisieren**
Trockenheit, Durst, Lungentrockenheit, Halstrockenheit, Husten trocken, Stimmverlust, Trockenheit bei Diabetes mellitus

1 **Hitze eliminieren, die durch Yin-Mangel verursacht wird**
Unruhe, Schlaflosigkeit, Insomnia, Nervosität, Fieber

2 **Blut tonisieren**
Anämie, Blutmangel (ganze Dörrbirnen in Rotwein)

2 **Nässe/Feuchtigkeit und Hitze ausleiten**
Gallenblasenentzündung, Gallenflussstau, Darmflorastörung, Dickdarmentzündung, Dyspepsie, Alkoholabusus

2 **Schleim auflösen/transformieren**
Schleim-Hitze, Bronchitis, Sinusitis, Schleim zäh (Birnensaft mit Zitronensaft mischen, täglich 200–700 ml trinken)

2 **Stuhlgang regulieren/abführen**
Verstopfung trocken, Obstipation trocken, Stuhl hart

3 **Nässe ausleiten und Diurese fördern**
Ödem, Bluthochdruck, Hypertonie

3 **Nässe/Feuchtigkeit auflösen/transformieren**
Harnsäurewerte erhöht, Ödem, Urikämie

Kontraindikationen und sonstige Hinweise

KI: Bei Kälte der Milz und des Magens mit Durchfall. Bei Husten aufgrund von Kälte in der Lunge.
Geschwefelte Dörrfrüchte können Neurodermitis auslösen oder verschlimmern.

Quellen E.U.1997, C.N.1999, F.W.1997, H.R.2006, J.B.2000, K.J.2001, P.P.1993, P.R.(N1)1999, P.R.(N2)1999, S.U.2004, Wikipedia, V.B./Nat/4-1995, Sch.H./Nat/10-1991, N.T./NHP/4-1998

Brombeere

Rubus fructicosus (Sammelart)

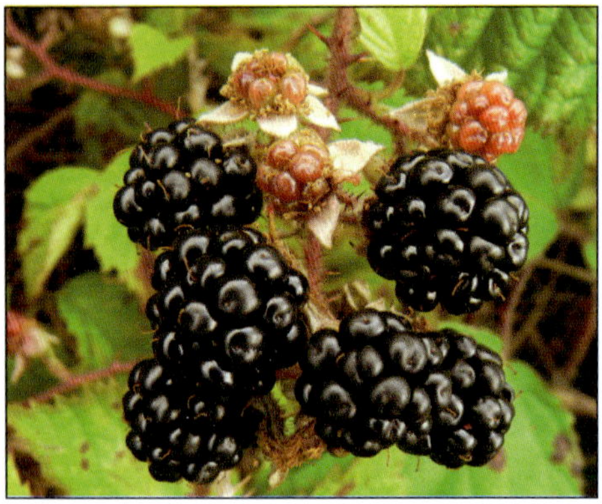

Familie:
Rosaceae

Pflanzenteile:
Frucht

Temperatur:
neutral

Geschmack:
sauer, süss

Funktionskreisbezug:
Leber, Niere, Magen

TCM-Wirkungen mit Prioritäten und Indikationen

1 **Yin tonisieren**
tonisiert Leber-Yin, tonisiert Nieren-Yin, Trockenheit, Unfruchtbarkeit (reife Früchte und Saft)

1 **Blut tonisieren**
tonisiert Leber-Blut, Anämie, Blutmangel, Menstruationsprobleme, Sehschwäche (reife Früchte und Saft)

1 **Adstringieren**
Jing Verlust, Ausfluss, Leukorrhö, Uterusblutung, Durchfall, Diarrhö, Dysenterie, Magenschleimhautentzündung, Darmentzündung, Colitis, Nieren-Qi haltend, Säftemangel, Harninkontinenz, Blasenschwäche, Bettnässen, Albuminurie, Eiweiss im Urin, Spermatorrhö, Ejakulation vorzeitig, Schwitzen übermässig (Waldbrombeere oder etwas unreife Brombeere)

2 **Hitze eliminieren und Feuer reduzieren**
Fieber, Erkrankung fiebrig, Aphte, Zahnfleischentzündung, Gingivitis, Mundschleimhautentzündung, Stomatitis, Mandelentzündung, Tonsillitis, Rachenentzündung (reife Früchte und Saft)

3 **Nässe/Feuchtigkeit auflösen/transformieren**
Ödem, Herzerkrankung-Prophylaxe, Kreislauferkrankungs-Prophylaxe, Krebs-Prophylaxe (reife Früchte und Saft)

Quellen C.N.1999, E.U.1997, J.B.2000, L.K.2001, P.R.(N1)1999, P.R.(N2)1999, S.U.2004, Wikipedia, V.B./Nat/51995

Datteln

Phoenix dactylifera

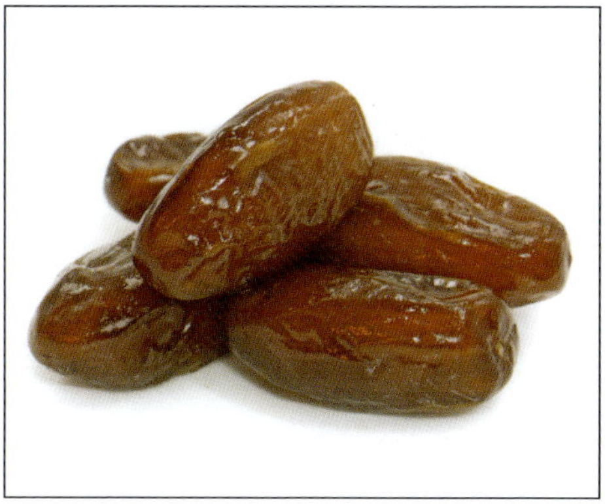

Familie:
Arecaceae

Pflanzenteile:
Frucht getrocknet

Temperatur:
warm

Geschmack:
süss

Funktionskreisbezug:
Milz, Lunge

TCM-Wirkungen mit Prioritäten und Indikationen

1 **Blut tonisieren**

Anämie, Blutmangel (je zu gleichen Teilen entkernte Datteln; Sesam; Zucker zermörsern und Pillen formen; nach den Mahlzeiten 6-9 g davon einnehmen)

1 **Qi tonisieren**

tonisiert Milz-Qi, tonisiert Wei-Qi, Erschöpfung, Schwäche, Untergewicht, Belastung körperlich, Stillzeit, Schwangerschaft, Abwehrschwäche, Infektanfälligkeit, Immunschwäche (Dattelkerne werden ca. 15 Minuten im Mund bewegt; so löst der Speichel wertvolle antibakterielle Stoffe heraus)

2 **Yin tonisieren**

Lungentrockenheit, Husten trocken, Schleim zäh

3 **Stuhlgang regulieren/abführen**

Verstopfung, Obstipation, Darmentzündung-Prophylaxe

Kontraindikationen und sonstige Hinweise

KI: Bei Diabetes mellitus.

Im Übermass genossen produzieren Datteln pathogene Feuchtigkeit und schwächen die Mitte.

Quellen B.A.1994, B.L.2000, C.N.1999, J.B.2000, P.M.1997, P.R.(N2)1999, S.U.2004, Wikipedia, A.M./N&H/41997, Sch.H./Nat/1-1996

Erdbeere

Fragaria spec.

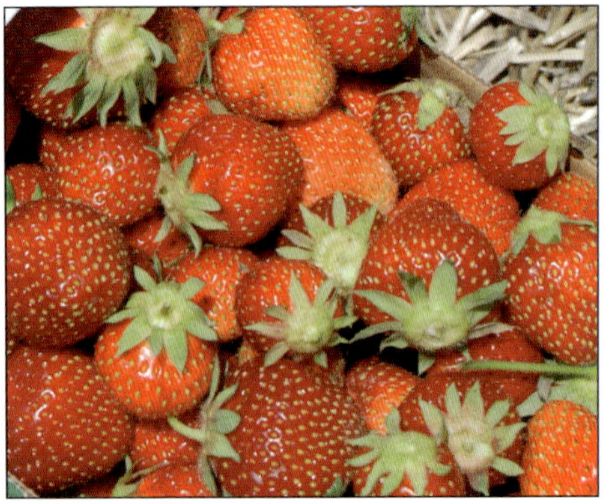

Familie:
Rosaceae

Pflanzenteile:
Frucht

Temperatur:
kühl

Geschmack:
süss, sauer

Funktionskreisbezug:
Leber, Milz, Niere, Lunge

TCM-Wirkungen mit Prioritäten und Indikationen

1 **Nässe/Feuchtigkeit auflösen/transformieren**
Cholesterinwert erhöht, Arteriosklerose-Prophylaxe, Hepatitis, Leberzirrhose begleitend, Aszites

1 **Yin tonisieren**
Trockenheit, Lungentrockenheit, Heiserkeit, Halsschmerz, Durst, Zahnzerfall

1 **Qi tonisieren**
tonisiert Milz-Qi, tonisiert Leber-Qi, tonisiert Nieren-Qi, Appetitlosigkeit, Verdauungsschwäche, Parodontose, Bindegewebeschwäche, Hämorrhoiden

2 **Blut bewegen**
Blutstagnation, Durchblutungsstörung der Hirnarterien, Durchblutungsstörung der Beine, Hämorrhoiden, Angina pectoris

2 **Nässe ausleiten und Diurese fördern**
Gicht, Harnsäurewerte erhöht, Urikämie, Urinieren schmerzhaft, Anurie, Harnverhalten, Urinieren spärlich

Kontraindikationen und sonstige Hinweise

Kann allergische Reaktionen auslösen. Der hohe Anteil an Oxalsäure kann die Nieren belasten.

Quellen C.N.1999, F.B.1992, J.B.2000, L.K.2001, P.M.1997, P.P.1993, P.R.(N1)1999, P.R.(N2)1999, S.F.2004, S.U.2004, Wikipedia, N.T./NHP/4-1998

Feige

Ficus carica

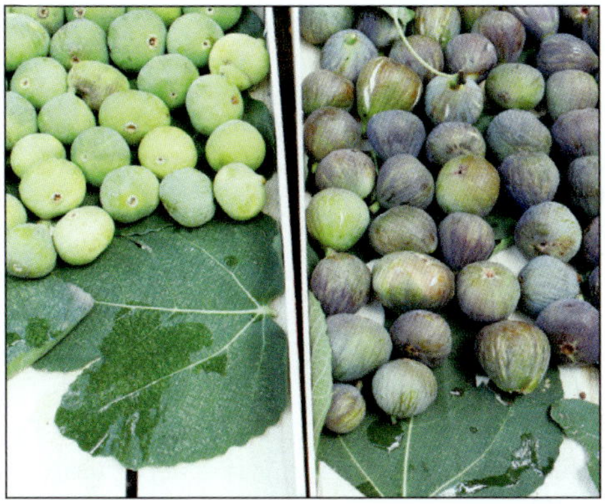

Familie:

Moraceae

Pflanzenteile:

Frucht

Temperatur:

frisch: neutral, getrocknet: warm

Geschmack:

süss

Funktionskreisbezug:

Gedärme, Milz, Lunge

TCM-Wirkungen mit Prioritäten und Indikationen

1 **Stuhlgang regulieren/abführen**

Darmträgheit, Darmperistaltik verlangsamt, Verstopfung trocken, Obstipation trocken (getrocknete Feigen über Nacht in Wasser einlegen; morgens nüchtern essen und das Feigenwasser trinken), Hämorrhoiden

1 **Qi tonisieren**

Schwäche der Mitte, Appetitlosigkeit, Müdigkeit, Abgeschlagenheit, Energiemangel, Erschöpfung geistig

1 **Yin tonisieren**

Schleimhautreizung, Lungentrockenheit, Dickdarmtrockenheit, Husten trocken, Reizhusten, Asthma, Halsschmerz, Bronchitis, Magenschleimhautentzündung, Verstopfung trocken (mehrmals am Tag 1–2 Feigen in einer 1/2 Tasse Feigenwasser leicht kochen; Saft und Feigen verzehren)

2 **Hitze eliminieren und Toxine ausleiten**

entgiftet Toxine, Stoffwechselschlacken infolge Fleischkonsums, Akne, Warzen (Milchsaft frisch gebrochener Äste auf die Warzen streichen)

Kontraindikationen und sonstige Hinweise

KI: Bei Diabetes mellitus.

Quellen B.A.1994, B.L.2000, C.N.1999, E.U.1997, F.B.1995, H.R.2006, K.J.2001, P.M.1997, P.P.2002, P.R.(HP2)1999, P.R.(N2)1999, S.U.2004, Wikipedia, A.M./N&H/4-1997, Sch.H./Nat/10-1994

Grapefruit

Pampelmuse
Citrus paradis

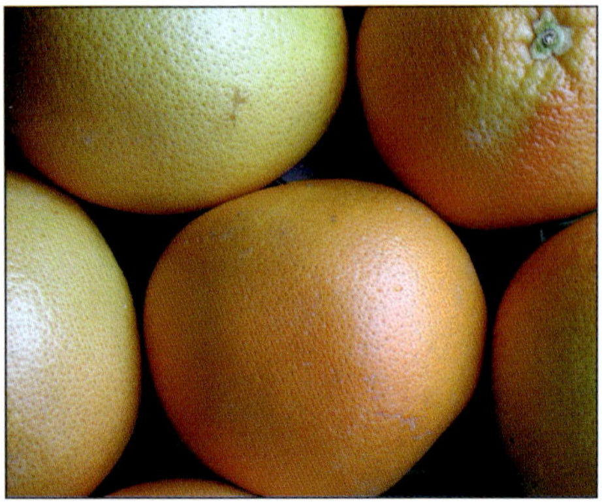

Familie:

Rutaceae

Pflanzenteile:

Fruchtfleisch, Schale

Temperatur:

Fruchtfleisch: kühl, Schale: neutral

Geschmack:

Fruchtfleisch: bitter, sauer, süss, Schale: bitter, scharf

Funktionskreisbezug:

Fruchtfleisch: Magen, Lunge, Schale: Magen, Niere, Blase

TCM-Wirkungen mit Prioritäten und Indikationen

1 **Nahrungsretention auflösen**

Nahrungsstau, Blähungen, Bauchschmerz (biologische Schale getrocknet oder frisch 20 Minuten kochen)

1 **Qi regulieren und bewegen**

rebellierendes Magen-Qi, Qi-Stagnation, Übelkeit, Brechreiz, Erbrechen, Magen nervös, Schwangerschaftsübelkeit, Mundgeschmack schal (frisches Fruchtfleisch und weisse Schale)

1 **Yin tonisieren**

Trockenheit, Mundtrockenheit, Durst (Fruchtfleisch)

1 **Schleim auflösen/transformieren**

Lungenschleim, Husten mit profusem Auswurf, Hypertonie, Bluthochdruck, Arteriosklerose (getrocknete oder frische Schale 20 Minuten kochen), Nierenstein, Nierengriess (täglich 1-2 Grapefruits; steigern bis zu 5 Stück; dann wieder täglich um 1 Frucht reduzieren; eine zeitlang täglich 1-2 Früchte beibehalten), Gallenstein, Leberschwäche (Leberreinigungskur mit Grapefruit und Olivenöl)

2 **Blut bewegen**

Durchblutungsstörung, Blutgerinnungsneigung, Hämatokritwert erhöht, Thrombose-Prophylaxe, Durchblutungsstörung des Gehirns, Durchblutungsstörung der Herzkranzgefässe, Durchblutungsstörung der Beine (Fruchtfleisch)

2 **Hitze eliminieren und Toxine ausleiten**

entgiftet, Toxine (1 Glas Grapefruitsaft morgens nüchtern während einem Monat), Alkoholkater, Alkoholabusus, tonisiert Wei-Qi, Abwehrschwäche, Infektanfälligkeit, Immunschwäche, Krebs-Prophylaxe

Kontraindikationen und sonstige Hinweise

KI: Bei Wind-Kälte Husten (ganze Grapefruit). Schwangerschaft (Schale meiden).

Sekundäre Pflanzenstoffe der Grapefruit, speziell das Naringin, hemmen die Wirkung von Enzymen, die für die Aufnahme bestimmter Medikamente verantwortlich sind. Zwischen Grapefruit und Medikamenten wie Kalziumantagonisten (Herzerkrankungen, Bluthochdruck), Schlafmitteln oder Cyclosporin konnten bei oraler Aufnahme Wechselwirkungen aufgezeigt werden.

Wegen der Pestizidbelastung im konventionellen Anbau ist bei Verwendung der Schale Bio-Qualität ein Muss.

Quellen B.L.2000, E.U.1997, C.N.1999, F.B.1995, H.R.2006, J.B.2000, K.J.2001, L.U.1996, P.M.1997, P.P.2002, P.R.(HP2)1999, P.R.(N2)1999, S.U.2004, Wikipedia, A.M./N&H/4-1997, W.B./E-U/48(2001)12

Heidelbeere

Blaubeere, Waldheidelbeere
Vaccinium myrtillus

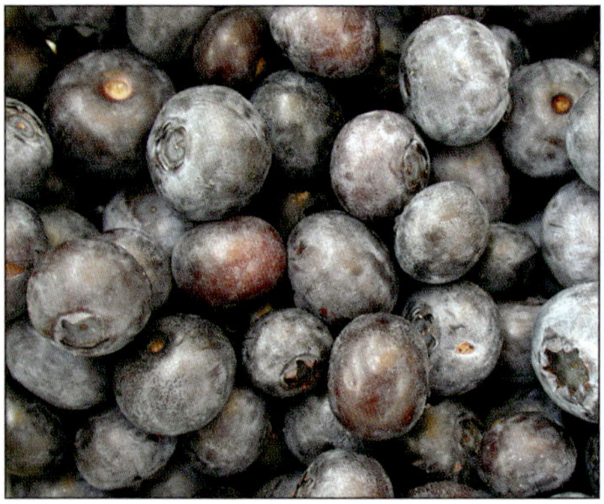

Familie:
Ericaceae

Pflanzenteile:
Frucht

Temperatur:
neutral

Geschmack:
süss, sauer, bitter

Funktionskreisbezug:
Leber, Niere

TCM-Wirkungen mit Prioritäten und Indikationen

1 **Blut tonisieren**
tonisiert Leber-Blut, Sehschwäche, Lichtempfindlichkeit, Nachtblindheit, Diabetes mellitus, Verstopfung, Anämie, Blutmangel

1 **Nässe/Feuchtigkeit und Hitze ausleiten**
Erbrechen, Diarrhö, Enteritis, Durchfall (frische und getrocknete Beeren; Saft; Blätter), Entzündung, Harnwegsinfekt, Zystitis, Mundschleimhautentzündung, Rachenentzündung, Venenentzündung, Ulkus cruris

1 **Adstringieren**
Blutungen, Durchfall, Diarrhö (getrockneter Fruchttee speziell für Kleinkinder geeignet: 3 gehäufte Esslöffel Beeren mit 500 ml Wasser 10 Minuten kochen)

2 **Qi tonisieren**
Appetitlosigkeit, Blutgefässe brüchig, Angiopathien, Beine schwere, Krampfadern, Varizen

2 **Yin tonisieren**
Untergewicht, Durst, Diabetes mellitus

3 **Parasiten eliminieren**
Spulwürmer, Askaridiasis, Madenwürmer (Kur: drei Tage hintereinander ausschliesslich Heidelbeeren essen)

3 **Blut bewegen**
Makuladegeneration, Durchblutungsstörung bei Diabetikern, Hämorrhoiden, Varizen, Krampfadern

Kontraindikationen und sonstige Hinweise

Der Verzehr der getrockneten Beeren über längere Zeit kann zu Reizungen der Magen-Darm-Schleimhaut führen.

Quellen B.A.1994, B.K.2000, L.K.2001, P.M.2006, P.M.1997, P.R.(N1)1999, P.R.(N2)1999, S.F.2004, Wikipedia, W.B./E-U/48(2001)10, Sch.H./Nat/7-8-1995, Sch.H./Nat/2-1997

Himbeere

Rubus idaeus

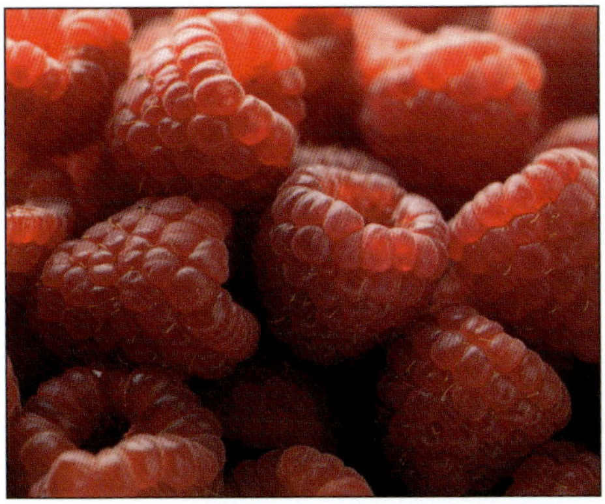

Familie:
Rosaceae

Pflanzenteile:
Frucht

Temperatur:
neutral

Geschmack:
süss, sauer

Funktionskreisbezug:
Leber, Niere, Milz

TCM-Wirkungen mit Prioritäten und Indikationen

1 **Blut tonisieren**

Anämie, Blutmangel, Verstopfung, Obstipation (reife Früchte), Sehschwäche (Tee aus unreifen getrockneten Himbeeren)

1 **Qi tonisieren**

tonisiert Milz-Qi, tonisiert Leber-Qi, tonisiert Nieren-Qi, Appetitlosigkeit, Stoffwechselschwäche, Wehenschwäche, Wehenverzögerung, Amenorrhö

1 **Adstringieren**

Jing Verlust, Nieren-Qi haltend, Säftemangel, Impotenz, Ejakulation vorzeitig, Spermatorrhö, Samenverlust, Urinieren exzessiv, Urinieren häufig (Tee aus unreifen getrockneten Himbeeren)

2 **Hitze eliminieren und Toxine ausleiten**

entgiftet, Toxine, Blut reinigend, Infektionskrankheit

Quellen C.N.1999, F.B.1992, J.B.2000, L.K.2001, P.P.1993, P.R.(N1)1999, P.R.(HP2)1999, S.U.2004, Wikipedia, Sch.H./Nat/5-1994, V.B./Nat/7-8-1996

Holunderbeeren

Sambucus nigra

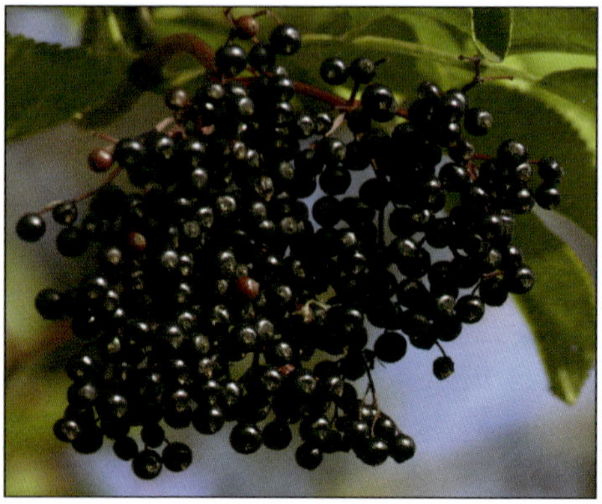

Familie:
Caprifoliaceae

Pflanzenteile:
Frucht

Temperatur:
kühl

Geschmack:
süss, bitter, sauer

Funktionskreisbezug:
Lunge, Milz, Gedärme, Niere

TCM-Wirkungen mit Prioritäten und Indikationen

1 **Yin tonisieren**
tonisiert Lungen-Yin, Halsentzündung, Husten trocken, Heiserkeit, Lungenentzündung, Tuberkulose-Prophylaxe, Schlaflosigkeit, Insomnia

1 **Schleim auflösen/transformieren**
Husten schleimig, Auswurf eitrig, Atmung rasselnd

1 **Blut tonisieren**
Anämie, Blutmangel, Schwäche, Schlaflosigkeit, Insomnia

2 **Wind-Hitze eliminieren**
Atemwegsinfekt, Erkältung, Lungenentzündung

2 **Qi tonisieren**
tonisiert Milz-Qi, tonisiert Lungen-Qi, Müdigkeit, Abgeschlagenheit, Energiemangel, Erschöpfung, Appetitlosigkeit, Bindegewebeschwäche, Zellulite, Abwehrschwäche, Infektanfälligkeit, Immunschwäche, tonisiert Wei-Qi

2 **Stuhlgang regulieren/abführen**
Verstopfung, Obstipation

2 **Wind-Kälte/Hitze-Nässe eliminieren (Rheuma/Bi-Syndrom)**
Gelenkschmerz, Muskelschmerz, Gelenkentzündung, rheumatisches Fieber, Neuralgie, Ischias, Lumbago, Hexenschuss (Saft)

Kontraindikationen und sonstige Hinweise

Die rohen Beeren enthalten den Giftstoff Sambunigrin, der Blausäure bildet. Sambunigrin wird beim Erhitzen zerstört.

Quellen H.H.2001, L.K.2001, P.M.2006, S.F.2004, S.U.2004, W.R.1995, Wikipedia, W.A./Nat/4-2006

Johannisbeere, rot

Ribisel
Ribes rubrum

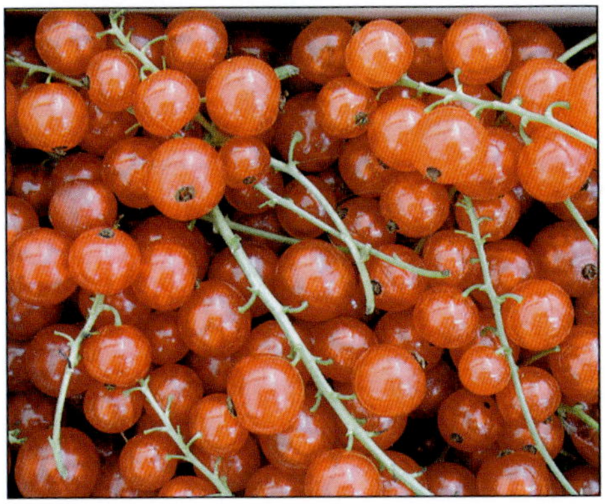

Familie:
Grossulariaceae

Pflanzenteile:
Frucht

Temperatur:
kühl

Geschmack:
sauer, süss

Funktionskreisbezug:
Niere, Leber, Dickdarm

TCM-Wirkungen mit Prioritäten und Indikationen

1 **Adstringieren**
Durchfall chronisch, Diarrhö, Parodontose

1 **Yin tonisieren**
tonisiert Leber-Yin, tonisiert Nieren-Yin, Entzündung, Trockenheit, Durst, Halsentzündung, Husten trocken, Diabetes mellitus

2 **Hitze eliminieren und Toxine ausleiten**
entgiftet, Toxine, Blut reinigend

2 **Hitze eliminieren und Feuer reduzieren**
Fieber, Parodontose (äusserlich einmassieren)

2 **Qi tonisieren**
tonisiert Milz-Qi, Appetitlosigkeit, Verdauungsschwäche, Verdauungssäftemangel, Diabetes mellitus, tonisiert Wei-Qi, Rekonvaleszenz

3 **Wind-Kälte/Hitze-Nässe eliminieren (Rheuma/Bi-Syndrom)**
Rheuma, Gicht

3 **Nässe/Feuchtigkeit auflösen/transformieren**
Zungengeschwulst (rohen Saft einwirken lassen)

Quellen J.B.2000, L.K.2001, P.R.(HP2)1999, S.F.2004, W.R.1995, Wikipedia

Johannisbeere, schwarz

Ribes nigrum, Cassis

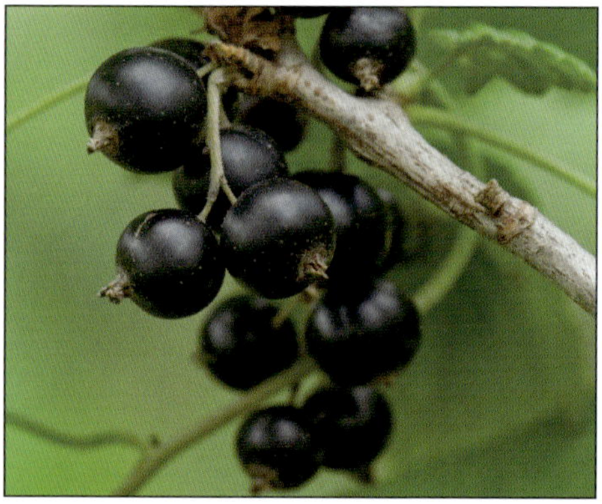

Familie:
Grossulariaceae

Pflanzenteile:
Frucht

Temperatur:
kühl

Geschmack:
sauer, süss, bitter

Funktionskreisbezug:
Lunge, Niere, Leber

TCM-Wirkungen mit Prioritäten und Indikationen

1 **Wind-Hitze eliminieren**
Atemwegsinfekt, Keuchhusten, Laryngitis, Halsschmerz, Mandeln geschwollen, Krampfhusten, Entzündung, tonisiert Wei-Qi, Abwehrschwäche, Erkältung

1 **Blut tonisieren**
Anämie, Blutmangel, Schwäche

1 **Yin tonisieren**
tonisiert Leber-Yin, tonisiert Nieren-Yin, tonisiert Lungen-Yin, Durst, Halsschmerz, Husten trocken, Keuchhusten, Heiserkeit

2 **Nässe ausleiten und Diurese fördern**
Urinieren spärlich, Urinieren schmerzhaft, Nierenstein

2 **Qi tonisieren**
tonisiert Milz-Qi, Appetitlosigkeit, Verdauungsschwäche, Verdauungssäftemangel, Diabetes mellitus, tonisiert Wei-Qi, Abwehrschwäche, Infektanfälligkeit, Immunschwäche, Rekonvaleszenz

3 **Wind-Kälte/Hitze-Nässe eliminieren (Rheuma/Bi-Syndrom)**
Arthritis, Gelenkentzündung, Gicht, Rheuma, Gelenkschmerz

3 **Nässe/Feuchtigkeit und Hitze ausleiten**
Durchfall, Diarrhö, Harnwegsinfekt, Lebensmittelvergiftung, Gallenkolik, Ikterus, Gelbsucht, Lebererkrankung

Quellen J.B.2000, L.K.2001, P.M.2006, P.R.(N1)1999, P.R.(N2)1999, P.M.1997, W.R.1995, S.F.2004, Wikipedia

Kaki

Persimone, Sharonfrucht
Diospyros kaki

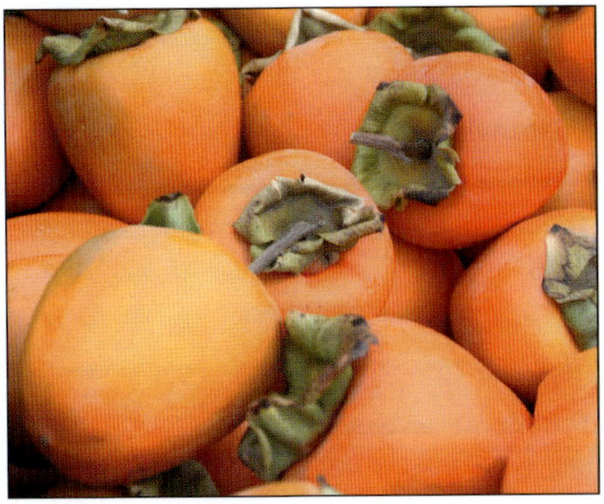

Familie:
Ebenaceae

Pflanzenteile:
Frucht

Temperatur:
kalt

Geschmack:
süss, sauer

Funktionskreisbezug:
Gedärme, Lunge, Herz, Magen

TCM-Wirkungen mit Prioritäten und Indikationen

1 **Hitze eliminieren und Feuer reduzieren**
Durchfall, Diarrhö, Hitze in den Gedärmen, Schleimhautreizung, Darmschleimhautentzündung, Mundgeschwür, Aphte

1 **Yin tonisieren**
Trockenheit, Säftemangel, Durst, Mundtrockenheit, Schleimhaut trocken, Lungentrockenheit, Auswurf zäh, Blut im Sputum, Unruhe

1 **Hitze eliminieren, die durch Yin-Mangel verursacht wird**
Lungen-Hitze, Husten trocken, Hypertonie, Bluthochdruck (frischer Kakisaft: 250 g noch nicht ganz ausgereifte Kaki auspressen; den Saft mit 1-2 dl kochendem Wasser aufgiessen und 2 x täglich einnehmen), Diabetes mellitus

1 **Adstringieren**
Darmentzündung, Durchfall, Diarrhö, Colitis ulcerosa, Bluterbrechen, Hämorrhoiden blutende (rohe unreife oder getrocknete Früchte verzehren oder einen Dekokt aus Kakifrucht und Blättern)

2 **Stuhlgang regulieren/abführen**
Verstopfung trocken, Obstipation, Stuhl wenig

2 **Hitze eliminieren und Toxine ausleiten**
Alkoholabusus

Kontraindikationen und sonstige Hinweise

KI: Bei Kälte der Milz und des Magens. Bei Feuchtigkeit oder Schleimbelastung. Bei Wind-Kälte Symptomen. Nach der Geburt.
Nicht zusammen mit Krebstieren verzehren.

Quellen B.L.2000, E.U.1997, F.B.1995, H.R.2006, J.B.2000, K.J.2001, P.M.1997, P.P.2002, P.R.(N2)1999, Wikipedia

Kirsche

Prunus avium

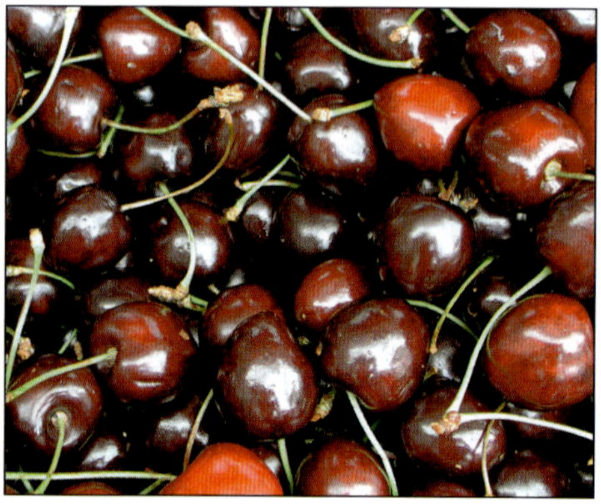

Familie:
Rosaceae

Pflanzenteile:
Frucht

Temperatur:
warm

Geschmack:
süss, sauer

Funktionskreisbezug:
Milz, Leber, Niere

TCM-Wirkungen mit Prioritäten und Indikationen

1 **Blut tonisieren**

tonisiert Leber-Blut, tonisiert Herz-Blut, Anämie, Blutmangel, Taubheitsgefühl der Extremitäten, Schwindel, Schlaflosigkeit, Insomnia, Herzklopfen, Palpitationen, Mundtrockenheit, Zungentrockenheit, Haut trocken (40 g getrocknete Kirschen in 1 Liter Rotwein ansetzen)

1 **Nässe/Feuchtigkeit auflösen/transformieren**

Übersäuerung des Körpers, Blut reinigend, Cholesterinwert erhöht

1 **Wind-Kälte/Hitze-Nässe eliminieren (Rheuma/Bi-Syndrom)**

Gicht, Rheuma, Arthritis, Muskelschwäche, Sehnenschwäche, Knochenschwäche, Hüftschmerz, Knieschmerz, Gliederschwäche, Bewegungseinschränkung, Taubheit, Paralyse, Lähmung der Extremitäten (250 g Kirschen in 1 Liter klarem Branntwein 1-2 Wochen einlegen; täglich 1/2 Tasse auf 23 Portionen verteilt einnehmen)

2 **Qi tonisieren**

tonisiert Leber-Qi, tonisiert Milz-Qi, tonisiert Nieren-Qi, Appetitlosigkeit, Müdigkeit, Abgeschlagenheit, Energiemangel, Erschöpfung, Harnwegsentzündung (Tee aus Kirschenstielen), Ejakulation vorzeitig, kalter unterer Rücken (Kirschsteinsäckchen)

Kontraindikationen und sonstige Hinweise

KI: Bei Hitzesymptomatik.
Das Trinken von Wasser zu dem Verzehr von rohen Kirschen kann zu massiven Koliken führen.

Quellen C.N.1999, E.U.1997, F.B.1992, J.B.2000, K.J.2001, L.K.2001, P.M.1997, P.P.1993, P.R.(N1)1999, P.R.(N2)1999, S.U.2004, Wikipedia, N.T./NHP/4-1998, V.B./Nat/5-1993

Kiwi

Actinidia chinensis

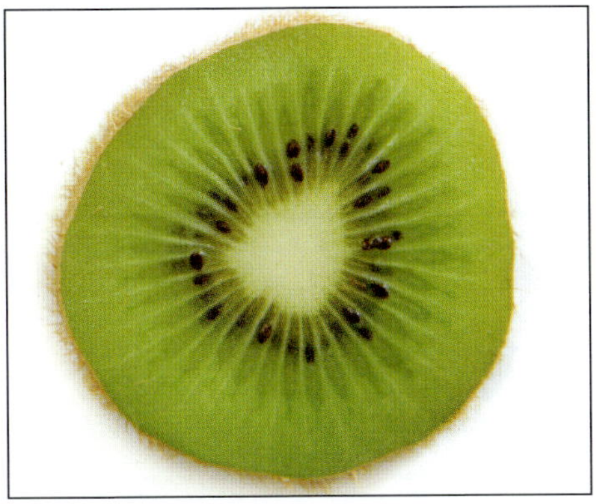

Familie:
Actinidiaceae

Pflanzenteile:
Frucht

Temperatur:
kalt

Geschmack:
sauer, süss

Funktionskreisbezug:
Magen, Blase

TCM-Wirkungen mit Prioritäten und Indikationen

1 **Hitze eliminieren und Feuer reduzieren**
Magen-Hitze, Fieber, Rachenentzündung trocken

1 **Nässe/Feuchtigkeit und Hitze ausleiten**
Miktion schmerzhaft, Hämorrhoiden blutende, Ikterus, Gelbsucht, Feuchte-Hitze der Leber (roh oder 60–120 g Kiwi schälen; quetschen und etwas Honig zuführen; zusammen kochen; eventuell mit etwas Wasser)

1 **Nahrungsretention auflösen**
Spannungsgefühl, Magendruck, Schmerz im Epigastrium, Übelkeit, Brechreiz, Erbrechen, Appetitlosigkeit, Verdauungsblockade, Verdauung verlangsamt, Eiweiss-Verdauungsschwäche (180 g Kiwi; 30 g frischen Ingwer getrennt auspressen; zusammenmischen und auf 3 Portionen verteilt einnehmen)

2 **Yin tonisieren**
Säftemangel, Trockenheit, Urinieren spärlich, Urinieren schmerzhaft, Oligurie

2 **Hitze eliminieren und Toxine ausleiten**
entgiftet, Infektionskrankheit

3 **Blut tonisieren**
Anämie, Blutmangel

Kontraindikationen und sonstige Hinweise

KI: Bei Kälte in Milz und Magen.
Rohe Kiwis vertragen sich nicht mit Milchprodukten. Die Speise wird nach wenigen Minuten bitter, weil das Enzym Actinidin das Milcheiweiss spaltet.

Quellen B.L.2000, C.N.1999, E.U.1997, F.B.1995, H.R.2006, J.B.2000, K.J.2001, P.M.1997, P.R.(N2)1999, S.U.2004, Wikipedia, A.M./N&H/4-1997, Sch.H./Nat/2-1992

Mandarine

Citrus reticulata

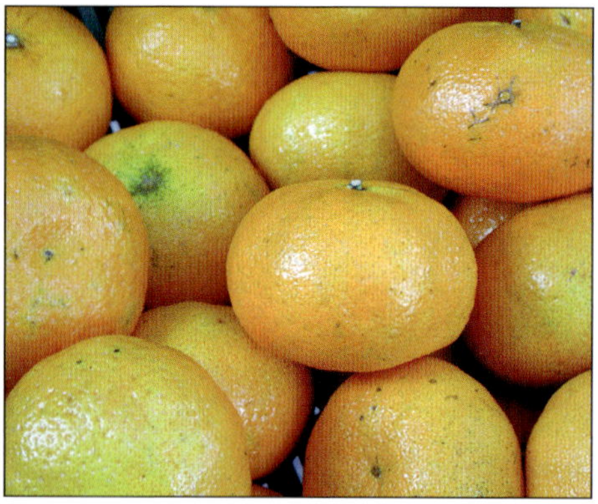

Familie:
Rutaceae

Pflanzenteile:
Frucht

Temperatur:
neutral

Geschmack:
süss, sauer

Funktionskreisbezug:
Magen, Lunge

TCM-Wirkungen mit Prioritäten und Indikationen

1 **Qi regulieren und bewegen**
Leber-Qi-Stagnation, gegenläufiges Magen-Qi (Fruchtschale), Oberbauchschmerz, Brechreiz, Erbrechen,Übelkeit, Aufstossen (Mandarine mit Schale in Stücke schneiden, abkochen und essen)

1 **Yin tonisieren**
Säftemangel, Trockenheit, Durst, Lungentrockenheit, Husten trocken (mit Schale in Stücke schneiden und kochen; Honig zugeben und essen), Diabetes mellitus, Appetitlosigkeit, Mundtrockenheit, Durst (Fruchtfleisch roh oder als Saft)

1 **Qi tonisieren**
tonisiert Wei-Qi, tonisiert Milz-Qi, Blähungen (Fruchtfleisch und Schale)

1 **Schleim auflösen/transformieren**
Kälteschleim, Husten, Schleim zäh (Schale)

2 **Nässe/Feuchtigkeit auflösen/transformieren**
Blutfettwerte erhöht, Hyperlipidämie, Krebs-Prophylaxe, Blut reinigend (Fruchtfleisch)

2 **Hitze eliminieren und Feuer reduzieren**
Leber-Hitze, Herz-Hitze, Fieber, Durst, Unruhe, Entzündung, Bluthochdruck, Hypertonie (Fruchtfleisch und Saft)

3 **Blut bewegen**
Durchblutungsstörung, Blutgerinnungsneigung, Thrombose-Prophylaxe (Fruchtfleisch mit Schale)

Kontraindikationen und sonstige Hinweise

KI: Bei Wind-Kälte bedingtem Husten. Übermässiger Genuss des Fruchtfleisches kann Schleim erzeugen. Wegen der Pestizidbelastung im konventionellen Anbau ist bei Verwendung der Schale Bio-Qualität zu bevorzugen.

Quellen B.L.2000, E.U.1997, C.N.1999, F.B.1995, F.C.2000, H.R.2006, J.B.2000, K.J.2001, L.U.1996, P.M.1997, P.R.(N2)1999, S.U.2004, Wikipedia, H.H./E-U/49(2002)2

Mango

Mangifera indica

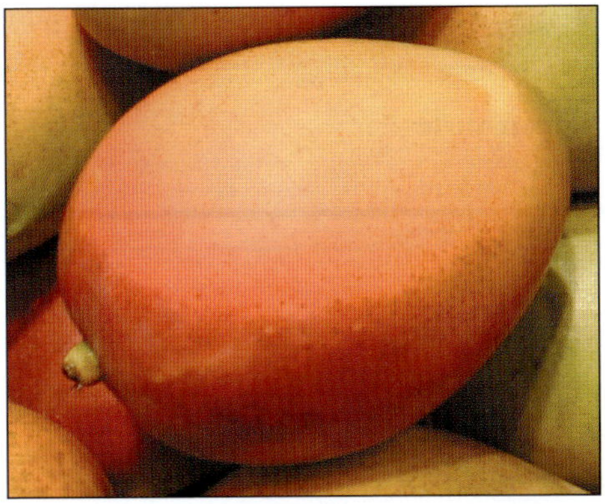

Familie:
Anacardiaceae

Pflanzenteile:
Frucht

Temperatur:
kühl

Geschmack:
süss, sauer

Funktionskreisbezug:
Magen, Lunge, Leber

TCM-Wirkungen mit Prioritäten und Indikationen

1 **Schleim auflösen/transformieren**
Schleim zäh, Schleim grün, Schleim gelb, Arteriosklerose, Durchblutungsstörung der Arme und Beine, Drehschwindel, Apoplex-Prophylaxe, Herzinfarkt-Prophylaxe, Angina pectoris, Durchblutungsstörung bei Diabetikern, Krebs-Prophylaxe

1 **Yin tonisieren**
Säftemangel, Trockenheit, Durst, Mundtrockenheit, Husten trocken, Nervosität, Haut trocken, Haut schuppig, Schleimhautreizung, Ekzem, Dermatose, Hautalterung vorzeitig (roh; Saft; Kompott)

1 **Blut tonisieren**
tonisiert Leber-Blut, Blutmangel, Anämie, Netzhauterkrankung, Nachtblindheit, Sehnervatrophie

2 **Qi regulieren und bewegen**
Übelkeit, Brechreiz, Erbrechen, Reisekrankheit, Verspannung, Muskeltonus erhöht, Muskelkrämpfe, Dysmenorrhö

2 **Qi tonisieren**
tonisiert Magen-Qi, Rekonvaleszenz, Konzentrationsschwäche, Schwäche, Kraftlosigkeit, Müdigkeit, Abgeschlagenheit, Energiemangel, Erschöpfung, Brechreiz, Übelkeit, Stoffwechselschwäche

3 **Nässe ausleiten und Diurese fördern**
Ödem

Kontraindikationen und sonstige Hinweise

KI: Bei Wind-Kälte. Bei Allergieneigung.

Ca. 6% der Bevölkerung reagieren auf Mango mit Allergie, insbesondere mit Kreuzallergie z.B. mit Sellerie, Birkenpollen oder Beifuss. Zusammen mit scharfen Lebensmitteln wie Knoblauch, Zwiebel etc. oder nach einer schweren Mahlzeit kann Mango zu gegenläufigem Magen-Qi führen.

Quellen B.E.2006, B.L.2000, C.N.1999, E.U.1997, F.B.1995, F.C.2000, H.R.2006, J.B.2000, K.J.2001, P.M.1997, P.R.(N2)1999, S.U.2004, Wikipedia, A.M./N&H/4-1997, S.B./N&H/1-2000

Melone Wassermelone

Citrullus lanatus

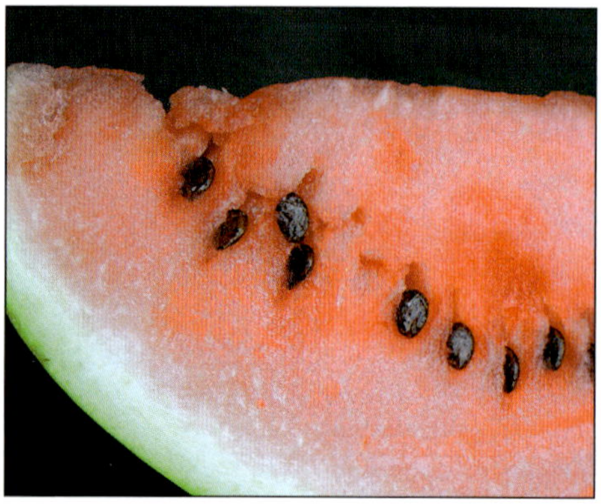

Familie:

Cucurbitaceae

Pflanzenteile:

Frucht

Temperatur:

kalt

Geschmack:

süss

Funktionskreisbezug:

Herz, Leber, Blase, Niere, Gedärme

TCM-Wirkungen mit Prioritäten und Indikationen

1 **Hitze eliminieren und Feuer reduzieren**

Herz-Feuer, Magen-Feuer, Leber-Feuer, Fieber (Saft), Desorientiertheit, Depression, Mundgeschmack bitter, Mundgeschwür, Aphte, Hypertonie, Bluthochdruck, Nephritis akut, Urethritis, Harnwegsentzündung, Zystitis (innere Frucht oder Schale oder Samen essen oder Tee aus frischer oder getrockneter Schale oder Samen 2–3 x täglich trinken oder Melonensaft und Tomatensaft mischen und trinken)

1 **Sommerhitze eliminieren**

Sommergrippe, Halsschmerz, Durst, Unruhe, Appetitlosigkeit (Melonensaft und Tomatensaft mischen und trinken)

1 **Hitze eliminieren, die durch Yin-Mangel verursacht wird**

Herz-Hitze, Durst, Säftemangel, Trockenheit, Zungentrockenheit, Heiserkeit, Halsentzündung, Unruhe, Desorientiertheit, Schlafstörung, Verstopfung (Saft nach und nach einnehmen), Diabetes mellitus (Fruchtfleisch essen oder Tee aus frischer oder getrockneter Schale 2–3 x täglich trinken)

1 **Hitze eliminieren und Nässe trocknen**

Ikterus, Gelbsucht, Mundgeschmack bitter

2 **Nässe ausleiten und Diurese fördern**

Ödem, Urinieren erschwert, Oligurie, Urinieren spärlich, Urin rötlich, Niereninsuffizienz, Nierenschwäche, Nephritis akut, Nephritis chronisch, Urethritis, Harnwegsentzündung, Blasenentzündung, Zystitis

2 **Yin tonisieren**

Säftemangel, Trockenheit, Durst, Dickdarmtrockenheit, Verstopfung

Kontraindikationen und sonstige Hinweise

KI: Bei Kälte in Milz, Magen und Niere und starker Feuchtigkeitsbelastung. Bei Durchfall, Polyurie, Anämie.

Quellen E.U.1997, F.B.1995, C.N.1999, H.R.2006, J.B.2000, K.J.2001, P.P.2002, P.R.(N2)1999, S.U.2004, Wikipedia, A.M./N&H/4-1997, Zz/NHP/10-1998, Sch.H./Nat/5-1996

Melone Zuckermelone

Netzmelone, Honigmelone
Cucumis melo

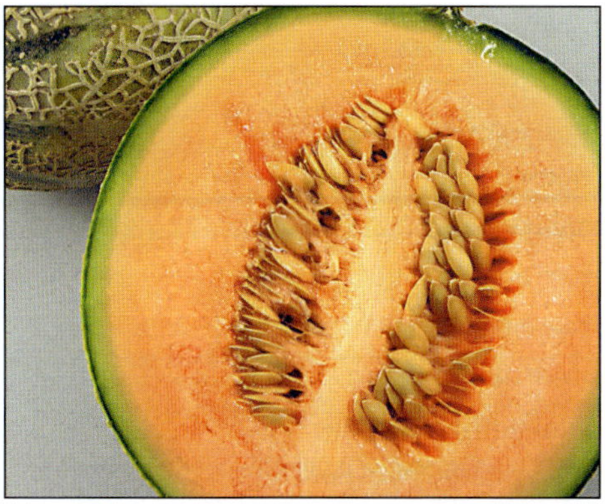

Familie:
Cucurbitaceae

Pflanzenteile:
Frucht

Temperatur:
kühl

Geschmack:
süss

Funktionskreisbezug:
Herz, Magen, Lunge, Gedärme

TCM-Wirkungen mit Prioritäten und Indikationen

1 **Hitze eliminieren, die durch Yin-Mangel verursacht wird**
Unruhe, Durst, Darmgeschwür, Nasengeschwür, Mundgeschwür, Aphte, Zahnfleischentzündung, Halsschmerz chronisch (roh essen)

1 **Sommerhitze eliminieren**
Unruhe, Durst

2 **Hitze eliminieren und Toxine ausleiten**
entgiftet Toxine

2 **Nässe ausleiten und Diurese fördern**
Harnwegserkrankung, Harnsäurewerte erhöht, Nierenstein-Prophylaxe

3 **Stuhlgang regulieren/abführen**
Darmträgheit, Verstopfung trocken chronisch, Obstipation

Kontraindikationen und sonstige Hinweise

KI: Bei Kälte von Milz und Magen mit Durchfall und Blähungen.

Quellen E.U.1997, H.R.2006, P.R.(N2)1999, S.U.2004, Wikipedia

Orange

Apfelsine
Citrus sinensis

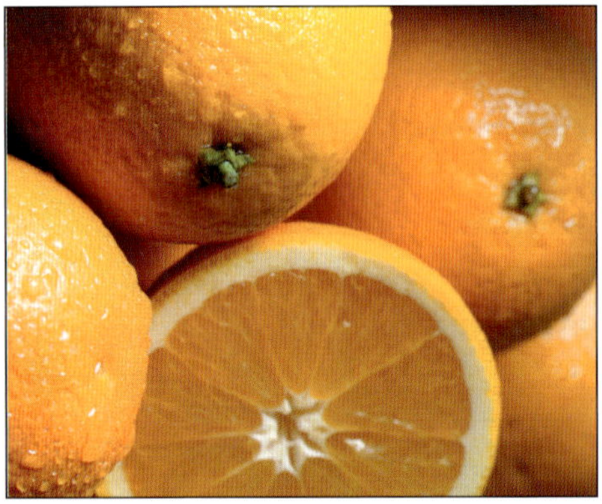

Familie:
Rutaceae

Pflanzenteile:
Frucht

Temperatur:
kühl

Geschmack:
sauer, süss

Funktionskreisbezug:
Magen, Lunge, Leber, Gedärme

TCM-Wirkungen mit Prioritäten und Indikationen

1 **Yin tonisieren**
tonisiert Lungen-Yin, tonisiert Leber-Yin, Lungentrockenheit, Brechreiz, Erbrechen, Appetitlosigkeit, Mundtrockenheit, Säftemangel, Durst (2 geschälte Orangen und beliebig Salz und Honig, abkochen; in gegartem Zustand einnehmen)

1 **Hitze eliminieren und Feuer reduzieren**
Durst, Unruhe, Alkoholkater, Alkoholabusus (roh oder als Saft)

1 **Hitze eliminieren und Toxine ausleiten**
Infektionskrankheit, Krebs-Prophylaxe (Fruchtfleisch)

2 **Blut bewegen**
Blutgerinnungsneigung, Thrombose-Prophylaxe, Durchblutungsstörung in den Kapillaren (Fruchtfleisch)

3 **Stuhlgang regulieren/abführen**
Darmträgheit, Darmperistaltik verlangsamt, Verstopfung, Hämorrhoiden (Fruchtfleisch)

3 **Blut tonisieren**
tonisiert Leber-Blut, Netzhauterkrankung, Makuladegeneration (Fruchtfleisch)

Kontraindikationen und sonstige Hinweise

KI: Bei Wind-Kälte und Schleim. Bei Magenulkus, gereizten Magenschleimhäuten.
Wegen der Pestizidbelastung im konventionellen Anbau ist bei Verwendung der Schale Bio-Qualität zu bevorzugen.

Quellen B.L.2000, C.N.1999, E.U.1997, H.R.2006, J.B.2000, P.M.1997, P.P.2002, P.R.(N2)1999, S.U.2004, Wikipedia, A.M./N&H/4-1997, Sch.H./Nat/2-1997

Papaya

Carica papaya

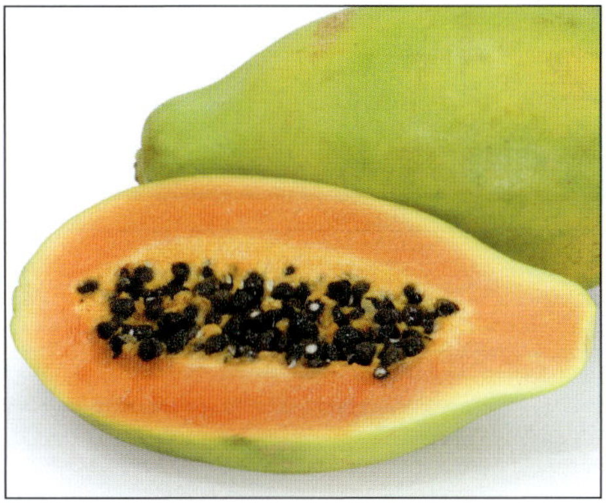

Familie:
Caricaceae

Pflanzenteile:
Frucht, Samen

Temperatur:
Fruchtfleisch: neutral, Samen: warm

Geschmack:
Fruchtfleisch: süss, bitter, Samen: scharf

Funktionskreisbezug:
Magen, Leber, Milz, Gedärme

TCM-Wirkungen mit Prioritäten und Indikationen

1 **Qi tonisieren**

tonisiert Magen-Qi, tonisiert Milz-Qi, Magensenkung, Gastroptose, Stoffwechselschwäche, Verdauungsschwäche, Durchfall, Diarrhö, Blähungen, Magenverstimmung, Eiweiss-Verdauungsschwäche, Fettverdauungsschwäche, Kohlenhydratverdauungsschwäche, Übergewicht, Adipositas

1 **Nässe/Feuchtigkeit auflösen/transformieren**

Wundheilung schlecht, Krebs-Prophylaxe, Wunde entzündet, Verletzung entzündet, Schnittwunde, Wunde infiziert (äusserlich: Brei aus Fruchtfleisch und zerstossenen Samen)

1 **Nässe/Feuchtigkeit und Hitze ausleiten**

Eiweissschlacken im Darm, Darmflorastörung

1 **Schleim auflösen/transformieren**

Schleim, Krebs, Depression

1 **Yin tonisieren**

Säftemangel, Trockenheit, Durst, Mundtrockenheit, Husten trocken, Haut trocken, Haut schuppig, Schleimhautreizung, Ekzem, Dermatose, Hautalterung vorzeitig, Nervosität

2 **Hitze eliminieren, die durch Yin-Mangel verursacht wird**

Magenschleimhautentzündung, Gastritis, Magengeschwür, Sodbrennen, Dyspepsie, Pankreasentzündung chronisch, Pankreasentzündung, Ulkus duodeni, Zwölffingerdarmgeschwür

2 **Wind-Kälte/Hitze-Nässe eliminieren (Rheuma/Bi-Syndrom)**

Rheuma, Schmerz rheumatisch, Arthritis

2 **Parasiten eliminieren**

Würmer, Darmparasiten

▶

◄

3 **Blut bewegen**
Blutgerinnungsneigung, Thrombose-Prophylaxe

3 **Stuhlgang regulieren/abführen**
Verstopfung, Obstipation

Kontraindikationen und sonstige Hinweise

KI: Bei Allergieneigung. Bei Nesselfieber. Bei Schwangerschaft.

Quellen B.A.1994, C.N.1999, F.B.1992, J.B.2000, P.R.(N2)1999, S.F.2004, S.U.2004, Wikipedia, A.M./N&H/41997, S.B./N&H/2-1998

Pfirsich

Prunus persica

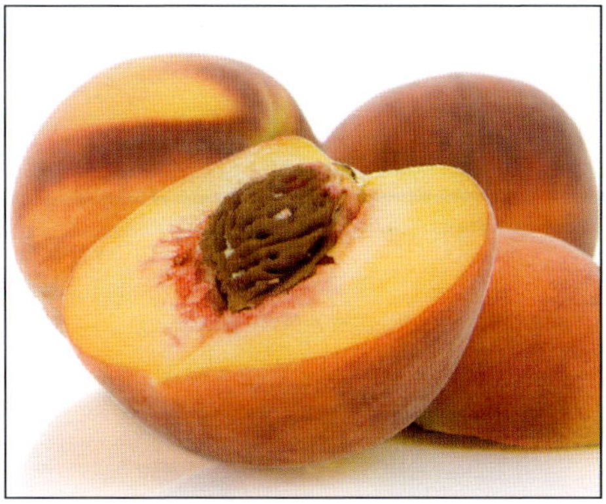

Familie:
Rosaceae

Pflanzenteile:
Frucht

Temperatur:
warm

Geschmack:
süss, sauer

Funktionskreisbezug:
Magen, Gedärme, Lunge, Herz

TCM-Wirkungen mit Prioritäten und Indikationen

1 **Yin tonisieren**

Säftemangel, Trockenheit, Durst, Mundtrockenheit, Rachentrockenheit, Lungentrockenheit, Husten trocken (roh; Saft; Kompott), Dickdarmtrockenheit, Verstopfung chronisch, Verstopfung akut, Obstipation trocken (roh oder gedünstet essen), Gastroenteritis, Magenschleimhautentzündung, Gastritis, Darmentzündung (Pfirsich kochen und pürieren)

1 **Blut bewegen**

Blutstagnation, Durchblutungsstörung, Angina pectoris, Herzinfarkt-Prophylaxe, Menstruationsschmerz, Amenorrhö (das Innere der Steine zu Tee kochen; 1 TL auf 1 Tasse Wasser)

1 **Schleim auflösen/transformieren**

Verhärtung, Schleim, Zyste, Myom, Tumor (das Innere der Steine zu Tee kochen 1 TL auf 1 Tasse Wasser)

2 **Stuhlgang regulieren/abführen**

Verstopfung akut, Verstopfung chronisch, Stuhl hart (roh oder gedünstet)

2 **Qi tonisieren**

tonisiert Herz-Qi, Herzklappenfehler, Herzmuskelerkrankung, Herzinsuffizienz

Kontraindikationen und sonstige Hinweise

Übermässiger Konsum kann innere Hitze erzeugen. Da Pfirsichkerne den Blausäure abspaltenden Stoff Amygdalin enthalten, dürfen sie nur für therapeutische Zwecke und kurze Zeit eingesetzt werden.

Quellen C.N.1999, E.U.1997, F.B.1992, J.B.2000, K.J.2001, L.K.2001, P.P.1993, P.R.(N1)1999, P.R.(N2)1999, S.U.2004, Wikipedia, Sch.H./E-U/50(2003)1, Sch.H./Nat/2-1997

Quitte

Cydonia oblonga

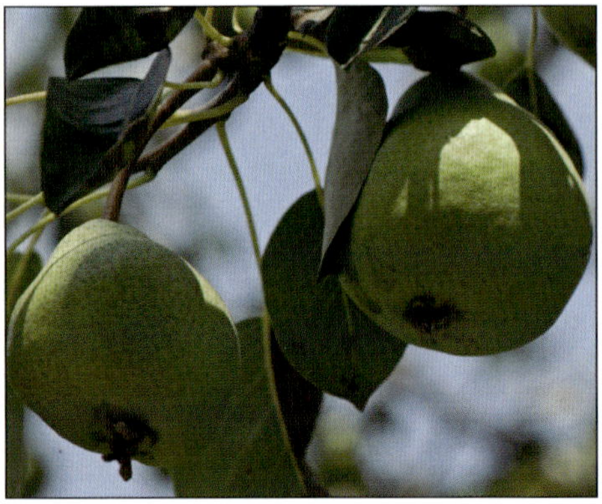

Familie:
Rosaceae

Pflanzenteile:
Frucht, Kerne

Temperatur:
kühl

Geschmack:
roh: sauer, adstringierend, gekocht: süss

Funktionskreisbezug:
Magen, Lunge, Gedärme

TCM-Wirkungen mit Prioritäten und Indikationen

1 **Hitze eliminieren und Feuer reduzieren**
Hitzegefühle, Magenschleimhautentzündung, Darmschleimhautentzündung, Colitis, Dickdarmentzündung, Halsentzündung, Heiserkeit, Stimmverlust (Quittenmus; Tee aus Quittenkernen), Blasenentzündung, Zystitis

1 **Yin tonisieren**
tonisiert Magen-Yin, tonisiert Lungen-Yin, Schleimhaut trocken (Quittenmus)

1 **Hitze eliminieren und Toxine ausleiten**
entgiftet, Toxine, Schwermetallbelastung, Bleibelastung, Quecksilberbelastung, radioaktive Belastung (Quittenmus)

2 **Nässe/Feuchtigkeit auflösen/transformieren**
Cholesterinwert erhöht, Arteriosklerose (Quittenmus)

2 **Nässe/Feuchtigkeit und Hitze ausleiten**
Magenschleimhautentzündung, Darmschleimhautentzündung, Hautausschlag, Ekzem (Quittenmus)

2 **Stuhlgang regulieren/abführen**
Verstopfung, Hämorrhoiden (Quittenmus), Darmerschlaffung (Quitte roh)

3 **Adstringieren**
Durchfall, Dysenterie, Entzündung (Quitte roh)

Quellen L.K.2001, R.L.1997, P.R.(N1+2)1999, S.U.2004, www.wikipedia.de, K.H./Nat/10-2003

Rosinen

Vitis vinifera

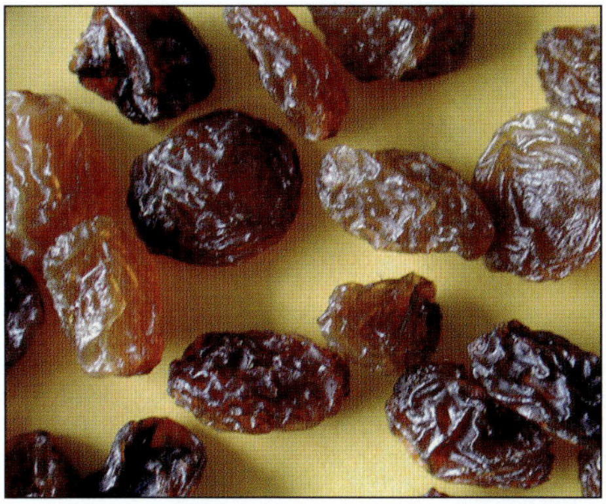

Familie:
Vitaceae

Pflanzenteile:
Frucht

Temperatur:
neutral

Geschmack:
süss, sauer

Funktionskreisbezug:
Leber, Milz, Lunge, Niere

TCM-Wirkungen mit Prioritäten und Indikationen

1 **Yin tonisieren**

Trockenheit, Mundtrockenheit, Husten trocken, Unruhe, Durst, Appetitlosigkeit, Säftemangel nach fiebriger Erkrankung, Nachtschweiss, Miktionsstörung, Urinieren spärlich, Urin dunkel

1 **Blut bewegen**

Angina pectoris, Arterienverengung, Arteriosklerose, Thrombose-Prophylaxe, Durchblutungsstörung, Pfortaderhochdruck, Hämorrhoiden

2 **Nässe ausleiten und Diurese fördern**

Niereninsuffizienz, Nierenschwäche, Harnsäurewerte erhöht, Ödem, Schwellung, Gedunsenheit, Miktionsstörung, Urinieren spärlich, Urin dunkel, Nierenstein

2 **Blut tonisieren**

tonisiert Leber-Blut, Anämie, Blutmangel, Palpitationen, Schwindel, Nachtschweiss (Tee aus Rosinen und getrockneten Kirschen oder in Rotwein einlegen)

2 **Qi tonisieren**

tonisiert Nieren-Qi, Knochenschwäche, Sehnenschwäche, Hüftschwäche, Hüftschmerz, Knieschwäche, -schmerz, Gallenblasenträgheit, Müdigkeit, Abgeschlagenheit, Energiemangel, Erschöpfung

3 **Wind-Kälte/Hitze-Nässe eliminieren (Rheuma/Bi-Syndrom)**

Gelenkschmerz, Rückenschmerz, Hüftschwäche, Hüftschmerz, Knieschwäche, Knieschmerz (80 g Rosinen, 20 g getrocknete Ginsengwurzel in 1 Liter Schnaps 2-4 Wochen einlegen; täglich 20 ml trinken)

Kontraindikationen und sonstige Hinweise

KI: Bei Diabetes mellitus

Quellen B.A.1994, E.U.1997, F.B.1992, H.R.2006, J.B.2000, K.J.2001, L.K.2001, P.R.(N1)1999, P.R.(N2)1999, Wikipedia, N.T./NHP/4-1998, Sch.H./Nat/2-1997

Sanddorn

Rote Schlehen
Hippophae rhamnoides

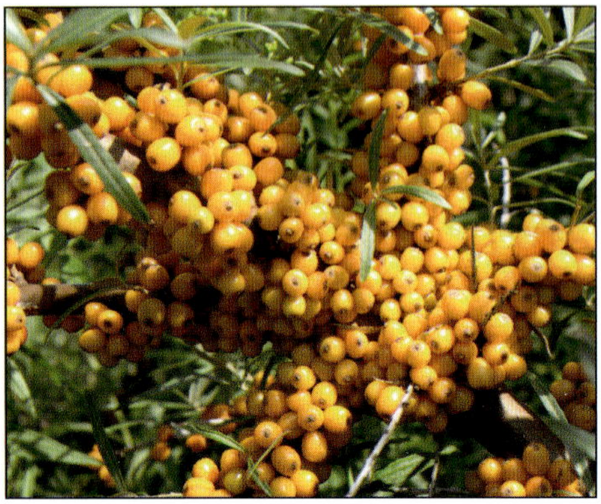

Familie:
Elaeagnaceae

Pflanzenteile:
Beeren

Temperatur:
kalt

Geschmack:
sauer

Funktionskreisbezug:
Leber, Lunge, Gedärme, Niere

TCM-Wirkungen mit Prioritäten und Indikationen

1 **Hitze eliminieren und Feuer reduzieren**

Fieber, Magengeschwür, Zwölffingerdarmgeschwür, Gastritis, Ösophagitis, Darmentzündung, Colitis, Entzündung, Infekt chronisch, Leber-Feuer, Reizbarkeit, Jähzorn, Wutanfälle, Migräne

1 **Adstringieren**

Jing Verlust, Skorbut, Schwäche körperlich, Schwäche geistig, Wachstumsstörung, Rachitis, Zahnfleischbluten, Diarrhö, Durchfall, Sommerdiarrhö, Hyperhidrosis, Säfteverlust, Alterung vorzeitig

1 **Hitze eliminieren und Blut kühlen**

Blutungen, Ekzem gerötet, Ekzem juckend, Radiotherapie begleitend (Sanddornöl), Furunkel, Karbunkel, Zahnfleischbluten

2 **Blut tonisieren**

tonisiert Leber-Blut, Anämie, Blutmangel, Nachtblindheit, Sehschwäche, Haut trocken, Schleimhaut trocken

2 **Qi tonisieren**

tonisiert Wei-Qi, tonisiert Herz-Qi, Abwehrschwäche, Immunschwäche, Infektanfälligkeit, Rekonvaleszenz, Müdigkeit, Abgeschlagenheit, Energiemangel, Erschöpfung, Frühjahrsmüdigkeit, Schwäche körperlich, Untergewicht, Appetitlosigkeit, Konzentrationsschwäche, Knorpelbildung vermindert, Knochenwachstumsstörung, Bindegewebeschwäche, Digitalis-Therapie begleitend, Herzschwäche, Kreislaufschwäche

2 **Nässe/Feuchtigkeit auflösen/transformieren**

Blutfettwerte erhöht, Cholesterinwert erhöht, Arteriosklerose-Prophylaxe

2 **Schleim auflösen/transformieren**

Grauer Star-Prophylaxe, Katarakt-Prophylaxe, Augenlinsentrübung, Atemwegsverschleimung, Magentumor, Speiseröhrentumor, Hauttumor, Melanom, Sarkome, Krebs

Kontraindikationen und sonstige Hinweise

Bei Kälte der Mitte mit Milz-Qi tonsierenden Nahrungsmittteln ergänzen.

Quellen F.B.1991, L.K.2001, P.M.2006, P.R.(HP2)1999, S.F.2004, T.R.2005, W.R.1995, Wikipedia, L.S./N&H/121999, V.B./Nat/11-2002,. Zz/H-M/4-2000

Weintraube

Vitis vinifera

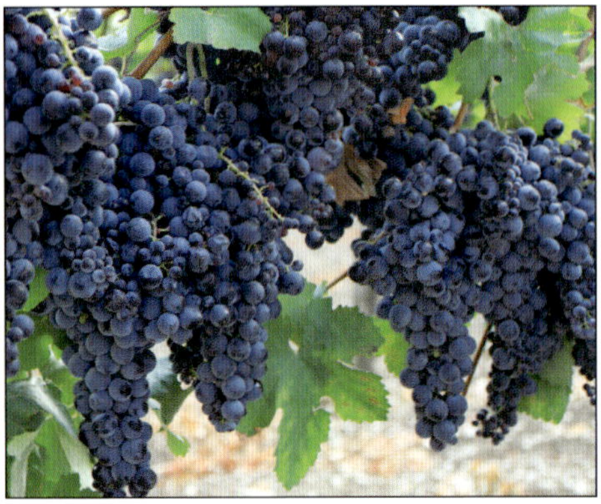

Familie:
Vitaceae

Pflanzenteile:
Frucht

Temperatur:
neutral

Geschmack:
süss, sauer

Funktionskreisbezug:
Leber, Milz, Lunge, Niere

TCM-Wirkungen mit Prioritäten und Indikationen

1 **Yin tonisieren**

Säftemangel, Mundtrockenheit, Husten trocken, Unruhe, Durst, Appetitlosigkeit, Säftemangel nach fiebriger Erkrankung, Nachtschweiss, Miktionsstörung, Urinieren spärlich, Urin dunkel (500 ml frischen Traubensaft dickflüssig einkochen; Honig zugeben; nochmals kochen lassen; 3 x täglich 1 EL mit heissem Wasser einnehmen)

1 **Blut bewegen**

Angina pectoris, Arterienverengung, Arteriosklerose, Thrombose-Prophylaxe, Durchblutungsstörung, Pfortaderhochdruck, Hämorrhoiden (3 Tage 1–3 kg Weintrauben als einziges Nahrungsmittel)

2 **Nässe ausleiten und Diurese fördern**

Niereninsuffizienz, Nierenschwäche, Harnsäurewerte erhöht, Ödem, Schwellung, Gedunsenheit, Miktionsstörung, Urinieren spärlich, Urin dunkel, Nierenstein

2 **Qi tonisieren**

tonisiert Nieren-Qi, Knochenschwäche, Sehnenschwäche, Hüftschwäche, Hüftschmerz, Knieschwäche, Knieschmerz, Gallenblasenträgheit, Müdigkeit, Abgeschlagenheit, Energiemangel, Erschöpfung

2 **Blut tonisieren**

tonisiert Leber-Blut, Anämie, Blutmangel, Palpitationen, Schwindel, Nachtschweiss

3 **Wind-Kälte/Hitze-Nässe eliminieren (Rheuma/Bi-Syndrom)**

Gelenkschmerz, Rückenschmerz, Hüftschwäche, Hüftschmerz, Knieschwäche, Knieschmerz

Kontraindikationen und sonstige Hinweise

KI: Bei Kälte der Mitte. Bei Diabetes mellitus.
Bei Überdosierung können Koliken und Durchfall auftreten

Quellen B.A.1994, E.U.1997, F.B.1992, H.R.2006, J.B.2000, K.J.2001, L.K.2001, P.R.(N1)1999, P.R.(N2)1999, Wikipedia, N.T./NHP/4-1998, Sch.H./Nat/2-1997

Zitrone, Limone

Citrus limon

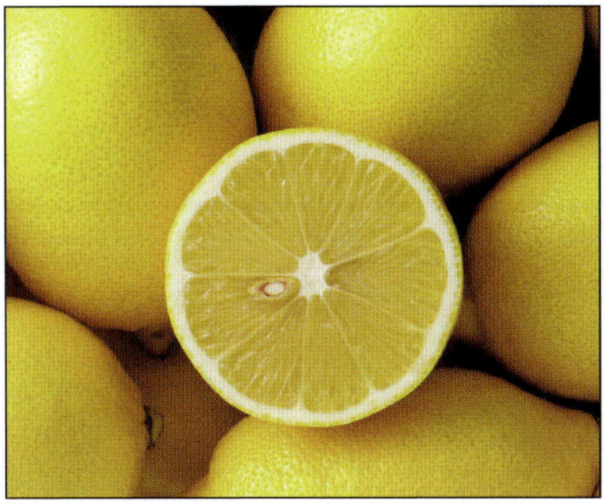

Familie:
Rutaceae

Pflanzenteile:
Frucht

Temperatur:
kühl

Geschmack:
sauer

Funktionskreisbezug:
Leber, Lunge, Magen, Gedärme, Gallenblase, Milz, Niere

TCM-Wirkungen mit Prioritäten und Indikationen

1 **Yin tonisieren**
tonisiert Leber-Yin, tonisiert Lungen-Yin, Schlafstörung in der Leberzeit (Saft einer Zitrone trinken), Bluthochdruck, Hypertonie, Durst, Säftemangel, Trockenheit, Nervosität, Unruhe, Muskelkrämpfe, Diabetes mellitus

1 **Sommerhitze eliminieren**
Durst, Trockenheit, Säftemangel, Dysenterie, Diarrhö, Durchfall, Sommergrippe, Sonnenbrand, Sonnenstich (Zitronensaft mit Wasser trinken)

1 **Hitze eliminieren und Toxine ausleiten**
Infektionskrankheit, Mandelentzündung, Tonsillitis, Rachenentzündung (betupfen mit Saft oder gurgeln), Allergie, Krebs-Prophylaxe, Toxine, Darmflorastörung

1 **Wind-Hitze eliminieren**
Halsschmerz (Zitronenscheibe mit Meersalz essen)

2 **Wind-Kälte eliminieren**
Erkältung (Saft einer Zitrone; 1 TL Honig kochend heisses Wasser; möglichst heiss trinken)

2 **Qi tonisieren**
tonisiert Magen-Qi, tonisiert Milz-Qi, tonisiert Wei-Qi, Magensäuremangel, Brechreiz, Aufstossen, Appetitlosigkeit, Blähungen, Verdauungsschwäche, Übergewicht, Adipositas, Angiopathien, Besenreiser, Frühjahrsmüdigkeit, Müdigkeit, Abgeschlagenheit, Energiemangel, Erschöpfung

2 **Blut tonisieren**
Anämie, Blutmangel, Fetus unruhig

2 **Adstringieren**
Durchfall, Diarrhö, Dysenterie, Magendarmentzündung, Gastritis, Duodenitis, Dickdarmentzündung

▶

◄

2 **Nässe/Feuchtigkeit auflösen/transformieren**

Harnsäurewerte erhöht, Blut reinigend, Grauer Star-Prophylaxe, Katarakt-Prophylaxe, Augenlinsentrübung

2 **Schleim auflösen/transformieren**

Nierenstein, Uratstein, Oxalatstein, Bluthochdruck, Hypertonie, Hals verschleimt (Zitronenscheibe mit Meersalz essen), Husten mit gelbem Schleim (Zitronensaft mit Birnensaft mischen, täglich 200–700 ml trinken)

3 **Qi regulieren und bewegen**

Leber-Qi-Stagnation, Gallenflussstau, Malabsorption

3 **Blut bewegen**

Thrombose-Prophylaxe

Kontraindikationen und sonstige Hinweise

KI: Bei zu viel Magensäure. Bei Magengeschwüren. Bei Ulkus duodeni.

Quellen B.L.2000, C.N.1999, E.U.1997, F.B.1995, H.R.2006, J.B.2000, K.J.2001, L.U.1996, P.M.1997, P.P.2002, P.R.(HP2)1999, P.R.(N2)1999, S.U.2004, Wikipedia, A.M./N&H/4-1997, W.H./N&H/11-1999

Zwetschge

Pflaume
Prunus domestica

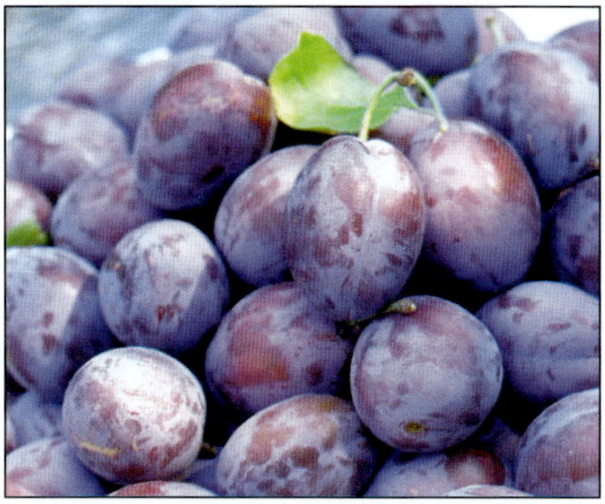

Familie:
Rosaceae

Pflanzenteile:
Frucht

Temperatur:
neutral

Geschmack:
süss, sauer

Funktionskreisbezug:
Leber, Gedärme

TCM-Wirkungen mit Prioritäten und Indikationen

1 **Qi regulieren und bewegen**
Leber-Qi-Stagnation, Unterdrückung emotional, Wutanfälle, Reizbarkeit, Hypochondriumschmerz (gedämpfte Früchte)

1 **Hitze eliminieren, die durch Yin-Mangel verursacht wird**
Leere-Hitze der Leber, Leberverhärtung, Leberzirrhose begleitend (100–120 g frische Früchte auspressen; dem Saft Honig beimengen und sofort 3 x täglich einnehmen)

2 **Yin tonisieren**
Säftemangel, Trockenheit, Diabetes mellitus, Durst, Mundtrockenheit (Trockenfrüchte oder 100–120 g frische Früchte auspressen; dem Saft Honig beimengen und sofort einnehmen; 3 x täglich)

2 **Stuhlgang regulieren/abführen**
Verstopfung, Darmerschlaffung, Darmperistaltik verlangsamt (Trockenfrüchte oder frische Früchte)

3 **Nässe ausleiten und Diurese fördern**
Ödem, Aszites, Bauchwassersucht

3 **Wind-Kälte/Hitze-Nässe eliminieren (Rheuma/Bi-Syndrom)**
Gicht, Rheuma, Arthrose, Gelenkdegeneration, Blut reinigend

Kontraindikationen und sonstige Hinweise

KI: Bei geschwächter Verdauung. Bei Kälte der Mitte.

Quellen E.U.1997, F.B.1992, J.B.2000, K.J.2001, L.K.2001, P.P.1993, S.U.2004, Wikipedia, Sch.H./E-U/50(2003)1, Sch.H./Nat/2-1997

Algen

Algen werden heute vor allem in Ostasien als Lebensmittel genutzt. Die Verwendung von Algen ist in China seit 4500 Jahren überliefert. Jedoch wussten auch europäische Völker, die am Meer lebten, dieses Nahrungsmittel zu nutzen. Kelten und Wikinger schätzten Dulse als nährstoffreiches, kompaktes Nahrungsmittel auf ihren Reisen, während die Briten Nori-Algen in ihre Brote gebacken haben.

Unter dem Einfluss der modernen Zivilisation kamen die Menschen immer mehr von ihren traditionellen Ernährungsgewohnheiten ab, und die Algen verschwanden aus den Küchen. Lediglich in Japan und China blieb die Verwendung der Algen für Gerichte und zur Behandlung von Krankheiten weitgehend erhalten.

Heute werden zwischen acht und neun Millionen Tonnen Algen weltweit jährlich geerntet. Der grössere Teil davon wird zu Viehfutter, Dünger und Kosmetika verarbeitet.

Meeresalgen sind reich an Inhaltsstoffen: besonders erwähnenswert ist der hohe Gehalt an Mineralien (7–38%) und deren Salze (Alginate), sowie der Gehalt an Spurenelementen, besonders Jod und Fluor. Ernährungsphysiologisch bedeutsam sind auch die darmpflegenden Schleimstoffe.

Die hier besprochenen Meeresalgen gehören zu den Familien der Rotalgen (Nori, Dulse, Agar-Agar) und Braunalgen (Kombu, Arame, Hijiki, Wakame).

Algen sind kühl und salzig, sie transformieren Schleim und Feuchtigkeit, tonisieren Yin, kühlen Hitze und Feuer, eliminieren Toxine, tonisieren Blut und Qi und regulieren den Stuhlgang.

Auf Grund des kühlen Temperaturverhaltens ist Vorsicht geboten bei Kälte der Mitte und bei zuviel pathogener Feuchtigkeit. Sinnvoll ist der regelmässige Konsum kleiner Mengen, kombiniert mit wärmenden Nahrungsmitteln und Kräutern.

Agar-Agar

Geliermittel aus diversen Rotalgen
Gelidium spec., Ahnfeltia plicata, Gracilaria spec.

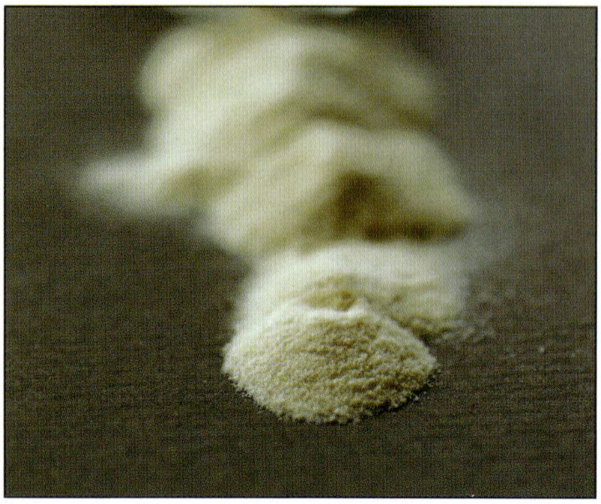

Familie:
Rhodophyceae

Pflanzenteile:
Thallus „Blätter"

Temperatur:
kühl

Geschmack:
süss, salzig

Funktionskreisbezug:
Lunge, Gedärme, Magen, Milz, Leber, Niere, Blase

TCM-Wirkungen mit Prioritäten und Indikationen

1 **Yin tonisieren**
Trockenheit, Säftemangel, Haut welk, Zellbildung vermindert, tonisiert Lungen-Yin, Schleim zäh

2 **Hitze eliminieren und Feuer reduzieren**
Magen-Hitze, Lungen-Hitze, Blasen-Hitze, Magenbrennen, Gastritis, Schleimhautentzündung, Husten trocken, Bronchialkatarrh, Lungenentzündung, Blasenentzündung, Hitze im Becken, Hämorrhoiden

2 **Stuhlgang regulieren/abführen**
Verstopfung, Darmperistaltik verlangsamt, Stuhl hart (10–15g = 5 TL Agar Agar in 1 Glas kaltes Wasser geben; abends vor dem Schlafengehen trinken)

2 **Hitze eliminieren und Toxine ausleiten**
entgiftet, Toxine, Schwermetallbelastung, radioaktive Belastung, Husten chronisch, Hauterkrankung mit Rötung

2 **Nässe/Feuchtigkeit auflösen/transformieren**
Übergewicht, Ödem, Zellulite, Hodenschwellung, Cholesterinwert erhöht, Dickdarmkrebs-Prophylaxe

3 **Qi tonisieren**
tonisiert Nieren-Qi, Hypothyreose, Schilddrüsenunterfunktion, Stoffwechselschwäche, Grundstoffwechsel reduziert, Übergewicht, Adipositas, Yun Hua Funktionsschwäche, Transport- und Umwandlungsschwäche der Milz

Kontraindikationen und sonstige Hinweise

KI: Bei Kälte der Mitte mit Durchfall.
Bei Yang-Mangel müssen Algen mit wärmenden Nahrungsmitteln kombiniert werden. Wegen des relativ hohen Jodgehaltes muss die intensive therapeutische Anwendung von Meeresalgen bei Schilddrüsenerkrankungen kritisch geprüft werden. Bei Jod-Mangel-Krankheiten sind Meeresalgen gut einsetzbar.

Quellen B.A.1994, D.G.1997, F.A.1994, F.B.1992, L.K.1985, M.M.1996, P.P.1997, P.R.(N1)1999, Z.M.1998, Wikipedia, A.O./E-U/50(2003)9, H.H./E-U/46(1999)2, K.H./Nat/4-2001, Zz/E-U/49(2002)S, Zz/H-M/52001

Arame

Eisenia bicyclis

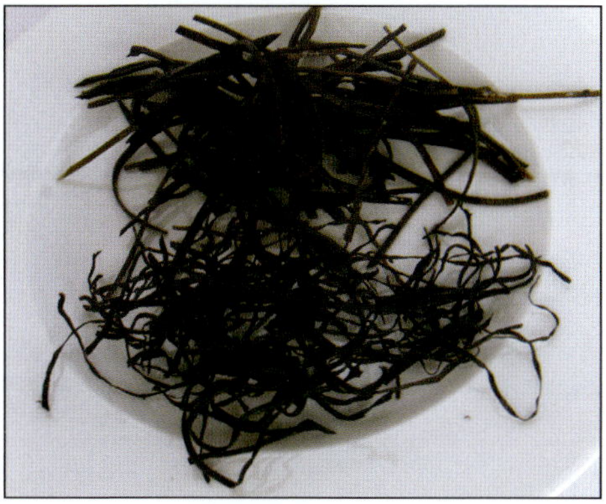

Familie:
Phaeophyceae

Pflanzenteile:
Thallus „Blätter"

Temperatur:
kühl

Geschmack:
salzig, süss

Funktionskreisbezug:
Milz, Niere, Lunge, Gedärme, Magen, Leber

TCM-Wirkungen mit Prioritäten und Indikationen

1 **Schleim auflösen/transformieren**

Verhärtung, Schwellung, Schleim, Geschwulst, Kropf, Lymphknotenschwellung, Tumor, Krebs-Prophylaxe, Krebs, Metastasenbildung hemmend, Arteriosklerose, Bluthochdruck, Hypertonie, Thrombose-Prophylaxe

1 **Nässe/Feuchtigkeit auflösen/transformieren**

Übergewicht, Ödem, Zellulite, Hodenschwellung, Cholesterinwert erhöht, Dickdarmkrebs-Prophylaxe

1 **Qi tonisieren**

tonisiert Nieren-Qi, Hypothyreose, Schilddrüsenunterfunktion, Stoffwechselschwäche, Grundstoffwechsel reduziert, Kreislaufschwäche, Übergewicht, Adipositas, Yun Hua Funktionsschwäche, Transport- und Umwandlungsschwäche der Milz, Verdauungsschwäche, Abwehrschwäche, Infektanfälligkeit, Immunschwäche, tonisiert Wei-Qi

1 **Yin tonisieren**

tonisiert Nieren-Yin, Trockenheit, Säftemangel, Haut welk, Haut faltig, Haare glanzlos, Haare spröde, Haarausfall, Zellbildung vermindert, Knochenwachstumsstörung, Zahnbildungsmangel, Sehnenschwäche

2 **Hitze eliminieren und Feuer reduzieren**

Magen-Hitze, Magenbrennen, Gastritis, Darmentzündung-Prophylaxe

2 **Stuhlgang regulieren/abführen**

Verstopfung, Darmperistaltik verlangsamt, Stuhl hart

2 **Hitze eliminieren und Toxine ausleiten**

entgiftet, Toxine, Schwermetallbelastung, radioaktive Belastung, Husten chronisch, Hauterkrankung mit Rötung

▶

◄

2 **Blut tonisieren**
tonisiert Leber-Blut, Blutmangel, Anämie, Haut welk, Haare trocken, Nägel brüchig

Kontraindikationen und sonstige Hinweise

KI: Bei Kälte der Mitte mit Durchfall.

Bei Yang-Mangel müssen Algen mit wärmenden Nahrungsmitteln kombiniert werden. Wegen des relativ hohen Jodgehaltes muss die intensive therapeutische Anwendung von Meeresalgen bei Schilddrüsenerkrankungen kritisch geprüft werden. Bei Jod-Mangel-Krankheiten sind Meeresalgen gut einsetzbar.

Quellen B.P.2001, E.U.1997, F.A.1994, F.B.1992, L.K.1985, P.P.1997, P.R.(N1)1999, Z.M.1998, Wikipedia, A.O./EU/50(2003)9, H.H./E-U/46(1999)2, K.H./Nat/4-2001, Zz/E-U/49(2002)S, Zz/H-M/5-2001

Dulse

Palmaria palmata

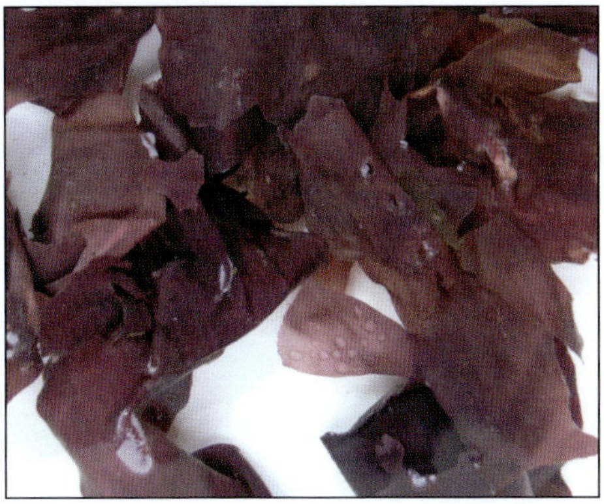

Familie:

Rhodophyceae

Pflanzenteile:

Thallus „Blätter"

Temperatur:

kühl

Geschmack:

salzig

Funktionskreisbezug:

Leber, Milz, Niere, Lunge, Gedärme, Magen

TCM-Wirkungen mit Prioritäten und Indikationen

1 **Blut tonisieren**

tonisiert Leber-Blut, Anämie, Blutmangel, Bettlägrigkeit, Sicht klärend, Haut welk, Haare trocken, Nägel brüchig, Blutgefässe brüchig

1 **Yin tonisieren**

Trockenheit, Säftemangel, Haut welk, Zellbildung vermindert, Wundheilung schlecht, Knochenwachstumsstörung, Zahnausfall, Blutgefässe brüchig, Skorbut

1 **Schleim auflösen/transformieren**

Verhärtung, Schwellung, Schleim, Geschwulst, Kropf, Lymphknotenschwellung, Tumor, Krebs-Prophylaxe, Krebs, Bluthochdruck, Hypertonie, Thrombose

1 **Nässe/Feuchtigkeit auflösen/transformieren**

Übergewicht, Adipositas, Ödem, Zellulite, Hodenschwellung, Cholesterinwert erhöht, Dickdarmkrebs-Prophylaxe

2 **Nässe/Feuchtigkeit und Hitze ausleiten**

Herpes zoster, Herpes simplex

2 **Qi tonisieren**

tonisiert Nieren-Qi, tonisiert Milz-Qi, Hypothyreose, Schilddrüsenunterfunktion, Stoffwechselschwäche,Grundstoffwechsel reduziert, Übergewicht, Adipositas, Yun Hua Funktionsschwäche, Transport- und Umwandlungsschwäche der Milz

2 **Hitze eliminieren und Feuer reduzieren**

Magen-Hitze, Magenbrennen, Gastritis

2 **Hitze eliminieren und Toxine ausleiten**

entgiftet, Toxine, Schwermetallbelastung, radioaktive Belastung, Husten chronisch, Hauterkrankung mit Rötung, Herpes zoster, Herpes simplex

►

◀

2 **Stuhlgang regulieren/abführen**
Verstopfung, Darmperistaltik verlangsamt, Stuhl hart

3 **Qi regulieren und bewegen**
gegenläufiges Qi, Seekrankheit, Reisekrankheit

Kontraindikationen und sonstige Hinweise

KI: Bei Hyperthyreose. Bei Kälte der Mitte mit Durchfall.

Bei Yang-Mangel müssen Algen mit wärmenden Nahrungsmitteln kombiniert werden. Wegen des relativ hohen Jodgehaltes muss die intensive therapeutische Anwendung von Meeresalgen bei Schilddrüsenerkrankungen kritisch geprüft werden. Bei Jod-Mangel-Krankheiten sind Meeresalgen gut einsetzbar.

Quellen D.G.1997, F.A.1994, F.B.1992, K.B.1997, P.P.1997, L.K.1985, P.R.(N1)1999, Z.M.1998, A.O./EU/50(2003)9, H.H./E-U/46(1999)2, K.H./Nat/4-2001, Zz/E-U/49(2002)S, Zz/H-M/5-2001

Hijiki

Hiziki
Hizikia fusiforme

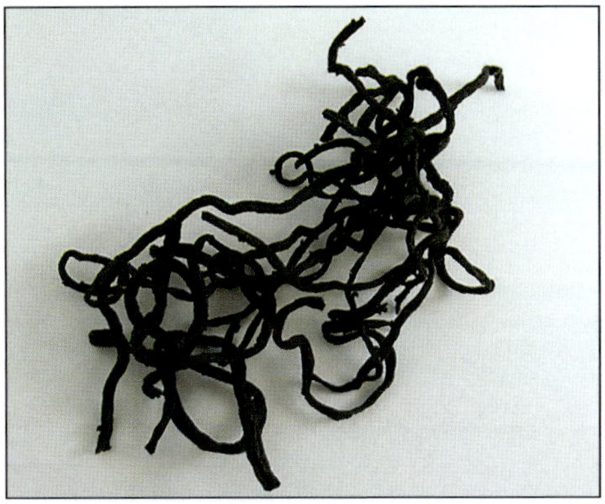

Familie:
Phaeophyceae

Pflanzenteile:
Thallus „Blätter" geschnitten, gekocht

Temperatur:
kühl

Geschmack:
salzig, süss

Funktionskreisbezug:
Milz, Niere, Lunge, Gedärme, Magen, Leber

TCM-Wirkungen mit Prioritäten und Indikationen

1 **Nässe/Feuchtigkeit auflösen/transformieren**
Übergewicht, Ödem, Zellulite, Hodenschwellung, Cholesterinwert erhöht, Dickdarmkrebs-Prophylaxe, Blut reinigend

1 **Yin tonisieren**
tonisiert Nieren-Yin, Trockenheit, Säftemangel, Haut welk, Haare glanzlos, Haare spröde, Zellbildung vermindert, Knochenschwund, Sehnenschwäche, Zahnbildungsmangel, Unruhe, Nervosität

1 **Schleim auflösen/transformieren**
Schleim-Hitze, Verhärtung, Schwellung, Schleim, Geschwulst, Kropf, Lymphknotenschwellung, Tumor, Krebs-Prophylaxe, Krebs, Bluthochdruck, Hypertonie, Thrombose, Schleim gelb, Schleim grün

1 **Hitze eliminieren und Toxine ausleiten**
entgiftet, Toxine, Blut reinigend, Schwermetallbelastung, radioaktive Belastung, Husten chronisch, Hauterkrankung mit Rötung

2 **Qi tonisieren**
tonisiert Nieren-Qi, tonisiert Milz-Qi, Hypothyreose, Schilddrüsenunterfunktion, Stoffwechselschwäche, Grundstoffwechsel reduziert, Kreislaufschwäche, Übergewicht, Adipositas, Yun Hua Funktionsschwäche, Transport-und Umwandlungsschwäche der Milz, Verdauungsschwäche, Blutzuckerschwankung, Abwehrschwäche, Infektanfälligkeit, Immunschwäche, tonisiert Wei-Qi

2 **Stuhlgang regulieren/abführen**
Verstopfung, Darmperistaltik verlangsamt, Stuhl hart

2 **Hitze eliminieren und Feuer reduzieren**
Magen-Hitze, Magenbrennen, Gastritis, Darmentzündung-Prophylaxe

3 **Blut tonisieren**
tonisiert Leber-Blut, Blutmangel, Anämie, Haut welk, Haare trocken, Nägel brüchig

▶

◄

Kontraindikationen und sonstige Hinweise

Bei Hyperthyreose. Bei Kälte der Mitte mit Durchfall.

Bei Yang-Mangel müssen Algen mit wärmenden Nahrungsmitteln kombiniert werden. Wegen des relativ hohen Jodgehaltes muss die intensive therapeutische Anwendung von Meeresalgen bei Schilddrüsenerkrankungen kritisch geprüft werden. Bei Jod-Mangel-Krankheiten sind Meeresalgen gut einsetzbar.

Quellen B.P.2001, D.G.1997, E.U.1997, F.A.1994, F.B.1992, L.K.1985, P.P.1997, P.R.(N1)1999, Z.M.1998, Wikipedia, A.G.-D/ZTCM/2-2005a, A.O./E-U/50(2003)9, H.H./E-U/46(1999)2, K.H./Nat/4-2001, Zz/EU/49(2002)S, Zz/H-M/5-2001

Kombu

Kelp
Laminaria japonica und andere Laminariales

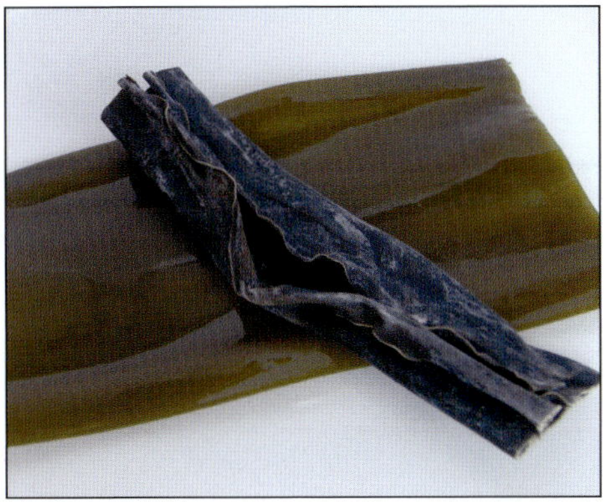

Familie:
Phaeophyceae

Pflanzenteile:
Thallus „Blätter"

Temperatur:
kühl

Geschmack:
salzig

Funktionskreisbezug:
Leber, Milz, Niere, Magen, Lunge, Gedärme

TCM-Wirkungen mit Prioritäten und Indikationen

1 **Schleim auflösen/transformieren**

Verhärtung, Schwellung, Schleim, Geschwulst, Plumpit-Qi-Syndrom, Engegefühl im Hals, Kropf, Lymphknotenschwellung, Tumor, Prostata-Adenom, Brustknoten, Myom, Lipom, Zyste (äusserliche Auflagen und Wickel), Krebs-Prophylaxe, Krebs, Bluthochdruck, Hypertonie, Herzschmerz, Thrombose, Schleimabsonderung chronisch, Husten produktiv, Asthma keuchend, Unfruchtbarkeit

1 **Hitze eliminieren und Toxine ausleiten**

entgiftet, Toxine, Schwermetallbelastung, radioaktive Belastung, Husten chronisch, Hauterkrankung mit Rötung

1 **Nässe/Feuchtigkeit auflösen/transformieren**

Übergewicht, Ödem, Zellulite, Hodenschwellung, Cholesterinwert erhöht, Dickdarmkrebs-Prophylaxe, Rheuma, Candida

1 **Nässe/Feuchtigkeit und Hitze ausleiten**

Ohrentzündung, Arthritis, Zystitis, Urinieren schmerzhaft, Urinieren spärlich, Nierenentzündung akut, Zahnfleischentzündung, Candida, Dickdarmentzündung (Kombu eingeweicht in kleine Vierecke schneiden; zusammen mit Tamari und Wasser so lange kochen bis die Flüssigkeit verdunstet und die Alge weich geworden ist; bei jeder Mahlzeit einige Stücke essen)

1 **Qi tonisieren**

tonisiert Nieren-Qi, tonisiert Milz-Qi, Hypothyreose, Schilddrüsenunterfunktion, Stoffwechselschwäche, Grundstoffwechsel reduziert, Kreislaufschwäche, Unfruchtbarkeit des Mannes, Entwicklung mental verlangsamt, Entwicklung physisch verlangsamt, Übergewicht, Adipositas, Yun Hua Funktionsschwäche, Transport-und Umwandlungsschwäche der Milz, Verdauungsschwäche, Abwehrschwäche, Infektanfälligkeit, Immunschwäche, tonisiert Wei-Qi

1 **Yin tonisieren**

Trockenheit, Säftemangel, Durst, Haut welk, Haare glanzlos, Haare spröde, Zellbildung vermindert, Knochenschwäche, Sehnenschwäche, Rachitis, Verstopfung trocken, Menopausesymptome, Wechseljahrbeschwerden, Klimakterium, Diabetes mellitus-Prophylaxe, Angiopathien, Neuropathien

▶

◄

1 **Hitze eliminieren und Feuer reduzieren**

Magen-Hitze, Magenbrennen, Gastritis, Darmentzündung-Prophylaxe

1 **Blut tonisieren**

tonisiert Leber-Blut, tonisiert Herz-Blut, Anämie, Blutmangel, Haut welk, Haare trocken, Nägel brüchig, Trockenheit, Ekzem, Psoriasis, Müdigkeit, Abgeschlagenheit, Energiemangel, Erschöpfung, Herzklopfen, Blässe

2 **Stuhlgang regulieren/abführen**

Verstopfung, Darmperistaltik verlangsamt, Stuhl hart

Kontraindikationen und sonstige Hinweise

KI: Bei Hyperthyreose.

Bei Kälte der Mitte mit Durchfall. Bei Yang-Mangel müssen Algen mit wärmenden Nahrungsmitteln kombiniert werden. Wegen des relativ hohen Jodgehaltes muss die intensive therapeutische Anwendung von Meeresalgen bei Schilddrüsenerkrankungen kritisch geprüft werden. Bei Jod-Mangel-Krankheiten sind Meeresalgen gut einsetzbar. Arten der Gattung Laminaria sind als Nahrungsergänzungsmittel in Form von Kelp-Tabletten erhältich.

Quellen B.P.2001, D.G.1997, E.U.1997, F.A.1994, F.B.1992, H.C.2001, J.G.1993, L.K.1985, P.P.1993, P.R.(N1)1999, V.A.1952, Z.M.1998, Wikipedia, A.O./E-U/50(2003)9, H.H./E-U/46(1999)2, K.H./Nat/42001, Zz/E-U/49(2002)S, Zz/H-M/5-2001

Nori

Zicai
Porphyra tenera u.a. Porphyra-Arten

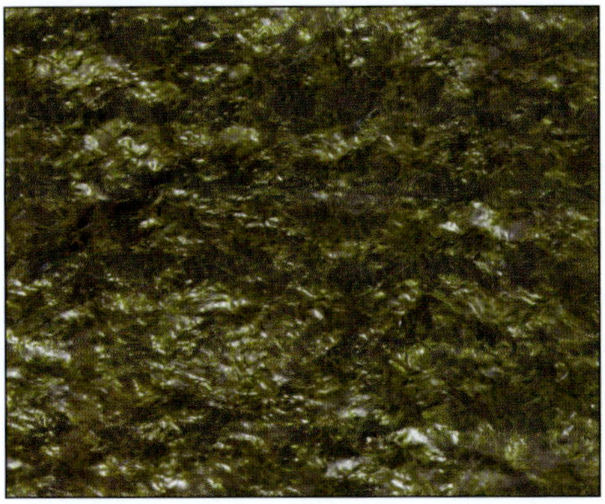

Familie:
Rhodophyceae

Pflanzenteile:
Thallus „Blätter"

Temperatur:
kühl

Geschmack:
salzig, süss

Funktionskreisbezug:
Milz, Lunge, Niere, Gedärme, Magen, Leber

TCM-Wirkungen mit Prioritäten und Indikationen

1 **Schleim auflösen/transformieren**
Schleim-Hitze, Verhärtung, Schwellung, Gicht, Schleim, Geschwulst, Kropf, Lymphknotenschwellung, Lipom, Warzen, Tumor, Krebs-Prophylaxe, Krebs, Bluthochdruck, Hypertonie, Thrombose, Husten mit gelbem Schleim, Husten mit grünem Schleim

1 **Nässe/Feuchtigkeit auflösen/transformieren**
Übergewicht, Ödem, Zellulite, Hodenschwellung, Cholesterinwert erhöht, Dickdarmkrebs-Prophylaxe

1 **Hitze eliminieren und Toxine ausleiten**
entgiftet, Toxine, Schwermetallbelastung, radioaktive Belastung, Husten chronisch, Hauterkrankung mit Rötung, Infekt bakteriell, Staphylokokkeninfektion, Salmonelleninfektion, Lungenabszess

1 **Yin tonisieren**
Trockenheit, Säftemangel, Haut welk, Zellbildung vermindert, Rachitis

1 **Blut tonisieren**
tonisiert Leber-Blut, Anämie, Blutmangel, Haut welk, Haare spröde, Haare trocken, Nägel brüchig, Sehschwäche

2 **Hitze eliminieren und Feuer reduzieren**
Magen-Hitze, Magenbrennen, Gastritis, Magengeschwür

2 **Qi tonisieren**
tonisiert Nieren-Qi, tonisiert Milz-Qi, Hypothyreose, Schilddrüsenunterfunktion, Stoffwechselschwäche,Grundstoffwechsel reduziert, Übergewicht, Adipositas, Yun Hua Funktionsschwäche, Transport- und Umwandlungsschwäche der Milz

2 **Stuhlgang regulieren/abführen**
Verstopfung, Darmperistaltik verlangsamt, Stuhl hart

▶

◄

Kontraindikationen und sonstige Hinweise

KI: Bei Hyperthyreose. Bei Kälte der Mitte mit Durchfall.

Bei Yang-Mangel müssen Algen mit wärmenden Nahrungsmitteln kombiniert werden. Wegen des relativ hohen Jodgehaltes muss die intensive therapeutische Anwendung von Meeresalgen bei Schilddrüsenerkrankungen kritisch geprüft werden. Bei Jod-Mangel-Krankheiten sind Meeresalgen gut einsetzbar. Nori kann gut in die Kinderernährung integriert werden.

Quellen B.P.2001, D.G.1997, F.A.1994, F.B.1992, L.K.1985, P.P.1997, P.R.(N1)1999, Z.M.1998, A.O./EU/50(2003)9, H.H./E-U/46(1999)2, K.H./Nat/4-2001, Zz/E-U/49(2002)S, Zz/H-M/5-2001

Wakame

Undaria pinnatifida und andere Undaria-Arten

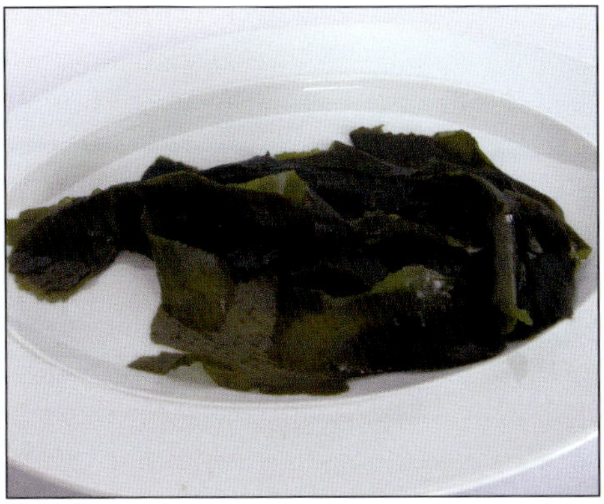

Familie:
Phaeophyceae

Pflanzenteile:
Thallus „Blätter"

Temperatur:
kühl

Geschmack:
salzig

Funktionskreisbezug:
Niere, Lunge, Milz, Gedärme, Leber, Magen

TCM-Wirkungen mit Prioritäten und Indikationen

1 **Yin tonisieren**
Trockenheit, Säftemangel, Darmschleimhautschädigung, Haut welk, Haare glanzlos, Haare spröde, Zellbildung vermindert, Knochenschwäche, Sehnenschwäche

1 **Nässe/Feuchtigkeit auflösen/transformieren**
Übergewicht, Ödem, Zellulite, Hodenschwellung, Cholesterinwert erhöht, Arteriosklerose, Dickdarmkrebs-Prophylaxe

1 **Hitze eliminieren und Toxine ausleiten**
entgiftet, Toxine, Blut reinigend, Schwermetallbelastung, radioaktive Belastung, Husten chronisch, Hauterkrankung mit Rötung, Nikotinbelastung, Krebs-Prophylaxe

1 **Qi tonisieren**
tonisiert Nieren-Qi, tonisiert Milz-Qi, tonisiert Wei-Qi, Hypothyreose, Schilddrüsenunterfunktion, Kreislaufschwäche, Stoffwechselschwäche, Grundstoffwechsel reduziert, Übergewicht, Adipositas, Yun Hua Funktionsschwäche, Transport- und Umwandlungsschwäche der Milz, Verdauungsschwäche, Abwehrschwäche, Infektanfälligkeit, Immunschwäche, tonisiert Wei-Qi

1 **Schleim auflösen/transformieren**
Schleim-Hitze, Verhärtung, Schwellung, Schleim, Geschwulst, Kropf, Lymphknotenschwellung, Tumor, Krebs-Prophylaxe, Krebs, Brustkrebs, Lungenkrebs, Bluthochdruck, Hypertonie, Arteriosklerose, Herzerkrankung koronar, Thrombose, Husten mit gelbem Schleim, Husten mit grünem Schleim

2 **Hitze eliminieren und Feuer reduzieren**
Magen-Hitze, Magenbrennen, Gastritis, Darmentzündung-Prophylaxe

2 **Stuhlgang regulieren/abführen**
Verstopfung trocken, Darmperistaltik verlangsamt, Stuhl hart

2 **Blut tonisieren**
tonisiert Leber-Blut, Anämie, Blutmangel, Haut welk, Haare trocken, Haare spröde, Nägel brüchig

►

◄

Kontraindikationen und sonstige Hinweise

KI: Bei Hyperthyreose. Bei Kälte der Mitte mit Durchfall.

Bei Yang-Mangel müssen Algen mit wärmenden Nahrungsmitteln kombiniert werden. Wegen des relativ hohen Jodgehaltes muss die intensive therapeutische Anwendung von Meeresalgen bei Schilddrüsenerkrankungen kritisch geprüft werden. Bei Jod-Mangel-Krankheiten sind Meeresalgen gut einsetzbar.

Quellen B.P.2001, D.G.1997, E.U.1997, F.A.1994, F.B.1992, L.K.1985, P.P.1997, P.R.(N1)1999, Z.M.1998, Wikipedia, A.O./E-U/50(2003)9, H.H./E-U/46(1999)2, K.H./Nat/4-2001, Zz/E-U/49(2002)S, Zz/H-M/5-2001

Pilze

Pilze finden im asiatischen Raum schon seit Jahrtausenden Verwendung, sowohl in der Küche, als auch in der Heilkunde. Viele Pilze haben eine lang bekannte Heilwirkung.
Die Verabreichung von Pilzkonzentraten in Form von Kapseln und Extrakten in der Mycotherapie ist jedoch nicht zu vergleichen mit Pilzen als Nahrungsmittel.
Die hier beschriebenen Speisepilze enthalten aromatische Substanzen, die ihnen einen delikaten Geschmack verleihen und sogar ein wenig an Fleisch erinnern.
Der Proteingehalt der Pilze beträgt etwa 3 bis 5 %, der grösste Teil des Proteins ist jedoch für das menschliche Verdauungssystem unverdaulich. Pilzproteine sind empfindlich und verderben schnell.
Pilze enthalten nur wenig Kohlenhydrate, jedoch reichlich Mineralstoffe, Spurenelemente, Ballaststoffe und Vitamine, vor allem B-Vitamine.
Pilze sind im Geschmack süss, im Temperaturverhalten zwischen neutral und kühl. Sie können Feuchtigkeit und Schleim transformieren und Qi und Yin tonisieren.
Die meisten verwendeten Speisepilze stammen aus Pilzzuchten, eher selten werden Waldpilze verwendet.
Beim Sammeln sind gute Kenntnisse nötig, um Verwechslungen mit Giftpilzen auszuschliessen.
Waldpilze können stark mit Schwermetallen belastet sein und einige sind bis heute mit Radioaktivität durch den Reaktorunfall in Tschernobyl im Mai 1986 belastet.

Austernpilze

Austernseitling
Pleurotus ostraeatus

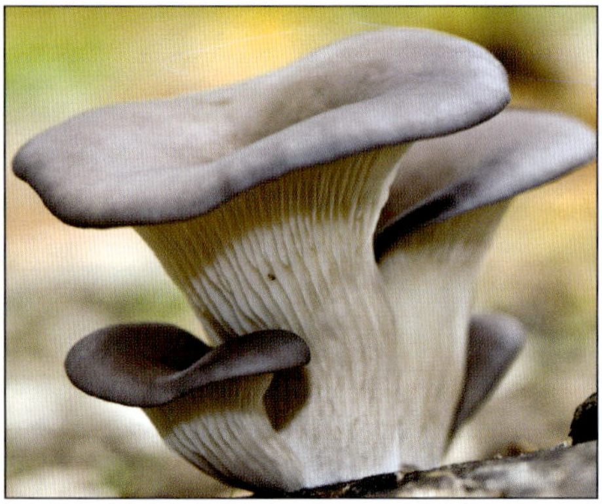

Familie:
Pleurotaceae

Pflanzenteile:
Fruchtkörper

Temperatur:
neutral

Geschmack:
süss

Funktionskreisbezug:
Milz, Leber, Magen

TCM-Wirkungen mit Prioritäten und Indikationen

1 **Nässe/Feuchtigkeit auflösen/transformieren**
Feuchtigkeit, Cholesterinwert erhöht, Tumor-Prophylaxe

1 **Qi tonisieren**
tonisiert Milz-Qi, tonisiert Magen-Qi, Appetitlosigkeit, Sehnenversteifung, Steifheit der Extremitäten, Lumbago

2 **Inneren Wind unterdrücken**
Muskelkrämpfe, Schmerz, Gelenkschmerz, Taubheitsgefühl der Extremitäten (mit Hiobstränensamen kombinieren)

2 **Wind-Kälte/Hitze-Nässe eliminieren (Rheuma/Bi-Syndrom)**
Schmerz, Gelenkschmerz

2 **Schleim auflösen/transformieren**
Stoffwechselschlacken infolge Fleischkonsum, Tumor-Prophylaxe, Krebs-Prophylaxe

2 **Hitze eliminieren und Toxine ausleiten**
Toxine, entgiftet, Schwermetallbelastung

Kontraindikationen und sonstige Hinweise

Da Pilze Schwermetalle anreichern, ist es wichtig, unbelastete Pilze zu verwenden. Pilze regelmässig in die Ernährung einbauen, jedoch nicht in zu grossen Mengen, da sie schwer verdaulich sind.

Quellen E.J.2005, E.U.1997, L.J.1997, S.F.2004, Wikipedia

Champignon

Agaricus spec.

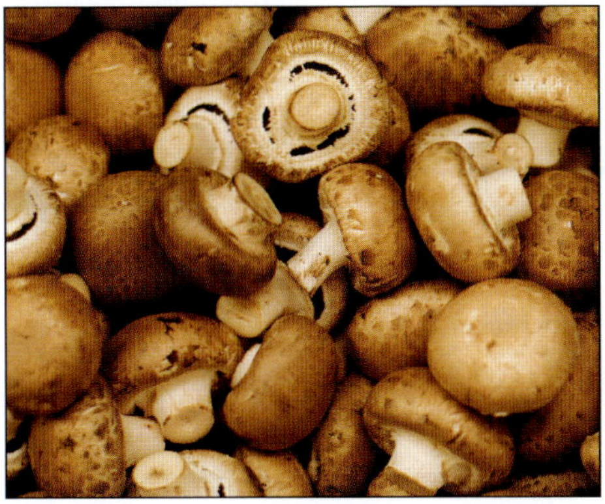

Familie:

Agaricaceae

Pflanzenteile:

Fruchtkörper

Temperatur:

kühl

Geschmack:

süss

Funktionskreisbezug:

Milz, Magen, Lunge, Gedärme

TCM-Wirkungen mit Prioritäten und Indikationen

1 **Nässe/Feuchtigkeit auflösen/transformieren**

Blutfettwerte erhöht, Übergewicht, Adipositas, Krebs-Prophylaxe, Metastasenbildung hemmend

1 **Hitze eliminieren und Toxine ausleiten**

entgiftet, Toxine, Schwermetallbelastung, Hepatitis infektiös

2 **Yin tonisieren**

Lungentrockenheit, Husten trocken, tonisiert Lungen-Yin

2 **Schleim auflösen/transformieren**

Stoffwechselschlacken infolge Fleischkonsums, Krebs-Prophylaxe, Metastasenbildung hemmend, Husten mit profusem Auswurf

2 **Qi tonisieren**

tonisiert Milz-Qi, tonisiert Magen-Qi, tonisiert Wei-Qi, Milchbildungsmangel, Laktationsmangel, Appetitlosigkeit, Müdigkeit, Abgeschlagenheit, Energiemangel, Erschöpfung, Kraftlosigkeit, Übelkeit, Hyperglykämie, Blutzuckerspiegel erhöht, Masern, Exanthembildung fördernd bei Masern (18 g Champignons in Wasser abkochen; abseihen; 3 x täglich trinken), Leukopenie, Leukozytenzahl vermindert

Kontraindikationen und sonstige Hinweise

Da Pilze Schwermetalle anreichern, ist es wichtig, unbelastete Pilze zu verwenden. Pilze regelmässig in die Ernährung einbauen, jedoch nicht in zu grossen Mengen, da sie schwer verdaulich sind.

Quellen E.I.2005, E.U.1997, F.B.1991, F.B.1992, L.J.1997, P.P.1993, R.P.(N1)1999, S.F.2004, Wikipedia, E.S./-/12006, Sch.F./-/--2005

Judasohr

Muer, Mu-Ehr, chinesische Morchel,
Auricularia auricula-judae

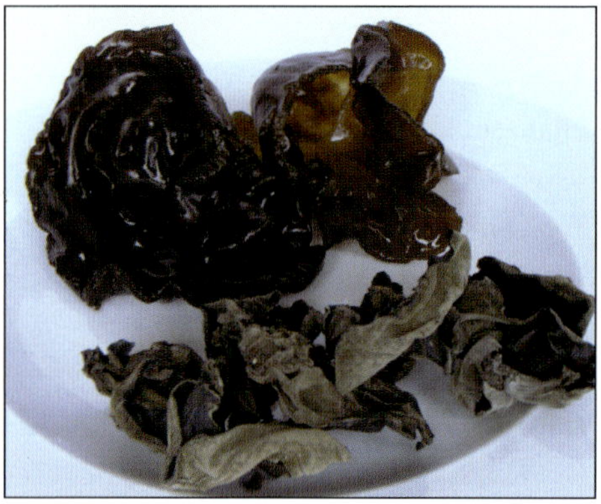

Familie:
Auriculariaceae

Pflanzenteile:
Fruchtkörper

Temperatur:
kühl

Geschmack:
süss

Funktionskreisbezug:
Lunge, Magen, Gedärme

TCM-Wirkungen mit Prioritäten und Indikationen

1 **Yin tonisieren**

tonisiert Lungen-Yin, tonisiert Magen-Yin, Lungentrockenheit, Dickdarmtrockenheit, Husten trocken, Rachentrockenheit, Mundtrockenheit, Verstopfung trocken, Magen-Hitze

2 **Hitze eliminieren und Blut kühlen**

Blut im Sputum, Darmblutung, Hämorrhoiden blutende, Gebärmutterblutung, Hämaturie, Blut im Urin

3 **Qi tonisieren**

tonisiert Wei-Qi, Abwehrschwäche, Infektanfälligkeit, Immunschwäche, Leukopenie, Leukozytenzahl vermindert

3 **Nässe/Feuchtigkeit auflösen/transformieren**

Blutfettwerte erhöht, Triglyzeridwert erhöht, Cholesterinwert erhöht, Bluthochdruck, Hypertonie, Diabetes mellitus-Prophylaxe

3 **Schleim auflösen/transformieren**

Schleim zäh, Schleim klebrig (mit Kandiszucker dünsten), Arteriosklerose, Bluthochdruck, Hypertonie, Bindegewebekrebs-Prophylaxe

Kontraindikationen und sonstige Hinweise

Da Pilze Schwermetalle anreichern, ist es wichtig, unbelastete Pilze zu verwenden. Pilze regelmässig in die Ernährung einbauen, jedoch nicht in zu grossen Mengen, da sie schwer verdaulich sind.

Quellen E.U. 1997, F.W.1997, L.J.1997,Wikipedia, E.S./-/1-2006, Sch.F./-/--2005

Shiitake

Lentinus edodes

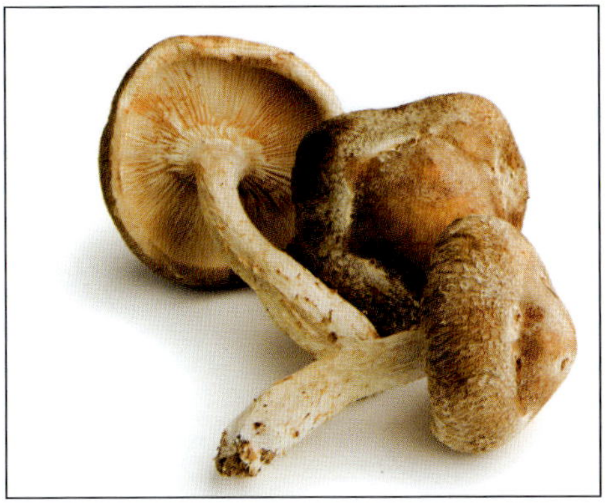

Familie:
Agaricaceae

Pflanzenteile:
Fruchtkörper

Temperatur:
neutral

Geschmack:
süss

Funktionskreisbezug:
Milz, Magen, Niere

TCM-Wirkungen mit Prioritäten und Indikationen

1 **Schleim auflösen/transformieren**

Gicht, Arteriosklerose, Bluthochdruck, Hypertonie, Krebs-Prophylaxe, Metastasenbildung hemmend, Magenkrebs, Brustkrebs, Rückenmarkskrebs, Gebärmutterhalskrebs, Zervixdysplasie, Stoffwechselschlacken infolge Fleischkonsum

1 **Nässe/Feuchtigkeit auflösen/transformieren**

Fettstoffwechselstörung, Cholesterinwert erhöht, Hyperlipidämie, Cholesterin LDL senkend, Cholesterin HDL erhöhend, Arteriosklerose-Prophylaxe, Hypertonie-Prophylaxe, Bauchwassersucht

1 **Qi tonisieren**

tonisiert Milz-Qi, tonisiert Magen-Qi, tonisiert Nieren-Qi, tonisiert Wei-Qi, Appetitlosigkeit, Kraftlosigkeit, Antriebslosigkeit, Diabetes mellitus, Urinieren häufig, Abwehrschwäche, Immunschwäche, Infektanfälligkeit, Grippe, Krankheiten chronisch, Allergie, Radiotherapie begleitend, Chemotherapie begleitend, Regenerationsmangel

2 **Yin tonisieren**

Knochenschwäche, Osteomalazie, Rachitis, Osteoporose, Klimakterium, Menopausesymptome, Wechseljahrbeschwerden, Diabetes mellitus

2 **Hitze eliminieren und Toxine ausleiten**

entgiftet Toxine, Schwermetallbelastung, Radiotherapie begleitend, Chemotherapie begleitend, Nebenwirkungen, Exanthembildung fördernd bei Masern, Eiterung

2 **Hitze eliminieren, die durch Yin-Mangel verursacht wird**

Magengeschwür, Ulkus ventriculi, Heisshunger, Hungergefühl übermässig, Magenübersäuerung

2 **Wind-Kälte/Hitze-Nässe eliminieren (Rheuma/Bi-Syndrom)**

Rheuma, Gicht, Gelenkentzündung

3 **Blut tonisieren**

Anämie, Blutmangel

▶

◄

Kontraindikationen und sonstige Hinweise

Da Pilze Schwermetalle anreichern, ist es wichtig, unbelastete Pilze zu verwenden. Pilze regelmässig in die Ernährung einbauen, jedoch nicht in zu grossen Mengen, da sie schwer verdaulich sind.

Quellen B.J. 1992, E.U.1997, F.B.1992, L.J.1997, M.B.2000, P.P.1993, Wikipedia, www.Shiitake.de, D.R./NHP/101996, E.S./-/1-2006, L.N./NHP/1-1997, Sch.F./-/--2005

Steinpilz

Boletus edulis

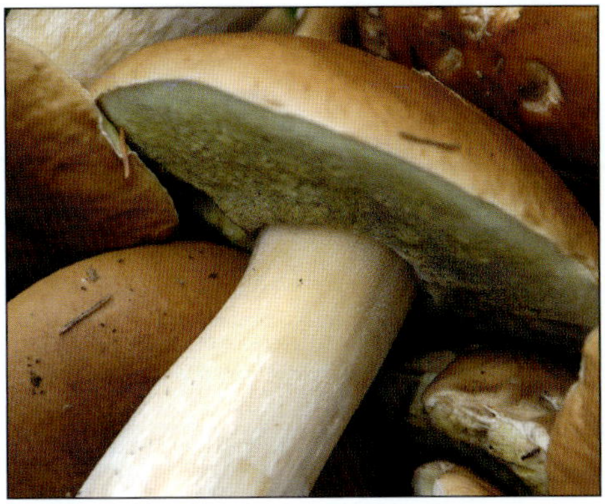

Familie:
Boletaceae

Pflanzenteile:
Fruchtkörper

Temperatur:
neutral

Geschmack:
süss

Funktionskreisbezug:
Milz, Magen, Niere

TCM-Wirkungen mit Prioritäten und Indikationen

1 **Nässe/Feuchtigkeit auflösen/transformieren**
Blutfettwerte erhöht, Krebs-Prophylaxe

1 **Schleim auflösen/transformieren**
Stoffwechselschlacken infolge Fleischkonsum, Krebs-Prophylaxe

2 **Qi tonisieren**
tonisiert Milz-Qi, tonisiert Magen-Qi, Appetitlosigkeit, Müdigkeit, Abgeschlagenheit, Energiemangel, Erschöpfung, Kraftlosigkeit, Hyperglykämie, tonisiert Wei-Qi

2 **Hitze eliminieren und Toxine ausleiten**
entgiftet, Toxine, Schwermetallbelastung

2 **Yin tonisieren**
Knochenschwäche, Sehnenschwäche

Kontraindikationen und sonstige Hinweise

Da Pilze Schwermetalle anreichern, ist es wichtig, unbelastete Pilze zu verwenden. Pilze regelmässig in die Ernährung einbauen, jedoch nicht in zu grossen Mengen, da sie schwer verdaulich sind.

Quellen E.J.2005, F.B.1991, P.P.1993, P.R.(N1)1999, S.F.2004, Wikipedia

Nüsse und Samen

Nüsse und Samen weisen eine positive Wirkung auf unsere Gesundheit auf. Nur zu lange als zu fettreich verpönt und von der Liste der empfohlenen Lebensmittel gestrichen, stellten in letzter Zeit immer mehr Forschende in vielen Ländern positive Auswirkungen von Nüssen und Samen aller Art auf die typischen Anzeichen von Herz- und Kreislauferkrankungen fest.

Die Hauptnährstoffe in Nüssen und Samen sind Eiweisse und Fette. Sie stehen bei den pflanzlichen Eiweisslieferanten an zweiter Stelle hinter den Hülsenfrüchten.

Das Fett der Nüsse und Samen besteht zu einem hohen Anteil aus ernährungsphysiologisch erwünschten ungesättigten Fettsäuren. Nachteilig ist, dass einige dieser Öle leicht oxidieren. Die dabei entstehenden verdorbenen Fette können im Körper ausserordentlich zerstörerisch wirken. Geschälte Nüsse und Samen, insbesondere zerkleinerte, sind besonders leicht verderblich.

Weiterhin enthalten Nüsse und Samen häufig reichlich Mineralien (besonders Kalzium, Magnesium, Phosphor) und Spurenelemente (besonders Eisen, Zink, Mangan, Kupfer, Selen) sowie Vitamine.

Die meisten Nüsse und Samen haben ein neutrales Temperaturverhalten. Marroni, Baumnüsse und Pinienkerne sind thermisch warm. Die überwiegende Geschmacksrichtung ist süss.

Nüsse und Samen zeigen in ihrer Gesamtheit eine grosse Breite an Wirkungen. Sie sind vor allem nährend, d.h sie tonisieren in der Hauptsache Yin und Qi, und befeuchten den Darm. Weitere häufige Wirkungen sind pathogene Feuchtigkeit/Nässe ausleiten/transformieren und Blut tonisieren.

Baumnuss

Walnuss
Juglans regia

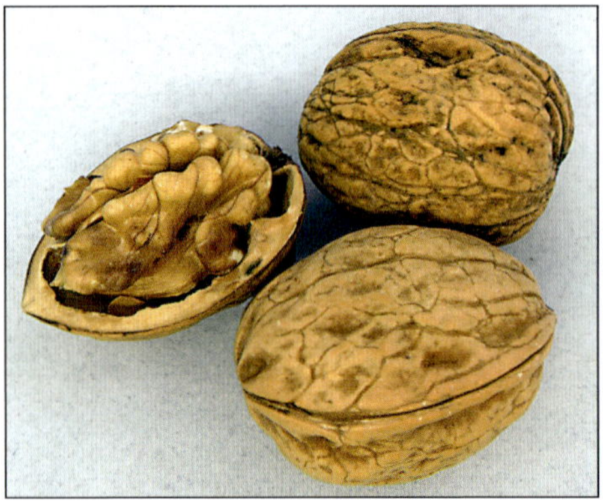

Familie:
Juglandaceae

Pflanzenteile:
Samen

Temperatur:
warm

Geschmack:
süss, bitter

Funktionskreisbezug:
Niere, Herz, Lunge, Gedärme

TCM-Wirkungen mit Prioritäten und Indikationen

1 **Yang tonisieren**

tonisiert Nieren-Yang, Lumbago, Rückenschwäche, Rückenschmerz, Hüftschwäche, Hüftschmerz, Knieschwäche, Knieschmerz, kalter Rücken, Urinieren häufig, Impotenz

1 **Qi tonisieren**

tonisiert Lungen-Qi, Nieren-Qi und Herz-Qi, Kurzatmigkeit, Asthma, Atmung keuchend, Husten, Ejakulation vorzeitig, Spermatorrhö, Ausfluss weisser, Leukorrhö, Enuresis, Urinieren nächtlich

1 **Essenz/Jing tonisieren**

Impotenz, Unfruchtbarkeit, Schwäche geistig, Zellbildung vermindert, Wundheilung schlecht, Nervosität, Stoffwechselstörung der Nervenzellen

2 **Blut bewegen**

Herzinfarkt-Prophylaxe, Blutgerinnungsneigung, Arterienverengung, Thrombose-Prophylaxe

2 **Blut tonisieren**

Anämie, Blutmangel, Haut trocken

2 **Nässe/Feuchtigkeit auflösen/transformieren**

Cholesterinwert erhöht, Cholesterin LDL senkend, Arteriosklerose-Prophylaxe

2 **Darm befeuchten**

Verstopfung trocken, Obstipation

Kontraindikationen und sonstige Hinweise

KI: Bei Yin-Mangel-Hitze. Bei Feuer. Bei Husten und Diarrhö infolge von Schleim-Hitze.

Walnüsse enthalten relativ viele Purine. Inwiefern Nahrungspurine ursächlich mit Gicht zusammenhängen, ist umstritten. Walnüsse können bei empfindlichen Personen die Mundschleimhaut schädigen und Aphtenbildung fördern.

Quellen B.A.1994, C.L.2001, C.N.1999, E.U.1997, F.B.1991, F.B.1992, F.C.2003, H.C.2001, H.R.2006, J.G.1994, P.P.1993, P.R.(N1)1999, P.R.(N2)2001, S.F.2004, S.U.2004, AG-D/ZTCM/4-2005, B.U./E-U/49(2002)2, M.C./E-U/48(2001)5, W.B./E-U/48(2001)10

Cashewkerne

Cashewnuss
Anacardium occidentale

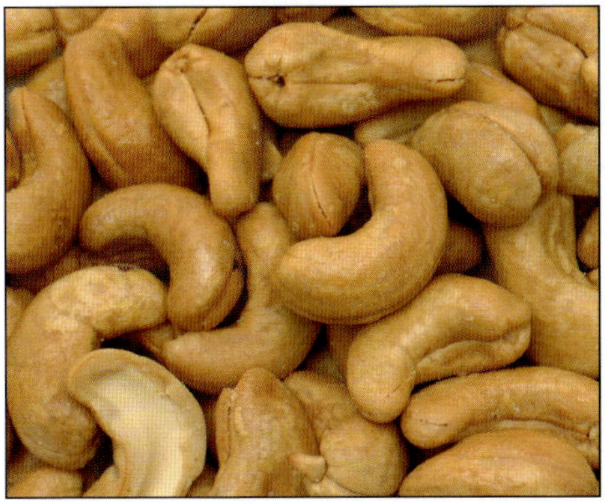

Familie:
Ancardiaceae, Sumachgewächs

Pflanzenteile:
Steinfrucht

Temperatur:
neutral

Geschmack:
süss

Funktionskreisbezug:
Leber, Herz, Lunge, Milz, Gedärme

TCM-Wirkungen mit Prioritäten und Indikationen

1 **Inneren Wind unterdrücken**
Muskelkrämpfe in den Hohlorganen, Gallenkolik, Uteruskrämpfe, Menstruationskrämpfe, Darmspasmen, Reizdarm, Angina pectoris, Arterienverengung, Migräne

1 **Shen/Geist beruhigen**
Nervosität, Reizbarkeit, Unruhe, Schlaflosigkeit, Insomnia, Depression

1 **Yin tonisieren**
Nervosität, Reizbarkeit, Unruhe, Schlaflosigkeit, Insomnia, Lungentrockenheit, Husten

2 **Qi tonisieren**
tonisiert Milz-Qi, Appetitlosigkeit, Müdigkeit, Abgeschlagenheit, Energiemangel, Erschöpfung, Kraftlosigkeit

2 **Darm befeuchten**
Verstopfung trocken, Obstipation

2 **Nässe/Feuchtigkeit auflösen/transformieren**
Arteriosklerose-Prophylaxe

Quellen B.A.1994, F.B.1991, F.W.1997, H.R.2006, P.P.1993, P.R.(N1)1999, P.R.(N2)1999, S.F.2004, B.U./EU/49(2002)2, M.C./E-U/48(2001)5, W.B./E-U/48(2001)10

Erdnuss

Arachis hypogaea

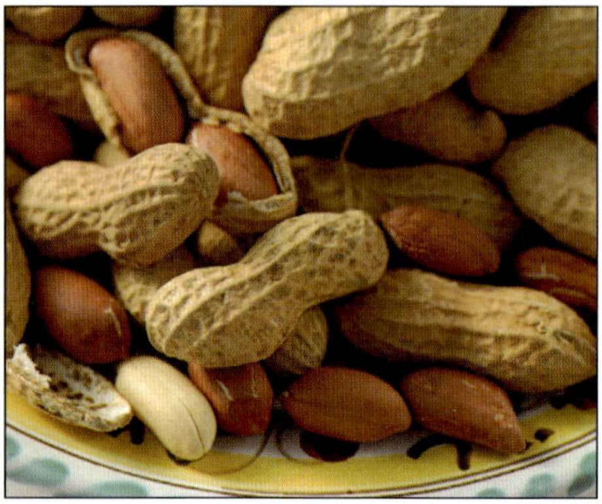

Familie:
Fabaceae

Pflanzenteile:
Samen

Temperatur:
neutral

Geschmack:
süss

Funktionskreisbezug:
Milz, Magen, Lunge, Gedärme

TCM-Wirkungen mit Prioritäten und Indikationen

1 **Qi tonisieren**

tonisiert Milz-Qi, tonisiert Magen-Qi, Schwäche der Mitte, Verdauungsschwäche, Gewichtsverlust, Appetitlosigkeit

2 **Darm befeuchten**

Stuhltrockenheit, Verstopfung, Obstipation

2 **Yin tonisieren**

Lungentrockenheit, Husten trocken (15 g Erdnussmus und 15 g Mandelmus mit Honig mischen; in heissem Wasser aufgelöst einnehmen), Haut trocken, Hautrötung, Haut rissig, Schleimhauterkrankung

2 **Blut tonisieren**

Anämie, Blutmangel postpartum, Milchbildungsmangel, Laktationsmangel

3 **Blutungen stillen und regulieren**

Hämophilie, Bluterkrankheit, Hämaturie, Blut im Urin, Zahnfleisch-, Nasenbluten, Epistaxis, Magenblutung, Darmblutung, Gebärmutterblutung (Erdnüsse inklusive dünnes Häutchen oder Tee aus braunem Häutchen), Bluthochdruck, Hypertonie (Tee aus biologischen Erdnuss-Schalen kochen)

Kontraindikationen und sonstige Hinweise

KI: Bei Kälte. Bei Feuchtigkeitsproblemen. Bei Qi-Stagnation. Bei Durchfall mit wässrigem Stuhl. Bei Übergewicht. Bei Pilzinfektionen. Bei Krebspatienten.

Erdnüsse können Hautausschläge und Allergien verursachen. Sie reduzieren die Funktion der Leber. Herkömmliche Erdnüsse sind stark behandelt und auch sehr anfällig auf Aflatoxin-Befall. Kleine Kinder sollten wegen Erstickungsgefahr keine Erdnüsse essen.

Quellen B.L.2000, E.U.1997, F.B.1991, F.B.1992, F.W.1997, H.M.1998, H.R.2006, P.P.1993, P.R.(N2)2001, P.R.(N1)1999, P.R.(N2)1999, S.F.2004, B.U./E-U/49(2002)2, M.C./E-U/48(2001)5, Sch.H./E-U/49(2002)9, W.B./E-U/48(2001)10, Zz/Med-Z/3-2003, Zz/Nat/5-2003

Haselnuss

Corylus avellana

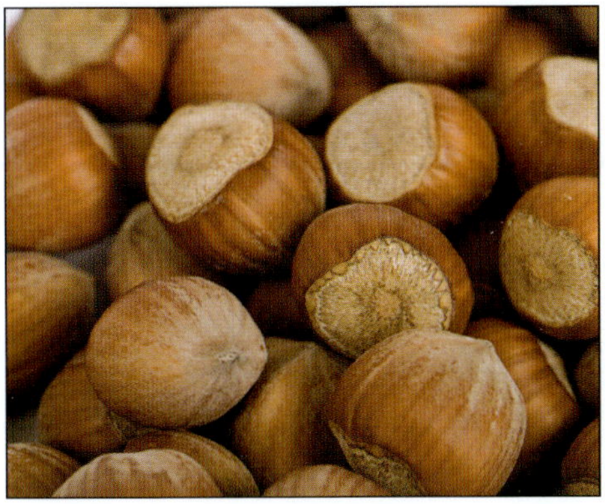

Familie:
Betulaceae

Pflanzenteile:
Samen

Temperatur:
neutral

Geschmack:
süss

Funktionskreisbezug:
Milz, Magen, Niere, Leber

TCM-Wirkungen mit Prioritäten und Indikationen

1 **Qi tonisieren**

tonisiert Milz-Qi, tonisiert Magen-Qi, Durchfall chronisch, Diarrhö, Durchfall, Appetitlosigkeit, Gewichtsverlust, Untergewicht, Müdigkeit, Abgeschlagenheit, Energiemangel, Erschöpfung, Kraftlosigkeit, Schwangerschaftsübelkeit (Tee aus ganzen Nüssen) Enuresis, Bettnässen (10 Haselnüsse vor dem Schlafengehen essen)

1 **Blut tonisieren**

tonisiert Leber-Blut, Sehschwäche, Haarausfall (Haselnussöl äusserlich einreiben), Anämie aus Blutbildungsmangel im Knochenmark, Blutmangel

2 **Nässe/Feuchtigkeit auflösen/transformieren**

Nierenstein-Prophylaxe, Uratstein, Nierenstein, Arteriosklerose, Cholesterinwert erhöht, Cholesterin LDL senkend, Herzerkrankung-Prophylaxe, Herzkreislauf-Prophylaxe

2 **Blut bewegen**

Thrombose-Prophylaxe

2 **Yin tonisieren**

tonisiert Nieren-Yin, Nachtschweiss, Gehirn nährend, Gewichtsverlust, Untergewicht

Kontraindikationen und sonstige Hinweise

Bei Menschen mit hohem Blutdruck könnten Haselnüsse durch einen noch nicht näher identifizierten Inhaltsstoff den hohen Blutdruck fördern. In der Schwangerschaft und Stillzeit sollten Haselnüsse wegen des hohen allergenen Potentials gemieden werden. Das Öl wird schnell ranzig, deshalb sollten geknackte Nüsse bald verzehrt werden; dies gilt in verstärktem Masse für geriebene Haselnüsse.

Quellen B.L.2000, E.U.1997, F.B.1991 F.W.1997, H.R.2006, P.R.(N2)2001, P.R.(N1)1999, P.R.(N2)2001, S.F.2004, AG-D/NL/6-2005, B.U./E-U/49(2002)2, M.C./E-U/48(2001)5, W.B./E-U/48(2001)10

Kokosnussfleisch

Cocos nucifera

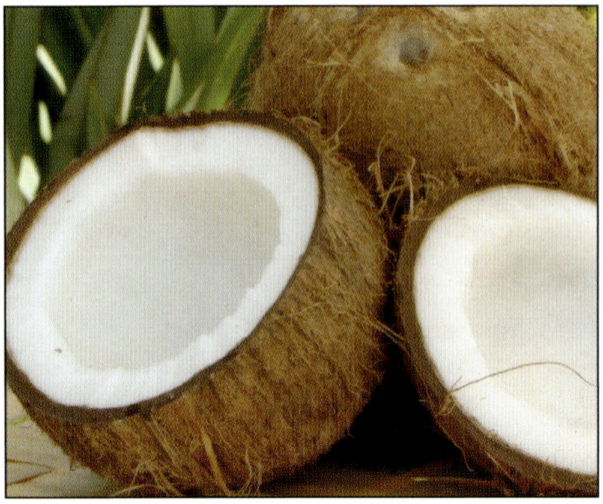

Familie:

Arecaceae

Pflanzenteile:

Kokosnussfleisch der Steinfrucht

Temperatur:

neutral

Geschmack:

süss

Funktionskreisbezug:

Niere, Milz, Leber

TCM-Wirkungen mit Prioritäten und Indikationen

1 **Yin tonisieren**

Osteoporose, Knorpeldegeneration, Knochendegeneration, Knochenschwund, Zahnzerfall, Zahnschmelzrückgang, Karies, Rückenschmerz

1 **Blut tonisieren**

Haarwuchsmangel, Nägel brüchig

2 **Qi tonisieren**

tonisiert Milz-Qi, Untergewicht

3 **Inneren Wind unterdrücken**

Reizbarkeit nervöse, Nervosität, Muskelkrämpfe

Quellen B.L.2000, C.N.1999, F.B.1991, F.W.1997, H.R.2006, J.B.2000, P.P.1993, P.R.(N1)1999, P.R.(N2)2001, P.R.(N2)2001, S.F.2004, S.U.2004

Kürbiskerne

Cucurbita pepo und andere Cucurbita-Arten

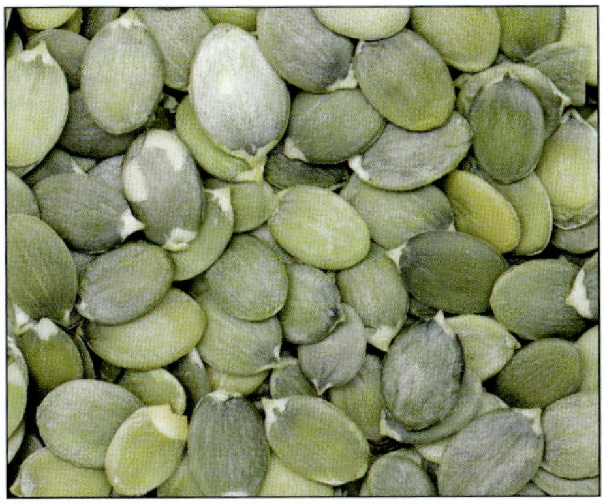

Familie:
Cucurbitaceae

Pflanzenteile:
Samen

Temperatur:
neutral

Geschmack:
süss, scharf, bitter

Funktionskreisbezug:
Blase, Niere, Milz, Gedärme, Leber

TCM-Wirkungen mit Prioritäten und Indikationen

1 **Nässe ausleiten und Diurese fördern**

Prostataschwellung, Urinieren erschwert, Urinieren tröpfelnd, Miktionsstörung, Prostatahypertrophie,Prostata-Adenom, Prostatavergrösserung, Ödem, Reizblase, Reizblase psychosomatisch, Bindegewebeveränderung

1 **Qi tonisieren**

Bindegewebeschwäche, Muskelschwäche, Harninkontinenz, Blasenschwäche, Schwäche sexuell, Frühgeburtneigung, Muskelatrophie

2 **Qi regulieren und bewegen**

Leber Qi-Stagnation, Sphinktermuskulaturverspannung, Blutansammlung in der Prostata, Hämorrhoiden (Dosis darf nicht zu gering sein), Herzkreislauferkrankung

2 **Nässe/Feuchtigkeit und Hitze ausleiten**

Cholesterinwert erhöht, Entzündung, Harnwegsentzündung

3 **Parasiten eliminieren**

Würmer, Bandwürmer, Rundwürmer (200–400 g mit Honig gemischt morgens nüchtern essen; 23 Stunden danach Rhizinusöl einnehmen, der Bandwurm wird gelähmt; kann nicht mehr an der Darmwand haften und wird dann abgeführt)

Quellen B.L.2000, F.B.1991, F.V.2002, F.W.1997, H.R.2006, I.E.2005, P.P.2002, P.R.(N1)1999, P.R.(N2)1999, S.F.2004, S.H.2003, W.R.1985, C.M./H-M/2-1999, F.S.E-U/49(2002)4, K.S/E-U/50(2003)6

Leinsamen

Linum usitatissimum

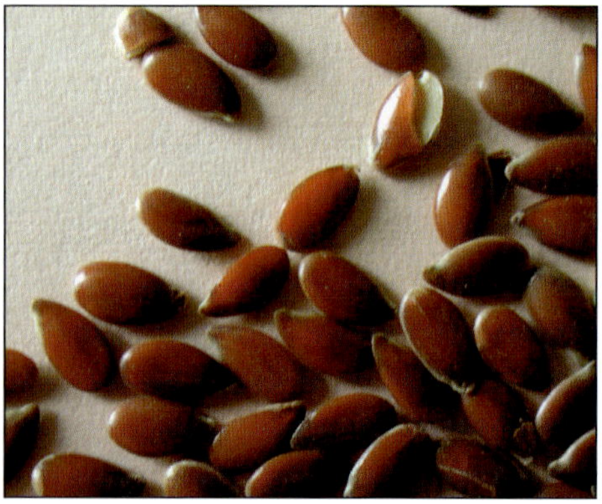

Familie:
Linaceae

Pflanzenteile:
Samen

Temperatur:
neutral

Geschmack:
süss

Funktionskreisbezug:
Gedärme, Magen, Niere, Lunge

TCM-Wirkungen mit Prioritäten und Indikationen

1 **Darm befeuchten**

Verstopfung chronisch, Obstipation, Stuhl hart, Darmperistaltik verlangsamt (vor jedem Essen einen Mokkalöffel ganz gut zerkauen und schlucken oder in Wasser gequollen längerfristig über viele Wochen und Monate einnehmen)

1 **Hitze eliminieren, die durch Yin-Mangel verursacht wird**

Magenschmerz, Magenbrennen, Gastritis, Magengeschwür, Enteritis, Mundtrockenheit, Zungentrockenheit, Zungenrisse, Zahnfleischbluten, Darmentzündung, Colon irritabile, Divertikulitis, Darmschleimhautschädigung durch Abführmittel (Leinsamen intensiv zerkauen und schlucken oder gequollen einnehmen)

1 **Yin tonisieren**

Menstruation verfrüht, Menstruationszyklusschwankung, Wechseljahrbeschwerden, Klimakterium, Menopausesymptome (10 g oder 1 gestrichener EL während 3 Monaten täglich einnehmen), Husten trocken, Reizhusten

2 **Nässe/Feuchtigkeit auflösen/transformieren**

Erkrankung degenerativ, Krebs-Prophylaxe, Dickdarmkrebs, Brustkrebs, Prostatakrebs, Cholesterinwert erhöht, Cholesterin LDL senkend, Cholesterin HDL erhöhend

2 **Qi tonisieren**

tonisiert Wei-Qi, Abwehrschwäche, Infektanfälligkeit, Immunschwäche, Darmflorastörung, Erkrankung degenerativ, Blutzuckerschwankung, Hypoglykämie (Leinsamenmehl zu 25% in Brot eingebacken)

2 **Hitze eliminieren und Feuer reduzieren**

Verbrennung (ganzen Leinsamen mit Wasser kochen; den Schleim durch ein Sieb streichen; Leinentuch damit bestreichen und auf die Verbrennung legen

2 **Hitze eliminieren und Blut kühlen**

Psoriasis, Hauterkrankung (äusserliche Anwendung: Leinsamen schroten, mit Wasser kochen, auf ein Leinentuch aufstreichen und auflegen)

Kontraindikationen und sonstige Hinweise

Aus Leinsamen kann unter bestimmten Bedingungen Blausäure freigesetzt werden. Die tägliche Einnahme von 30g, das sind 2–3 EL frischem Leinsamen oder 50 g gebackenem Leinsamen gilt als unbedenklich. Da Leinsamen im Darm aufquillt, muss die 10-fache Menge an Flüssigkeit mit eingenommen werden.

Quellen B.L.2000, F.B.1991, F.V.2002, H.R.2006, P.P.2002, P.R.(N1)1999, P.R.(N2)2001, S.F.2004, F.S./E-U/49(2002)4, K.S./E-U/50(2003)6, S.G./E-U/48(2001)8, W.E./E-U/46(1999)3

Mandeln

Prunus dulcis

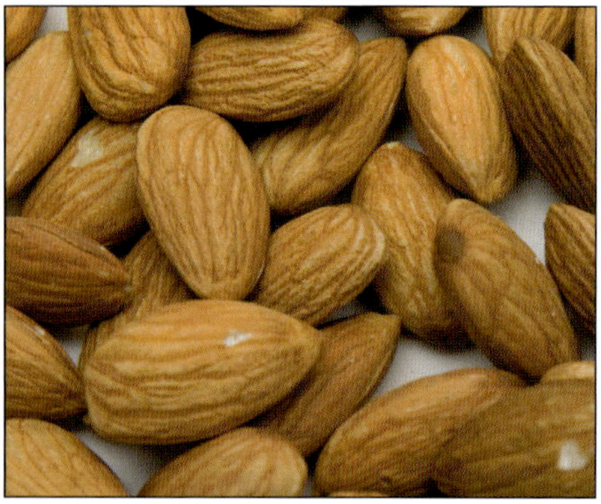

Familie:

Rosaceae

Pflanzenteile:

Samen

Temperatur:

neutral

Geschmack:

süss, bitter

Funktionskreisbezug:

Lunge, Gedärme, Magen, Milz, Herz

TCM-Wirkungen mit Prioritäten und Indikationen

1 **Yin tonisieren**

Lungentrockenheit, Keuchhusten, Husten trocken, Asthma (15 g Mandeln; 15 g Walnüsse; zusammen leicht anrösten und fein zermahlen mit Honig oder Zucker abschmecken; 3 Portionen in heissem Wasser auflösen und einnehmen), Depression, Nervosität, Nervengewebemangel, Knochenwachstumsstörung, Osteoporose

2 **Darm befeuchten**

Verstopfung trocken, Obstipation trocken

2 **Qi regulieren und bewegen**

Aufstossen saures, Magenbrennen (10 Mandeln hintereinander bis zu Milch zerkauen)

2 **Qi tonisieren**

Muskelschwäche, Sehnenschwäche, Muskeltonus herabgesetzt, Herzschwäche, Schwangerschaft

2 **Blut tonisieren**

Milchbildungsmangel, Laktationsmangel

3 **Nässe/Feuchtigkeit auflösen/transformieren**

Cholesterinwert erhöht, Arteriosklerose-Prophylaxe

Kontraindikationen und sonstige Hinweise

Grosse Mengen an Mandelmilch kann bei Kleinkindern zu Verschleimungen führen.

Quellen B.A.1994, B.L.2000, C.N.1999, E.U.1997, F.B.1991, F.B.1992, F.B.1998, F.C.2003, F.W.1997, H.R.2006, J.G.1994, P.P.1993, P.R.(N1)1999, P.R.(N2)1999, P.R.(N2)2001, S.F.2004, S.U.2004, B.U./E-U/49(2002)2, M.C./E-U/48(2001)5, W.B./E-U/48(2001)10

Marroni

Esskastanie, Marone, Edelkastanie
Castanea sativa

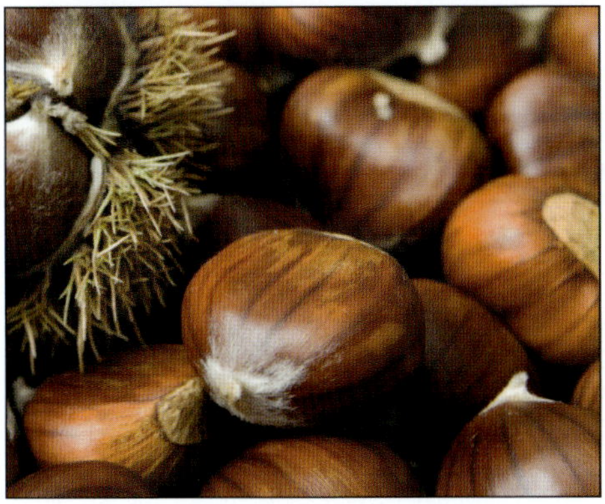

Familie:
Fagaceae

Pflanzenteile:
Samen

Temperatur:
warm

Geschmack:
süss

Funktionskreisbezug:
Milz, Magen, Niere

TCM-Wirkungen mit Prioritäten und Indikationen

1 **Qi tonisieren**
tonisiert Nieren-Qi, tonisiert Milz-Qi, tonisiert Magen-Qi, Müdigkeit, Abgeschlagenheit, Energiemangel, Erschöpfung, Untergewicht, Auszehrung, Belastung körperlich, Wachstum, Stillzeit, Rückenschwäche, Rückenschwäche lumbal, Beinschwäche, Magenschleimhautatrophie, Stuhl weich, Darmflorastörung, Muskelschwäche, Sehnenschwäche, Nervenfunktionsstörung, Gehirnfunktionsstörung

1 **Yin tonisieren**
Rückenschwäche lumbal, Beinschwäche, Gehirn nährend, Nervenschwäche, Wachstumsstörung

1 **Yang tonisieren**
tonisiert Nieren-Yang, tonisiert Milz-Yang, Rückenschwäche lumbal, Beinschwäche, Durchfall, Diarrhö (Marronisuppe oder Brei essen)

1 **Essenz/Jing tonisieren**
Ming Men geschwächt, Rückenschwäche lumbal, Beinschwäche, Wachstumsstörung, Durchfall, Diarrhö

2 **Blutungen stillen und regulieren**
Nasenbluten, Blut im Sputum, Darmblutung, Blutsturz (Marroni roh)

2 **Blut bewegen**
Quetschung, Prellung, Schmerz, Schwellung (äusserlich auf die betroffene Stelle auftragen)

2 **Blut tonisieren**
Milchbildungsmangel, Laktationsmangel, Anämie, Blutmangel

2 **Nässe/Feuchtigkeit auflösen/transformieren**
Harnsäurewerte erhöht, Rheuma, Arthrose

2 **Adstringieren**
Blutungen (rohe Marroni essen), Durchfall, Diarrhö

▶

◄

Kontraindikationen und sonstige Hinweise

Im Übermass oder roh gegessen erzeugen Marroni Blähungen und Nahrungsstau. Marroni sind für Diabetiker geeignet.

Quellen B.L.2000, C.N.1999, E.U.1997, F.B.1991, F.B.1992, F.C.2003, F.W.1997, H.R.2006, J.B.2000, P.P.1993, P.R.(N1)1999, P.R.(N2)2001, S.E.2004, S.F.2004, AG-D/NL/6-2005, B.U./E-U/49(2002)2

Pinienkerne

Pinus pinea

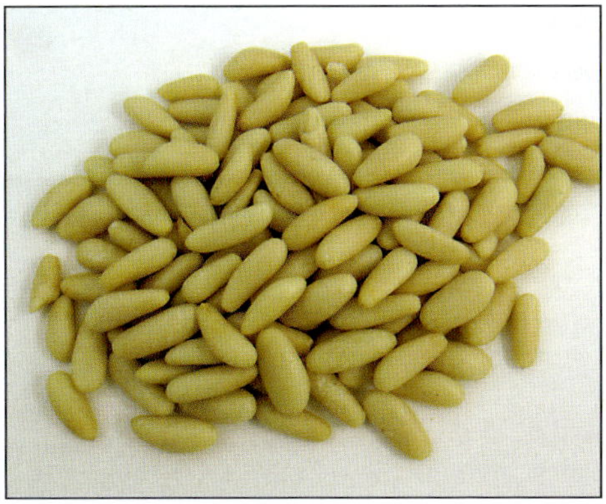

Familie:
Pinaceae

Pflanzenteile:
Samen

Temperatur:
warm

Geschmack:
süss, scharf, bitter

Funktionskreisbezug:
Lunge, Gedärme, Leber

TCM-Wirkungen mit Prioritäten und Indikationen

1 **Blut tonisieren**
Anämie, Blutmangel, Eisenmangel

1 **Darm befeuchten**
Verstopfung trocken

1 **Yin tonisieren**
Lungentrockenheit, Säftemangel, Trockenheit, Husten trocken, Blut im Sputum, Nervengewebemangel, Stress, Niedergeschlagenheit

2 **Inneren Wind unterdrücken**
Schwindel, Leber-Wind, Benommenheit

2 **Wind-Kälte/Hitze-Nässe eliminieren (Rheuma/Bi-Syndrom)**
Rheuma, Taubheitsgefühl der Gelenke, Taubheitsgefühl der Leitbahnen, Blockade in den Leitbahnen

3 **Blut bewegen**
Blutstagnation

3 **Nässe/Feuchtigkeit auflösen/transformieren**
Cholesterinwert erhöht, Arteriosklerose-Prophylaxe

Kontraindikationen und sonstige Hinweise

Pinienkerne können bei übermässigem Konsum zu Feuchtigkeit und Schleim führen.

Quellen B.L.2000, E.I.2005, E.U.1997, F.B.1991, F.B.1992, F.W.1997, H.R.2006, J.B.2000, P.P.1993, P.R.(N1)1999, P.R.(N2)2001, S.F.2004, S.U.2004

Pistazie

Pimpernuss
Pistacia vera

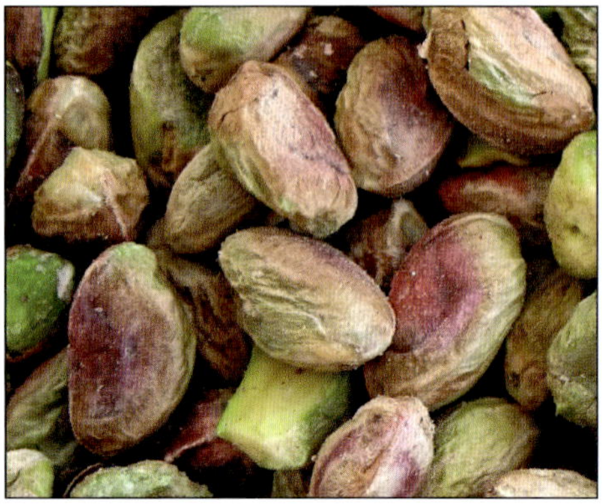

Familie:
Anacardiaceae

Pflanzenteile:
Samen

Temperatur:
neutral

Geschmack:
süss, bitter, sauer

Funktionskreisbezug:
Leber, Gedärme

TCM-Wirkungen mit Prioritäten und Indikationen

1 **Blut tonisieren**
Anämie, Blutmangel, Eisenmangel

1 **Yin tonisieren**
Lungentrockenheit, Haut trocken, Husten trocken, Psoriasis

2 **Darm befeuchten**
Verstopfung trocken, Obstipation

Kontraindikationen und sonstige Hinweise

Übermässiger Konsum von Pistazien kann zu Feuchtigkeit und Schleim führen. Vorsicht: Pistazien können mit Aflatoxinen belastet sein – sie zählen zu den stärksten Giften überhaupt! Diese Mycotoxine werden von Schimmelpilzen auf Nahrungsmitteln bei falscher (feuchter) Lagerung gebildet. Aflatoxin B1, das häufig auf Pistazien gebildet wird, wirkt akut toxisch, erbgutschädigend und kanzerogen. Angeschimmelte Nüsse dürfen nie verzehrt werden! Wie alle Nüsse haben auch Pistazien ein gewisses allergenes Potential.

Quellen B.L.2000, C.N.1999, E.I.2005, F.B.1991, F.W.1997, H.R.2006, K.J.2001, P.P.1993, P.R.(N1)1999, P.R.(N2)2001, S.F.2004, S.U.2004, B.U./E-U/49(2002)2, M.C./E-U/48(2001)5, W.B./E-U/48(2001)10

Sesam

Sesamum indicum

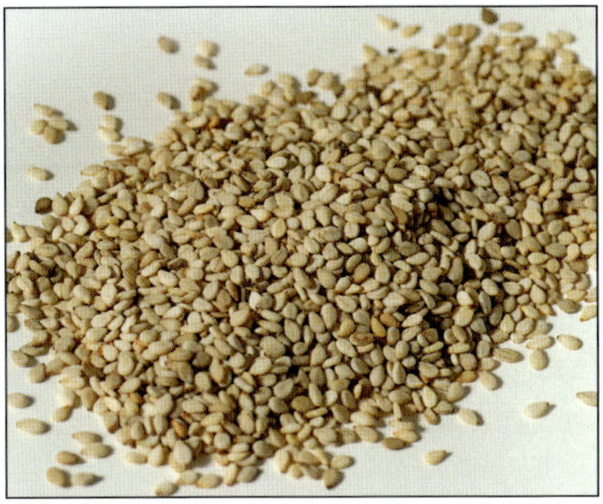

Familie:
Pedaliaceae

Pflanzenteile:
Samen

Temperatur:
neutral

Geschmack:
süss

Funktionskreisbezug:
Niere, Leber, Lunge, Herz, Milz, Gedärme

TCM-Wirkungen mit Prioritäten und Indikationen

1 **Essenz/Jing tonisieren**
Ergrauen vorzeitig, Osteoporose, Tinnitus, Unfruchtbarkeit, Infertilität, Spermien schwach

1 **Blut tonisieren**
Anämie, Blutmangel, Sehschwäche, Haarausfall, Milchbildungsmangel, Laktationsmangel, Schwindel, Drehschwindel, Benommenheit, Haut welk, Haare, Nägel brüchig, Taubheitsgefühl der Extremitäten

1 **Yin tonisieren**
tonisiert alle Yin-Organe, Säftemangel, Trockenheit, Schlaflosigkeit, Insomnia, Ergrauen vorzeitig, Knorpelbildung vermindert, Knochenschwäche, Zahnzerfall, Osteoporose, Wechseljahrbeschwerden, Menopausesymptome, Klimakterium

2 **Qi tonisieren**
tonisiert Nieren-Qi, tonisiert Leber-Qi, tonisiert Milz-Qi, Müdigkeit, Abgeschlagenheit, Energiemangel, Erschöpfung, Belastung körperlich, Schwangerschaft, Stillzeit, Bindegewebeschwäche, Muskelschwäche, Gelenkschwäche, Nervenschwäche, Konzentrationsschwäche, Vergesslichkeit, Hyperglykämie, Abwehrschwäche, Infektanfälligkeit, Immunschwäche

2 **Darm befeuchten**
Obstipation, Verstopfung trocken

2 **Wind-Kälte/Hitze-Nässe eliminieren (Rheuma/Bi-Syndrom)**
Arthritis, Rheuma, Steifheit der Gelenke, Gelenkschwellung

Kontraindikationen und sonstige Hinweise

KI: Bei Durchfallerkrankungen.
Weisser Sesam wirkt vermutlich ähnlich wie schwarzer Sesam.

Quellen B.L.2000, C.N.1999, E.I.2005, E.U.1997, F.B.1991, F.B.1997, F.C.2003, F.W.1997, H.C.2001, H.R.2006, J.G.1993, P.P.1993, P.R.(N1)1999, P.R.(N2)2001, S.F.2004, S.U.2004, F.S./E-U/49(2002)4, K.S./EU/50(2003)6, R.J./N&H/2-2006, Sch.B./E-U/49(2002)7

Sonnenblumenkerne

Helianthus annuus

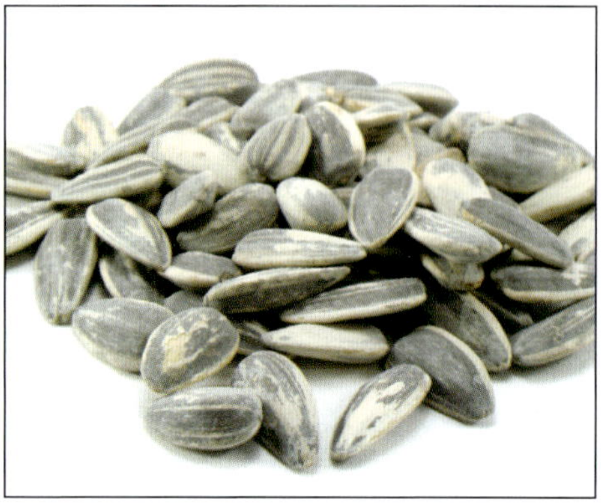

Familie:
Asteraceae

Pflanzenteile:
Samen

Temperatur:
neutral

Geschmack:
süss

Funktionskreisbezug:
Niere, Gedärme, Milz, Lunge, Herz

TCM-Wirkungen mit Prioritäten und Indikationen

1 **Qi tonisieren**

tonisiert Milz-Qi, Appetitlosigkeit, Kraftlosigkeit, Diarrhö, Durchfall, Ruhr, Darmblutung, Herzschwäche, Kreislaufschwäche, Stoffwechselschwäche

1 **Yin tonisieren**

Gehirn nährend, Nervenschwäche, Gewichtsverlust, Knochenschwäche

2 **Darm befeuchten**

Verstopfung trocken, Obstipation trocken

2 **Wind-Hitze eliminieren**

Masern, Exanthembildung fördernd bei Masern, Furunkel, Karbunkel (Tee kochen), Fieber

2 **Nässe/Feuchtigkeit auflösen/transformieren**

Cholesterinwert erhöht, Blutfettwerte erhöht, Arteriosklerose-Prophylaxe

2 **Blut tonisieren**

Hauterkrankung, Haut rissig, Haut trocken, Anämie-Prophylaxe, Blutmangel-Prophylaxe, Nägel brüchig, Haare brüchig

3 **Blut bewegen**

Thrombose-Prophylaxe, Arterienverengung, Blutgerinnungsneigung

3 **Parasiten eliminieren**

Madenwürmer (250 g Kerne auf leeren Magen vor dem Schlafengehen)

Kontraindikationen und sonstige Hinweise

Geröstete Sonnenblumenkerne im Übermass genossen können zu Feuchte-Hitze und Magen-Feuer führen.

Quellen B.A.1994, B.L.2000, C.N.1999, E.U.1997, F.B.1991, F.W.1997, H.R.2006, P.A.1994, P.P.1993, P.R.(N1)1999, P.R.(N2)2001, S.F.2004, S.U.2004, F.S./E-U/49(2002)4, K.S./E-U/50(2003)6, W.E./EU/46(1999)3

Öle und Fette

Bei Zimmertemperatur sind Öle flüssig und Fette fest. Eine niedrige Verfestigungstemperatur weist auf einen hohen Gehalt an ungesättigten Fettsäuren hin. Die gesundheitliche Bedeutung der Fette hängt stark von der Zusammensetzung der Fettsäuren ab.

Langkettige gesättigte Fettsäuren sind schwer verdaulich.

Gesättigte Fettsäuren liefern viel Energie und geben Stabilität. Ungesättigte Fettsäuren bewirken durch ihre höhere biochemische Reaktionsfreudigkeit mehr Beweglichkeit und Vitalität, je höher ungesättigt sie sind, desto mehr. Die beiden essentiellen Fettsäuren Linolsäure und Linolensäure sind hochungesättigte Fettsäuren. Omega-6-Fettsäuren, zu denen auch die Linolsäure gehört, können in grossen Mengen entzündungsfördernde Prostaglandine fördern. Im Gegensatz dazu bilden Omega-3-Fettsäuren, zu ihnen gehört die Linolensäure, entzündungshemmende Prostaglandine. Hochungesättigte Fettsäuren oxidieren sehr leicht und können in diesem verdorbenen Zustand aggressive zerstörerische Prozesse im Körper auslösen. Beim Erhitzen hochungesättigter Fettsäuren entstehen gesundheitlich bedenkliche Trans-Fettsäuren.

Die fettlöslichen Vitamine A, D, E, K sind reichlich in Ölen und Fetten enthalten. Als Faustregel gilt, je höher ungesättigt das Öl ist, desto mehr Vitamine enthält es, v.a. Vitamin E.

Öle und Fette haben im nichterhitzten Zustand meistens ein neutrales Temperaturverhalten und einen süssen Geschmack. Durch Erhitzen verändert sich das Temperaturverhalten. Beim Frittieren und scharfen Anbraten nehmen Öle und Fette eine heisse thermische Wirkung an. Bei einer Schwäche der Mitte, bei Hitze-Feuchtigkeits-Befunden und bei Schleim, sollten frittierte Speisen sowie erhitzte Öle und Fette gemieden werden.

Öle und Fette sind allgemein Yin tonisierend, Trockenheit befeuchtend und den Darm befeuchtend. Öle und Fette mit einem hohen Anteil an ungesättigten Fettsäuren können Nässe/Feuchtigkeit ausleiten/transformieren, einige dazu auch Hitze eliminieren.

Wir empfehlen den täglichen Genuss von kaltgepressten Ölen, wie Kürbiskern-, Lein-, Maiskeim-, Oliven-, Soja-, Sesam- oder Sonnenblumenöl, in der kalten Küche, wie auch zum Abschmecken von gedünsteten Gemüsen, gekochtem Getreide und Hülsenfrüchten. Verwenden Sie möglichst Bio-Qualität, denn die im konventionellen Anbau eingesetzten Pestizide sind praktisch alle fettlöslich und finden sich deshalb im Öl wieder.

Zum starken Erhitzen sind Fette wie Kokosfett, ausgelassene Butter (Ghee) und Olivenöl geeignet, da sie dabei vergleichsweise wenige schädliche Stoffe entwickeln.

Butter (Kuh)

Bos primigenius

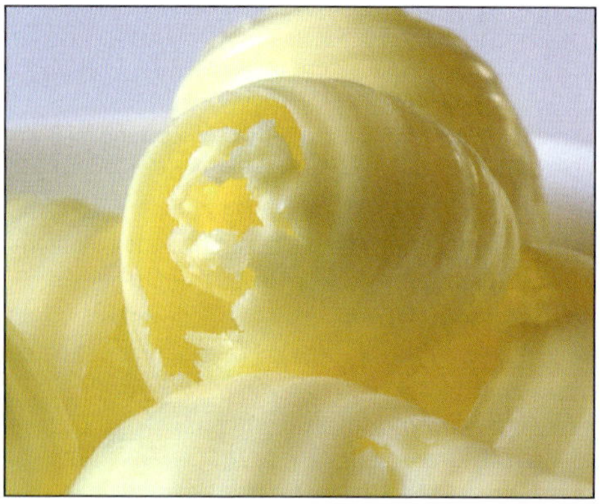

Familie:

Bovidae

Temperatur:

neutral

Geschmack:

süss

Funktionskreisbezug:

Milz, Lunge, Niere, Leber, Gedärme

TCM-Wirkungen mit Prioritäten und Indikationen

1 **Yin tonisieren**

Trockenheit, Husten unproduktiv, Blut im Sputum, Schleimhauterkrankung im Atemtrakt, Verstopfung trocken, Obstipation, Haut welk, Haut trocken, Haut rissig, Krätze, Effloreszenzen, Mundgeschwür, Durst, Nachtschweiss, Erschöpfung, Auszehrung, Diabetes mellitus, Morbus Alzheimer

2 **Qi tonisieren**

tonisiert Nieren-Qi, Kraftlosigkeit, Müdigkeit, Abgeschlagenheit geistig, Energiemangel, Erschöpfung, Überanstrengung, Abwehrschwäche, Infektanfälligkeit, Immunschwäche, tonisiert Wei-Qi

2 **Blut tonisieren**

tonisiert Leber-Blut, Haut trocken, Haut rissig, Krätze, Effloreszenzen, Schwindel, Sicht verschwommen

Kontraindikationen und sonstige Hinweise

KI: Bei Feuchtigkeit. Bei Schleim. Bei Hitze in Leber und Gallenblase. Bei Le-Qi-Stagnation.

Da Butter, insbesondere wenn sie erhitzt wird, Schleim produziert, muss die Verzehrmenge angepasst werden. Der Verzehr in grossen Mengen kann latente Krankheiten reaktivieren. Bei tiefgehendem Mangel regelmässig kleine Mengen Butter verzehren.

Quellen A.L.2005, E.I.2001, E.I.2005, E.U.1997, F.B.1992, H.M.2004, I.E.2005, P.P.1993, P.P.1996, P.R.(N3)2001, S.F.2004, Y.S.2003, www.uni-jena/milch/2006, Wikipedia, A-D/NL/5-2006a, H.H./E-U/49(2002)2, K.C./EU/48(2001)3 / K.J./E-U/48(2001)9, Sch.A./E-U/46(1999)S, Zz/FAM/89(1998)S

Distelöl

Carthamus tinctorius Öl, Olea carthamus tinktorius

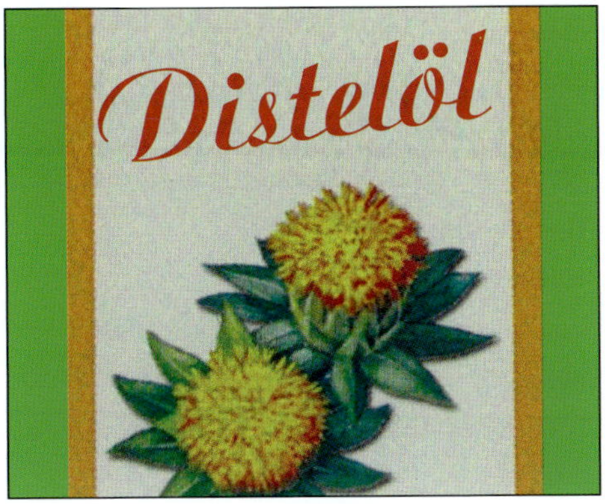

Familie:
Asteraceae

Pflanzenteile:
Samen gepresst

Temperatur:
neutral

Geschmack:
süss

Funktionskreisbezug:
Gedärme, Herz, Niere

TCM-Wirkungen mit Prioritäten und Indikationen

1 **Yin tonisieren**
Zellbildung vermindert, Gehirn nährend

1 **Darm befeuchten**
Verstopfung trocken, Obstipation, Stuhl hart

2 **Nässe/Feuchtigkeit auflösen/transformieren**
Cholesterinwert erhöht, Cholesterin LDL senkend, Arteriosklerose-Prophylaxe, Herzkreislauf-Prophylaxe

Kontraindikationen und sonstige Hinweise

KI: Bei chronisch degenerativen Erkrankungen im Bewegungsapparat, im Darm und Nervensystem (MS) können linolsäurereiche Öle die Entzündung und die Degeneration verschlimmern.

Auf Grund des hohen Linolsäuregehaltes oxidiert Distelöl leicht auf. Es eignet sich deshalb nicht zum Erwärmen und wird rasch ranzig. High oleic Züchtungen haben bis zu 85% einfach ungesättigte Ölsäuren. Dieses Fettsäuremuster ist dem Olivenöl ähnlich.

Quellen B.L.2000, E.I.2005, F.W.1997, H.M.1998, H.R.2006, P.R.(N1)1999, S.F.2004, Wikipedia, F.S./EU/49(2002)11

Kokosfett

Cocos nucifera

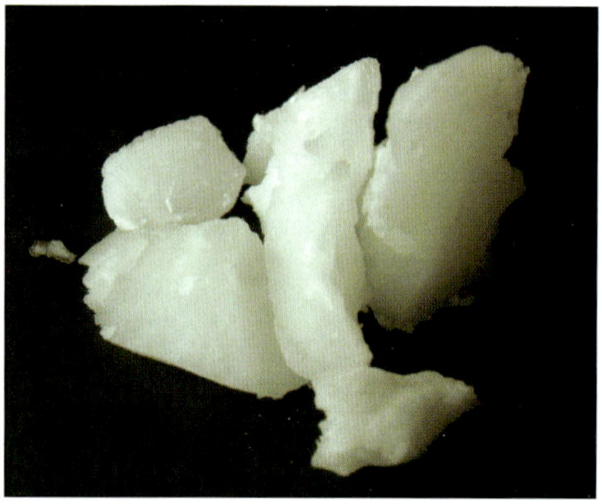

Familie:
Arecaceae

Pflanzenteile:
getrocknetes Kernfleisch (Kopra) der Kokosnuss

Temperatur:
neutral

Geschmack:
süss

Funktionskreisbezug:
Milz

TCM-Wirkungen mit Prioritäten und Indikationen

1 **Yin tonisieren**
Trockenheit, Gewichtsverlust, Auszehrung

Kontraindikationen und sonstige Hinweise

Kokosfett produziert viel Feuchtigkeit und Schleim und sollte deshalb sparsam verwendet werden. Grosse Mengen an gesättigten Fettsäuren fördern das Risiko von Arteriosklerose und Verfettung. Kokosfett schmilzt bei Temperatur um die 30°C. Bei Körpertemperatur sind noch bis zu 15% der Fette fest. Das Fett ist sehr hitzebeständig.

Quellen E.I.2003, F.W.1997, J.B.2000, P.P.1996, Wikipedia, AG-D/NL/5-2006b

Kürbiskernöl

Cucurbita spec., C. pepo var styriaca/oleifera

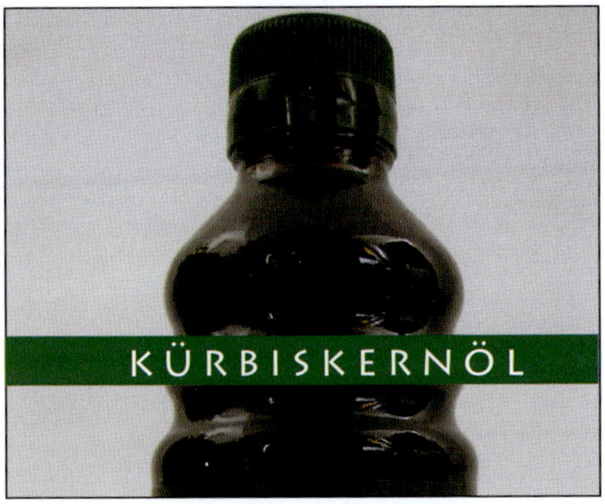

Familie:
Cucurbitaceae

Pflanzenteile:
Samen gepresst

Temperatur:
neutral

Geschmack:
süss

Funktionskreisbezug:
Blase, Niere, Milz, Leber

TCM-Wirkungen mit Prioritäten und Indikationen

1 **Nässe ausleiten und Diurese fördern**
Miktion schmerzhaft, Prostataschwellung, Prostathypertrophie, Reizblase, Reizblase psychosomatisch

1 **Nässe/Feuchtigkeit und Hitze ausleiten**
Cholesterinwert erhöht, Herzkreislauferkrankung, Prostatitis, Reizblase

2 **Darm befeuchten**
Verstopfung trocken, Obstipation, Stuhl hart

2 **Qi regulieren und bewegen**
Leber-Qi-Stagnation, Blasenwandmuskelspannung, Blasenschliessmuskelspannung, Prostataspannung, Prostatopathie

2 **Qi tonisieren**
Muskelschwäche, Bindegewebeschwäche, Frühgeburtneigung, Muskelatrophie

2 **Yin tonisieren**
Nervenschwäche, Zellbildung vermindert, Verstopfung trocken, Obstipation

Kontraindikationen und sonstige Hinweise

Kürbiskernöl oxidiert beim Erhitzen leicht auf, deshalb ist es nur zur unerhitzten Anwendung geeignet. In der Steiermark wird die kulinarische Spezialität aus dem Steirischen Ölkürbis (Cucurbita pepo var. styriaca, auch als var. oleifera bezeichnet) hergestellt. Diese Varietät unterscheidet sich von den zahlreichen anderen Kürbisformen (z.B. Hokkaidokürbis oder Zucchini) durch ein einzigartiges Merkmal: Sie hat die verholzende Samenschale durch eine Mutation vor etwa 100 Jahren verloren, so dass den Samenkern nur noch ein dünnes Silberhäutchen schützt. Die weiche Konsistenz der Kerne ermöglicht eine effiziente Pressung des Öls.

Quellen F.W.1997, H.M.1998, H.M.2004, H.R.2006, P.R.(HP2)1999, S.H.2003, Wikipedia, C.M./H-M/2-1999, F.S./E-U/49(2002)11, R.W./E-U/47(2000)11, W.E./E-U/46(1999)3

Leinöl

Linum usitatissimum

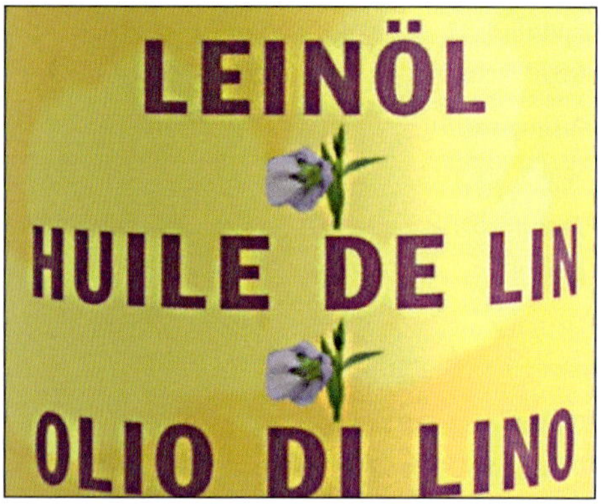

Familie:
Linaceae

Pflanzenteile:
Öl aus Samen

Temperatur:
neutral

Geschmack:
süss

Funktionskreisbezug:
Herz, Gedärme, Milz, Lunge

TCM-Wirkungen mit Prioritäten und Indikationen

1 **Nässe/Feuchtigkeit auflösen/transformieren**
Herzerkrankung-Prophylaxe, Kreislauferkrankungs-Prophylaxe, Bluthochdruck, Hypertonie, Cholesterinwert erhöht, Cholesterin LDL senkend, Triglyzeridwert erhöht, Arteriosklerose-Prophylaxe, Krebs-Prophylaxe, Gallenflussstau, Blutviskosität vermindernd

1 **Darm befeuchten**
Verstopfung, Obstipation, Stuhl hart

1 **Blut bewegen**
Thrombose-Prophylaxe, Schlaganfall-Prophylaxe, Arterienverengung

2 **Qi regulieren und bewegen**
Bluthochdruck, Hypertonie, Bluthochdruck diastolischer, Herzrhythmusstörung

2 **Qi tonisieren**
tonisiert Milz-Qi, Diabetes mellitus, Verdauungsschwäche, Blähungen, Darmflorastörung

2 **Yin tonisieren**
Magenschleimhautreizung, Darmschleimhautschädigung, Morbus Crohn, Haut trocken, Schleimhaut trocken, Heiserkeit, Lungenerkrankung chronisch obstruktiv, Ekzem trocken, Neurodermitis, Hautalterung vorzeitig

2 **Schleim auflösen/transformieren**
Asthma, Husten, Bronchialkatarrh, Arthrose

2 **Wind-Kälte/Hitze-Nässe eliminieren (Rheuma/Bi-Syndrom)**
Rheuma, Arthrose, Sehnenversteifung, Knorpeldegeneration

Kontraindikationen und sonstige Hinweise

KI: Schwangerschaft, kann das Risiko für eine Frühgeburt erhöhen.

Das Leinöl oxidiert sehr leicht auf und ist deshalb nicht zum Erwärmen geeignet. Ranziges Öl ist sehr gesundheitsschädlich. Leinöl hat von allen pflanzlichen Ölen den höchsten Omega-3-Fettsäurengehalt (ca. 50%)

Quellen B.J.1959, H.M.1998, H.R.2006, P.P.1993, P.R.(HP2)1998, Wikipedia, F.S./E-U/49(2002)11, R.W./EU/47(2000)11, S.G./E-U/48(2001)8, W.E./E-U/46(1999)3

Maiskeimöl

Zea mays

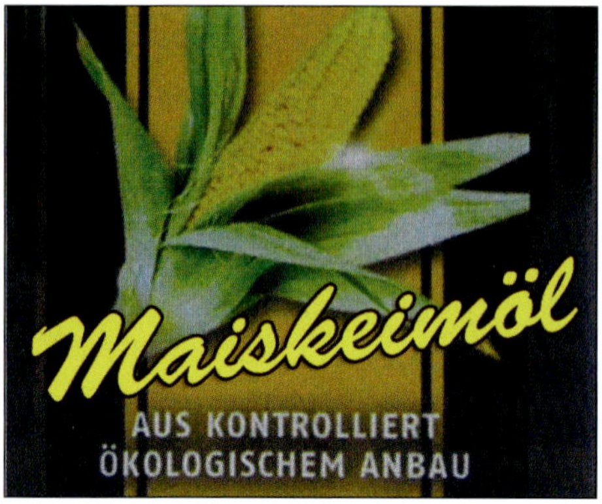

Familie:
Poaceae

Pflanzenteile:
Samen gepresst

Temperatur:
neutral

Geschmack:
süss

Funktionskreisbezug:
Niere, Herz, Milz, Lunge, Gedärme

TCM-Wirkungen mit Prioritäten und Indikationen

1 **Yin tonisieren**

Nervenschwäche, Gehirn nährend, Zellbildung vermindert, Wundheilung schlecht, Heiserkeit, Haut trocken, Haut rissig, Haut rau, Schwangerschaftsstreifen (äusserlich anwenden)

1 **Qi tonisieren**

tonisiert Milz-Qi

1 **Nässe/Feuchtigkeit auflösen/transformieren**

Bluthochdruck, Hypertonie, Cholesterinwert erhöht, Cholesterin LDL senkend, Arteriosklerose-Prophylaxe, Herzkreislauf-Prophylaxe

2 **Darm befeuchten**

Stuhl hart, Verstopfung trocken, Obstipation

Quellen S.F.2004, S.U.2004, F.S./E-U/49(2002)11, S.G./E-U/46(1999)1 Sch.B./E-U/49(2002)7, Sch.R./EU/48(2001)2

Olivenöl, natives (kaltgepresst)

Olea europaea

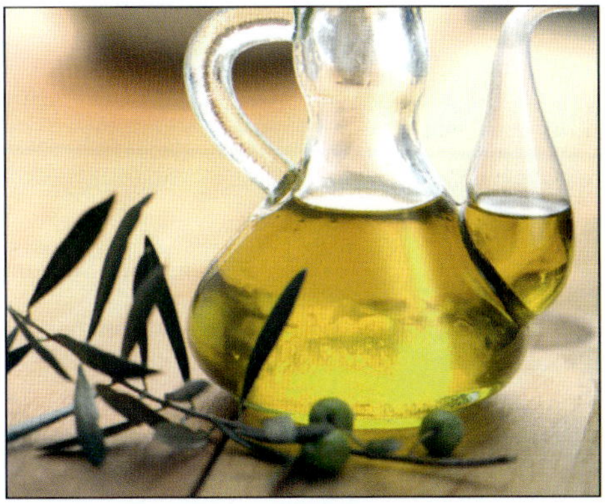

Familie:

Oleacae

Pflanzenteile:

Früchte mit Kernen gepresst

Temperatur:

neutral

Geschmack:

süss

Funktionskreisbezug:

Niere, Leber, Gallenblase, Herz, Milz, Magen, Gedärme

TCM-Wirkungen mit Prioritäten und Indikationen

1 **Yin tonisieren**

Zellbildung vermindert, Rachitis, Osteoporose-Prophylaxe, Knochendichte vermindert, Muskelschwäche, Sehnenschwäche, Sehnenscheidenentzündung (äusserlich), Nervenschwäche, Gehirn nährend, Alterung vorzeitig, Belastung geistig, Haut trocken, Schleimhaut trocken, Ekzem, Neurodermitis, Narbenbildung schlecht, Haut spröde, Haarschuppen, Haare spröde, Magenschleimhautreizung, Gastritis, Magenschleimhautatrophie, Aufstossen saures, Ulzera, Darmschleimhautschädigung

1 **Nässe/Feuchtigkeit auflösen/transformieren**

Herzerkrankung-Prophylaxe, Kreislauferkrankungs-Prophylaxe, Bluthochdruck, Hypertonie, Herzinfarkt, Herzinfarkt-Prophylaxe, Cholesterinwert erhöht, Cholesterin LDL senkend, Cholesterin HDL erhöhend, Arteriosklerose-Prophylaxe, Thrombose-Prophylaxe, Krebs-Prophylaxe, Gallenflussstau, Blutviskosität vermindernd, Gallenstein, Übergewicht, Adipositas, Hornhauttrübung, Grauer Star

1 **Blut tonisieren**

tonisiert Leber-Blut, Nachtblindheit, Blässe, Knorpeldegeneration, Narbenbildung schlecht (äusserlich), Haut trocken, Schleimhaut trocken, Ekzem, Neurodermitis, Haut spröde, Haarschuppen, Haare spröde, Muskelschwäche, Sehnenschwäche, Sehnenscheidenentzündung, Milchbildungsmangel, Laktationsmangel

1 **Schleim auflösen/transformieren**

Gallenkolik, Gallenstein, Arteriosklerose, Hornhauttrübung, Katarakt, Grauer Star, Augenlinsentrübung

2 **Darm befeuchten**

Stuhl hart, Verstopfung trocken, Obstipation

2 **Qi tonisieren**

tonisiert Milz-Qi, Stoffwechselschwäche, Leberschwäche

►

◀

2 **Wind-Kälte/Hitze-Nässe eliminieren (Rheuma/Bi-Syndrom)**

Gelenkschmerz, Rheuma, Arthrose, Ischias, Gicht, Arthritis

2 **Nässe/Feuchtigkeit und Hitze ausleiten**

Leukorrhö, Herpes labialis, Herpes genitalis, Heliobacter pylori, Hautentzündung, Hornhaut mit tiefen Rissen (Olivenöl mit Meersalz mischen; täglich 5 Minuten einmassieren und anschliessend abwaschen)

2 **Hitze eliminieren, die durch Yin-Mangel verursacht wird**

Magenschleimhautentzündung, Magenübersäuerung, Gastritis, Parodontose, Zahnfleischentzündung (Ölziehen)

Kontraindikationen und sonstige Hinweise

Olivenöl ist sehr gut innerlich und äusserlich anwendbar. Es kann zum Braten verwendet werden und entwickelt dabei relativ wenig schädliche Stoffe, die Heilwirkung geht jedoch mit zunehmender Erhitzung verloren. Olivenöl ist auch für Babies geeignet.

Quellen B.E.2001, Fr.B.2000, F.W.1997, H.M.1998, P.P.1993, P.P.1996, P.R.(N1)2001, AG-D/NL/1-2006, F.S./EU/49(2002)11, Sch.H./E-U/48(2001)12, V.B./Nat/12-2001

Rapsöl, Rüböl

Brassica rapa (Rübsen) Öl, Brassica napus (Raps)

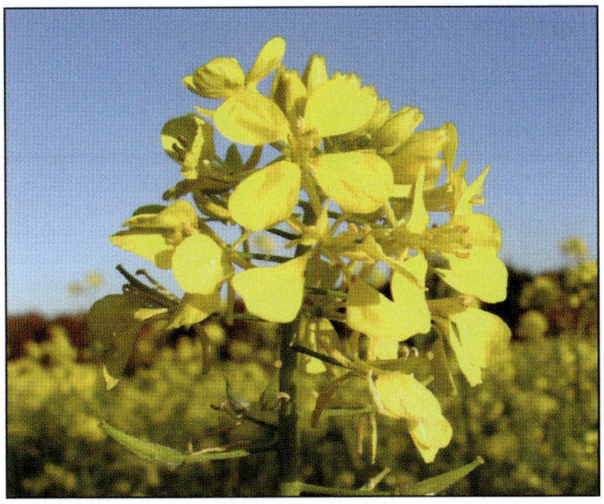

Familie:
Brassicaceae

Pflanzenteile:
Samen gepresst

Temperatur:
neutral

Geschmack:
süss

Funktionskreisbezug:
Niere, Gedärme

TCM-Wirkungen mit Prioritäten und Indikationen

1 **Darm befeuchten**
Stuhl hart, Verstopfung trocken, Obstipation

2 **Nässe/Feuchtigkeit auflösen/transformieren**
Cholesterinwert erhöht, Triglyzeridwert erhöht, Arteriosklerose-Prophylaxe, Alterung vorzeitig, Tumor-Prophylaxe, Thrombose-Prophylaxe

2 **Yin tonisieren**
Rachitis-Prophylaxe, Schleimhautschädigung

2 **Wind-Kälte/Hitze-Nässe eliminieren (Rheuma/Bi-Syndrom)**
Schmerz rheumatisch, Rheuma, Gelenkschmerz, Arthritis

Kontraindikationen und sonstige Hinweise

Da mit Rapsöl keine Langzeiterfahrungen vorliegen, sollte es kritisch und mit Vorsicht verwendet werden. Es liegen sogar Hinweise vor, dass Rapsfette mit einem hohen Gehalt an Transfettsäuren, bis zu 30% (Grenzwert in Dänemark seit 2004 für Transfettsäuren in Nahrungsmittel bei 2%) belastet sein können. (Radio DRS-Echo der Zeit, 4.1.2007) Somit würden alle Wirkungen von „Nässe/Feuchtigkeit auflösen/transformieren und Yin tonisieren" hinfällig.

Quellen E.U.1997, F.W.1997, E.I.2005, H.M.1998, P.R.(N1)1999, S.F.2004, F.S./E-U/49(2002)11, R.W./EU/47(2000)11, Sch.B./E-U/49(2002)7, W.E./E-U/46(1999)3, Zz/CMA/--2004a, Zz/CMA/--2004b, Zz/SchNat/4-1991

Sesamöl

Sesamum indicum

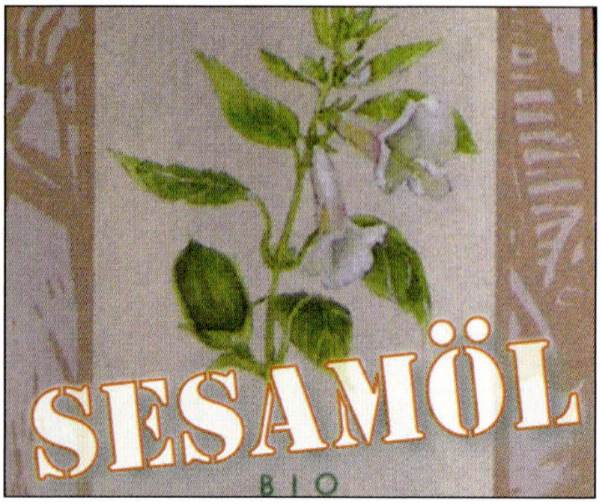

Familie:
Pedaliaceae

Pflanzenteile:
Samen gepresst

Temperatur:
neutral

Geschmack:
süss

Funktionskreisbezug:
Niere, Leber, Milz, Herz, Gedärme, Lunge

TCM-Wirkungen mit Prioritäten und Indikationen

1 **Yin tonisieren**

Nervenschwäche, Gehirn nährend, Alterung vorzeitig, Ergrauen vorzeitig, Haut trocken, Schleimhaut trocken, Ekzem, Haut spröde, Haut trocken, Hautgeschwür, Magenschleimhautreizung, Darmschleimhautschädigung, Knochenwachstumsstörung, Osteoporose, Sehnenschwäche, Nägel brüchig

1 **Darm befeuchten**

Stuhl hart, Verstopfung trocken, Obstipation (Laxieren: 3–4 TL auf leeren Magen einnehmen)

1 **Nässe/Feuchtigkeit auflösen/transformieren**

Herzerkrankung-Prophylaxe, Kreislauferkrankungs-Prophylaxe, Bluthochdruck, Hypertonie, Herzinfarkt Nachbehandlung, Cholesterinwert erhöht, Cholesterin LDL senkend, Cholesterin HDL erhöhend, Arteriosklerose-Prophylaxe, Thrombose-Prophylaxe

2 **Qi tonisieren**

tonisiert Milz-Qi, tonisiert Nieren-Qi, Verdauungsschwäche, Bauchschmerz, Muskelschwäche, Sehnenschwäche

2 **Hitze eliminieren und Toxine ausleiten**

Krätze, Schuppenflechte, Hautpilz (äusserlich angewendet dringt es tief in die Haut ein und kann schädliche Stoffe an die Oberfläche bringen; 1 x täglich Auftragen)

2 **Hitze eliminieren, die durch Yin-Mangel verursacht wird**

Magenschmerz, Gastritis, Zahnfleischentzündung, Parodontose

2 **Wind-Kälte/Hitze-Nässe eliminieren (Rheuma/Bi-Syndrom)**

Schmerz rheumatisch, Rheuma, Arthrose, Arthritis, Sehnenversteifung, Entzündung (äusserlich)

Kontraindikationen und sonstige Hinweise

KI: Bei Durchfall.

Sesamöl kann zum Braten verwendet werden und entwickelt dabei realtiv wenige schädliche Stoffe, die Heilwirkung geht mit zunehmender Erhitzung verloren. Sesamöl aus kaltgepressten Samen ist nahezu geruchlos, leicht süsslich und wird kaum ranzig. Allerdings verliert es auch recht schnell sein Aroma. Die gute Haltbarkeit ist insbesondere auf den hohen Anteil an verschiedenen Antioxidantien zurückzuführen. In der chinesischen und japanischen, aber auch in der arabischen Küche ist Sesamöl ein gebräuchliches Öl in der Küche.

Quellen C.N.1999, E.U.1997, F.B.2000, F.W.1997; H.M.1998, H.M.2004, H.R.2006, P.P.1993, P.R.(N1)1999, S.F.2004, S.U.2004, T.M.2001, Wikipedia, F.S./E-U/49(2002)4, F.S./E-U/49(2002)11, K.S-E/EU/50(2003)6, Sch.B./E-U/49(2002)7

Sojaöl

Glycine max

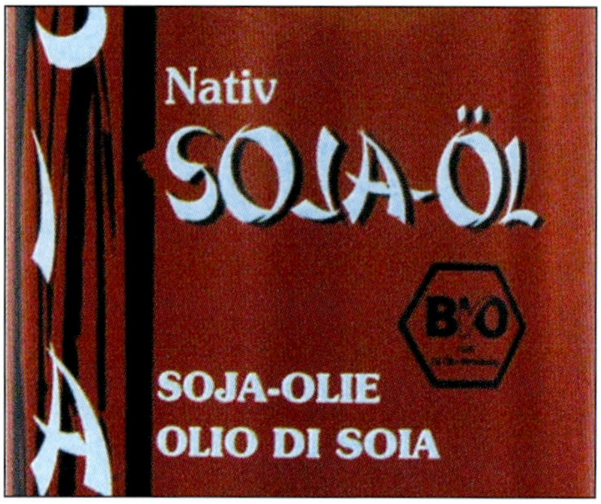

Familie:
Fabaceae

Pflanzenteile:
Samen gepresst

Temperatur:
neutral

Geschmack:
süss

Funktionskreisbezug:
Niere, Leber, Milz, Herz, Gedärme

TCM-Wirkungen mit Prioritäten und Indikationen

1 **Yin tonisieren**

Zellbildung vermindert, Nervenschwäche, Gehirn nährend, Bewegungsstörung durch Nervenschädigung, Vergesslichkeit, Lernschwäche, Morbus Alzheimer, Demenz, Nervosität, Stress, Geschwür (äusserlich)

1 **Darm befeuchten**

Stuhl hart, Verstopfung, Obstipation

1 **Nässe/Feuchtigkeit auflösen/transformieren**

Bluthochdruck, Hypertonie, Cholesterinwert erhöht, Cholesterin LDL senkend, Arteriosklerose-Prophylaxe, Herzkreislauf-Prophylaxe

2 **Qi tonisieren**

Leberstoffwechselstörung, Gallenblasenträgheit, Konzentrationsschwäche, Hepatitis chronisch, Abwehrschwäche, Infektanfälligkeit, Immunschwäche

2 **Schleim auflösen/transformieren**

Leberfibrosen-Prophylaxe, Leberzirrhose begleitend, Geschwür (äusserlich)

Quellen H.M.1998, E.I.2005, F.W.1997, E.U.1997, S.U.2004, C.N.1999, F.S./E-U/49(2002)10, Sch.B./EU/49(2002)7, Sch.R./E-U/48(2001)2, V.S./NHP/4-1998

Sonnenblumenöl

Helianthus annuus Öl

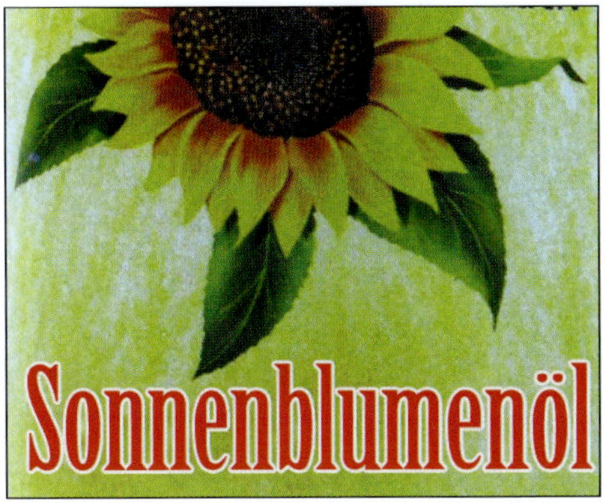

Familie:
Asteraceae

Pflanzenteile:
Öl aus den Samen

Temperatur:
neutral

Geschmack:
süss

Funktionskreisbezug:
Niere, Leber, Herz, Milz, Lunge, Gedärme

TCM-Wirkungen mit Prioritäten und Indikationen

1 **Yin tonisieren**
Nervenschwäche, Gehirn nährend, Zellbildung vermindert, Wundheilung schlecht, Heiserkeit

1 **Nässe/Feuchtigkeit auflösen/transformieren**
Bluthochdruck, Hypertonie, Toxine, entgiftet (Ölziehkur), Cholesterinwert erhöht, Cholesterin LDL senkend, Arteriosklerose-Prophylaxe, Herzkreislauf-Prophylaxe

1 **Qi tonisieren**
tonisiert Milz-Qi, Stoffwechselschwäche, Stoffwechselerkrankung, Gallenblasenträgheit, Diabetes mellitus

2 **Darm befeuchten**
Stuhl hart, Verstopfung trocken, Obstipation

2 **Schleim auflösen/transformieren**
Bronchitis, Husten, Schnupfen, Schlaganfall-Prophylaxe

2 **Qi regulieren und bewegen**
Bluthochdruck systolischer, Bluthochdruck stressbedingter, Hypertonie

Quellen C.N.1999, H.M.1998, H.M.2004, H.R.2006, J.B.2000, P.P.1993, P.R.(N1)1999, S.F.2004, S.U.2004, F.S./EU/49(2002)11, Sch.B./E-U/49(2002)7, Sch.R./E-U/48(2001)2

Milchprodukte

Seit jeher gehören bei uns Milch und Milchprodukte zu unserer Ernährung. Milch und Milchprodukte sind mit ihrem ansehnlichen Gehalt an Eiweiss, Fett und Lactose sehr nahrhaft. Sie enthalten auch reichlich Mineralien, insbesondere Kalzium und Phosphor, und Vitamine (v.a. B-Vitamine).

Gesäuerte Milchprodukte sind leichter verdaubar und ihre Inhaltsstoffe, wie die B-Vitamine oder Kalzium, besser assimilierbar als bei Süssmilchprodukten.

Die Milch von allen Tieren ist im Geschmack süss, gesäuerte Milchprodukte wechseln ihre hauptsächliche Geschmacksrichtung zu sauer und Käse weist zusätzlich eine mehr oder weniger salzige Komponente auf.

Die Thermik variiert von neutral bis warm, bei gesäuerten Produkten von kühl bis neutral.

Bei einem starken Milz-Qi wirken die Milchprodukte nährend, kräftigend und stützen Yin und Blut. Wenn das Milz-Qi geschwächt ist und sich bereits pathogene Feuchtigkeit/Nässe manifestiert, sind Kuhmilchprodukte besser zu meiden. Ziegenmilch und Ziegenmilchprodukte können weiterhin empfohlen werden.

In unserem Kulturkreis werden Kuhmilch und Kuhmilchprodukte in viel zu grossen Mengen getrunken und gegessen. Das führt zur Bildung von pathogener Feuchtigkeit und Schleim. Hinzuweisen ist auch auf die ständig steigende Verbreitung von Milchallergien, Milchunverträglichkeiten und Lactoseintoleranzen. Das hohe allergene Potential macht Kuhmilch und deren Produkte für die Säuglingsernährung oftmals ungeeignet. Ziegenmilch hingegen, wird von den meisten Babies problemlos vertragen.

Milch ist nach dem Kindesalter zwar nicht mehr als Hauptnahrung zu empfehlen, kann jedoch weiterhin ein wichtiges Diätikum bleiben.

Nicht homogenisierte Rohmilch und Milchprodukte aus biologischer Landwirtschaft sind gegenüber konventionellen Produkten zu bevorzugen.

Feta (Schaf, Ziege)

Ovis aries, Capra spec.

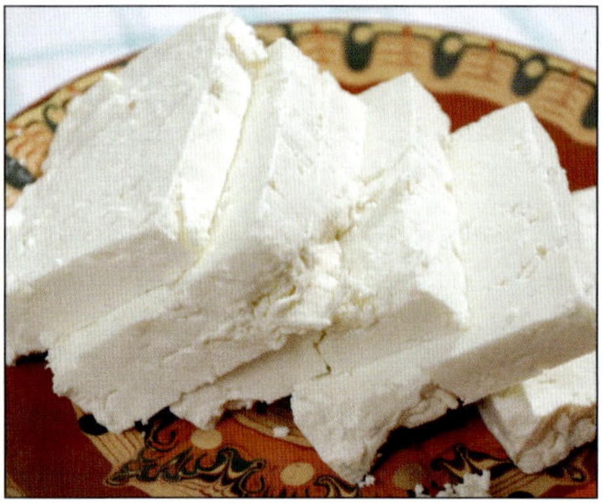

Familie:

Bovidae

Temperatur:

neutral

Geschmack:

süss, sauer

Funktionskreisbezug:

Lunge, Gedärme, Milz, Magen, Herz, Niere, Leber

TCM-Wirkungen mit Prioritäten und Indikationen

1 **Yin tonisieren**

tonisiert Lungen-Yin, tonisiert Herz-Yin, tonisiert Magen-Yin, tonisiert Nieren-Yin, Lungentrockenheit, Säftemangel, Durst, Dickdarmtrockenheit, Haut trocken, Schlafstörung, Mundtrockenheit, Mundgeschwür, Dysphagie, Nervosität, Gewichtsverlust, Rekonvaleszenz, Magnesiummangel

1 **Qi tonisieren**

tonisiert alle Organe, tonisiert Magen-Qi, tonisiert Milz-Qi, Stuhl weich, Stuhl nass, Yun Hua Funktionsschwäche, Transport- und Umwandlungsschwäche der Milz, tonisiert Wei-Qi, Abwehrschwäche, Infektanfälligkeit, Immunschwäche, tonisiert Nieren-Qi, Schwäche, Überanstrengung, Hüftschwäche, Beinschwäche, Hörschwäche, Zellbildung vermindert, Herzkontraktionsschwäche, Herzinsuffizienz, Magnesiummangel Aufnahme unterstützend, Untergewicht

1 **Blut tonisieren**

tonisiert Leber-Blut, tonisiert Herz-Blut, Anämie, Blutmangel, Sicht verschwommen, Schlafstörung

2 **Schleim auflösen/transformieren**

Kälteschleim, Sinusitis, Lungenschleim, Schnupfen chronisch, Mittelohrentzündung-Prophylaxe

2 **Essenz/Jing tonisieren**

tonisiert den Yin-Aspekt des Jing, Wachstumsverzögerung, Entwicklungsverzögerung, Säftemangel, Osteoporose, tonisiert den Yang-Aspekt des Jing, Kältegefühl, Stoffwechselschwäche, Verdauungsschwäche, Entwicklungsverzögerung geistig

2 **Nässe/Feuchtigkeit auflösen/transformieren**

Candida, Soor, Übergewicht, Adipositas

Kontraindikationen und sonstige Hinweise

Ziegenquark ist als Kleinkindernahrung geeignet. Die meisten Kleinkinder vertragen Ziegenquark gut, auch bei Vorliegen einer Kuhmilchallergie. Ziegenfrischkäse: Wassergehalt über 73%, Chavroux, Feta, Quark

Quellen A.L.2005, E.I.2005, E.U.1997, J.B.2000, P.P.1993, P.P.2002, P.R.(N1)2001, S.F.2004, www.unijena/milch/2006, K.H./NHP/8-1997, K.J./E-U/48(2001)9, K.P./UniKA/4-1986, Sch.A./E-U/46(1999)S, Zz/VFED/ca.1995

Joghurt (Kuh)

Bos primigenius

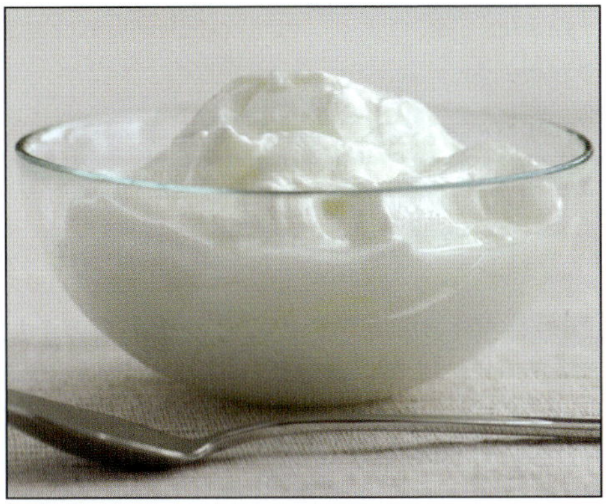

Familie:
Bovidae

Temperatur:
kühl

Geschmack:
sauer, süss

Funktionskreisbezug:
Lunge, Magen, Gedärme

TCM-Wirkungen mit Prioritäten und Indikationen

1 **Yin tonisieren**

tonisiert Lungen-Yin, Lungentrockenheit, Dickdarmtrockenheit, Husten trocken, Durst, Unruhe, Obstipation, Verstopfung, Gewichtsverlust, Haut welk, Haut rau, Haut trocken, Haut rissig, Hautausschlag, Juckreiz (äusserlich)

1 **Hitze eliminieren, die durch Yin-Mangel verursacht wird**

Gastritis, Magenschleimhautentzündung, Sodbrennen, Diabetes mellitus

Kontraindikationen und sonstige Hinweise

KI: Bei Leere und Kälte der Mitte mit Durchfallneigung. Bei starker Nässe- und Schleimbelastung.

Kuhmilch und deren Produkte werden in unserer Kultur von den meisten Menschen in viel zu grossen Mengen gegessen und getrunken, was die Bildung von pathogenem Schleim fördert. Hinzuweisen ist auch auf die ständig steigende Verbreitung von Milchallergien, Milchunverträglichkeiten und Lactoseintoleranzen. Das hohe allergene Potential und die Bildung von pathogenem Schleim macht Kuhmilch und deren Produkte ungeeignet als Säuglingsnahrung. Wegen einer gewissen probiotischen Wirkung, wird Joghurt bei akuten Störungen der Darmflora, z.B. nach Antibiotikagabe, häufig empfohlen, jedoch ist bei Schleimbelastung davon abzuraten.

Quellen A.L.2005, C.N.1999, E.I.2005, E.U.1997, F.B.1992, J.B.2000, P.P.1993, S.F.2004, S.U.2004, S.W.1995, Y.S.2003, www.uni-jena/milch/2006, H.C./ebi/2003, K.C./E-U/48(2001)3, K.H./NHP/8-1997, K.P./UniKA/41986, P.M./E-U/9(1999)S, Zz/VFED/ca.1995

Joghurt (Schaf)

Ovis aries

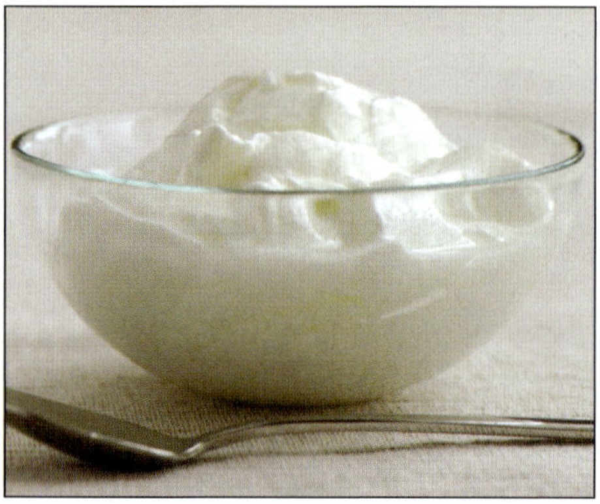

Familie:
Bovidae

Temperatur:
neutral

Geschmack:
süss, sauer

Funktionskreisbezug:
Lunge, Gedärme, Herz, Magen

TCM-Wirkungen mit Prioritäten und Indikationen

1 **Yin tonisieren**

tonisiert Lungen-Yin, Lungentrockenheit, Dickdarmtrockenheit, Husten trocken, Lebererkrankung, Magnesiummangel, Unruhe, Anspannung körperlich, Anspannung geistig, Durst, Verstopfung, Obstipation, Gewichtsverlust, Neurodermitis, Haut welk, Haut rau, Haut trocken, Haut rissig, Hautausschlag, Juckreiz (äusserlich)

1 **Qi tonisieren**

Zellbildung vermindert, Herzkontraktionsschwäche, Herzinsuffizienz, Magnesiummangel, Magnesiummangel Aufnahme unterstützend

3 **Hitze eliminieren, die durch Yin-Mangel verursacht wird**

Magenschleimhautentzündung, Gastritis, Sodbrennen

Kontraindikationen und sonstige Hinweise

KI: Bei starker Nässe- und Schleimbelastung.

Kann bei Lactoseintoleranz problematisch sein. Wegen seiner gewissen probiotischen Wirkung, wird Joghurt bei akuter Störung der Darmflora, z.B. nach Antibiotikagabe, häufig empfohlen, jedoch ist bei Schleimbelastung davon abzuraten.

Quellen B.E.2001, E.I.2005, E.U.1997, S.F.2004, www.naturheilkundelexikon.de, www.uni-jena/milch/2006, K.H./NHP/8-1997, K.J./E-U/48(2001)9, K.P./UniKA/4-1986, Sch.A./E-U/46(1999)S

Käse (Kuh)

Bos primigenius

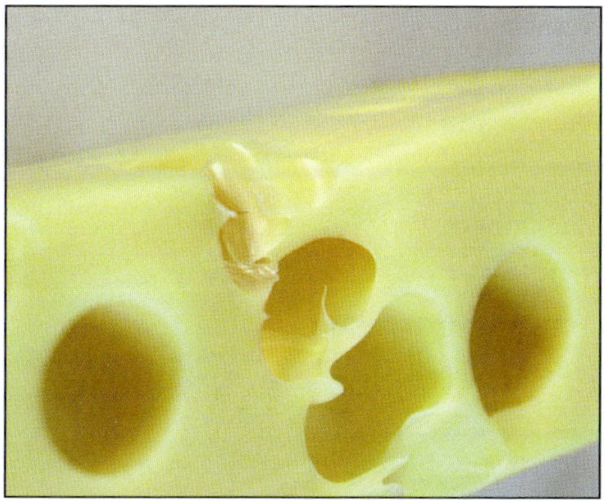

Familie:
Bovidae

Temperatur:
neutral

Geschmack:
süss, sauer, salzig

Funktionskreisbezug:
Lunge, Milz

TCM-Wirkungen mit Prioritäten und Indikationen

1 **Qi tonisieren**
Belastung körperlich (halbfester Schnittkäse; Schnittkäse; Hartkäse; Extrahartkäse)

2 **Yin tonisieren**
tonisiert Lungen-Yin, Lungentrockenheit, Dickdarmtrockenheit (Frischkäse und Weichkäse)

Kontraindikationen und sonstige Hinweise

KI: Bei Leere der Mitte mit Durchfallneigung, Krampfadern, Nässeansammlungen, Schleimproblematik. Bei stagnierter, geschwollener Leber, fast allen Leber-Disharmoniemustern (Leber-Hitze, Leber-Blut-Mangel, Leber-Yin-Mangel, innerer Wind aus Leber-Qi-Stagnation).

Der häufig hohe Histamingehalt in gereiftem Käse kann bei Vorliegen von Darmstörungen Pseudoallergien auslösen. Kuhmilch und deren Produkte werden in unserer Kultur von den meisten Menschen in viel zu grossen Mengen gegessen und getrunken, was die Bildung von pathogenem Schleim fördert. Hinzuweisen ist auch auf die stetig steigende Verbreitung von Milchallergien, Milchunverträglichkeiten und Lactoseintoleranzen. Das hohe allergene Potential und die Bildung von pathogenem Schleim macht Kuhmilch und deren Produkte ungeeignet als Säuglingsnahrung. Grundmasse Süssmilchkäse: unlösliche Kalzium-Eiweissverbindung, ist vermutlich schwerer resorbierbar. Grundmasse Sauermilchkäse: freies Kasein und Kalzium-Lactat, löslich, feinere Flockung, ist vermutlich besser resorbierbar. Käse wird nach dem Wassergehalt in der fettfreien Käsemasse in diese Gruppen eingeteilt: Frischkäse: Wassergehalt über 73%, Hüttenkäse, Ricotta, Quark (aus Süssmilch), Mozzarella. Weichkäse: Wassergehalt über 67%, Brie, Camembert, Tomme. Halbfester Schnittkäse: Wassergehalt 61–69%, meist junger Käse, Butterkäse, Edelpilzkäse Appenzeller, Vacherin, Tête de Moine, Raclette. Schnittkäse: Wassergehalt 54–63 %, Edamer, Gouda, Tilsiter. Hartkäse: Wassergehalt bis 56%, Bergkäse, Parmesan, Emmentaler, Gruyere. Extrahartkäse: Sbrinz, Hobelkäse. Über Käse finden sich nur unzureichende und dazu wenig differenzierte sowie widersprüchliche Angaben. Da Käse in unserer Kultur ein häufiges Nahrungsmittel ist, haben wir trotzdem eine minimale Beschreibung von Käse mit einer gewissen Differenzierung gewagt.

Quellen A.L.2005, E.I.2005, F.B.1992, S.F.2004, Y.S.2003, Wikipedia, www.foodnews.ch, www.unijena/milch/2006, H.C./ebi/2003, K.H./NHP/8-1997, K.J./E-U/48(2001)9, K.P./UniKA/4-1986, P.M./EU/9(1999)S, Sch.A./E-U/46(1999)S, Zz/VFED/ca.1995

Käse (Schaf, Ziege)

Ovis aries, Capra spec.

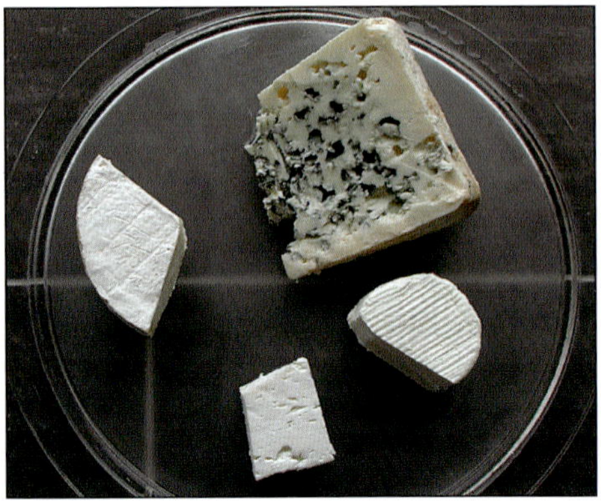

Familie:

Bovidae

Temperatur:

warm

Geschmack:

süss, salzig, scharf

Funktionskreisbezug:

Milz, Lunge, Herz, Niere, Leber, Gedärme

TCM-Wirkungen mit Prioritäten und Indikationen

1 **Qi tonisieren**

Belastung körperlich, Nieren-Qi Mangel, Schwäche, Überanstrengung, Hüftschwäche, Beinschwäche, Zellbildung vermindert, Herzkontraktionsschwäche, Herzinsuffizienz, Magnesiummangel unterstützt die Aufnahme, Untergewicht (Weichkäse; halbfester Schnittkäse; Hartkäse)

2 **Blut tonisieren**

tonisiert Leber-Blut, Herz-Blut, Anämie, Blutmangel, Sicht verschwommen, Schlafstörung

2 **Yin tonisieren**

tonisiert Lungen-Yin, tonisiert Herz-Yin, tonisiert Nieren-Yin, Säftemangel, Durst, Lungentrockenheit, Dickdarmtrockenheit, Haut trocken, Schlafstörung, Nervosität, Gewichtsverlust, Rekonvaleszenz, Magnesiummangel (Weichkäse)

Kontraindikationen und sonstige Hinweise

KI: Bei Nässeansammlungen. Bei Schleimproblematik.

Weichkäse: Wassergehalt über 67%, Brebiou, Crottin de Chavignol, Dallenwiler Ziegenkäse, Roquefort jung. Halbfester Schnittkäse: Wassergehalt 61–69%, Halloumi, Dallenwiler Ziegenkäse halbhart. Hartkäse: Wassergehalt bis 56%, Pecorino, Manchego

Quellen A.L.2005, B.E.2001, E.I.2005, E.U.1997, J.B.2000, S.F.2004, S.U.2004, www.foodnews.ch, www.unijena/milch/2006, K.H./NHP/1997, K.H./NHP/8-1997, K.J./E-U/48(2001)9, Sch.A./E-U/46(1999)S

Milch (Kuh)

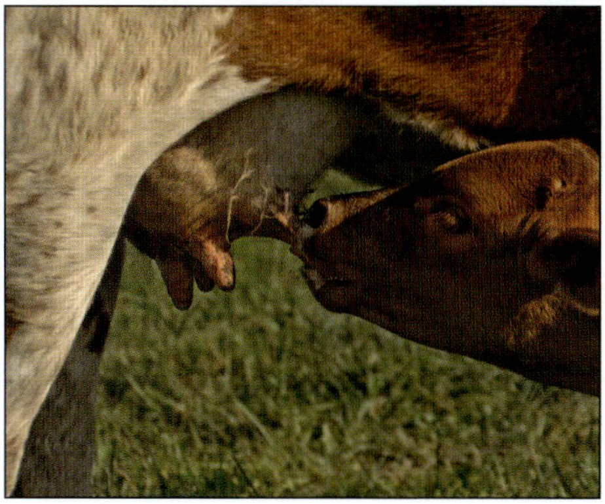

Familie:
Bovidae

Temperatur:
neutral

Geschmack:
süss

Funktionskreisbezug:
Lunge, Magen, Herz, Gedärme, Niere

TCM-Wirkungen mit Prioritäten und Indikationen

1 **Yin tonisieren**

tonisiert Lungen-Yin, tonisiert Herz-Yin, tonisiert Magen-Yin, tonisiert Nieren-Yin, Säftemangel, Lungentrockenheit, Dickdarmtrockenheit, Haut trocken, Schlafstörung, Mundtrockenheit, Dysphagie, Nervosität, Gewichtsverlust, Rekonvaleszenz

1 **Qi tonisieren**

Schwäche, Überanstrengung (500 ml Milch mit 25 g rote Datteln und 100 g Reis zu einem Brei kochen)

2 **Hitze eliminieren, die durch Yin-Mangel verursacht wird**

Diabetes mellitus, Hitzegefühle, Hitzesymptome im Alter, Kopfschmerz

3 **Blut tonisieren**

tonisiert Leber-Blut, tonisiert Herz-Blut, Schwindel, Sicht verschwommen, Schlafstörung, Tinnitus

Kontraindikationen und sonstige Hinweise

KI: Bei Leere der Mitte. Bei Milz-Qi Mangel mit Durchfallneigung. Bei Nässeansammlungen und Schleimproblematik.

Kuhmilch und deren Produkte werden in unserer Kultur von den meisten Menschen in viel zu grossen Mengen gegessen und getrunken, was die Bildung von pathogenem Schleim fördert. Hinzuweisen ist auch auf die ständig steigende Verbreitung von Milchallergien, Milchunverträglichkeiten und Lactoseintoleranzen. Das hohe allergene Potential und die Bildung von pathogenem Schleim macht Kuhmilch und deren Produkte ungeeignet als Säuglingsnahrung.

Quellen A.L.2005, C.N.1999, E.I.2004, E.U.1997, F.B.1992, J.B.2000, P.P.1993, P.R.(N1)2001, S.F.2004, S.W.1995, Y.S.2003, www.uni-jena/milch/2006, H.C./ebi/2003, K.H./NHP/8-1997, K.J./E-U/48(2001)9, K.P./UniKA/41986, P.M./E-U/9(1999)S, Sch.A./E-U/46(1999)S, Zz/VFED/ca.1995

Milch (Mensch-Muttermilch)

Homo sapiens

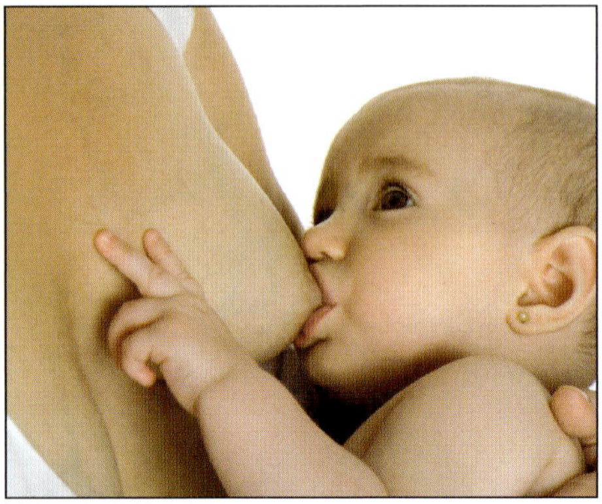

Familie:
Hominidae

Temperatur:
kühl, neutral, warm

Geschmack:
süss

Funktionskreisbezug:
alle Funktionskreise

TCM-Wirkungen mit Prioritäten und Indikationen

1 **Essenz/Jing tonisieren**

nachgeburtliches Jing geschwächt, tonisiert Yin, tonisiert Yang, Ming Men geschwächt, Jing aktivierend, Kältegefühl, Stoffwechselschwäche, Verdauungsschwäche, Entwicklungsmangel geistig

1 **Qi tonisieren**

tonisiert alle Organ-Qi im Körper, tonisiert Magen-Qi, tonisiert Milz-Qi, tonisiert Wei-Qi, Infekt-Prophylaxe

1 **Blut tonisieren**

tonisiert Leber-Blut, tonisiert Herz-Blut

Kontraindikationen und sonstige Hinweise

Kühlstellen oder Einfrieren schmälern den gesundheitlichen Wert von Muttermilch. Sie ist aber dennoch einer tierischen oder pflanzlichen Ersatzmilch vorzuziehen.

Quellen E.I.2005, P.P.1993, P.R.(N1)2001, Zz/Nat/3-2005

Milch (Schaf)

Ovis aries

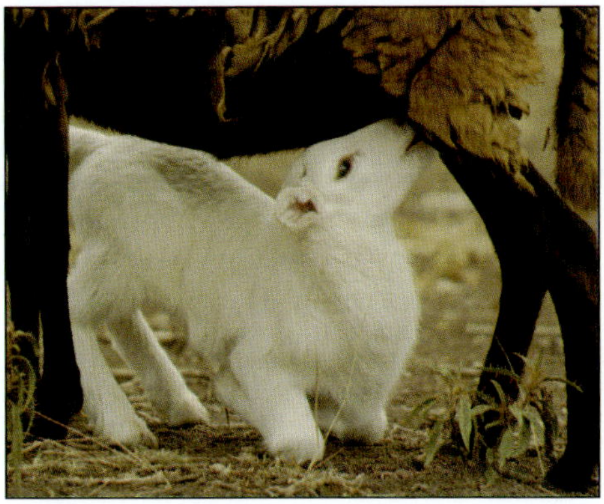

Familie:
Bovidae

Temperatur:
neutral

Geschmack:
süss

Funktionskreisbezug:
Lunge, Magen, Herz, Niere

TCM-Wirkungen mit Prioritäten und Indikationen

1 **Qi tonisieren**

tonisiert Nieren-Qi, Schwäche, Überanstrengung, Hüftschwäche, Beinschwäche, Hörschwäche, Zellbildung vermindert, Herzkontraktionsschwäche, Herzinsuffizienz, Magnesiummangel unterstützt die Aufnahme

1 **Yin tonisieren**

tonisiert Lungen-Yin, tonisiert Herz-Yin, tonisiert Magen-Yin, tonisiert Nieren-Yin, Säftemangel, Durst, Lungentrockenheit, Dickdarmtrockenheit, Haut trocken, Mundtrockenheit, Dysphagie, Schlafstörung, Nervosität, Gewichtsverlust, Rekonvaleszenz, Magnesiummangel

Kontraindikationen und sonstige Hinweise

KI: Bei Nässeansammlungen und Schleimproblematik.
Schafsmilch ist im Vergleich zu Kuhmilch etwas wärmender und bildet weniger Schleim.

Quellen E.I.2005, E.U.1997, J.B.2000, P.P.1993, P.R.(N1)2001, S.F.2004, S.U.2004, www.uni-jena/milch/2006, K.H./NHP/8-1997, K.J./E-U/48(2001)9, Sch.A./E-U/46(1999)S, W.K./ebi/ca.2002, Zz/VFED/ca.1995

Milch (Ziege)

Capra spec.

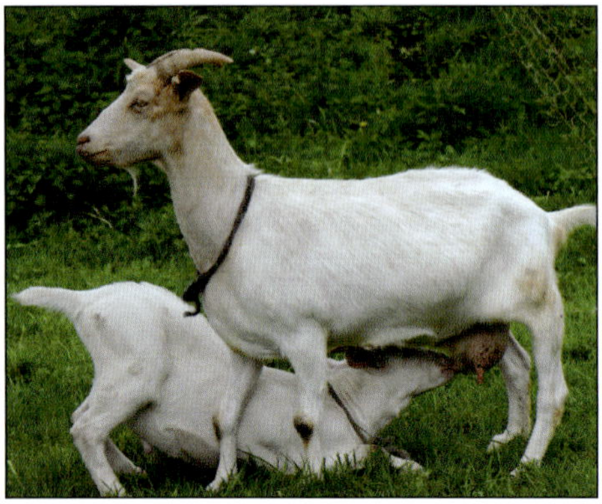

Familie:

Bovidae

Temperatur:

warm

Geschmack:

süss

Funktionskreisbezug:

Lunge, Milz, Magen, Herz, Niere, Gedärme

TCM-Wirkungen mit Prioritäten und Indikationen

1 **Essenz/Jing tonisieren**

tonisiert nachgeburtliches Jing, tonisiert den Yin-Aspekt, nachgeburtliches Jing geschwächt, Wachstumsverzögerung, Entwicklungsverzögerung geistig, Säftemangel, Osteoporose, tonisiert den Yang-Aspekt, Kältegefühl, Stoffwechselschwäche, Verdauungsschwäche, Kuhmilchallergie, Muttermilchintoleranz

1 **Nässe/Feuchtigkeit auflösen/transformieren**

Candida, Soor, Übergewicht, Adipositas

1 **Schleim auflösen/transformieren**

Kälteschleim, Sinusitis, Lungenschleim, Schnupfen chronisch, Mittelohrentzündungsneigung

1 **Blut tonisieren**

tonisiert Leber-Blut, tonisiert Herz-Blut, Anämie, Blutmangel, Sicht verschwommen, Schlafstörung (Ziegenmilch mit Haferflocken abends vor dem Schlafengehen)

1 **Qi tonisieren**

tonisiert Magen-Qi, tonisiert Milz-Qi, tonisiert Wei-Qi, tonisiert Nieren-Qi, tonisiert alle Organe, Stuhl weich, Stuhl nass, Yun Hua Funktionsschwäche, Transport- und Umwandlungsschwäche der Milz, Abwehrschwäche, Infektanfälligkeit, Immunschwäche, Schwäche, Überanstrengung, Hüftschwäche, Beinschwäche, Hörschwäche, Zellbildung vermindert, Herzkontraktionsschwäche, Herzinsuffizienz, Magnesiummangel Aufnahme unterstützend, Untergewicht, Adipositas

1 **Yin tonisieren**

tonisiert Lungen-Yin, tonisiert Herz-Yin, tonisiert Magen-Yin, tonisiert Nieren-Yin, Säftemangel, Durst, Lungentrockenheit, Dickdarmtrockenheit, Haut trocken, Mundtrockenheit, Schlafstörung, Mundgeschwür, Dysphagie, Nervosität, Gewichtsverlust, Rekonvaleszenz, Magnesiummangel

Kontraindikationen und sonstige Hinweise

Ziegenmilch ist als Säuglingsmilch geeignet. Die meisten Babies vertragen Ziegenmilch gut, auch solche mit Muttermilch- oder Kuhmilchallergie.

Quellen A.L.2005, E.I.2005, E.U.1997, J.B.2000, P.P.1993/20032, P.R.(N1)2001, S.F.2004, www.unijena/milch/2006, K.H./NHP/8-1997, K.J./E-U/48(2001)9, M.N./N&H/8-2000, Sch.A./E-U/46(1999)S, W.K./ebi/ca.2002, Zz/VFED/ca.1995

Quark, Frischkäse (Kuh)

Topfen, Weisser Käse
Bos primigenius

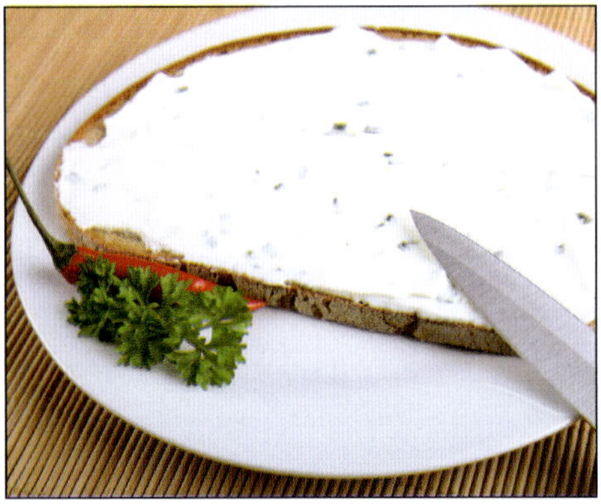

Familie:
Bovidae

Temperatur:
kühl

Geschmack:
sauer, süss

Funktionskreisbezug:
Lunge, Gedärme, Milz, Magen

TCM-Wirkungen mit Prioritäten und Indikationen

1 **Yin tonisieren**

tonisiert Lungen-Yin, Lungentrockenheit, Dickdarmtrockenheit, Husten trocken, Obstipation, Verstopfung, Durst, Unruhe, Gewichtsverlust, Osteoporose (Magerquark mit Leinöl), Haut welk (äusserlich kühl), Reizhusten, Husten, Bronchitis (äusserlich warm), Gelenkentzündung chronisch (äusserlich warm)

1 **Hitze eliminieren und Toxine ausleiten**

Entzündung (äusserlich), Akne, Heiserkeit, Halsschmerz, Gelenkentzündung, Sehnenscheidenentzündung, Venenentzündung, Beine offen, Durchblutungsstörung venös, Ulkus cruris, Kopfschmerz, Brustdrüsenentzündung, Insektenstich

2 **Hitze eliminieren und Feuer reduzieren**

Fieber

2 **Hitze eliminieren, die durch Yin-Mangel verursacht wird**

Magenschleimhautentzündung, Gastritis, Sodbrennen, Diabetes mellitus

3 **Qi tonisieren**

tonisiert Milz-Qi

Kontraindikationen und sonstige Hinweise

KI: Bei Leere und Kälte der Mitte mit Durchfallneigung. Bei starker Nässe- und Schleimbelastung.

Kuhmilch und deren Produkte werden in unserer Kultur von den meisten Menschen in viel zu grossen Mengen gegessen und getrunken, was die Bildung von pathogenem Schleim fördert. Hinzuweisen ist auch auf die ständig steigende Verbreitung von Milchallergien, Milchunverträglichkeiten und Lactoseintoleranzen. Das hohe allergene Potential und die Bildung von pathogenem Schleim macht Kuhmilch und deren Produkte ungeeignet als Säuglingsnahrung. Grundmasse Süssmilchkäse: unlösliche Kalzium-Eiweissverbindung, ist vermutlich schwerer resorbierbar. Grundmasse Sauermilchkäse: freies Kasein und Kalzium-Lactat, löslich, feinere Flockung, ist vermutlich besser resorbierbar.

Quellen A.L.2005, E.I.2005, E.U.1997, F.B.1992, P.P.1993, P.R.(N1)2001, S.F.2004, T.M.1988, Y.S.2003, www.unijena/milch/2006, H.C./ebi/2003, K.H./NHP/8-1997, K.J./E-U/48(2001)9, K.P./Uni KA/4-1986, P.M./EU/9(1999)S, Sch.A./E-U/46(1999)S, Zz/VFED/ca.1995

Rahm

Schlagrahm, Sahne, Schlagobers
Bos primigenius

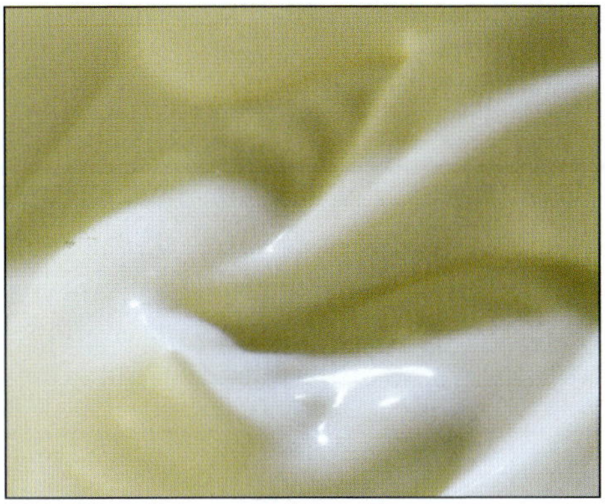

Familie:
Bovidae

Temperatur:
neutral

Geschmack:
süss

Funktionskreisbezug:
Milz, Lunge, Niere, Leber, Gedärme

TCM-Wirkungen mit Prioritäten und Indikationen

1 **Yin tonisieren**

Trockenheit, Lungentrockenheit, Husten unproduktiv, Blut im Sputum, Schleimhauterkrankung im Atemtrakt, Stuhltrockenheit, Dickdarmtrockenheit, Verstopfung trocken, Haut welk, Haut trocken, Haut rissig, Krätze, Effloreszenzen, Mundgeschwür, Durst, Erschöpfung, Auszehrung, Diabetes mellitus

2 **Blut tonisieren**

tonisiert Leber-Blut, Haut trocken, Haut rissig, Krätze, Effloreszenzen, Schwindel, Sicht verschwommen

2 **Qi tonisieren**

tonisiert Nieren-Qi, Kraftlosigkeit, Müdigkeit, Energiemangel, Erschöpfung, Überanstrengung, Abgeschlagenheit, Abwehrschwäche, Infektanfälligkeit, Immunschwäche

Kontraindikationen und sonstige Hinweise

KI: Bei Feuchtigkeit, Nässe, Schleim, Feuchte-Hitze in Leber und Gallenblase. Bei Le-Qi-Stagnation.

Da Rahm Schleim produziert, muss die Verzehrmenge angepasst werden. Der Verzehr in grossen Mengen kann latente Krankheiten reaktivieren.

Quellen A.L.2005, E.I.2005, E.U.1997, J.B.2000, P.P.1993, S.F.2004, VFED/ca.1995, www.uni-jena/milch/2006, H.C./ebi/2003, K.H./NHP /8-1997, K.J./E-U/48(2001)

Fleisch

Das Fleisch diente schon früh in der Menschheitsgeschichte, zu Zeiten der Jäger und Sammler, als wichtiges Nahrungsmittel.

Der Begriff Fleisch bezieht sich auf das Muskelfleisch und der Begriff Innereien auf die Eingeweide und Drüsen der Landsäugetiere.

Fleisch und Leber sind sehr proteinreich. Weitere wichtige Inhaltsstoffe sind Eisen, Zink und die B-Vitamine. Die Zusammensetzung der Fette variiert je nach Tier und je nach Fleischsorte sehr stark.

Die genannten Inhaltsstoffe bestätigen die Hauptwirkungen von Fleisch, als wirkungsvolles Tonikum von Qi, daneben auch von Yin und Blut.

Das Fleisch ist im Geschmack hauptsächlich süss. Die Temperatur reicht von warm bis kalt.

Die moderne Massentierhaltung, mit ihrer artfremden Tierhaltung und ihrem massiven Einsatz von Masthilfen und Medikamenten führt zu Veränderungen im Fleisch mit entsprechenden Rückständen. Insbesondere die Leber, auch bei Tieren das Entgiftungsorgan, kann stark belastet sein.

Entenfleisch

Anas spec. und andere Gattungen

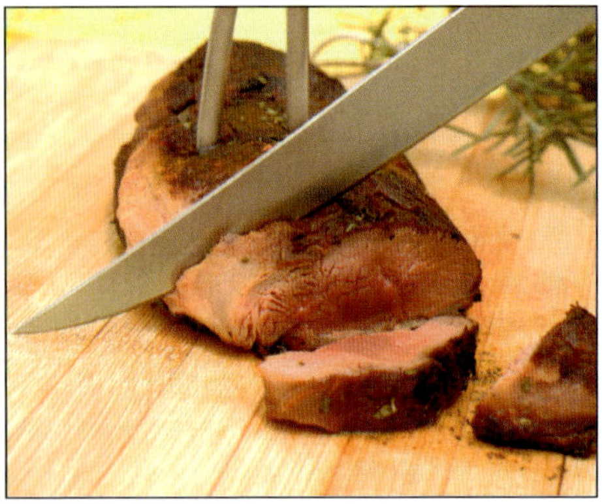

Familie:

Anatidae

Temperatur:

kühl

Geschmack:

süss, salzig

Funktionskreisbezug:

Lunge, Niere, Magen, Leber, Blase

TCM-Wirkungen mit Prioritäten und Indikationen

1 **Yin tonisieren**

tonisiert Nieren-Yin, tonisiert Leber-Yin, tonisiert Magen-Yin, tonisiert Lungen-Yin (Ente mit Fett essen), Auszehrung, Gewichtsverlust, subfebrile Temperaturen, Nachmittagsfieber, Nachtschweiss, Hände heiss, Füsse heiss, Oligurie, Trockenheit, Lungentrockenheit, Rachentrockenheit, Halstrockenheit, Husten trocken, Hitzegefühle, Durst

1 **Blut tonisieren**

Anämie, Blutmangel, Herzklopfen, Schlafstörung, Rekonvaleszenz, Drehschwindel, Sicht verschwommen, Kopfschmerz, Palpitationen (Entensuppe; Ente mit Meeresalgen dünsten)

2 **Hitze eliminieren, die durch Yin-Mangel verursacht wird**

Halsentzündung chronisch

2 **Nässe/Feuchtigkeit und Hitze ausleiten**

Miktionsstörung, Feuchte-Hitze in der Blase

3 **Qi tonisieren**

tonisiert Magen-Qi, Kurzatmigkeit

Kontraindikationen und sonstige Hinweise

KI: Bei Yang-Mangel der Milz.

Quellen B.P.1979, C.N.1999, E.I.2001/2005, E.U.1997, F.B.1992, K.J.2001, L.U.1996, S.F.2004, S.U.2004, Wikipedia, B.U./E-U/49(2002)2, F.S.?/E-U/50(2003)11, M.C./E-U/48(2001)5, S.W./E-U/49(2002)7, Sch.A./E-U/46(1999)S

Hühnerfleisch

Suppenhuhn, Hähnchen, Poulet
Gallus gallus

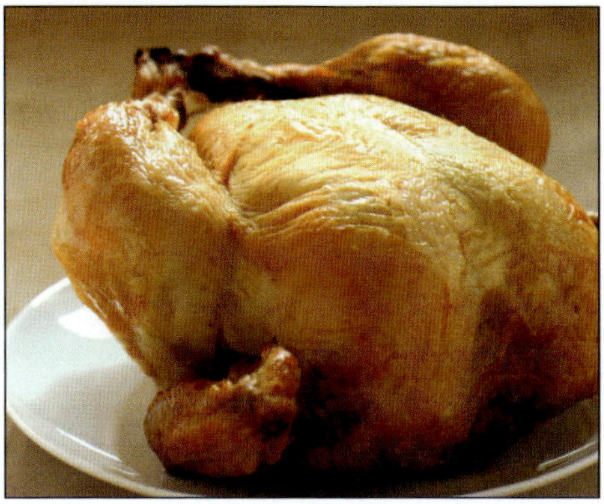

Familie:
Phasianidae

Pflanzenteile:

Temperatur:
Henne: neutral; Poulet, Junghähne: warm

Geschmack:
süss

Funktionskreisbezug:
Milz, Niere, Leber, Herz, Magen

TCM-Wirkungen mit Prioritäten und Indikationen

1 **Blut tonisieren**

Blut-Mangel, Anämie, Blutmangel, Herzklopfen, Schwindel, Gebärmutterblutung, Schwäche nach der Geburt, Milchbildungsmangel, Laktationsmangel, Nägel brüchig, Haarausfall (Hühnersuppe mit Angelikawurzel und roten Datteln)

1 **Qi tonisieren**

tonisiert Milz-Qi, Verdauungsschwäche, Appetitlosigkeit, Durchfall, Gewichtsverlust, Anorexie, Magersucht, Diabetes mellitus, Ödem, Gebärmutterblutung, Muskelschwäche, tonisiert Nieren-Qi, Urinieren spärlich, Urinieren häufig, Polyurie, Harninkontinenz, Samenverlust, Spermatorrhö, Tinnitus, Ohrrauschen, Knochenschmerz, Knieschmerz, Hüftschmerz, Impotenz (Hühnersuppe mit Reiswein und Lauchsamen)

Kontraindikationen und sonstige Hinweise

KI: Bei äusseren Erkrankungen.

Grilliertes und fritiertes Hühnerfleisch ist schwer verdaulich und produziert toxische Hitze. Beim Einkauf muss wegen Kontamination des Fleisches mit Hormonen und Antibiotika aus konventioneller industrialisierter Tiermast auf gute Herkunfts-Qualität geachtet werden. Für Wöchnerinnen ist Hühnersuppe grundsätzlich sehr zu empfehlen.

Quellen B.P.1979, B.L.2000, C.N.1999, E.I.2005, E.U.1997, F.B.1992, F.C.2003, I.E.2005, J.B.2000, K.J.2001, L.U.1996, P.P.1993, P.R.(N1)2001, S.F.2004, S.U.2004, Wikipedia B.U./E-U/49(2002)2, F.S.?/EU/50(2003)11, M.C./E-U/48(2001)5, Sch.A./E-U/46(1999)S, S.W./E-U/49(2002)7

Hühnerleber

Gallus gallus

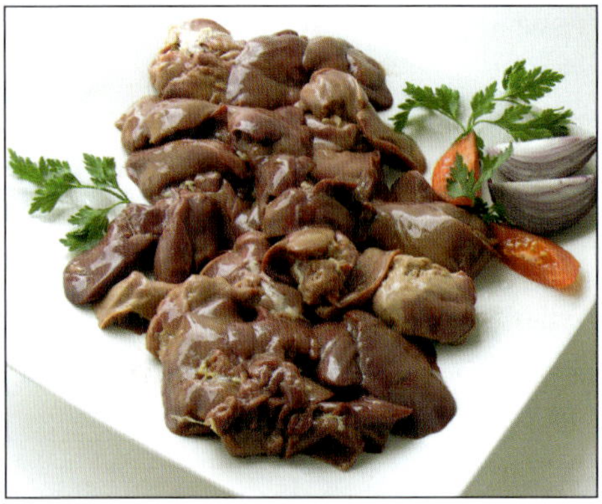

Familie:

Phasianidae

Temperatur:

neutral

Geschmack:

süss, bitter

Funktionskreisbezug:

Leber, Niere, Milz

TCM-Wirkungen mit Prioritäten und Indikationen

1 **Blut tonisieren**

Leber-Blut-Mangel, Schwindel, Sicht verschwommen, Nachtblindheit, Schleier vor den Augen, Augenschmerz, Hörschwäche, Schlafstörung, Alpträume, Haarausfall (Brei aus Hühnerleber, Reis und Miso)

1 **Qi tonisieren**

tonisiert Leber-Qi, Untergewicht, Zellbildung vermindert, Wachstumsstörung, Wundheilung schlecht, Milz kann das Blut nicht halten, Gebärmutterblutung, Fehlgeburtneigung, Blasenschwäche, Leberschwäche (Shake: Leber mit Säften ausgepresster grüner Gemüsearten mixen)

3 **Yang tonisieren**

tonisiert Nieren-Yang, kalte Extremitäten, Urinieren nächtlich, Harninkontinenz, Impotenz, Fehlgeburtneigung

Kontraindikationen und sonstige Hinweise

Wegen des hohen Vitamin-A-Gehalts sollte Leber nicht während der Schwangerschaft und von Kleinkindern höchstens in ganz kleinen Mengen gegessen werden. Eine Überdosierung in der Schwangerschaft gefährdet den Fötus in seiner körperlichen und geistigen Entwicklung. Als Zeichen einer Vitamin-A-Vergiftung können folgende Symptome auftreten: Hyperkalziämie, Haarausfall, Kopfweh, verschleierte Sicht, schmerzende Knochen, geschwollene Gelenke, Schwindel, Erbrechen, Durchfall, trockene Haut und Lippen, Vergrösserung von Milz und Leber, veränderte Schilddrüsentätigkeit. Leber ist sehr cholesterinreich.

Quellen B.L.2000, B.P.1979, C.N.1999, E.I.2005, E.U.1997, F.B.1992, J.B.2000, L.U.1996, P.P.2002, S.F.2004, Wikipedia, B.U./E-U/49(2002)2, F.S.?/E-U/50(2003)11, M.C./E-U/48(2001)5, Sch.A./E-U/46(1999)S, S.W./E-U/49(2002)7

Kaninchenfleisch

Stallhasenfleisch
Oryctolagus cuniculus

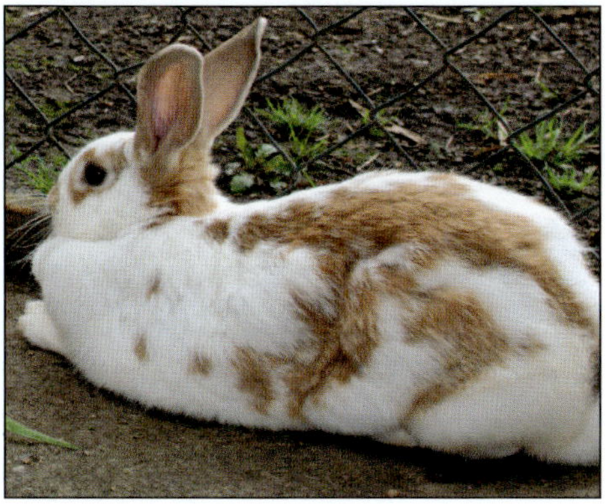

Familie:
Lagomorpha

Temperatur:
kühl

Geschmack:
süss

Funktionskreisbezug:
Magen, Milz, Gedärme

TCM-Wirkungen mit Prioritäten und Indikationen

1 **Qi tonisieren**

tonisiert Milz-Qi, tonisiert Magen-Qi, Müdigkeit, Abgeschlagenheit, Energiemangel, Erschöpfung, Kraftlosigkeit, Appetitlosigkeit, Diabetes mellitus

2 **Yin tonisieren**

Diabetes mellitus, Gewichtsverlust, Mundtrockenheit, Unruhe innere (Brühe aus 500g Kaninchenfleisch und 60g Yamswurzel oder Topinambur in Wasser kochen bis das Fleisch weich und mürbe ist. Brühe trinken)

2 **Hitze eliminieren und Blut kühlen**

Hämorrhoiden, Masern Frühstadium

2 **Hitze eliminieren und Feuer reduzieren**

Magen-Hitze, Hitze in den Gedärmen, Heisshunger, Brechreiz, Verstopfung, Darmblutung

3 **Blut tonisieren**

Blutmangel, Anämie

Kontraindikationen und sonstige Hinweise

KI: Bei Kältesymptomen des Magens und der Milz.

Quellen B.P.1979, C.N.1999, E.I.2005, E.U.1997, J.B.2000, K.J.2001, L.U.1996, P.R.(N1)2001, S.F.2004, S.U.2004, Wikipedia, B.U./E-U/2002, M.C./E-U/2001, Sch.A/E-U/1999, S.W-O/E-U/2002, B.U./E-U/49(2002)2, M.C./E-U/48(2001)5, Sch.A./E-U/46(1999)S, S.W./E-U/49(2002)7

Kaninchenleber

Hasenleber, Stallhasenleber
Oryctolagus cuniculus

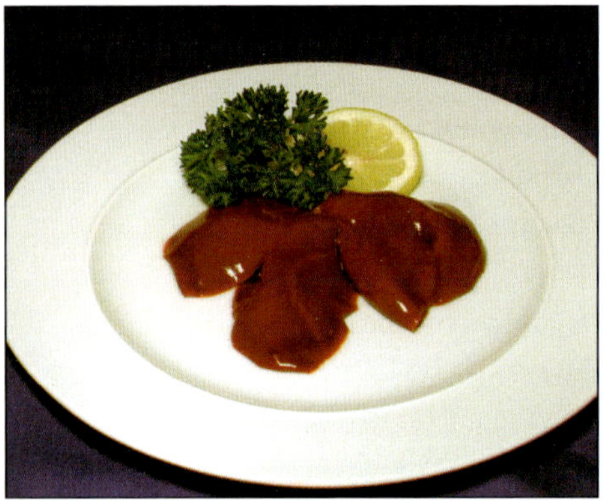

Familie:
Lagomorpha

Temperatur:
kühl

Geschmack:
süss, bitter, salzig

Funktionskreisbezug:
Leber, Milz, Niere

TCM-Wirkungen mit Prioritäten und Indikationen

1 **Blut tonisieren**

Leber-Blut-Mangel, Schwindel, Sicht verschwommen, Nachtblindheit, Schleier vor den Augen, Augenschmerz, Hörschwäche, Schlafstörung, Alpträume, Haarausfall (Brei aus Kaninchenleber, Reis und Miso)

1 **Qi tonisieren**

tonisiert Leber-Qi, Untergewicht, Zellbildung vermindert, Wachstumsstörung, Wundheilung schlecht, Milz kann das Blut nicht halten, Gebärmutterblutung, Fehlgeburtneigung, Blasenschwäche, Leberschwäche (Shake: Leber mit Säften ausgepresster grüner Gemüsearten mixen)

2 **Hitze eliminieren und Toxine ausleiten**

Leber-Hitze, Infektionskrankheit Nachbehandlung, entgiftet Toxine, Chemotherapie begleitend, Radiotherapie begleitend

Kontraindikationen und sonstige Hinweise

Wegen des hohen Vitamin-A-Gehalts sollte Leber nicht während der Schwangerschaft und von Kleinkindern höchstens in ganz kleinen Mengen gegessen werden. Eine Überdosierung in der Schwangerschaft gefährdet den Fötus in seiner körperlichen und geistigen Entwicklung. Als Zeichen einer Vitamin-A-Vergiftung können folgende Symptome auftreten: Hyperkalziämie, Haarausfall, Kopfweh, verschleierte Sicht, schmerzende Knochen, geschwollene Gelenke, Schwindel, Erbrechen, Durchfall, trockene Haut und Lippen, Vergrösserung von Milz und Leber, veränderte Schilddrüsentätigkeit. Leber ist sehr cholesterinreich.

Quellen B.L.2000, B.P.1979, E.I.2005, E.U.1997, P.P.20012, S.F.2004, Wikipedia, B.U./E-U/49(2002)2, M.C./EU/48(2001)5, Sch.A./E-U/46(1999)S, S.W./E-U/49(2002)7

Lammfleisch, Ziegenfleisch

Ziegenfleisch, Schaffleisch,
Capra spec. Ovis aries

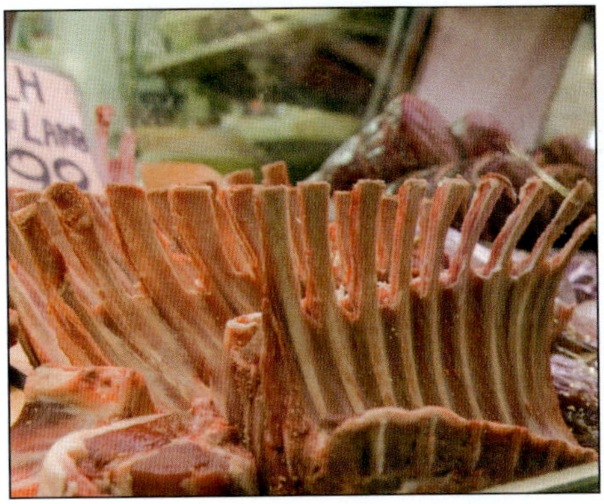

Familie:
Bovidae

Pflanzenteile:

Temperatur:
warm

Geschmack:
süss

Funktionskreisbezug:
Milz, Magen, Niere, Leber

TCM-Wirkungen mit Prioritäten und Indikationen

1 **Yang tonisieren**

tonisiert Nieren-Yang, tonisiert Milz-Yang, tonisiert Magen-Yang, Kälteaversion, kalte Extremitäten, Schüttelfrost, Lumbalschwäche, Lumbago, Rückenschmerz, Knieschmerz, Kälte im Leber-Meridian, Leistenschmerz, Unterleibschmerz, Hodenschmerz, Prostatadynie, Dysmenorrhö, Urinieren häufig, Libidomangel, Impotenz, Abgeschlagenheit geistig, Müdigkeit, Energiemangel, Erschöpfung, Kraftlosigkeit, Appetitlosigkeit, Gewichtsverlust, Durchfall morgendlich, Diarrhö morgendlich (Lamm- oder Ziegenfleisch mit Knoblauch; Ingwer; Sojasauce; Baumnüssen; Öl)

1 **Qi tonisieren**

tonisiert Milz-Qi, tonisiert Nieren-Qi, Schwäche, Leistenbruch, Organsenkung, Prolaps, Untergewicht

2 **Blut tonisieren**

Anämie, Blutmangel postpartum, Milchbildungsmangel, Laktationsmangel (Suppe: 250 g Lamm- oder Ziegenfleisch in Stücke schneiden; 30 g Angelikawurzel; 15 g frischer Ingwer; Öl)

Kontraindikationen und sonstige Hinweise

KI: Bei Hitzezeichen. Bei Tendenz zu Nierenbeckenentzündung oder Blasenentzündung. Bei Blut-Hitze. Bei Bluthochdruck aus aufsteigendem Leber-Yang. Bei erhöhten Blutfettwerten.
Schaf, Lamm und Ziege können Feuchte-Hitze fördern.

Quellen B.P.1979, C.N.1999, E.I.2005, E.U.1997, F.B.1992, J.B.2000, K.J.2001, L.U.1996, P.P.1993, P.R.(N1)2001, S.F.2004, S.U.2004, Wikipedia, B.U./E-U/49(2002)2, K.J./E-U/48(2001)9, M.C./E-U/48(2001)5, Sch.A./EU/46(1999)S, S.W./E-U/49(2002)7

Pferdefleisch

Equus przewalskii

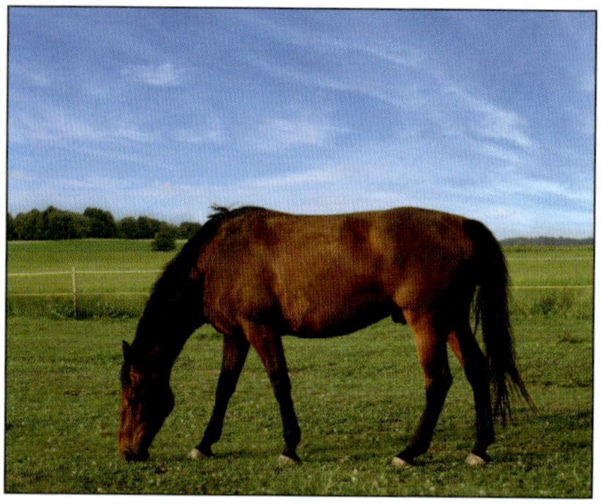

Familie:

Perissodactyla

Temperatur:

warm

Geschmack:

süss

Funktionskreisbezug:

Milz, Leber, Niere

TCM-Wirkungen mit Prioritäten und Indikationen

1 **Qi tonisieren**

tonisiert Milz-Qi, Müdigkeit, Abgeschlagenheit, Energiemangel, Erschöpfung, Muskelschwäche, Sehnenschwäche, Knochenschwäche, Beine schwere, Rekonvaleszenz

1 **Blut tonisieren**

tonisiert Leber-Blut, Muskelschwäche, Sehnenschwäche, Knochenschwäche

1 **Yang tonisieren**

Kraftlosigkeit, Kältegefühl, Wirbelsäulenschwäche

Kontraindikationen und sonstige Hinweise

KI: Bei Unruhe und Fülle-Hitze.

Das hier besprochene Pferdefleisch bezieht sich auf das stark dunkelrote Fleisch von sehr bewegungsaktiven Tieren.

Quellen B.P.1979, E.I.2005, E.U.1997, I.E.2005, P.R.(N1)2001, S.F.2004, Wikipedia, B.U./E-U/49(2002)2, M.C./EU/48(2001)5, Sch.A./E-U/46(1999)S, S.W./E-U/49(2002)7

Rinderleber

Bos primigenius

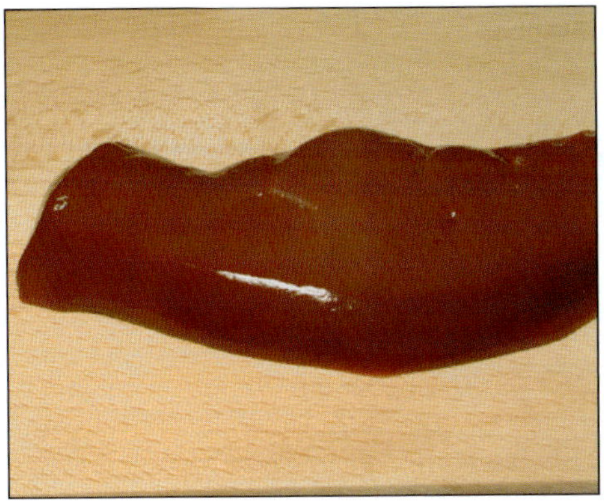

Familie:

Bovidae

Temperatur:

neutral

Geschmack:

süss, bitter

Funktionskreisbezug:

Leber, Milz, Herz, Niere

TCM-Wirkungen mit Prioritäten und Indikationen

1 **Blut tonisieren**

tonisiert Leber-Blut, tonisiert Herz-Blut, Kraftlosigkeit, Schwindel, Sicht verschwommen, Nachtblindheit, Schleier vor den Augen, Augenschmerz, Katarakt, Grauer Star, Augenlinsentrübung, Glaukom, Grüner Star, Sehnervatrophie, Hörschwäche, Haarausfall, Haut welk, Schlafstörung, Alpträume, Palpitationen (Brei aus Rinderleber Reis und Miso)

1 **Qi tonisieren**

tonisiert Leber-Qi, Untergewicht, Zellbildung vermindert, Wachstumsstörung, Wundheilung schlecht, Milz kann das Blut nicht halten, Gebärmutterblutung, Fehlgeburtneigung, Blasenschwäche, Leberschwäche (Shake: Leber mit Säften ausgepresster grüner Gemüsearten mixen)

Kontraindikationen und sonstige Hinweise

Wegen des hohen Vitamin-A-Gehalts sollte Leber nicht während der Schwangerschaft und von Kleinkindern höchstens in ganz kleinen Mengen gegessen werden. Eine Überdosierung in der Schwangerschaft gefährdet den Fötus in seiner körperlichen und geistigen Entwicklung. Als Zeichen einer Vitamin-A-Vergiftung können folgende Symptome auftreten: Hyperkalziämie, Haarausfall, Kopfweh, verschleierte Sicht, schmerzende Knochen, geschwollene Gelenke, Schwindel, Erbrechen, Durchfall, trockene Haut und Lippen, Vergrösserung von Milz und Leber, veränderte Schilddrüsentätigkeit. Leber ist sehr cholesterinreich.

Quellen B.P.1979, C.N.1999, E.I.2005, E.U.1997, F.B.1992, I.E.2005, J.B.2000, P.P.2002, B.U./E-U/49(2002)2, K.J./E-U/48(2001)9, M.C./E-U/48(2001)5, Sch.A./E-U/46(1999)S, S.W./E-U/49(2002)7

Rindfleisch

Bos primigenius

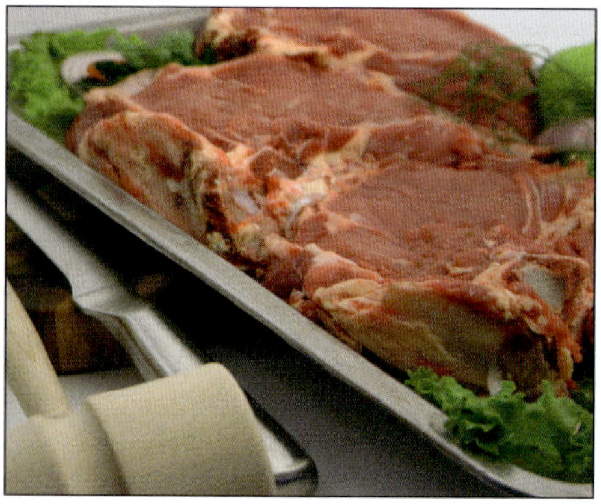

Familie:

Bovidae

Temperatur:

warm

Geschmack:

süss

Funktionskreisbezug:

Milz, Magen, Niere

TCM-Wirkungen mit Prioritäten und Indikationen

1 **Qi tonisieren**

tonisiert Milz-Qi, tonisiert Magen-Qi, tonisiert Nieren-Qi, Malabsorption, Stoffwechselschwäche, Appetitlosigkeit, Durchfall, Gedunsenheit, Ödem, Kraftlosigkeit, Müdigkeit, Abgeschlagenheit, Energiemangel, Erschöpfung, Schwitzen spontan, Diabetes mellitus, Prolaps, Hämorrhoiden, Gliederschwäche, Muskelatrophie, Gewichtsverlust, Muskelschwäche, Sehnenschwäche, Knochenschwäche, Knieschwäche, Schmerz, Rückenschmerz ziehend, Lumbago

1 **Blut tonisieren**

Anämie, Blutmangel, Kraftlosigkeit, Trockenheit (Rindersuppe; Risotto mit Rinderbrühe; Brei aus Reis, Rindfleisch und Angelikawurzel)

2 **Yin tonisieren**

Trockenheit, Gewichtsverlust (Rindersuppe; Risotto mit Rinderbrühe)

Kontraindikationen und sonstige Hinweise

KI: Bei Feuchter-Hitze. Bei Nephritis. Bei Hepatitis.

Kann Ekzeme und Geschwüre verschlimmern. Im Zeitalter von BSE sollte sorgfältig auf die Herkunft und die Qualität geachtet werden.

Quellen B.P.1979, E.I.2005, E.U.1997, J.B.2000, K.J.2001, L.U.1996, P.P.1993, P.R.(N1)2001, S.F.2004, S.U.2004, Wikipedia, B.U./E-U/49(2002)2, K.J./E-U/48(2001)9, M.C./E-U/48(2001)5, Sch.A./E-U/46(1999)S, S.W./EU/49(2002)7

Schweinefleisch

Hausschwein
Sus scrofa

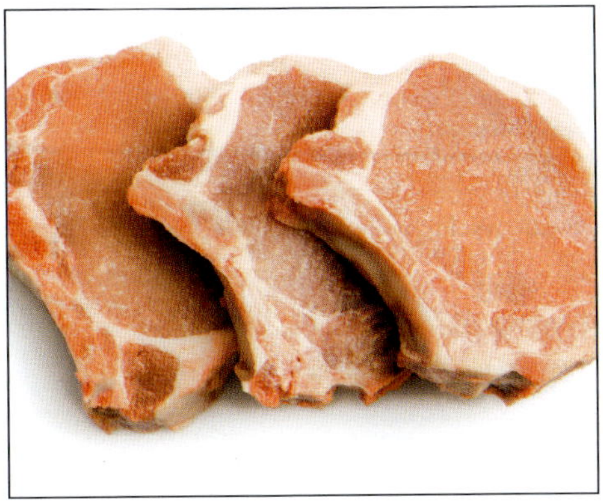

Familie:
Suidae

Pflanzenteile:

Temperatur:
neutral

Geschmack:
süss, salzig

Funktionskreisbezug:
Niere, Leber, Milz, Lunge, Herz

TCM-Wirkungen mit Prioritäten und Indikationen

1 **Yin tonisieren**
tonisiert Nieren-Yin, tonisiert Leber-Yin, tonisiert Lungen-Yin, Säftemangel, Durst, Trockenheit, Nervosität, Auszehrung, Knochenwachstumsstörung, Osteoporose, Durchschlafstörung, Palpitationen, Knieschwäche, Hüftschwäche, Sicht verschwommen, Lungentrockenheit, Dickdarmtrockenheit, Verstopfung trocken, Obstipation, Husten unproduktiv, Mundtrockenheit, Rachentrockenheit, Halsschmerz, Schleimhaut trocken, Haut trocken

1 **Qi tonisieren**
Kraftlosigkeit, Gewichtsverlust

2 **Blut tonisieren**
tonisiert Leber-Blut, Schwindel, Sicht verschwommen, Haut trocken, Augen trocken

Kontraindikationen und sonstige Hinweise

KI: Bei Schleim, Feuchtigkeit, Schleimblockaden. Bei Rheuma, Gicht, Fettleibigkeit.
Der hohe Histamingehalt von Schweinefleisch verschlimmert entzündliche Symptome wie Ekzeme, Allergien und Entzündungsschübe bei chronischen Erkrankungen.

Quellen B.P.1979, C.N.1999, E.I.2005, E.U.1997, F.B.1992, J.B.2000, K.J.2001, L.U.1996, P.P.1993, P.R.(N1)2001, S.F.2004, S.U.2004, Wikipedia, B.U./E-U/2002, M.C./E-U/2001, Sch.A/E-U/1999, S.W-O/E-U/2002, B.U./EU/49(2002)2, M.C./E-U/48(2001)5, Sch.A./E-U/46(1999)S, S.W./E-U/49(2002)7

Trutenfleisch

Putenfleisch
Meleagris gallopavo

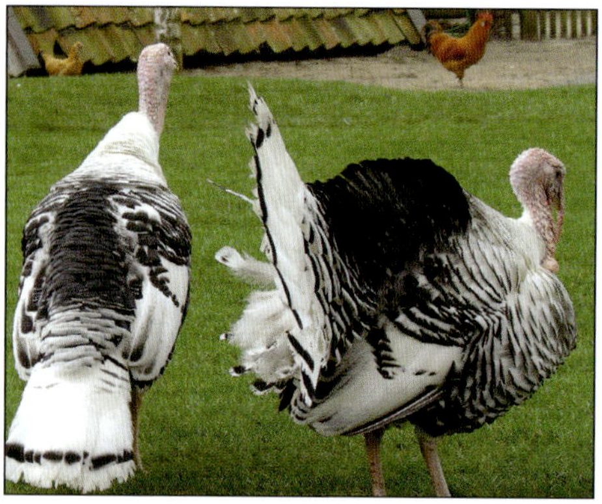

Familie:

Phasianidae

Temperatur:

neutral

Geschmack:

süss

Funktionskreisbezug:

Milz, Magen, Niere, Leber, Herz

TCM-Wirkungen mit Prioritäten und Indikationen

1 **Blut tonisieren**

Blutmangel, Anämie, Herzklopfen, Schwindel, Gebärmutterblutung, Schwäche nach der Geburt, Milchbildungsmangel, Laktationsmangel, Nägel brüchig, Haarausfall (Trutensuppe mit Angelikawurzel und roten Datteln)

1 **Qi tonisieren**

tonisiert Milz-Qi, tonisiert Magen-Qi, Appetitlosigkeit, Durchfall, Gewichtsverlust, Anorexie, Magersucht, Diabetes mellitus, Ödem, Gebärmutterblutung, Muskelschwäche, tonisiert Nieren-Qi, Urinieren spärlich, Urinieren häufig, Polyurie, Harninkontinenz, Samenverlust, Spermatorrhö, Tinnitus, Ohrrauschen, Knochenschmerz, Knieschmerz, Hüftschmerz, Impotenz (Trutensuppe mit Reiswein und Lauchsamen)

Quellen B.P.1979, C.N.1999, E.I.2005, J.B.2001, K.J.2001, L.U.1996, S.F.2000, Wikipedia, B.U./E-U/49(2002)2, S.W./E-U/50(2003)11, M.C./E-U/48(2001)5, Sch.A./E-U/46(1999)S, S.W./E-U/49(2002)7

Wildfleisch, generell

Damhirschfleisch, Gämsefleisch, Hirschfleisch, Rehfleisch
Dama dama, Rupicapra rupicapra, Cervus elaphus, Capreolus capreolus,

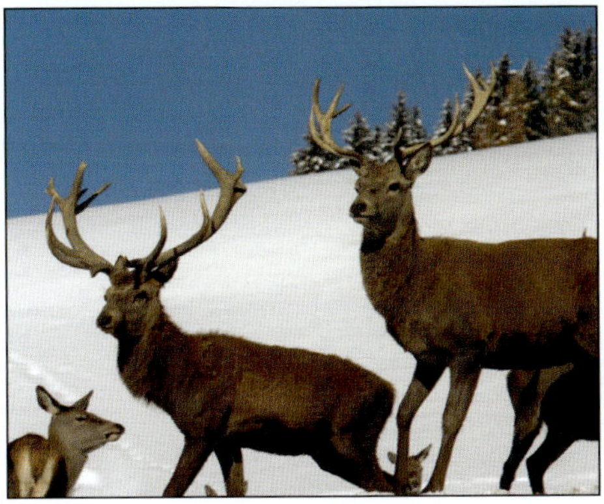

Familie:

Cervidae (Hirsch, Reh), Bovidae (Gämse)

Temperatur:

warm

Geschmack:

süss

Funktionskreisbezug:

Niere, Milz, Leber

TCM-Wirkungen mit Prioritäten und Indikationen

1 **Yang tonisieren**

Kälteaversion, Schmerz im Bewegungsapparat, kalte Extremitäten, kalter unterer Rücken, kaltes Gesäss, kalte Knie, kalte Nase, Schüttelfrost, Wirbelsäulenschwäche, Lumbalschwäche, Lumbago, Beinschwäche, Schmerz rheumatisch, Alterung vorzeitig, Unfruchtbarkeit, Impotenz (Wildfleischsuppe mit Baumnüssen)

1 **Qi tonisieren**

tonisiert alle Zang Fu, tonisiert Nieren-Qi, Kraftlosigkeit, Müdigkeit, Abgeschlagenheit, Energiemangel, Erschöpfung, Gewichtsverlust

1 **Blut tonisieren**

tonisiert Leber-Blut, Anämie, Blutmangel, Milchbildungsmangel, Laktationsmangel, Jing Luo nährend, Muskeln steif, Sehnenversteifung, Gelenkabnützung, Gelenkdegeneration

Kontraindikationen und sonstige Hinweise

KI: Bei aufsteigendem Yang durch Yin-Mangel. Bei Hitze.
Nicht während der heissen Jahreszeit essen. Gehegehaltung mässigt vermutlich die energetischen Wirkungen.

Quellen B.P.1979, C.N.1999, E.I.2005, E.U.1997, J.B.2000, K.J.2001, S.F.2004, S.U.2004, Wikipedia, A.G.-D/NL/42006, B.U./E-U/49(2002)2, M.C./E-U/48(2001)5, Sch.A./E-U/46(1999)S, S.W./E-U/49(2002)7

Wildhasen-, Feldhasenfleisch

Lepus europaeus

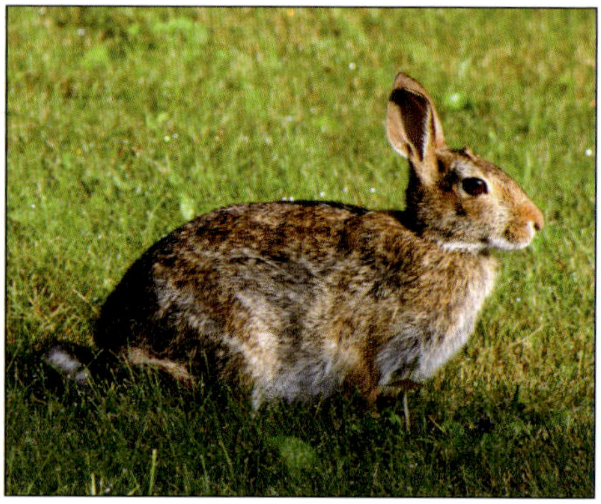

Familie:

Lagomorpha

Temperatur:

warm

Geschmack:

süss

Funktionskreisbezug:

Milz, Leber, Niere

TCM-Wirkungen mit Prioritäten und Indikationen

1 **Qi tonisieren**

Schwäche der Mitte, tonisiert Nieren-Qi, Kraftlosigkeit, Müdigkeit, Abgeschlagenheit, Energiemangel, Erschöpfung, Gewichtsverlust

1 **Blut tonisieren**

Anämie, Blutmangel, Milchbildungsmangel, Laktationsmangel, tonisiert Leber-Blut, Jing Luo nährend, Muskeln steif, Sehnenversteifung, Gelenkabnützung, Gelenkdegeneration

Kontraindikationen und sonstige Hinweise

KI: Bei aufsteigendem Yang durch Yin-Mangel. Bei Hitze und Blut-Hitze.
Nicht während der heissen Jahreszeit essen.

Quellen B.P.1979, E.I.2005, I.E.2005, S.F.2004, S.U.2004, Wikipedia, B.U./E-U/49(2002)2, M.C./E-U/48(2001)5, Sch.A./E-U/46(1999)S, S.W./E-U/49(2002)7

Wildschweinfleisch

Sus scrofa

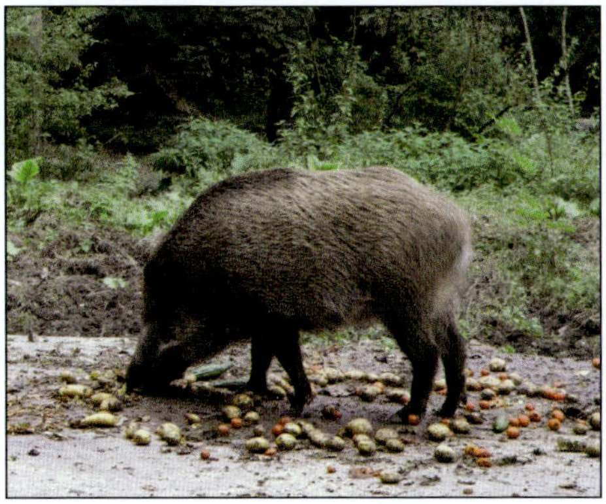

Familie:

Suidae

Pflanzenteile:

Temperatur:

warm

Geschmack:

süss

Funktionskreisbezug:

Milz, Niere

TCM-Wirkungen mit Prioritäten und Indikationen

1 **Qi tonisieren**

tonisiert alle Zang Fu, tonisiert Milz-Qi, Bindegewebeschwäche, Milz kann das Blut nicht halten, Blutgefässe brüchig, Blutungen, tonisiert Nieren-Qi, Kraftlosigkeit, Müdigkeit, Abgeschlagenheit, Energiemangel, Erschöpfung, Gewichtsverlust

2 **Blut tonisieren**

Anämie, Blutmangel, Perniziöse Anämie, Milchbildungsmangel, Laktationsmangel

Kontraindikationen und sonstige Hinweise

KI: Bei aufsteigendem Yang durch Yin-Mangel. Bei Hitze und Blut-Hitze.
Nicht während der heissen Jahreszeit essen. Gehegehaltung mässigt vermutlich die energetischen Wirkungen.

Quellen B.P.1979, E.I.2005, I.E.2005, S.F.2004, S.U.2004, Wikipedia, B.U./E-U/49(2002)2, M.C./E-U/48(2001)5, Sch.A./E-U/46(1999)S, S.W./E-U/49(2002)7

Fische

Fische gehören zu den ältesten Nahrungsmitteln der Menschheit. Für die Ernährung sind sie durch ihren hohen Gehalt an nahrhaftem und leicht verdaulichem Eiweiss, ihre hochwertigen Fette (Ölsäure und Omega-3--Fettsäuren) und ihren Vitamingehalt (B-Vitamine, Vitamin D) besonders wertvoll. Besonders fettreich sind Hering, Lachs, Makrele und Thunfisch, gefolgt von Karpfen und Sardine mit eher mittlerem Fettgehalt.

An Mineralien- und Spurenelementen sind aus ernährungsphysiologischer Sicht besonders der hohe Kaliumgehalt und Selengehalt erwähnenswert. Doch auch in Hinsicht auf andere Vitalstoffe sind die Fische nahezu vollständig und ausgewogen.

Mehrheitlich sind die Fische süss im Geschmack und neutral im Temperaturverhalten. Wir setzen sie vorwiegend als Tonikum für Qi, Yin und Blut, zur Ausleitung von Hitze und Toxinen sowie zum Blut bewegen ein.

Meeresfrüchte

Meeresfrüchte sind traditionell ein alltägliches Nahrungsmittel bei Bewohnern der Meeresküsten. Als kulinarisches Erlebnis in unserer neuzeitlichen Küche sind die Meeresfrüchte unter Feinschmeckern besonders begehrt.

Als Meeresfrüchte werden wirbellose Meerestiere bezeichnet. Zu ihnen zählen die Gruppen Krebstiere (Schalentiere) und Weichtiere (Schnecken, Muscheln, Tintenfische).

Obgleich kein Nahrungsmittel so schnell verdirbt wie Meeresfrüchte, sind sie dank der heutigen Transport- und Kühlmöglichkeiten nahezu überall erhältlich. Unmittelbar nach dem Tod der Tiere setzt der Zerfallsprozess und die Besiedlung mit zersetzenden Mikroorganismen ein. Damit der Abbau gar nicht erst einsetzt, werden die Meerestiere am besten bei lebendigem Laibe in das kochende Wasser gegeben, sei es in der Küche oder unmittelbar nach dem Fang, mit anschliessender Konservierung bzw. Verarbeitung.

Das schmackhafte Fleisch der Weichtiere enthält reichlich Bindegewebe mit einem hohen Anteil an Kollagen. Dadurch sind sie schwer verdaulich. Meeresfrüchte tragen zur Ernährung hochwertiges Eiweiss bei, ähnlich dem der Fische. Anders als bei den Eiweissen anderer Nahrungsmittel, haben die Meeresfrüchte einen hohen Gehalt an freien Aminosäuren, die bei den anderen Nahrungsmitteln erst während der Verdauung im Darm freigesetzt werden. Diese freien Aminosäuren sind auch der Grund für die schnelle Verderbnis der Meeresfrüchte.

Bei allen Meeresfrüchten ist der salzige Geschmack vertreten, oft in Kombination mit einer weiteren Geschmacksrichtung. Die Temperaturqualität reicht von kalt bis warm.

Meeresfrüchte sind Yin, Yang und/oder Qi Tonika. Darüber hinaus beseitigen viele von ihnen pathogene Feuchtigkeit und Schleim.

Meeresfrüchte sind ein häufiger Auslöser für Lebensmittelallergien mit Nesselausschlag (Urtikaria), Asthma, Mund- und Nasenschleimhautentzündungen.

Sie sind durch die Vergiftung unserer Gewässer zunehmend mit Schwermetallen und Umweltchemikalien belastet. Wir raten deshalb, Meeresfrüchte nur ab und zu und in geringen Mengen zu geniessen.

Austern

Ostrea edulis

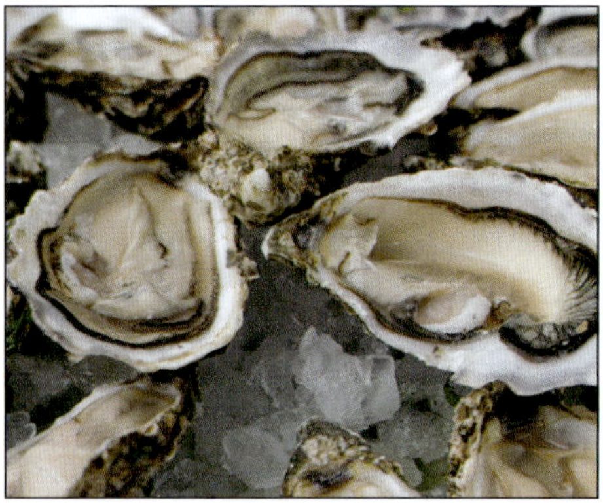

Familie:

Pinnoidea

Temperatur:

kühl

Geschmack:

süss, salzig

Funktionskreisbezug:

Leber, Niere

TCM-Wirkungen mit Prioritäten und Indikationen

1 **Yin tonisieren**

Säftemangel, Nachtschweiss, Palpitationen, Schlafstörung, Nervosität, Entscheidungsunfähigkeit, Haut rissig, Haut trocken, Haut schuppig, Rhagaden, Mundwinkelrisse, Wundheilung schlecht, Wachstumsstörung, Gewichtsverlust

1 **Blut tonisieren**

tonisiert Leber-Blut, Nachtblindheit, Müdigkeit, Abgeschlagenheit, Energiemangel, Erschöpfung, Haare dünn, Haare brüchig, Nägel brüchig, Schlaflosigkeit, Insomnia, Perniziöse Anämie, Anämie aus Vitamin B 12-Mangel, Blutmangel, Muskelkrämpfe, Spasmen, Fingernägel gefleckt, depressive Verstimmung

1 **Hitze eliminieren und Feuer reduzieren**

Hitzegefühle, Epilepsie, Herz-Hitze, Leber-Hitze, Bluthochdruck, Hypertonie, Schwindel, Kopfschmerz, Sehschwäche, Angst

2 **Hitze eliminieren und Blut kühlen**

Gebärmutterblutung

Kontraindikationen und sonstige Hinweise

KI: Bei Kälte der Milz, des Magens und der Niere und bei Samenverlust.

Der Genuss von Meeresfrüchten ist einer der häufigsten Auslöser für Lebensmittelallergien. Als Symptome können Nesselausschlag, Kontaktdermatitis, Pruritus, Asthma, Schwellungen der Mund- und Nasenschleimhaut und Anaphylaxie auftreten. Der Austernsauce wird eine ähnliche Wirkung zugesprochen.

Quellen B.P.1979, C.N.1999, E.I.2005, E.U.1997, F.B.1992, J.B.2000, P.R.(N1)1999, S.F.2004, S.U.2004, Wikipedia, A.O./E-U/50(2003)9, H.H./E-U/46(1999)2, K.H./E-U/46(1999)8, S.W./E-U/49(2002)7

Egli

Flussbarsch, Barsch
Perca fluviatilis

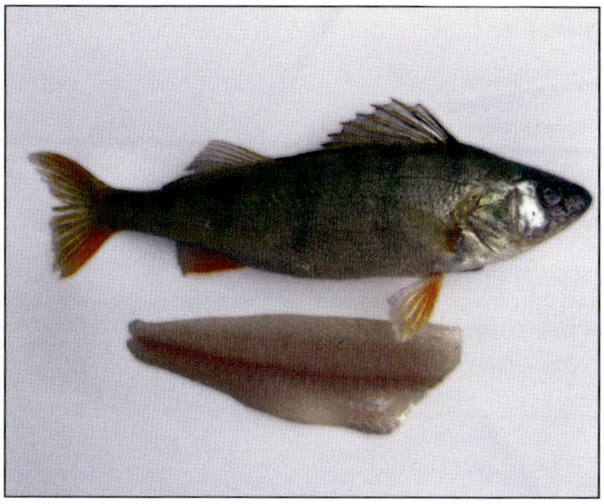

Familie:
Percidae

Temperatur:
neutral

Geschmack:
süss

Funktionskreisbezug:
Milz, Leber, Niere, Magen

TCM-Wirkungen mit Prioritäten und Indikationen

1 **Qi tonisieren**
tonisiert Milz-Qi, tonisiert Magen-Qi, tonisiert Leber-Qi, tonisiert Nieren-Qi, Ödem, Gedunsenheit, Appetitlosigkeit, Durchfall, Diarrhö, Blähungen, Darmblutung, Sehnenschwäche, Muskelschwäche, Knochenschwund

2 **Blut tonisieren**
Müdigkeit, Abgeschlagenheit, Energiemangel, Erschöpfung, Auszehrung, tonisiert Leber-Blut, Perniziöse Anämie, Blutmangel, Sehnenschwäche, Muskelschwäche, Fetus unruhig

2 **Nässe/Feuchtigkeit auflösen/transformieren**
Ödem, Gedunsenheit, Triglyzeridwert erhöht, Arteriosklerose-Prophylaxe

3 **Hitze eliminieren und Toxine ausleiten**
entgiftet, Schwermetallbelastung, Krankheiten chronisch, Krebstherapie-Unterstützung

Kontraindikationen und sonstige Hinweise

Fischhaut enthält hohe Mengen an Purinen, weshalb bei Urikämie und Gicht Vorsicht geboten ist.

Quellen A.L.2005, B.L.2000, B.P.1979, E.I.2005, E.U.1997, I.E.2004, J.B.2000, K.J.2001, P.P.2002, P.R.(N1)2001, S.F.2004, S.U.2004, Wikipedia, B.U./E-U/49(2002)2, D.E./PULS/3-2005, F.S./E-U/49(2002)11, G.B./EU/50(2003)4, H.S./E-U/47(2000)2, M.C./E-U/48(2001)5, R.W./E-U/47(2000)11, S.G./E-U/48(2001)8, W.E./E-U/46(1999)3, W.S./NZZ/24-9-2003

Forelle

Regenbogenforelle, Bachforelle
Salmo gairderii fario, Salmo trutta forma

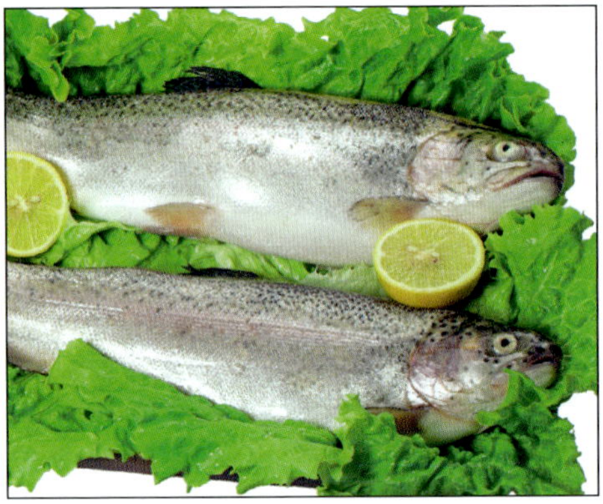

Familie:
Salmonidae

Temperatur:
warm

Geschmack:
süss

Funktionskreisbezug:
Milz, Magen, Niere, Lunge

TCM-Wirkungen mit Prioritäten und Indikationen

1 **Qi tonisieren**
tonisiert Milz-Qi, tonisiert Magen-Qi, tonisiert Lungen-Qi, Schwäche der Mitte, Appetitlosigkeit, Stuhl lose, Gedunsenheit, Kurzatmigkeit

1 Yang tonisieren
Schwäche, Kältegefühl

2 **Nässe/Feuchtigkeit auflösen/transformieren**
Gedunsenheit, Triglyzeridwert erhöht, Arteriosklerose-Prophylaxe

3 **Hitze eliminieren und Toxine ausleiten**
entgiftet, Schwermetallbelastung, Krankheiten chronisch, Krebstherapie-Unterstützung

Kontraindikationen und sonstige Hinweise

Der übermässige Verzehr kann Wind und Hitze erzeugen und zu Symptomen wie Hautausschlägen und Krätze führen. Fischhaut enthält hohe Mengen an Purinen, weshalb bei Urikämie und Gicht Vorsicht geboten ist. Für Meerforelle (Salmo trutta forma trutta) und Seeforelle (Salmo trutta forma lacustris) siehe bei Lachs.

Quellen A.L.2005, B.L.2000, C.N.1999, E.I.2005, F.B.1992, J.B.2000, L.U.1996, K.J.2001, P.P.2002, P.R.(N.1)2001, S.U.2004, Wikipedia, A.G.-D/ZTCM/2-2006, B.U./E-U/49(2002)2, D.E./PULS/3-2005, F.S./EU/49(2002)10, F.S./E-U/49(2002)11, G.B./E-U/50(2003)4, H.S./E-U/47(2000)2, M.C./E-U/48(2001)5, R.W./E-U/47(2000)11, S.G./E-U/48(2001)8, W.E./E-U/46(1999)3, W.S./NZZ/24-9-2003

Garnelen, Langusten

Shrimps, Gambas, Crevetten, Krabben, Nordseekrabben, Hummer

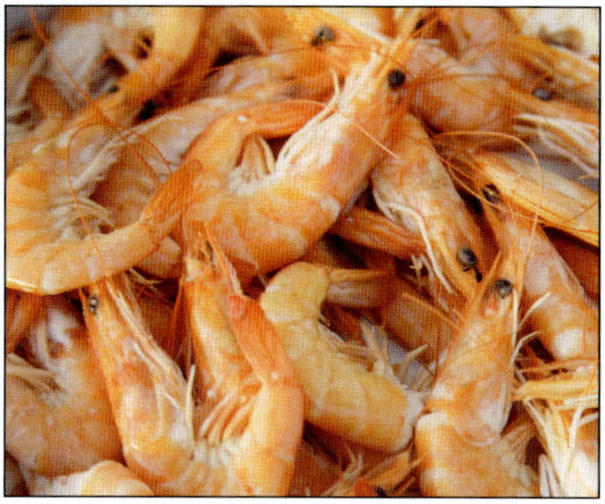

Familie:

Penaeidea (Garnelenartige), Palunundaea (Langustenartige)

Temperatur:

warm

Geschmack:

süss, salzig

Funktionskreisbezug:

Niere, Leber

TCM-Wirkungen mit Prioritäten und Indikationen

1 **Yang tonisieren**

tonisiert Nieren-Yang, Impotenz, Rückenschmerz, Lumbago, Kraftlosigkeit, Geschwür eitrig, Wundheilung schlecht, Masern, Pocken, Exanthembildung fördernd

1 **Qi tonisieren**

tonisiert Nieren-Qi

2 **Blut tonisieren**

Milchbildungsmangel, Laktationsmangel

Kontraindikationen und sonstige Hinweise

KI: Bei Yin-Mangel. Bei Hitzebefunden und Hautaffektionen, Ekzeme infolge Blut-Hitze.

Der Genuss von Meeresfrüchten ist einer der häufigsten Auslöser für Lebensmittelallergien. Als Symptome können Nesselausschlag, Kontaktdermatitis, Pruritus, Asthma, Schwellungen der Mund- und Nasenschleimhaut und Anaphylaxie auftreten.

Quellen B.P.1979, C.N.1999, E.I.2005, E.U.1997, F.B.1992, J.B.2000, P.R.(N1)1999, S.F.2004, S.U.2004, Wikipedia, A.O./E-U/50(2003)9, H.H./E-U/46(1999)2, K.H./E-U/46(1999)8, M.C./E-U/48(2001)5

Hering

Clupea harengus

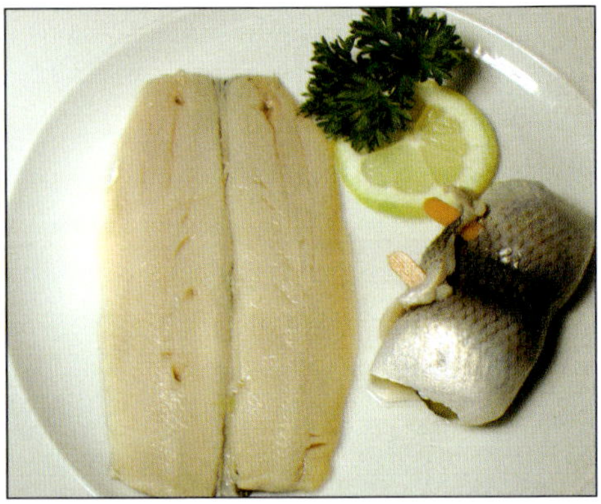

Familie:

Clupeidae

Temperatur:

neutral

Geschmack:

süss

Funktionskreisbezug:

Milz, Magen, Lunge, Herz, Niere, Leber

TCM-Wirkungen mit Prioritäten und Indikationen

1 **Qi tonisieren**

tonisiert Milz-Qi, tonisiert Lungen-Qi, tonisiert Herz-Qi, tonisiert Wei-Qi, Appetitlosigkeit, Durchfall, Diarrhö, Verdauungsstörung chronisch, Verdauungsschwäche, Kraftlosigkeit, Erschöpfung, Hypothyreose, Schilddrüsenunterfunktion, Schwitzen, Kurzatmigkeit, Pulsschlag unruhig, Abwehrschwäche, Infektanfälligkeit, Immunschwäche, tonisiert Wei-Qi

2 **Blut tonisieren**

Blutmangel, Trockenheit, Perniziöse Anämie, Blutmangel

2 **Yin tonisieren**

tonisiert Nieren-Yin, tonisiert Leber-Yin, Keimdrüsen nährend, Sehschwäche, Sehnervatrophie, Zellmembranen Aufbau und Funktion unterstützend

3 **Hitze eliminieren und Toxine ausleiten**

entgiftet, Schwermetallbelastung, Krankheiten chronisch, Krebstherapie-Unterstützung

3 **Wind-Kälte/Hitze-Nässe eliminieren (Rheuma/Bi-Syndrom)**

Feuchtigkeits-Bi, Rheuma, Arthrose

Kontraindikationen und sonstige Hinweise

KI: Bei atopischer Dermatitis und Asthma. Bei schwacher Fettverdauung.

Hering enthält mässige Mengen an Jod, doch ist bei Meeresfischen im Zusammenhang mit Schilddrüsenerkrankungen der Jodgehalt zu beachten. Fischhaut enthält hohe Mengen an Purinen, deshalb ist bei Urikämie und Gicht Vorsicht geboten.

Quellen A.L.2005, B.P.1979, C.N.1999, E.I.2005, E.U.1997, F.B.1992, J.B.2000, K.J.2001, L.U.1996, P.P.1993, P.R.(N1)2001, S.F.2004, S.U.2004, B.U./E-U/49(2002)2, D.E./PULS/3-2005, F.S./E-U/49(2002)11, G.B./EU/50(2003)4, H.S./E-U/47(2000)2, M.C./E-U/48(2001)5, R.W./E-U/47(2000)11, S.G./E-U/48(2001)8, W.E./E-U/46(1999)3, W.S./NZZ/24-9-2003

Kabeljau, Dorsch

Gadus morhua

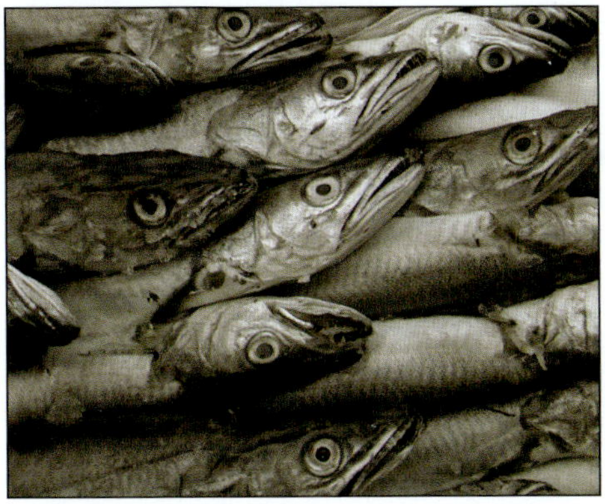

Familie:
Gadidae

Temperatur:
neutral

Geschmack:
süss

Funktionskreisbezug:
Leber, Milz, Niere

TCM-Wirkungen mit Prioritäten und Indikationen

1 **Qi tonisieren**
Verdauungsschwäche, Appetitlosigkeit, Durchfall, Diarrhö, Übelkeit, Schwäche körperlich, Kraftlosigkeit, Müdigkeit, Abgeschlagenheit, Energiemangel, Erschöpfung, Konzentrationsschwäche, Rekonvaleszenz, Jodmangel, Hypothyreose, Schilddrüsenunterfunktion

1 **Blut tonisieren**
tonisiert Leber-Blut, Blutmangel, Anämie, Perniziöse Anämie

2 **Inneren Wind unterdrücken**
Schwindel, Sensibilitätsstörung, Tics, Koordinationsstörung, Lähmung

2 **Yin tonisieren**
Myalgie, Neuralgie, Trigeminusneuralgie, Multiple Sklerose, Lähmung, Vitamin-D Mangel

3 **Hitze eliminieren und Toxine ausleiten**
entgiftet, Schwermetallbelastung, Krankheiten chronisch, Krebstherapie-Unterstützung

Kontraindikationen und sonstige Hinweise

KI: Bei Meeresfischen ist im Zusammenhang mit Schilddrüsenerkrankungen der Jodgehalt zu beachten.

Der Kabeljau aus der Ostsee wird Dorsch genannt. Kabeljau bzw. Dorsch und Seelachs werden energetisch gleich bewertet. Fischhaut enthält hohe Mengen an Purinen, weshalb bei Urikämie und Gicht Vorsicht geboten ist.

Quellen A.L.2005, B.L.2000, B.P.1979, E.I.2005, J.B.2000, L.U.1996, K.J.2001, P.P.2002, P.R.(N.1)2001, S.F.2004, S.U.2004, Wikipedia, A.O./E-U/50(2003)9, B.U./E-U/49(2002)2, D.E./PULS/3-2005, F.S./E-U/49(2002)11, G.B./E-U/50(2003)4, H.H./E-U/46(1999)2, H.S./E-U/47(2000)2, K.H./E-U/46(1999)8, M.C./E-U/48(2001)5, O.U./E-U/48(2001)3, R.W./E-U/47(2000)11, S.G./E-U/48(2001)8, W.E./E-U/46(1999)3, W.S./NZZ/24-92003

Karpfen

Cyprinus carpio

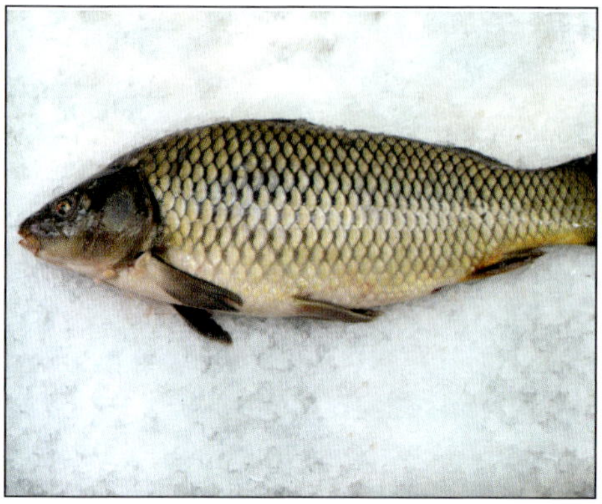

Familie:

Cyprinidae

Temperatur:

neutral

Geschmack:

süss

Funktionskreisbezug:

Milz, Niere, Lunge, Magen, Leber

TCM-Wirkungen mit Prioritäten und Indikationen

1 **Nässe/Feuchtigkeit auflösen/transformieren**

Schwellung, Ödem, Gedunsenheit, Schmerz feuchtigkeitsbedingt, Blockade in den Leitbahnen, Ikterus, Gelbsucht

1 **Qi tonisieren**

tonisiert Milz-Qi, tonisiert Magen-Qi, tonisiert Nieren-Qi, tonisiert Lungen-Qi, Schwellung, Ödem, Gedunsenheit, Miktionsstörung, Lungen-Qi Mangel chronisch, Husten, Lunge kann das Qi nicht absenken, Atmung keuchend

2 **Blut tonisieren**

Blutmangel postpartum, Milchbildungsmangel, Laktationsmangel, Perniziöse Anämie

2 **Yin tonisieren**

Säftemangel, Trockenheit

3 **Hitze eliminieren und Toxine ausleiten**

entgiftet, Schwermetallbelastung, Krankheiten chronisch, Krebstherapie-Unterstützung

Kontraindikationen und sonstige Hinweise

Kann Hautreizungen und Jucken verschlimmern. Der Karpfen muss vor der Zubereitung ca. zehn Tage lebend gewässert werden, um den moderigen Geschmack auszuschwemmen. Fischhaut enthält hohe Mengen an Purinen, weshalb bei Urikämie und Gicht Vorsicht geboten ist.

Quellen A.L.2005, B.P.1979, C.N.1999, E.I.2005, E.U.1997, I.E.2004, J.B.2000, K.J.2001, L.U.1996, P.P.2002, P.R.(N.1)2001, S.F.2004, S.U.2004, Wikipedia, B.U./E-U/49(2002)2, D.E./PULS/3-2005, F.S./EU/49(2002)11, G.B./E-U/50(2003)4, H.S./E-U/47(2000)2, M.C./E-U/48(2001)5, R.W./E-U/47(2000)11, S.G./E-U/48(2001)8, W.E./E-U/46(1999)3, W.S./NZZ/24-9-2003

Lachs

Salm, Atlantik-Lachs, Pazifik-Lachs,
Salmo salar, Oncorrhynchus spec.

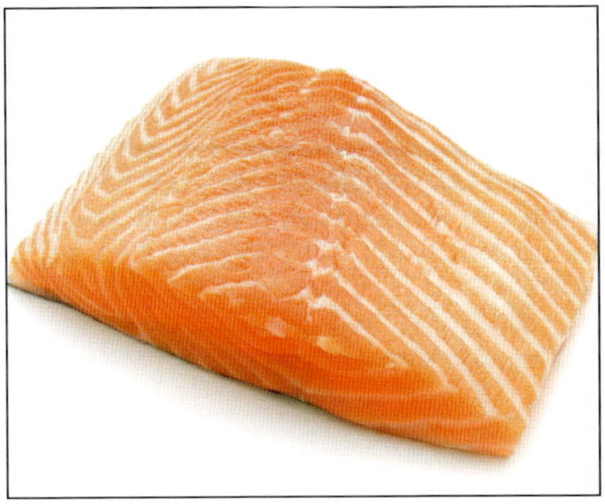

Familie:
Salmonidae

Temperatur:
neutral

Geschmack:
süss

Funktionskreisbezug:
Leber, Milz, Niere

TCM-Wirkungen mit Prioritäten und Indikationen

1 **Yin tonisieren**
Zellbildung vermindert, Zellregenerationsschwäche, Hauterkrankung, Ekzem atopisch, Psoriasis, Haare brüchig, Haare trocken, Darmentzündung, Klimakterium, Wechseljahrbeschwerden, Menopausesymptome

1 **Qi tonisieren**
tonisiert Milz-Qi, tonisiert Magen-Qi, Müdigkeit, Abgeschlagenheit, Energiemangel, Erschöpfung

1 **Blut tonisieren**
Perniziöse Anämie, Blutmangel, Müdigkeit, Abgeschlagenheit, Energiemangel, Erschöpfung, tonisiert Leber-Blut, Haut trocken, Ekzem atopisch, Psoriasis, Neurodermitis, Haare brüchig, Haare trocken

2 **Nässe/Feuchtigkeit auflösen/transformieren**
Triglyzeridwert erhöht, Cholesterinwert erhöht, Arteriosklerose-Prophylaxe, Hypertonie-Prophylaxe, Rheuma, Arthritis

3 **Yang tonisieren**
Kältegefühl (Wildlachs und geräucherter Lachs)

3 **Hitze eliminieren und Toxine ausleiten**
entgiftet, Schwermetallbelastung, Krankheiten chronisch, Krebstherapie-Unterstützung

Kontraindikationen und sonstige Hinweise

KI: Bei Fettunverträglichkeit.
Übermässiger Verzehr kann zu Hautausschlägen durch Wind-Hitze führen. Fischhaut enthält hohe Mengen an Purinen, weshalb bei Urikämie und Gicht Vorsicht geboten ist. Die Meerforelle (Salmo trutta forma trutta) und die Seeforelle (Salmo trutta forma lacustris) sind vermutlich ähnlich wie Lachs zu bewerten.

▶

◄

Quellen A.L.2005, B.P.1979, C.N.1999, J.B.2000, E.I.2005, F.B.1992, J.B.2000, K.J.2001, L.U.1996, P.P.2002, P.R.(N.1)2001, S.F.1991, S.U.2004, Wikipedia, www.phytomed.ch, A.G.-D/ZTCM/4-2006, B.U./EU/49(2002)2, D.E./PULS/3-2005, F.S./E-U/49(2002)10, G.B./E-U/50(2003)4, H.S./E-U/47(2000)2, M.C./EU/48(2001)5, R.W./E-U/47(2000)11, S.G./E-U/48(2001)8, W.E./E-U/46(1999)3, W.R./WOZ/29-1-2004, W.S./NZZ/24-9-2003

Makrele

Scomber scombrus

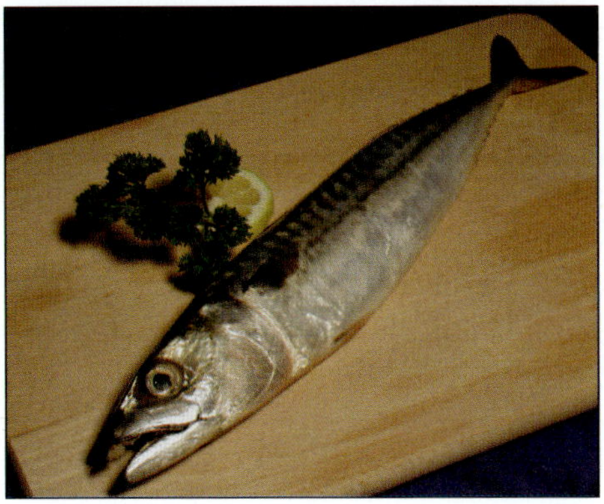

Familie:
Scombridae

Temperatur:
neutral

Geschmack:
süss

Funktionskreisbezug:
Milz, Magen, Herz, Niere, Leber

TCM-Wirkungen mit Prioritäten und Indikationen

1 **Qi tonisieren**
tonisiert Milz-Qi, Appetitlosigkeit, Durchfall, Diarrhö, Kraftlosigkeit, Verdauungsstörung chronisch, Hypothyreose, Schilddrüsenunterfunktion, tonisiert Herz-Qi, Pulsschlag unruhig, Abwehrschwäche, Infektanfälligkeit, Immunschwäche, tonisiert Wei-Qi

1 **Nässe/Feuchtigkeit auflösen/transformieren**
Ödem, Wasseransammlung, Schwellung

2 **Wind-Kälte/Hitze-Nässe eliminieren (Rheuma/Bi-Syndrom)**
Rheuma, Arthrose

2 **Yin tonisieren**
tonisiert Nieren-Yin, tonisiert Leber-Yin, Keimdrüsen nährend, Sehschwäche, Sehnervatrophie, Zellmembranen Aufbau und Funktion unterstützend, Trockenheit

2 **Blut tonisieren**
Blutmangel, Trockenheit, Perniziöse Anämie

3 **Hitze eliminieren und Toxine ausleiten**
entgiftet, Schwermetallbelastung, Krankheiten chronisch, Krebstherapie-Unterstützung

Kontraindikationen und sonstige Hinweise

KI: Bei atopischer Dermatitis und Asthma. Bei schwacher Fettverdauung.
Makrelen enthalten mässig Jod, doch ist bei Meeresfischen im Zusammenhang mit Schilddrüsenerkrankungen der Jodgehalt zu beachten. Fischhaut enthält hohe Mengen an Purinen, weshalb bei Urikämie und Gicht Vorsicht geboten ist.

Quellen A.L.2005, B.L.2000, B.P.1979, C.N.1999, E.I.2005, E.U.1997, F.B.1992, K.J.2001, L.U.1996, P.P.2002, P.R.(N.1)2001, S.F.2004, S.U.2004, Wikipedia, B.U./E-U/49(2002)2, D.E./PULS/3-2005, F.S./EU/49(2002)11, G.B./E-U/50(2003)4, H.S./E-U/47(2000)2, M.C./E-U/48(2001)5, R.W./E-U/47(2000)11, S.G./E-U/48(2001)8, W.E./E-U/46(1999)3, W.S./NZZ/24-9-2003

Miesmuscheln

Mytilus edulis

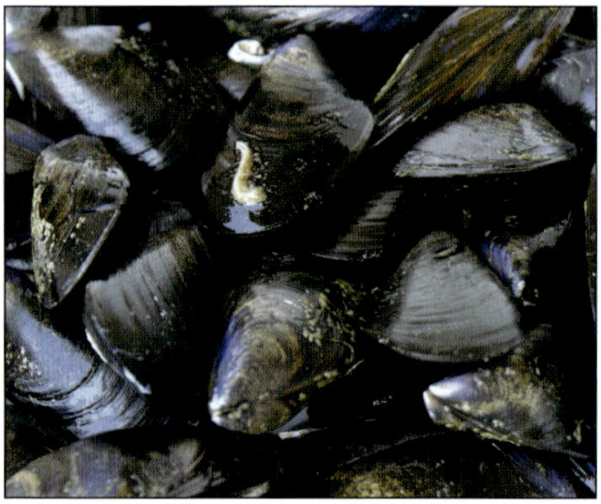

Temperatur:
kühl

Geschmack:
salzig

Funktionskreisbezug:
Niere, Leber

TCM-Wirkungen mit Prioritäten und Indikationen

1 **Yin tonisieren**
tonisiert Nieren-Yin, tonisiert Leber-Yin, Impotenz, Lumbago, Nachtschweiss

1 **Nässe/Feuchtigkeit auflösen/transformieren**
Ausfluss, Fluor vaginalis, Schwellung im Bauchbereich

1 **Schleim auflösen/transformieren**
Struma, Kropf

2 **Qi tonisieren**
Schwäche der Mitte

2 **Hitze eliminieren und Blut kühlen**
Vaginalblutung

3 **Blut bewegen**
Blutstagnation

3 **Blut tonisieren**
Schwindel

Kontraindikationen und sonstige Hinweise

Der Genuss von Meeresfrüchten ist einer der häufigsten Auslöser für Lebensmittelallergien. Als Symptome können Nesselausschlag, Kontaktdermatitis, Pruritus, Asthma, Schwellungen der Mund- und Nasenschleimhaut und Anaphylaxie auftreten.

Quellen B.P.1979, C.N.1999, E.I.2005, E.U.1997, F.B.1992, J.B.2000, L.U.1996, S.F.2004, Wikipedia, A.O./EU/50(2003)9, H.H./E-U/46(1999)2, K.H./E-U/46(1999)8, M.C./E-U/48(2001)5

Plattfische

Scholle, Goldbutt, Seezunge, Flunder, Butt, Heilbutt
Pleuronectes plastessa, Pleuronectes plastessa, Solea solea, Platychtys flesus, Hippoglossus hippoglossus

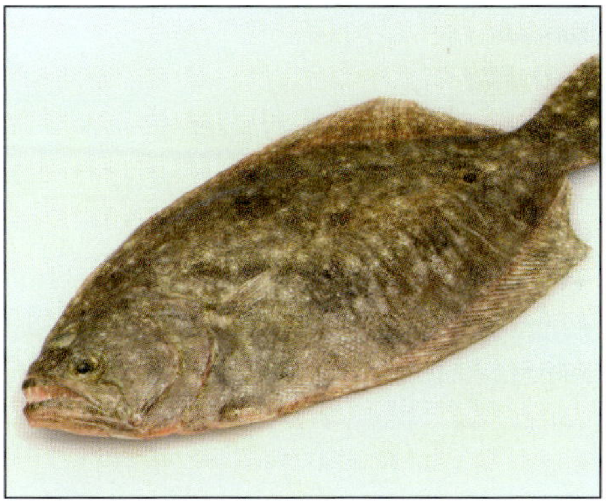

Familie:
Heterosomata

Temperatur:
neutral

Geschmack:
süss

Funktionskreisbezug:
Milz, Niere, Leber

TCM-Wirkungen mit Prioritäten und Indikationen

1 **Qi tonisieren**
Verdauungsschwäche, Appetitlosigkeit, Durchfall, Diarrhö, Übelkeit, Schwäche körperlich, Kraftlosigkeit, Müdigkeit, Abgeschlagenheit, Energiemangel, Erschöpfung, Konzentrationsschwäche, Rekonvaleszenz, Hypothyreose, Schilddrüsenunterfunktion (ausser Flunder)

1 **Blut tonisieren**
tonisiert Leber-Blut, Blutmangel, Anämie, Perniziöse Anämie

2 **Inneren Wind unterdrücken**
Schwindel, Sensibilitätsstörung, Tics, Koordinationsstörung, Lähmung

2 **Yin tonisieren**
Myalgie, Neuralgie, Trigeminusneuralgie, Multiple Sklerose, Lähmung

3 **Hitze eliminieren und Toxine ausleiten**
entgiftet, Schwermetallbelastung, Krankheiten chronisch, Krebstherapie-Unterstützung

Kontraindikationen und sonstige Hinweise

Fischhaut enthält hohe Mengen an Purinen, weshalb bei Urikämie und Gicht Vorsicht geboten ist.

Quellen A.L.2005, B.P.1979, E.I.2005, F.B.1991, M.B.1983, P.P.2002, P.R.(N.1)2001, S.F.2004, S.U.2004, Wikipedia, B.U./E-U/49(2002)2, D.E./PULS/3-2005, F.S./E-U/49(2002)11, G.B./E-U/50(2003)4, H.S./EU/47(2000)2, M.C./E-U/48(2001)5, R.W./E-U/47(2000)11, S.G./E-U/48(2001)8, W.E./E-U/46(1999)3, W.S./NZZ/24-9-2003

Sardelle

Anchovy
Engraulis encrasicolus

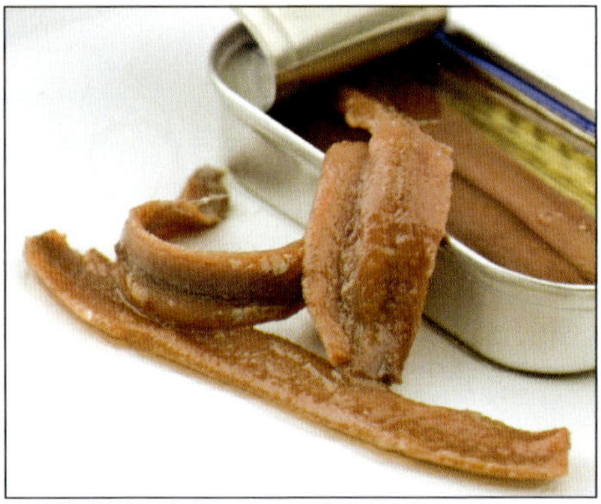

Familie:

Engraulidae

Temperatur:

Konserve: warm, frisch: neutral

Geschmack:

salzig, süss

Funktionskreisbezug:

Milz, Magen, Leber

TCM-Wirkungen mit Prioritäten und Indikationen

1 **Qi tonisieren**

tonisiert Milz-Qi, tonisiert Magen-Qi, Appetitlosigkeit, Kraftlosigkeit, Müdigkeit, Abgeschlagenheit, Energiemangel, Erschöpfung, Verdauungsstörung

2 **Blut tonisieren**

Zellbildung vermindert, Zellregenerationsschwäche, Hauterkrankung, Ekzem atopisch, Psoriasis, Haare brüchig, Haare trocken, Darmentzündung, Menopausesymptome, Wechseljahrbeschwerden, Klimakterium

Kontraindikationen und sonstige Hinweise

KI: Bei Feuchter-Hitze und Hautkrankheiten. Bei atopischer Dermatitis und Asthma. Bei schwacher Fettverdauung. Bei Meeresfischen ist im Zusammenhang mit Schilddrüsenerkrankungen der Jodgehalt zu beachten. Fischhaut enthält hohe Mengen an Purinen, weshalb bei Urikämie und Gicht Vorsicht geboten ist.

Quellen A.L.2005, B.P.1979, E.I.2005, E.U.1997, F.C.2003, K.J.2001, L.U.1996, P.P.2002, P.R.(N.1)2001, S.F.2004, Wikipedia, B.U./E-U/49(2002)2, D.E./PULS/3-2005, F.S./E-U/49(2002)11, G.B./E-U/50(2003)4, H.S./EU/47(2000)2, M.C./E-U/48(2001)5, R.W./E-U/47(2000)11, S.G./E-U/48(2001)8, W.E./E-U/46(1999)3, W.S./NZZ/24-9-2003

Sardine

Sardina pilchardus

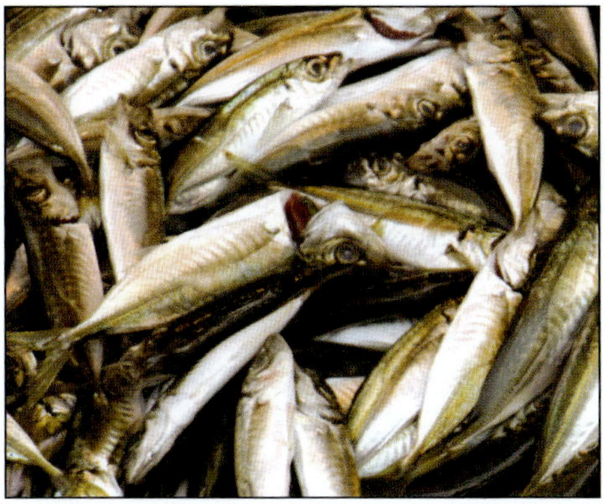

Familie:
Clupeidae

Temperatur:
neutral

Geschmack:
süss

Funktionskreisbezug:
Milz, Magen, Herz, Niere, Leber

TCM-Wirkungen mit Prioritäten und Indikationen

1 **Qi tonisieren**

tonisiert Milz-Qi, tonisiert Herz-Qi, tonisiert Leber-Qi, tonisiert Wei-Qi, tonisiert Nieren-Qi, Appetitlosigkeit, Durchfall, Kraftlosigkeit, Verdauungsstörung chronisch, Palpitationen, Abwehrschwäche, Infektanfälligkeit, Immunschwäche, Sehnenschwäche, Hypothyreose, Schilddrüsenunterfunktion, Impotenz, Libidomangel, Rückenschmerz, Rückenschwäche, Knochenschwäche

1 **Nässe ausleiten und Diurese fördern**

Ödem, Urinieren schmerzhaft, Miktion schmerzhaft, Miktionsstörung

1 **Nässe/Feuchtigkeit auflösen/transformieren**

Ödem, Wasseransammlung, Schwellung

2 **Blut tonisieren**

tonisiert Leber-Blut, Blutmangel, Anämie, Trockenheit, Perniziöse Anämie

2 **Yin tonisieren**

tonisiert Nieren-Yin, tonisiert Leber-Yin, Keimdrüsen nährend, Sehschwäche, Sehnervatrophie, Zellmembranen Aufbau und Funktion unterstützend, Trockenheit

3 **Hitze eliminieren und Toxine ausleiten**

entgiftet, Schwermetallbelastung, Krankheiten chronisch, Krebstherapie-Unterstützung

3 **Wind-Kälte/Hitze-Nässe eliminieren (Rheuma/Bi-Syndrom)**

Rheuma, Arthrose

▶

◄

Kontraindikationen und sonstige Hinweise

KI: Bei atopischer Dermatitis. Bei Asthma.

Übermässiger Konsum kann Feuchte-Hitze und Schleim-Hitze verursachen. Sardinen enthalten zwar nur eine mässige Menge an Jod, trotzdem ist bei Meeresfischen im Zusammenhang mit Schilddrüsenerkrankungen der Jodgehalt zu beachten. Fischhaut enthält hohe Mengen an Purinen, weshalb bei Urikämie und Gicht Vorsicht geboten ist.

Quellen A.L.2005, B.P.1979, C.N.1999, E.I.2005, E.U.1997, F.B.1992, J.B.2000, K.J.2001, L.U.1996, P.P.2002, P.R.(N.1)2001, S.F.2004, S.U.2004, Wikipedia, B.U./E-U/49(2002)2, D.E./PULS/3-2005, F.S./EU/49(2002)11, G.B./E-U/50(2003)4, H.S./E-U/47(2000)2, M.C./E-U/48(2001)5, R.W./E-U/47(2000)11, S.G./E-U/48(2001)8, W.E./E-U/46(1999)3, W.S./NZZ/24-9-2003, Zz/test/9-1991

Seelachs

Köhler
Pollachius virens

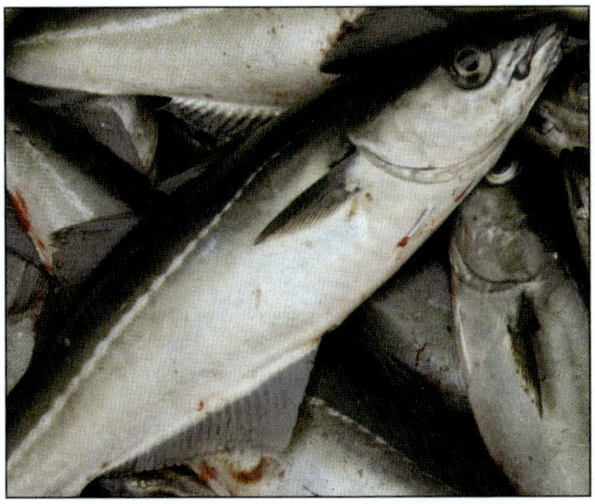

Familie:
Gadidae

Temperatur:
neutral

Geschmack:
süss

Funktionskreisbezug:
Leber, Milz, Niere

TCM-Wirkungen mit Prioritäten und Indikationen

1 **Qi tonisieren**
Verdauungsschwäche, Appetitlosigkeit, Durchfall, Diarrhö, Übelkeit, Schwäche körperlich, Kraftlosigkeit, Müdigkeit, Abgeschlagenheit, Energiemangel, Erschöpfung, Konzentrationsschwäche, Rekonvaleszenz, Jodmangel, Hypothyreose, Schilddrüsenunterfunktion

1 **Blut tonisieren**
tonisiert Leber-Blut, Blutmangel, Anämie, Perniziöse Anämie

2 **Yin tonisieren**
Myalgie, Neuralgie, Trigeminusneuralgie, Multiple Sklerose, Lähmung

2 **Inneren Wind unterdrücken**
Schwindel, Sensibilitätsstörung, Tics, Koordinationsstörung, Lähmung

3 **Hitze eliminieren und Toxine ausleiten**
entgiftet, Schwermetallbelastung, Krankheiten chronisch, Krebstherapie-Unterstützung

Kontraindikationen und sonstige Hinweise

KI: Bei Meeresfischen ist im Zusammenhang mit Schilddrüsenerkrankungen der Jodgehalt zu beachten. Fischhaut enthält hohe Mengen an Purinen, deshalb ist bei Urikämie und Gicht Vorsicht geboten. Seelachs, Kabeljau bzw. Dorsch werden energetisch gleich bewertet.

Quellen A.L.2005, B.L.2000, B.P.1979, E.I.2005, J.B.2000, L.U.1996, K.J.2001, P.P.2002, P.R.(N.1)2001, S.F.2004, S.U.2004, A.O./E-U/50(2003)9, B.U./E-U/49(2002)2, D.E./PULS/3-2005, F.S./E-U/49(2002)11, G.B./EU/50(2003)4, H.H./E-U/46(1999)2, H.S./E-U/47(2000)2, K.H./E-U/46(1999)8, M.C./E-U/48(2001)5, O.U./EU/48(2001)3, R.W./E-U/47(2000)11, S.G./E-U/48(2001)8, W.E./E-U/46(1999)3, W.S./NZZ/24-9-2003

Thunfisch

Thunnus spec.

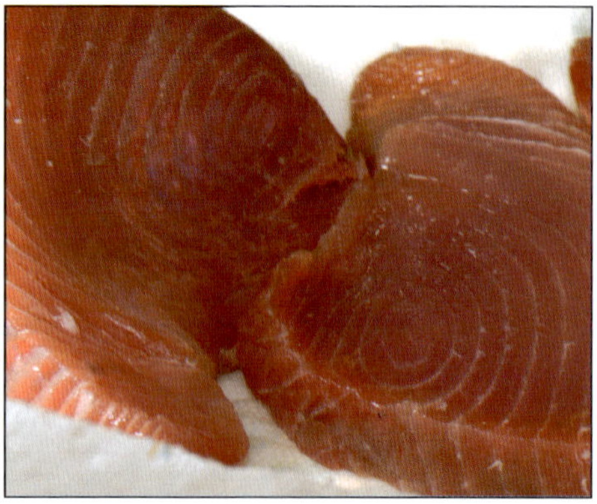

Familie:
Scombridae

Temperatur:
neutral

Geschmack:
süss

Funktionskreisbezug:
Magen, Milz, Niere, Leber, Herz

TCM-Wirkungen mit Prioritäten und Indikationen

1 **Qi tonisieren**
tonisiert Milz-Qi, Appetitlosigkeit, Durchfall, Diarrhö, Kraftlosigkeit, Verdauungsstörung chronisch, Hypothyreose, Schilddrüsenunterfunktion, tonisiert Herz-Qi, Pulsschlag unruhig, Abwehrschwäche, Infektanfälligkeit, Immunschwäche, tonisiert Wei Qi

1 **Nässe/Feuchtigkeit auflösen/transformieren**
Ödem, Wasseransammlung, Schwellung

2 **Blut tonisieren**
tonisiert Leber-Blut, Blutmangel, Trockenheit, Perniziöse Anämie

2 **Yin tonisieren**
tonisiert Nieren-Yin, tonisiert Leber-Yin, Keimdrüsen nährend, Sehschwäche, Sehnervatrophie, Zellbildung vermindert, Zellfunktion vermindert, Trockenheit

2 **Wind-Kälte/Hitze-Nässe eliminieren (Rheuma/Bi-Syndrom)**
Rheuma, Arthrose

3 **Hitze eliminieren und Toxine ausleiten**
entgiftet, Schwermetallbelastung, Krankheiten chronisch, Krebstherapie-Unterstützung

Kontraindikationen und sonstige Hinweise

KI: Bei atopischer Dermatitis. Bei schwacher Fettverdauung.

Thunfische enthalten zwar nur eine mässige Menge an Jod, trotzdem ist bei Meeresfischen im Zusammenhang mit Schilddrüsenerkrankungen der Jodgehalt zu beachten. Fischhaut enthält hohe Mengen an Purinen, weshalb bei Urikämie und Gicht Vorsicht geboten ist.

Quellen A.L.2005, B.P.1979, C.N.1999, E.I.2005, F.B.1992, J.B.2000, P.P.2002, P.R.(N1)2001, S.F.2004, S.U.2004, Wikipedia, B.U./E-U/49(2002)2, D.E./PULS/3-2005, F.S./E-U/49(2002)11, G.B./E-U/50(2003)4, H.S./EU/47(2000)2, M.C./E-U/48(2001)5, R.W./E-U/47(2000)11, S.G./E-U/48(2001)8, W.E./E-U/46(1999)3, W.S./NZZ/24-9-2003

Tintenfisch

Sepia, Kalmar, Calamares, Pulpo, Krake
Sepia officinalis, Octopus vulgaris und andere Arten

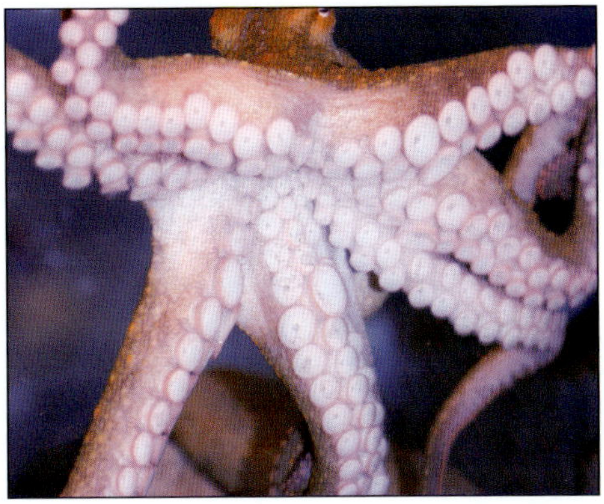

Familie:
diverse Familien der Coloidea

Temperatur:
kühl

Geschmack:
salzig, süss

Funktionskreisbezug:
Leber, Niere

TCM-Wirkungen mit Prioritäten und Indikationen

1 **Blut tonisieren**
Blutmangel postpartum, Milchbildungsmangel, Laktationsmangel, Amenorrhö, Schwindel, Ohrrauschen, Tinnitus

1 **Yin tonisieren**
Trockenheit, Tinnitus, Schwindel

2 **Qi tonisieren**
Kraftlosigkeit, nach der Geburt

2 **Hitze eliminieren und Blut kühlen**
Gebärmutterblutung, Karbunkel

2 **Hitze eliminieren und Toxine ausleiten**
entgiftet, Toxine, Schwermetallbelastung

Kontraindikationen und sonstige Hinweise

Der Genuss von Meeresfrüchten ist einer der häufigsten Auslöser für Lebensmittelallergien. Als Symptome können Urtikaria, Kontaktdermatitis, Pruritus, Asthma, Schwellungen der Mund- und Nasenschleimhaut und Anaphylaxie auftreten. Pulpo ist schwer verdaulich und zäh (5-faches Bindegewebe). Zubereitung: zunächst wird der Tintenfisch „geschlagen" oder mindestens einen Tag lang tiefgefroren, damit das Fleisch seine Zähigkeit verliert und zart wird.

Quellen C.N.1999, E.I.2005, E.U.1997, F.B.1992, F.C.2003, J.B.2000, K.J.2001, P.R.(N1)1999, R.R.1983, S.F.2004, S.U.2004, A.O./E-U/50(2003)9, H.H./E-U/46(1999)2, K.H./E-U/46(1999)8, M.C./E-U/48(2001)5, S.W./EU/49(2002)7

Vongole

Venusmuschel
Venus spec.

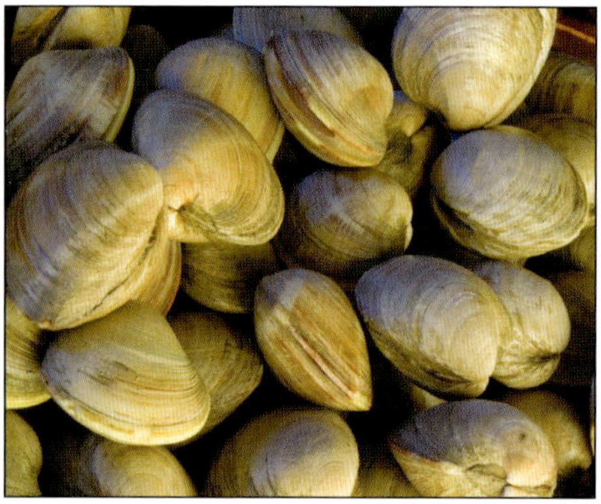

Familie:
Veneridae

Temperatur:
kalt

Geschmack:
salzig

Funktionskreisbezug:
Magen, Milz

TCM-Wirkungen mit Prioritäten und Indikationen

1 **Hitze eliminieren und Blut kühlen**
Vaginalblutung, Hämorrhoiden blutende

1 **Nässe/Feuchtigkeit auflösen/transformieren**
Leukorrhö, Ausfluss, Ödem

1 **Schleim auflösen/transformieren**
Schleim, Verhärtung

2 **Yin tonisieren**
Diabetes mellitus

Kontraindikationen und sonstige Hinweise

Der Genuss von Meeresfrüchten ist einer der häufigsten Auslöser für Lebensmittelallergien. Als Symptome können Nesselausschlag, Kontaktdermatitis, Pruritus, Asthma, Schwellungen der Mund- und Nasenschleimhaut und Anaphylaxien auftreten.

Quellen B.P.1979, C.N.1999, Wikipedia, A.O./E-U/50(2003)9, H.H./E-U/46(1999)2, K.H./E-U/46(1999)8, S.W./EU/49(2002)7

Zander

Stizostedion lucioperca

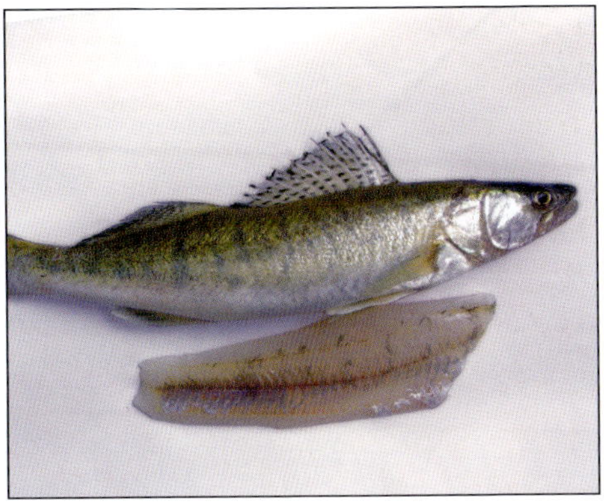

Familie:
Percidae

Temperatur:
neutral

Geschmack:
süss

Funktionskreisbezug:
Milz, Magen, Leber, Niere, Gedärme

TCM-Wirkungen mit Prioritäten und Indikationen

1 **Qi tonisieren**
tonisiert Milz-Qi, tonisiert Magen-Qi, Ödem, Appetitlosigkeit, Durchfall, Diarrhö, Blähungen, Ödem, Gedunsenheit, Darmblutung, tonisiert Leber-Qi, tonisiert Nieren-Qi, Sehnenschwäche, Muskelschwäche, Knochenschwäche

2 **Blut tonisieren**
Müdigkeit, Abgeschlagenheit, Energiemangel, Erschöpfung, Auszehrung, tonisiert Leber-Blut, Perniziöse Anämie, Blutmangel, Sehnenschwäche, Muskelschwäche, Knochenschwäche, Fetus unruhig

2 **Nässe/Feuchtigkeit auflösen/transformieren**
Triglyzeridwert erhöht, Arteriosklerose-Prophylaxe, Ödem, Gedunsenheit

3 **Hitze eliminieren und Toxine ausleiten**
entgiftet, Schwermetallbelastung, Krankheiten chronisch, Krebstherapie-Unterstützung

3 **Nässe/Feuchtigkeit und Hitze ausleiten**
Feuchte-Hitze im Dickdarm

Kontraindikationen und sonstige Hinweise

Fischhaut enthält hohe Mengen an Purinen, weshalb bei Urikämie und Gicht Vorsicht geboten ist.

Quellen A.L.2005, B.P.1979, E.I.2005, E.U.1997, I.E.2004, P.P.2002, P.R.(N1)2001, S.F.2004 Wikipedia, B.U./EU/49(2002)2, D.E./PULS/3-2005, F.S./E-U/49(2002)11, G.B./E-U/50(2003)4, H.S./E-U/47(2000)2, M.C./EU/48(2001)5, R.W./E-U/47(2000)11, S.G./E-U/48(2001)8, W.E./E-U/46(1999)3, W.S./NZZ/24-9-2003

Süssungsmittel

Honig ist vermutlich das älteste Süssungsmittel. Schon die Menschen der Steinzeit „ernteten" ihn von wild lebenden Bienen. Die gezielte Gewinnung ist seit fast 5000 Jahren bekannt. Der kristallisierte Zucker kam über die Kreuzzüge von Indien und Persien im 12. Jhdt. nach Europa. Im 18. Jhdt. wurde der Zuckergehalt der Zuckerrübe entdeckt und im 19. Jh. begann die industrielle Produktion von Kristallzucker in Europa.

Viele Menschen haben eine Vorliebe für die Geschmacksrichtung süss. Das hat vermutlich auch physiologische Gründe, da die einfachen Zucker dem Körper schnelle Energie liefern. Diese Vorliebe und das grosse Angebot an gezuckerten Produkten führten jedoch zu einem völlig überhöhten Konsum von ca. 115 g isoliertem Zucker pro Person und Tag (2002).

Honig ist das einzige Süssungsmittel, das natürlicherweise Zucker in hoher Konzentration enthält. Der Zuckergehalt anderer Süssungsmittel wird durch Wasserentzug stark konzentriert. Neben dem Zuckeranteil, 60 bis 90% Mono- und Disaccaride, zeichnen sich diese Süssungsmittel durch einen Anteil Mineralstoffe und weitere Vital- und Begleitstoffe aus, die das jeweils spezifische Aroma prägen.

Durch Raffination verbleiben die Begleitstoffe des Zuckers in der Melasse; Kristallzucker besteht also ausschliesslich aus Saccharose.

Süssungsmittel sind vor allem süss und im Temperaturverhalten warm bis neutral. Wir verwenden sie vor allem zum Qi tonisieren, einzelne auch zum Yin und Blut tonisieren.

Bei allen Süssungsmitteln ist ein sparsamer Gebrauch wegen des hohen Zuckergehalts angezeigt.

Ahornsirup

Maplesyrup
Acer saccharum

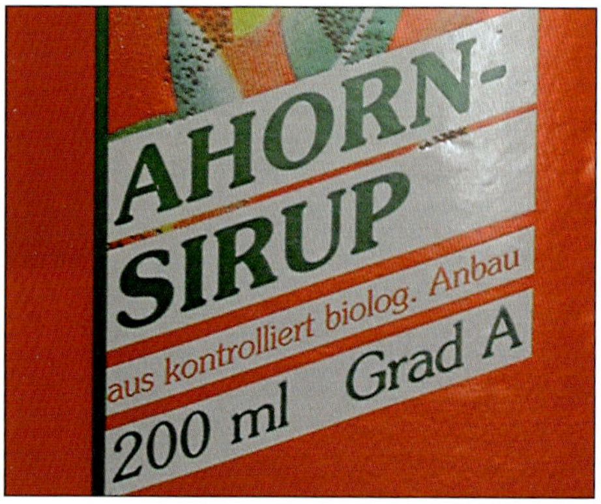

Familie:
Aceraceae

Pflanzenteile:
eingekochter Baumsaft

Temperatur:
neutral

Geschmack:
süss

Funktionskreisbezug:
Milz, Lunge, Magen, Leber

TCM-Wirkungen mit Prioritäten und Indikationen

1 **Qi tonisieren**

Spannungsgefühl, Abwehrschwäche, Infektanfälligkeit, Immunschwäche, tonisiert Wei-Qi, Erkältung, Grippe

2 **Yin tonisieren**

Trockenheit, Lungentrockenheit, Husten trocken, Schleim zäh, Halstrockenheit, Stimmverlust, Magen-Hitze, Unruhe, Wundheilung schlecht

3 **Blut tonisieren**

tonisiert Leber-Blut, Eisenmangel, Blutmangel, Anämie

Kontraindikationen und sonstige Hinweise

KI: Bei Nässe/Feuchtigkeit, Feuchte-Hitze und Schleim.

Quellen B.A.1994, F.W.1997, P.P.1996, P.R.(N1)2001, R.B.1998, S.F.2004, Wikipedia, Sch.S./Nat/2-2003

Birnendicksaft

Birnel,
Pyrus communis, Pyrus domestica

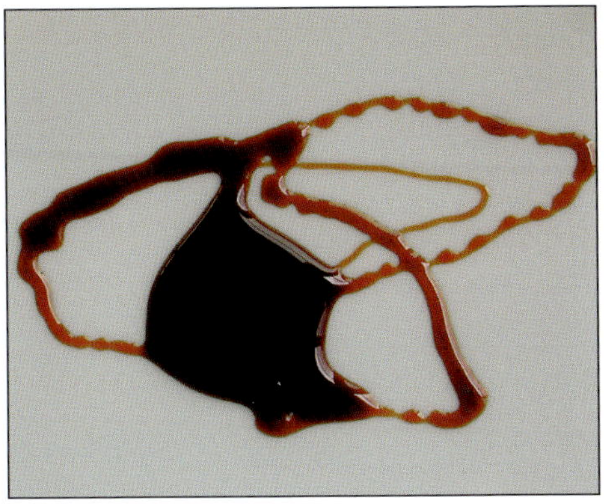

Familie:
Rosaceae

Pflanzenteile:
Fruchtsaft

Temperatur:
neutral

Geschmack:
süss, sauer

Funktionskreisbezug:
Lunge, Milz, Magen

TCM-Wirkungen mit Prioritäten und Indikationen

1 **Yin tonisieren**
Säftemangel, Trockenheit, Lungentrockenheit, Husten trocken, Schleim zäh, Halstrockenheit, Magen-Hitze, Durst

1 **Qi tonisieren**
Anspannung

Kontraindikationen und sonstige Hinweise

KI: Bei Nässe/Feuchtigkeit, Feuchte-Hitze und Schleim.

Quellen B.A.1994, E.U.1997, F.W.1997, P.R.(N1)1999/P.R.(N1)2001, R.B.1998

Honig

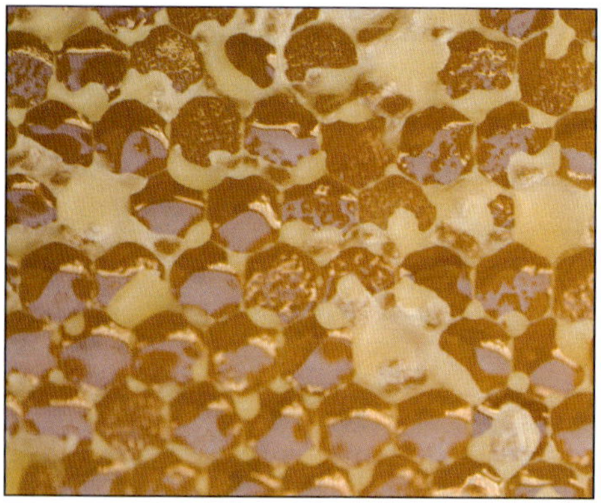

Temperatur:
neutral

Geschmack:
süss

Funktionskreisbezug:
Milz, Lunge, Magen, Gedärme, Leber

TCM-Wirkungen mit Prioritäten und Indikationen

1 **Qi tonisieren**

Schwäche der Mitte, tonisiert Milz-Qi, tonisiert Magen-Qi, Müdigkeit, Abgeschlagenheit, Energiemangel, Erschöpfung, Kraftlosigkeit, Schwäche, emotionale Labilität, Appetitlosigkeit, Verdauungsstörung, Bauchschmerz, Stuhl lose, tonisiert Lungen-Qi, Kurzatmigkeit

1 **Yin tonisieren**

Säftemangel, Dickdarmtrockenheit, Verstopfung, Lungentrockenheit, Husten trocken, Heiserkeit, Halstrockenheit, Bronchitis, Asthma, Husten hartnäckig erschöpfend, Schleim, Auswurf spärlich (Birnen mit Honig dämpfen), Sinusitis, Magenschmerz, Magengeschwür, Zwölffingerdarmgeschwür, Aphte, Lippengeschwür, Mundgeschwür, Verbrennung, Untergewicht

2 **Qi regulieren und bewegen**

Schmerz akut, Menstruationskrämpfe, Überanstrengung, Alkoholabusus, Alkoholentzug (1 TL Honig)

2 **Shen/Geist beruhigen**

Schlaflosigkeit, Insomnia, Unruhe, Stress, Gedankenflut

2 **Hitze eliminieren und Toxine ausleiten**

entgiftend über den Darm, Gifte, Wundheilung schlecht, Ulkus cruris

Kontraindikationen und sonstige Hinweise

KI: Bei Nässe/Feuchtigkeit. Bei akutem Durchfall, Feuchte-Hitze und Schleim.

Honig ist für Babies unter 18 Monaten nicht geeignet, da im Honig geringe Spuren des Nervengiftes Botulin vorkommen können, das von den Kleinen noch nicht verdaut wird und deshalb schwere gesundheitliche Folgen haben kann.

Quellen E.I.2005, E.U.1997, F.B.1992, P.P.1996, P.R.(N1)2001, R.B.1998, S.A.1997, S.F.2004, K.J./NHP/11-1997, Zz/H-Apo/8-1(ca.2001), Zz/Nat/9-2005, Zz/NZZ/25-2-2004

Malz

Getreidezucker, Gerstenmalz
Hordeum vulgare

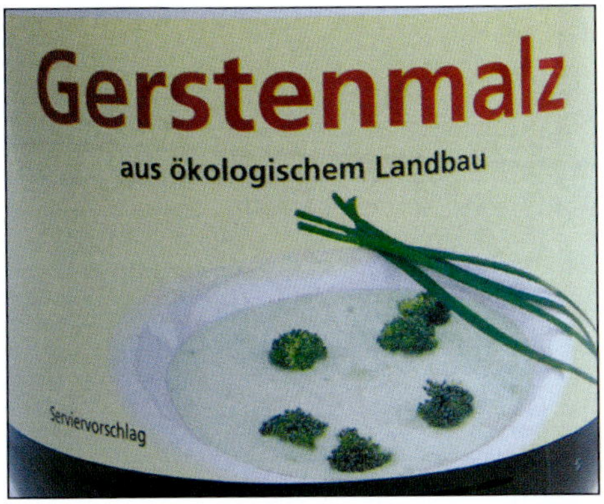

Familie:
Poaceae

Pflanzenteile:
Gerstenkorn, angekeimt und gedarrt

Temperatur:
warm

Geschmack:
süss

Funktionskreisbezug:
Milz, Lunge, Magen

TCM-Wirkungen mit Prioritäten und Indikationen

1 **Qi tonisieren**

tonisiert Milz-Qi, Schwäche der Mitte, Appetitlosigkeit, Kraftlosigkeit, Bauchschmerz, Stuhl lose weich, Stärke-Verdauungsschwäche, tonisiert Lungen-Qi, Kurzatmigkeit, Stimme schwach

2 **Yin tonisieren**

Säftemangel, Durst, Trockenheit, Lungentrockenheit, Husten trocken, Auswurf spärlich, Blut im Sputum, Heiserkeit, Rachenentzündung, Kurzatmigkeit, Atmung keuchend (500 g Rettich entsaften; 15-30 g Malz zugeben erwärmen bis sich das Malz gelöst hat; warm einnehmen)

3 **Qi regulieren und bewegen**

Leber-Qi-Stagnation, Schmerz akut, Bauchkrämpfe, Darmspasmen, Harntraktspasmen, Depression

Kontraindikationen und sonstige Hinweise

KI: Bei Nässe/Feuchtigkeit, Feuchte-Hitze und Schleim. Bei Zöliakie.

Quellen C.N.1999, E.U.1997, F.B.1992, F.W.1997, H.C.2001, P.P.1996, P.R.(N1)2001, R.B.1998

Melasse, schwarz

Saccharum officinarum, Beta vulgaris

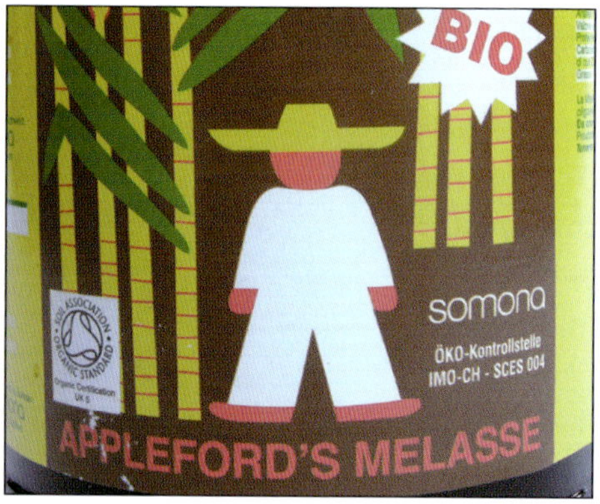

Familie:

Chenopodiaceae, Poaceae

Pflanzenteile:

Wurzel der Zuckerrübe oder Mark aus Spross des Zuckerrohrs, Ablauf aus der Kristallzuckerproduktion

Temperatur:

warm

Geschmack:

süss, bitter

Funktionskreisbezug:

Leber, Milz, Niere, Herz, Lunge

TCM-Wirkungen mit Prioritäten und Indikationen

1 **Blut tonisieren**

tonisiert Leber-Blut, Anämie, Blutmangel, Perniziöse Anämie, Eisenmangel, Menorrhagie, Schlafstörung, Haare brüchig, Nägel brüchig, Hauterkrankung trocken, Ekzem trocken, Psoriasis, Schwangerschaft

2 **Qi tonisieren**

tonisiert Milz-Qi, tonisiert Lungen-Qi, tonisiert Nieren-Qi, tonisiert Herz-Qi, tonisiert Wei-Qi, Müdigkeit, Abgeschlagenheit, Energiemangel, Erschöpfung, Krampfadern, Varizen, Hämorrhoiden, Kurzatmigkeit, Asthma, Schock, Herzinsuffizienz, Herzrhythmusstörung, Abwehrschwäche, Infektanfälligkeit, Immunschwäche

2 **Yin tonisieren**

Gewichtsverlust, Säftemangel, Lungentrockenheit, Husten trocken, Schleim zäh, Erkrankung degenerativ, Hautgeschwür, Schleimhautgeschwür, Arthrose, Osteoporose, Wundheilung schlecht, nach Operationen, Ergrauen vorzeitig, Wechseljahrbeschwerden, Menopausesymptome, Klimakterium, Schlafstörung, Nervosität

3 **Qi regulieren und bewegen**

Leber-Qi-Stagnation, Anspannung, Depression

Kontraindikationen und sonstige Hinweise

KI: Bei Nässe/Feuchtigkeit, Feuchte-Hitze und Schleim.

Quellen B.A.1994, C.N.1999, F.W.1997, P.P.1996, P.R.(N1)2001, R.B.1998, S.C.1970, A.G.-D/NL/3-2005a

Zucker, Vollwertzucker

Jacutinga, Sucranat, Vollrohrzucker, Succanat, Mascobado
Saccharum officinarum, Beta vulgaris

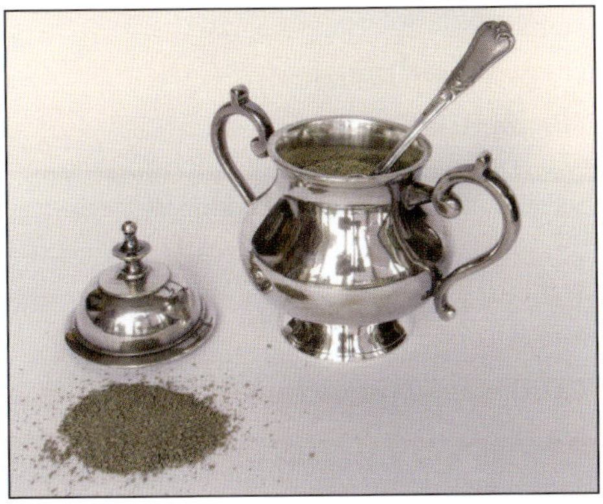

Familie:

Chenopodiaceae, Poaceae

Pflanzenteile:

Wurzel der Zuckerrübe (Beta vulgaris, Chenopodiaceae) oder Mark aus Spross des Zuckerrohrs (Saccharum officinarum, Poaceae)

Temperatur:

warm

Geschmack:

süss

Funktionskreisbezug:

Milz, Magen, Leber, Lunge

TCM-Wirkungen mit Prioritäten und Indikationen

1 **Qi tonisieren**

tonisiert Milz-Qi, tonisiert Magen-Qi, tonisiert den Mittleren Erwärmer, Energiemangel, Hypoglykämie

2 **Yin tonisieren**

Säftemangel, Lungentrockenheit, Magentrockenheit, Durst, Halstrockenheit, Rachentrockenheit, Husten trocken (Birnenkompott mit Zucker)

3 **Qi regulieren und bewegen**

Leber-Qi-Stagnation, Bauchschmerz, Abdominalschmerz, Übelkeit, Brechreiz, Erbrechen, Aufstossen (250 g frischen Ingwer auspressen und mit 150 g Zucker erwärmen bis der Zucker geschmolzen ist und Mandarinenschale beimengen, mehrmals täglich 1/2 EL mit Wasser einnehmen), Anspannung, Reizbarkeit

3 **Blut bewegen**

Blutstagnation, Schmerz akut, Menstruationskrämpfe, Wochenflussstau, Lochimetra post partum (250 g frischen Ingwer auspressen und mit 150 g Zucker erwärmen bis der Zucker geschmolzen ist. Mehrmals täglich 1/2 EL mit heissem Wasser einnehmen)

3 **Blut tonisieren**

tonisiert Leber-Blut, Anämie, Blutmangel, Eisenmangel

Kontraindikationen und sonstige Hinweise

KI: Bei Nässe/Feuchtigkeit, Feuchte-Hitze und Schleim.

Quellen C.N.1999, E.U.1997, F.B.1992, F.W.1997, P.P.1993, P.R.(N1)2001, R.B.1998

Zucker, weiss

Haushaltszucker
Saccharum officinarum, Beta vulgaris

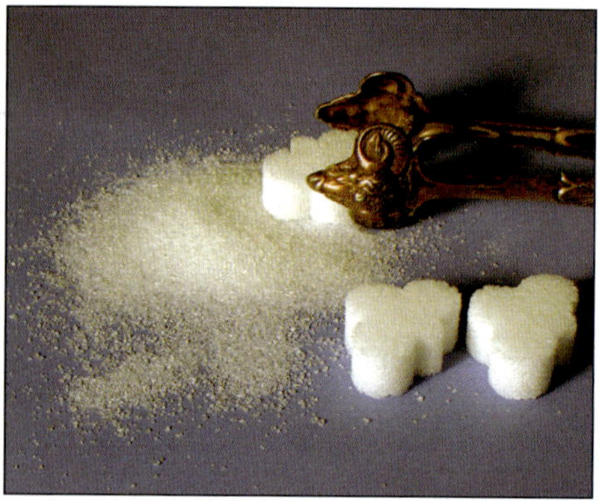

Familie:

Chenopodiaceae, Poaceae

Pflanzenteile:

Wurzel der Zuckerrübe (Beta vulgaris, Chenopodiaceae) oder Mark aus Spross des Zuckerrohrs (Saccharum officinarum, Poaceae)

Temperatur:

neutral

Geschmack:

süss

Funktionskreisbezug:

Milz, Lunge, Magen, Gedärme

TCM-Wirkungen mit Prioritäten und Indikationen

1 **Qi tonisieren**

Energiemangel, Hypoglykämie (in kleinen Mengen therapeutisch wirksam)

2 **Yin tonisieren**

Säftemangel, Lungentrockenheit, Magentrockenheit, Dickdarmtrockenheit, Husten trocken, Halstrockenheit, Rachentrockenheit, Schleim zäh (Birnenkompott mit Zucker), Durst, Unruhe

3 **Qi regulieren und bewegen**

Leber-Qi-Stagnation, Anspannung, Magenschmerz

Kontraindikationen und sonstige Hinweise

KI: Bei Nässe/Feuchtigkeit, Feuchte-Hitze und Schleim.
Grosse Zuckermengen produzieren pathogene Feuchtigkeit/Nässe und schädigen Qi und Yin.

Quellen E.U.1997, F.B.1992, F.W.1997, P.R.(N1)2001, P.R.(N2)2001, R.B.1998, A.G.-D/NL/3-2005b, K.P./UniKA/4-1986, K.P./BC/2002

Verschiedene Nahrungsmittel

In diesem Kapitel finden sich Nahrungsmittel, die zu keiner Gruppe zugeordnet werden konnten.
Gleichzeitig sind die Genussmittel wie Schwarz- und Grüntee, Kaffee, Wein und Bier integriert, sowie einige „Basis"-Nahrungsmittel wie Wasser, Salz, Essig und Hühnerei.

Bier

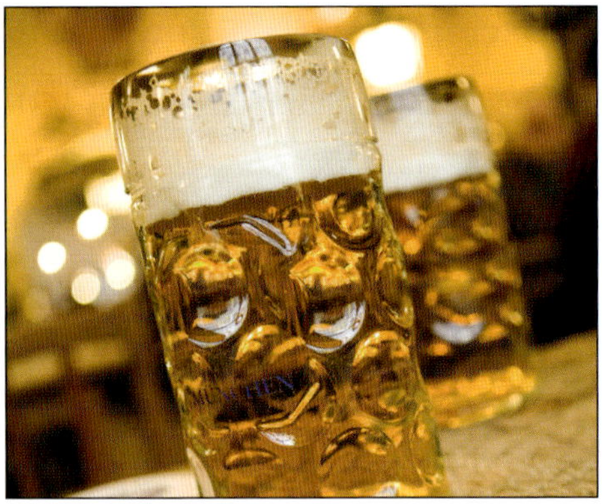

Temperatur:
kühl

Geschmack:
bitter, süss

Funktionskreisbezug:
Leber, Niere, Herz, Milz

TCM-Wirkungen mit Prioritäten und Indikationen

1 **Hitze eliminieren und Feuer reduzieren**
Leber-Hitze, Reizbarkeit, Unruhe, Hitzegefühle

1 **Hitze eliminieren und Blut kühlen**
Entzündung, Zystitis, Blasenentzündung, Hämaturie, Blut im Urin, Oligurie

2 **Shen/Geist beruhigen**
Insomnia, Schlaflosigkeit, Anspannung nervös, Nervosität, Angst, Unruhe

2 **Blut tonisieren**
Milchbildungsmangel, Laktationsmangel

2 **Yin tonisieren**
tonisiert Nieren-Yin, Trockenheit, Durst, Unruhe

3 **Qi tonisieren**
tonisiert Milz-Qi, tonisiert Leber-Qi, Appetitlosigkeit, Magensäuremangel, Müdigkeit, Abgeschlagenheit, Energiemangel, Erschöpfung, Rekonvaleszenz (Biersuppe), Gallenproduktion in der Leber vermindert

3 **Qi regulieren und bewegen**
Leber-Qi-Stagnation, Reizbarkeit, Spannungsgefühl

Kontraindikationen und sonstige Hinweise

KI: Bei Milz-Yang-Mangel.
Bei Kälte der Mitte Biersuppe oder Gewürzbier einsetzen. Wegen des Alkoholgehaltes nur mässige Mengen konsumieren (Ausnahme: akute Anwendung bei Zystitis) bzw. in der Heilanwendung den Alkohol rauskochen.

Quellen C.N.1999, E.I.2005, E.U.1997, J.B.2000, K.J.2001, S.F.2004, Wikipedia, D.W./N&H/7-2003, Zz/dt.BW/ca.1985

Essig

Reisessig, Apfelessig, Weinessig

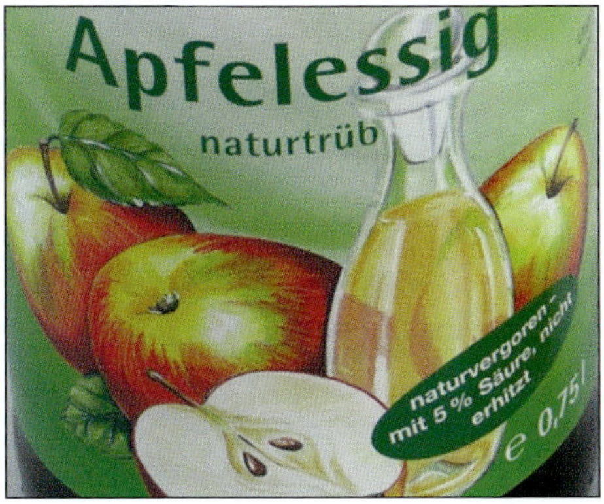

Temperatur:
warm

Geschmack:
sauer, scharf, süss

Funktionskreisbezug:
Magen, Leber, Milz, Lunge

TCM-Wirkungen mit Prioritäten und Indikationen

1 **Blut bewegen**

Blutstagnation, Verhärtung im Abdomen, Schwindel plötzlich, Ohnmacht nach der Geburt, Menstruationsschmerz, Dysmenorrhö (Essigwasser 1:20 mit 1 TL Honig), Nase verstopft, Asthma, TBC, Lungentuberkulose (Inhalieren von Essigdämpfen), Varizen, Krampfadern, Hämorrhoiden, Altersflecken, Leberflecken, Durchblutungsstörung, Gehörsturz, Kopfschmerz, Schmerz, Schlafstörung, Stress, Vergesslichkeit (Essigwasser 1:20 mit 1 TL Honig)

1 **Hitze eliminieren und Feuer reduzieren**

Magen-Feuer, Heisshunger auf Süsses, Mundgeruch, Karies, Aufstossen, Sodbrennen (Essigwasser 1:20 mit 1 TL Honig), Parodontose, Zahnfleischentzündung (Essigspülung 1 TL, 200 ml Wasser), Fieber (Essigsocken und Essigwaschung), Phosphatunverträglichkeit, Hyperaktivität der Kinder, Unruhe, Reizbarkeit emotional (Essigwasser 1:20 mit 1 TL Honig)

1 **Adstringieren**

Nasenbluten, Blut im Sputum, Darmblutung (Essigwasser trinken), Nachtschweiss, Urinieren nächtlich, Heiserkeit (gurgeln und schlucken), Hustenreiz, Laryngitis (1/2 TL Essig in 1 Glas Wasser; 1/2 stündlich trinken)

2 **Nahrungsretention auflösen**

Verdauungsblockade, Appetitlosigkeit, Verdauungsschwäche, Verdauungsenzymmangel, Kohlenhydratverdauungsschwäche, Eiweiss-Verdauungsschwäche, Fettverdauungsschwäche (Essigwasser 1:20 mit 1 TL Honig), Stoffwechselschwäche, Blähungen, Durchfall, Diarrhö

2 **Hitze eliminieren und Toxine ausleiten**

Toxine, entgiftet, Stoffwechselschlacken (Essigwasser 1:20 mit 1 TL Honig über Nacht ansetzen; morgens trinken), Lebensmittelvergiftung (1/4 TL Essig alle 15 Minuten einnehmen), Übelkeit durch verdorbene Nahrung (1 TL Essig in Wasser einnehmen), Hautausschlag juckender, Exanthem bei Masern, Exanthem bei Windpocken, Urtikaria, Nesselfieber, Insektenstich, Ekzem juckend, Akne juckend, Haarschuppen mit Juckreiz (Essigwasserwaschungen 1:20)

▶

◄

2 **Nässe/Feuchtigkeit auflösen/transformieren**
Übergewicht, Adipositas, Ödem, Cholesterinwert erhöht, Fussschweiss, Fusspilz, Warzen

3 **Qi regulieren und bewegen**
Schluckauf, Singultus (1 TL Zucker mit einigen Tropfen Essig einnehmen)

3 **Wind-Kälte/Hitze-Nässe eliminieren (Rheuma/Bi-Syndrom)**
Gelenkschmerz, Muskelschmerz, Lumbago, Schmerz rheumatisch, Rheuma, Arthritis, Gicht

Kontraindikationen und sonstige Hinweise

KI: Bei Muskelkrämpfen, Muskelatrophie. Bei jeglicher Art von Spasmen, Beginn einer Erkältung.

Aceto Balsamico wurde hier nicht besprochen, da der echte Aceto Balsamico wegen des langen (mindestens 10 Jahre) und aufwändigen Herstellungsverfahrens einen hohen Preis hat (150 bis 200,– Franken für 100 ml). Die korrekte Bezeichnung ist „Aceto Balsamico Tradizionale di Modena" oder „Aceto Balsamico Reggio Emilia". Der üblicherweise gekaufte billigere Aceto Balsamico besteht aus gewöhnlichem Weinessig, der mit eingedicktem Traubenmost verschnitten und mit caramelisiertem Zucker gefärbt wurde.

Quellen E.U.1997, F.B.1992, K.J.2001, P.R.(N1)2001, P.P.1993, S.C.1997, S.U.2004, Wikipedia, J.K./H-M/1999, L.U./H-M/1998, M.M./N&H/1999, J.K./H-M/2-1999, L.U./H-M/2-1998, M.M./N&H/6-1999, Zz/N&H/1

Getreidekaffee

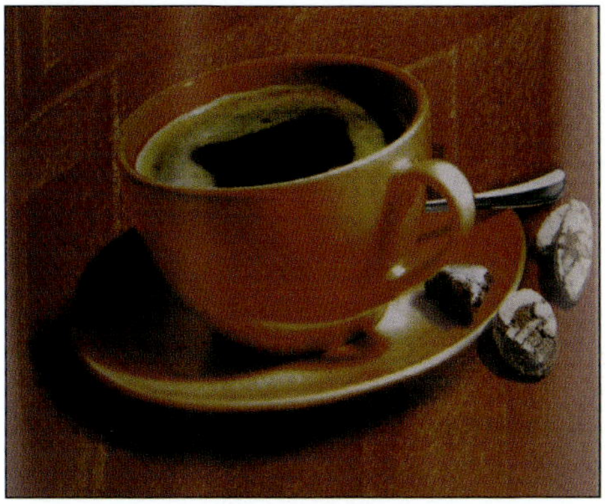

Pflanzenteile:

Gemisch von Getreide (vor allem Gerste, Roggen), Zichorienwurzel, Früchte (meist Feige) u.a.

Temperatur:

neutral

Geschmack:

bitter, süss

Funktionskreisbezug:

Leber, Milz, Magen

TCM-Wirkungen mit Prioritäten und Indikationen

1 **Nässe/Feuchtigkeit und Hitze ausleiten**

Hautunreinheit, Furunkel, Ekzem, Akne, Nierenstein-Prophylaxe

1 **Nässe ausleiten und Diurese fördern**

Ödem, Bauchwassersucht

2 **Qi tonisieren**

tonisiert Milz-Qi, tonisiert Magen-Qi, Appetitlosigkeit, Völlegefühl, Dyspepsie, Verdauungsschwäche, Fettverdauungsschwäche, Eiweiss-Verdauungsschwäche, Stoffwechselstörung, Hämorrhoiden, Konzentrationsschwäche

3 **Qi regulieren und bewegen**

Leber-Qi-Stagnation, Pfortaderstau

Kontraindikationen und sonstige Hinweise

Getreidekaffee kann wegen seines Gerbstoffgehaltes den Verdauungstrakt belasten und ist deshalb für Kinder unter 7 Jahren weniger geeignet.

Quellen J.B.2000, K.J.2001, Wikipedia, K.H./N&H/11-1995, K.H./Nat/11-2005, Zz/NHP/8-1995

Grüntee

Camellia sinensis (syn. Thea sinensis)

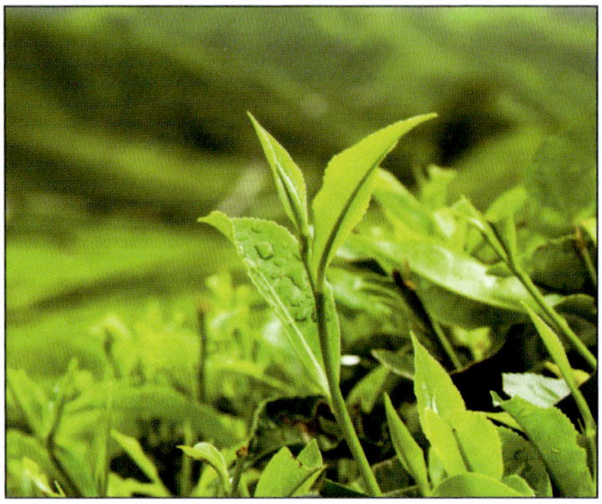

Familie:
Theaceae

Pflanzenteile:
Blätter

Temperatur:
kühl

Geschmack:
bitter

Funktionskreisbezug:
Niere, Blase, Magen, Gedärme

TCM-Wirkungen mit Prioritäten und Indikationen

1 **Nässe/Feuchtigkeit und Hitze ausleiten**
Zystitis, Blasenentzündung, Diarrhö, Durchfall, Dysenterie, Darmentzündung

1 **Nässe ausleiten und Diurese fördern**
Miktionsstörung, Urinieren spärlich

1 **Hitze eliminieren und Feuer reduzieren**
Karies, Unruhe, Durst, Alkoholabusus, Miktionsstörung, Bluthochdruck, Hypertonie

1 **Hitze eliminieren und Blut kühlen**
Hämaturie, Blut im Urin, Darmblutung

1 **Hitze eliminieren und Toxine ausleiten**
entgiftet, Toxine, Stoffwechselschlacken infolge Fleischkonsums, Nikotinbelastung, entgiftend bei Karzinogenmetaboliten, Metastasenbildung hemmend, Krebswachstum hemmend

2 **Nässe/Feuchtigkeit auflösen/transformieren**
Übersäuerung des Körpers, Nierenstein-Prophylaxe, Gallenstein-Prophylaxe, Krebs-Prophylaxe, Speiseröhrenkrebs-Prophylaxe, Lungenkrebs-Prophylaxe, Magenkrebs-Prophylaxe, Dickdarmkrebs-Prophylaxe, Leberkrebs-Prophylaxe, Hautkrebs-Prophylaxe, Arteriosklerose-Prophylaxe, Cholesterinwert erhöht

3 **Wind-Kälte/Hitze-Nässe eliminieren (Rheuma/Bi-Syndrom)**
Rheuma, Gicht

3 **Qi tonisieren**
Konzentrationsschwäche, Lernschwäche, Niedergeschlagenheit

Kontraindikationen und sonstige Hinweise

KI: Bei Schlafstörungen, Kälte, Trockenheit, Blut-Mangel, Yang-Mangel. Der kurz gezogene Tee (1-2 Minuten) zeigt vor allem anregende Wirkung auf das Zentralnervensystem und den mentalen Bereich (Koffeinwirkung). Bei dem länger gezogenen Tee (4–8 Minuten) treten die Gerbstoffwirkungen stärker in den Vordergrund.

Quellen E.U.1997, J.B.2000, K.J.2001, O.P.1997, TSN.2002, Wikipedia, A.M./N&H/10-1999, C.M./H-M/4-1998, D.S./NHP/7-1998, F.S./E-U/49(2002)6, H.U./E-U/46(1999)3, S.G./E-U/48(2001)8, Sch.H./E-U/50(2003)1, W.B./E-U/48(2001)12, Zz/E-U/50(2000)10, Zz/N&H/10-1997, Zz/NZZ/24-3-04

Hühnerei

Ei
Gallus gallus

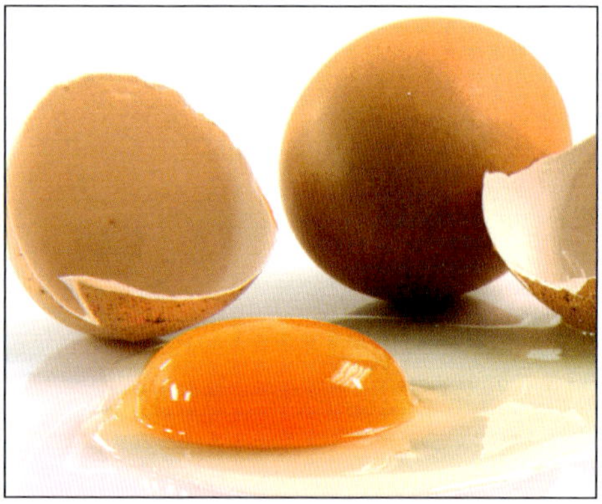

Familie:

Phasianidae

Temperatur:

Eigelb: neutral, Eiklar: kühl, ganzes Ei roh oder weich gekocht: neutral

Geschmack:

süss

Funktionskreisbezug:

Eigelb: Herz, Leber, Niere, Milz, Eiklar: Lunge

TCM-Wirkungen mit Prioritäten und Indikationen

1 **Yin tonisieren**

tonisiert Lungen-Yin, Lungentrockenheit, Halsschmerz, Husten trocken chronisch, Brechhusten, Heiserkeit, Stimmverlust (Eiklar; ein ganzes rohes Hühnerei in einer Schale verrühren; mit kochender Sojamilch auffüllen; etwas Zucker beimengen und einnehmen), Augenrötung, Trockenheit, Nervosität, Palpitationen, Schlafstörung, Rekonvaleszenz, Untergewicht, Zellbildung vermindert, Haut Regenerationsmangel, Leber Regenerationsmangel, Leberverfettung, Fibrose, Leberzirrhose (Eigelb)

1 **Blut tonisieren**

tonisiert Leber-Blut, tonisiert Herz-Blut, Milchbildungsmangel, Laktationsmangel, Drehschwindel, Nachtblindheit, Herzklopfen, Palpitationen, Schlafstörung, Nervosität, Angst (Zabaione oder Hühnersuppe mit Eigelb)

2 **Qi tonisieren**

Fetus unruhig, Drehschwindel, Rekonvaleszenz, Gehirn nährend, Vergesslichkeit (rohes oder weiches Ei)

2 **Hitze eliminieren, die durch Yin-Mangel verursacht wird**

Durst, Nervosität, Fetus unruhig, Muskelkrämpfe (frisches rohes Ei trinken)

3 **Sommerhitze eliminieren**

Verbrennung (äusserlich: Eiklar)

3 **Hitze eliminieren und Toxine ausleiten**

Toxine, entgiftet, Entzündung akut, Hepatitis chronisch (rohes oder weiches Ei)

Kontraindikationen und sonstige Hinweise

Hühnereier zählen zu den häufigsten Auslösern von Nahrungsmittelallergien. Dabei liegt das allergene Potential vor allem im Eiweiss und viel weniger im Eigelb. Übermässiger Genuss von Hühnereiern kann zu Qi-Blockaden führen.

Quellen B.A.1994, C.N.1999, F.B.1992, E.U.1997, J.B.2000, K.J.2001, P.P.1993, P.R.(N1)1999, S.F.2004, S.U.2004, Wikipedia, B.M./EU/46(1999)7, Sch.R./E-U/48(2001)2, Zz/Gtipp/3-2007

Kaffee

Coffea arabica und andere Coffea-Arten.

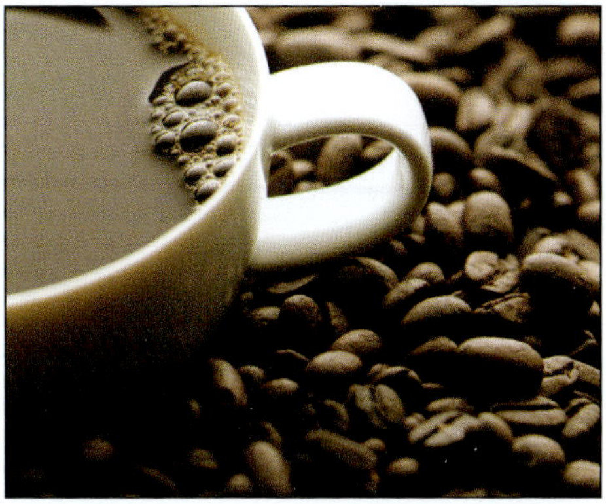

Familie:
Rubiaceae

Pflanzenteile:
rote Kaffeebeere geröstet

Temperatur:
warm

Geschmack:
bitter, sauer

Funktionskreisbezug:
Herzkreislauf, Herz, Lunge, Leber, Niere

TCM-Wirkungen mit Prioritäten und Indikationen

1 **Qi regulieren und bewegen**
Leber-Qi-Stagnation, Verdauungsschwäche, Asthma, Keuchhusten, Stress, Antriebslosigkeit, Schlafsucht, cholagog, Gallenflussstau, Obstipation, Verstopfung, Darmperistaltik verlangsamt, Kreislaufschwäche, Migräne, Alkoholkater, Alkoholabusus, kalte Extremitäten

1 **Nässe ausleiten und Diurese fördern**
Ödem, Bauchwassersucht, Miktionsstörung

1 **Nahrungsretention auflösen**
Völlegefühl, Verdauungsschwäche, Kopfschmerz

2 **Qi tonisieren**
tonisiert Milz-Qi, tonisiert Magen-Qi, tonisiert Lungen-Qi, Konzentrationsschwäche, Zerstreutheit, Bronchitis chronisch, Lungenemphysem, Malabsorption, Müdigkeit, Hypotonie

3 **Nässe/Feuchtigkeit auflösen/transformieren**
Gallenstein-Prophylaxe, Malabsorption, Diabetes mellitus-Prophylaxe, Leberkrebs-Prophylaxe, Dickdarmkrebs-Prophylaxe, Herzinfarkt-Prophylaxe

Kontraindikationen und sonstige Hinweise

KI: Bei Yin-Mangel, Blut-Mangel, Jing-Mangel, Yang-Mangel. Bei gastrointestinalen Beschwerden. Bei Angina pectoris, Bluthochdruck, Schlafstörungen.

Quellen C.N.1999, E.U.1997, H.A.2000, J.B.2000, K.J.2001, P.P.1993, P.P.2002, P.R.(N1)1999, S.U.2004, Wikipedia, D.S./ZTCM/2004, G.R./NZZ/28-6-06, K.H./Nat/11-2005, W.B./E-U/48(2001)10, Zz/NHP/6-1996b, Zz/NZZ/15-2-2006

Kokosmilch

Cocos nucifera

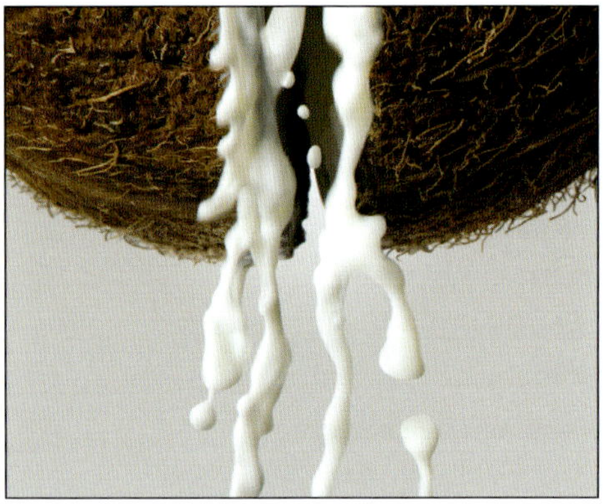

Familie:

Areaceae

Pflanzenteile:

Fruchtfleisch mit Wasser püriert, ausgepresst

Temperatur:

neutral

Geschmack:

süss

Funktionskreisbezug:

Niere, Magen, Blase

TCM-Wirkungen mit Prioritäten und Indikationen

1 **Yin tonisieren**

Zahnen der Kinder, Zahnschmelzrückgang, Trockenheit, Durst, Spermienbildung reduziert

1 **Hitze eliminieren, die durch Yin-Mangel verursacht wird**

Magen-Hitze, Magentrockenheit, Durst, Mundtrockenheit, Unruhe, Mundgeschwür, Aphte, Zystitis, Blasenentzündung, Nephritis, Miktion erschwert, Miktion schmerzhaft

1 **Sommerhitze eliminieren**

Durst (Kokoswasser frisch)

2 **Qi tonisieren**

tonisiert Nieren-Qi, Ödem durch Herzschwäche, Herzinsuffizienz, Diabetes mellitus, Gedunsenheit (Kokoswasser frisch)

2 **Blut tonisieren**

Haarwuchsmangel, Nägel brüchig

Kontraindikationen und sonstige Hinweise

KI: Bei Qi-Mangel. Bei Schwäche der Mitte.

Quellen A.L.2005, C.N.1999, E.U.1997, F.B.1992, J.B.2000, P.P.1993, Wikipedia

Kuzu

Maranthamehl
Pueraria spec.

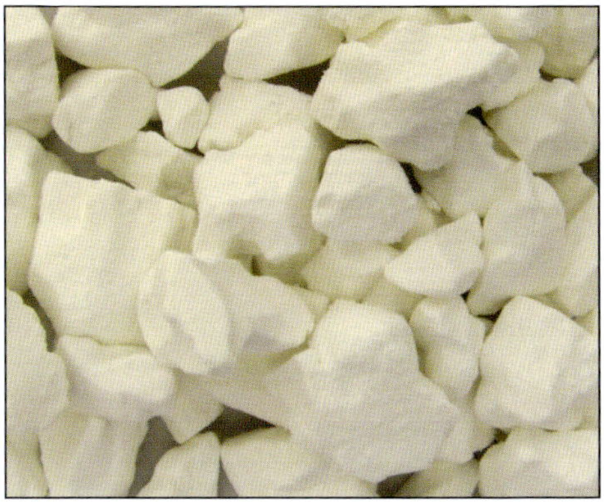

Familie:
Fabaceae

Pflanzenteile:
Knolle

Temperatur:
kühl

Geschmack:
süss

Funktionskreisbezug:
Milz, Magen, Gedärme

TCM-Wirkungen mit Prioritäten und Indikationen

1 **Hitze eliminieren und Feuer reduzieren**

Magen-Feuer, Zahnschmerz, Mundgeruch, Magengeschwür, Sodbrennen, Magenübersäuerung, Darmgeschwür, Heiserkeit, Bronchitis, Diarrhö akut, Durchfall akut, Dysenterie, Ruhr, Cholera, Fieber, Alkoholabusus, Alkoholkater, Durst

1 **Wind-Hitze eliminieren**

Kopfschmerz, Fieber, Frösteln, Erkältung fiebrig, Masern Frühstadium, Windpocken, Exanthembildung fördernd, Augenschmerz, Halstrockenheit

2 **Qi tonisieren**

tonisiert Milz-Qi, Durchfall, Diarrhö, Müdigkeit, Abgeschlagenheit, Energiemangel, Erschöpfung, Darmflorastörung

2 **Yin tonisieren**

Depression, Säftemangel, Trockenheit, Nikotinbelastung, Raucherentwöhnung

Quellen B.A.1994, C.N.1999, F.B.1992, F.C.2003, H.M.2006, J.G.1993, P.P.1993, TSN.2002

Miso

Hatcho Miso (ausschliesslich aus Sojabohne), Sojabohnenpaste dunkel
Glycine max.

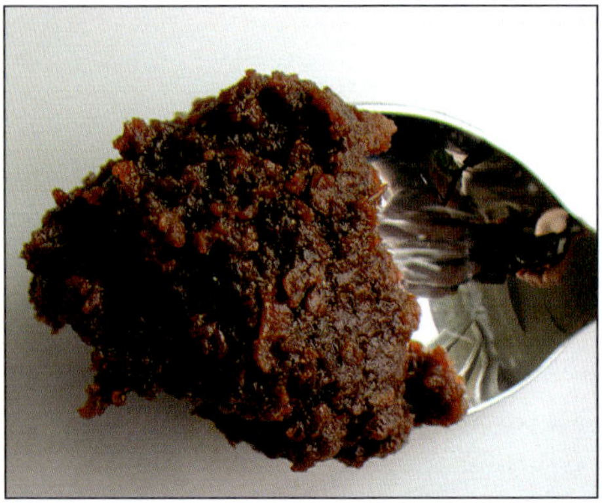

Familie:
Fabacae

Pflanzenteile:
Samen

Temperatur:
neutral

Geschmack:
salzig

Funktionskreisbezug:
Milz, Magen, Gedärme, Leber, Niere

TCM-Wirkungen mit Prioritäten und Indikationen

1 **Hitze eliminieren und Toxine ausleiten**
entgiftet, Toxine, Umweltgiftbelastung, Schwermetallbelastung, radioaktive Belastung, Alkoholabusus, Alkoholkater, Nikotinbelastung

1 **Nässe/Feuchtigkeit auflösen/transformieren**
Blut reinigend, Cholesterinwert erhöht, Übersäuerung des Körpers, Bluthochdruck-Prophylaxe, Hypertonie-Prophylaxe, Arteriosklerose-Prophylaxe, Übergewicht, Adipositas

2 **Schleim auflösen/transformieren**
Verhärtung, Krebs-Prophylaxe

2 **Blut tonisieren**
tonisiert Leber-Blut, Perniziöse Anämie, Blutmangel

2 **Qi tonisieren**
tonisiert Magen-Qi, tonisiert Milz-Qi, tonisiert Magen-Yang, tonisiert Lungen-Qi und Wei-Qi, Appetitlosigkeit (zu Beginn der Mahlzeit essen), Magensäuremangel, Verdauungsschwäche, Hypertonie-Prophylaxe, Bluthochdruck-Prophylaxe, Arteriosklerose-Prophylaxe, Abwehrschwäche, Infektanfälligkeit, Immunschwäche, Darmflorastörung, radioaktive Belastung, radioaktive Strahlen-Prophylaxe

3 **Yin tonisieren**
tonisiert Nieren-Yin, Trockenheit (in kleinen Mengen einnehmen)

Kontraindikationen und sonstige Hinweise

In grossen Mengen verzehrt, schwächt der hohe Salzgehalt Herz und Nervensystem. Hier wurde die dunkle Sojabohnenpaste besprochen, mit langer Reifung, hohem Soja- und Salzanteil. Misosorten: Mugi Miso: Sojapaste mit Gerste, Genmai Miso: Sojapaste mit Vollreis, Shiro Miso: Sojapaste mit geschältem Reis, Akadashi Miso: Kombination aus Hatcho- und Shiro Miso, Awase Miso: Sojapaste mit geschältem Reis und geschälter Gerste, Natto Miso: Würzmittel aus Sojapaste mit Gerstenmalz und Ingwer, Soba Miso: Sojapaste mit Buchweizen.

Quellen B.J.1992, P.P.1993, S.U.2004, TSN.2002, F.S./E-U/47(2000)4, K.S./E-U/50(2003)6, Zz/N&H/3-1998

Olive, grün

Ölbaum, grün
Olea europaea

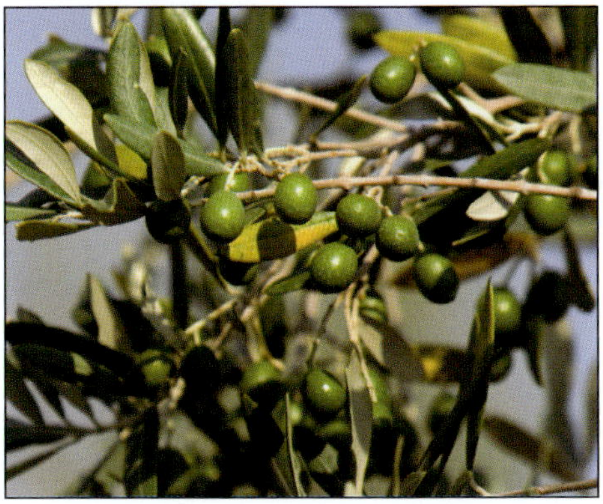

Familie:
Oleaceae

Pflanzenteile:
unreife Frucht

Temperatur:
neutral

Geschmack:
bitter, sauer, süss

Funktionskreisbezug:
Gallenblase, Milz, Herz, Lunge

TCM-Wirkungen mit Prioritäten und Indikationen

1 **Qi regulieren und bewegen**
Gallenflussstau, Gallenblasenträgheit, Gallenstein, Magensäuremangel

1 **Nässe/Feuchtigkeit auflösen/transformieren**
Cholesterinwert erhöht

2 **Qi tonisieren**
Appetitlosigkeit

2 **Yin tonisieren**
Säftemangel, Trockenheit, Durst, Heiserkeit, Husten trocken, Blut im Sputum

3 **Darm befeuchten**
Dickdarmtrockenheit

3 **Hitze eliminieren und Toxine ausleiten**
Toxine, entgiftet, Geschwür

Kontraindikationen und sonstige Hinweise

In ihrem natürlichen Zustand sind Oliven hart und bitter. Zur Reduzierung des Bitterstoffgehaltes müssen Oliven vorbehandelt werden. Dazu wurden verschiedene Verfahren entwickelt: Fermentation in Salzlake, in Wasser oder Kochsalzlösung einlegen, Vorbehandlung mit verdünnter Natronlauge, Milchfermentation in Salzlake. Durch diese Verfahren nehmen die Oliven sehr viel Natrium auf. Je bitterer die Olive ist, desto stärker ist ihre Wirkung in Bezug auf die antioxidative Aktivität, die Hemmung der Thrombozytenaggregation, die Gefässerweiterung und die Blutdrucksenkung.

Quellen E.I.2005, F.B.1992, P.R.(N2)2001, S.F.2004, S.U.2004, AG.-D/ZTCM/3-2005b, K.K./NZZ/14-4-2004, Sch.H./E-U/48(2001)12

Olive, schwarz

Ölbaum
Olea europaea

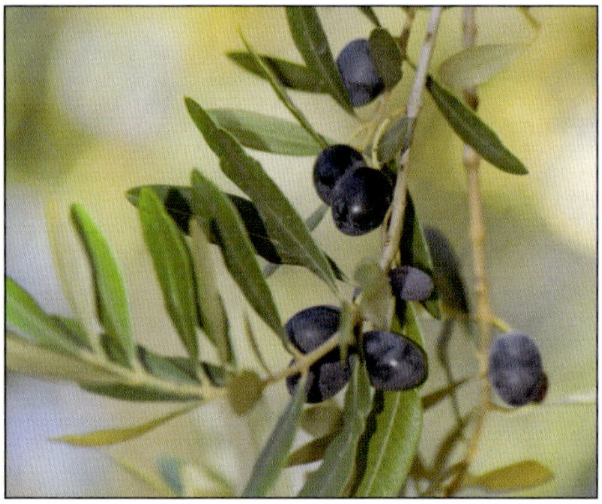

Familie:
Oleaceae

Pflanzenteile:
reife Frucht

Temperatur:
neutral

Geschmack:
bitter, süss, sauer

Funktionskreisbezug:
Herz, Lunge, Gallenblase, Milz

TCM-Wirkungen mit Prioritäten und Indikationen

1 **Yin tonisieren**
Säftemangel, Trockenheit, Durst, Heiserkeit, Husten, Blut im Sputum

1 **Qi regulieren und bewegen**
Gallenflussstau, Magensäuremangel, Gallenblasenträgheit, Gallenstein

1 **Nässe/Feuchtigkeit auflösen/transformieren**
Cholesterinwert erhöht

2 **Darm befeuchten**
Stuhltrockenheit, Verstopfung trocken (Öl und Ballaststoffe)

3 **Hitze eliminieren und Toxine ausleiten**
entgiftet Toxine, Geschwür

3 **Qi tonisieren**
Appetitlosigkeit

Kontraindikationen und sonstige Hinweise

In ihrem natürlichen Zustand sind Oliven hart und bitter. Zur Reduzierung des Bitterstoffgehaltes müssen Oliven vorbehandelt werden. Dazu wurden verschiedene Verfahren entwickelt: Fermentation in Salzlake, in Wasser oder Kochsalzlösung einlegen, Vorbehandlung mit verdünnter Natronlauge, Milchfermentation in Salzlake. Durch diese Verfahren enthalten die Oliven sehr viel Natrium. Je bitterer die Olive ist, desto stärker ist ihre Wirkung in Bezug auf die antioxidative Aktivität, die Hemmung der Thrombozytenaggregation, die Gefässerweiterung und die Blutdrucksenkung.

Quellen E.I.2005, F.B.1992, P.R.(N2)2001, S.F.2004, S.U.2004, A.G.-D/ZTCM/3-2005b, Sch.H./E-U/48(2001)12

Rotwein

Wein, rot
Vitis vinifera und andere Vitis-Arten

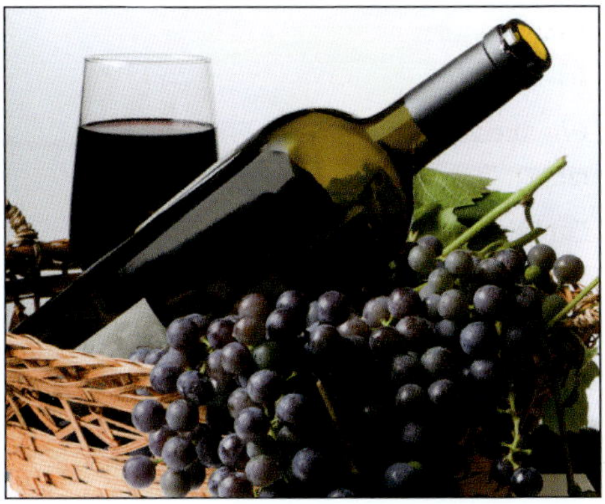

Familie:
Vitaceae

Pflanzenteile:
Früchte

Temperatur:
warm

Geschmack:
bitter, sauer, süss

Funktionskreisbezug:
Herz, Leber, Niere

TCM-Wirkungen mit Prioritäten und Indikationen

1 **Yang tonisieren**
tonisiert Nieren-Yang, Lumbago, Rückenschmerz, Sakrumschmerz, Knieschmerz, Kältegefühl

1 **Blut tonisieren**
Anämie, Blutmangel (Rotwein mit Dörrbirne)

2 **Blut bewegen**
Durchblutungsstörung, Bauchschmerz, Dysmenorrhö, Thrombose-Prophylaxe

3 **Qi regulieren und bewegen**
Antriebslosigkeit, Lustlosigkeit, Verdauungsschwäche

3 **Nässe/Feuchtigkeit auflösen/transformieren**
Cholesterinwert erhöht, Arteriosklerose, Herzerkrankung, Kreislauferkrankung, Krebs-Prophylaxe

Kontraindikationen und sonstige Hinweise

KI: Bei Leber-Blut-Hitze, Feuchte-Hitze.
Alkoholische Getränke sind bei Entzündungen, bei Erkrankungen im Verdauungstrakt und bei Krebs ungeeignet.
Weisswein ist kühl und im Geschmack sauer und süss. Er hat vorwiegend eine Qi bewegende, entspannende und erfrischende Wirkung. Im Vergleich zum Rotwein fehlen ihm die Blut tonisierenden Eigenschaften sowie die entlastenden Wirkungen auf Blut und Gefässsystem.

Quellen E.U.1997, J.B.2000, K.J.2001, P.R.(N1)1999, S.U.2004, Wikipedia, B.H./E-U/47(2000)2, B.H./EU/47(2000)3, Sch.H./E-U/49(2002)9, Sch.H./E-U/50(2003)1, W.B./E-U/48(2001)12, Zz//NHP/10-1998

Salz

Meersalz

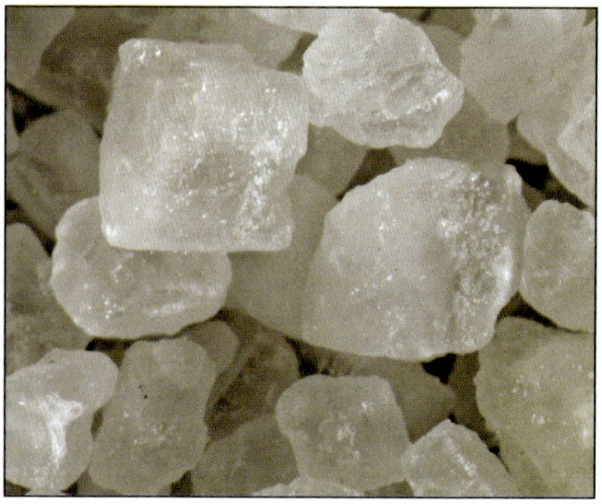

Temperatur:
kalt

Geschmack:
salzig

Funktionskreisbezug:
Magen, Nieren, Gedärme

TCM-Wirkungen mit Prioritäten und Indikationen

1 **Hitze eliminieren und Blut kühlen**

Hautausschlag, Psoriasis, Ekzem, Juckreiz (äusserlich Bäder)

1 **Hitze eliminieren und Toxine ausleiten**

entgiftet Toxine, Eiterung, Pyorrhö, Hautunreinheit (äusserliche Anwendung), Übersäuerung des Körpers, Niereninsuffizienz, Nierenschwäche (Bad oder Fussbad mit Totem Meer Salz oder mit Basensalz), Heliobacter pylori

1 **Schleim auflösen/transformieren**

Lymphknotenverhärtung, Schwellung, Atemwegsverschleimung zähflüssig, Halsschmerz, Rachen verschleimt (Salzwasser gurgeln), Nase verschleimt, Fliessschnupfen, Heuschnupfen, Schnupfen, Nase verstopft, Borkenbildung in der Nase, Wundkruste, Schleim zäh, Sinusitis (Nasenspülung; Nasenspray; Emser Salz)

1 **Hitze eliminieren, die durch Yin-Mangel verursacht wird**

Verstopfung, Halsschmerz, Zahnschmerz, Zahnfleischbluten, Zahnfleischentzündung (mit Meersalz bürsten), Geschwür (äusserliche Anwendung), Augenrötung, Schleier vor den Augen (Waschungen mit 0,6% isotonischer Kochsalzlösung)

2 **Yin tonisieren**

tonisiert Nieren-Yin, Trockenheit, Säftemangel (in geringen Mengen)

3 **Qi tonisieren**

tonisiert Nieren-Qi, tonisiert Magen-Qi, Völlegefühl, Magensäuremangel, Eiweiss-Verdauungsschwäche, Müdigkeit am Morgen, Harnzwang, Miktion erschwert, Verdauungsschwäche, Verstopfung, Obstipation

Kontraindikationen und sonstige Hinweise

KI: Bei Ödem, Diabetes insipidus, kochsalzabhängigem Bluthochdruck.

Zu hoher Salzkonsum erhöht das Schlaganfallrisiko und das Krebsrisiko. Babies sollen im ersten Lebensjahr keine gesalzenen Speisen bekommen, da es ihre Nieren zu sehr belastet; noch bis zum dritten Lebensjahr sollten die Kleinkinder ausgesprochen salzarm ernährt werden. Salz wirkt innerlich nur in kleinen Mengen therapeutisch, ausser bei Verstopfung. Im Allgmeinen wird zu salzlastig gegessen. Wenn die Speise nach Salz schmeckt, ist bereits unphysiologisch viel Salz darin. Die gesunden Körpersäfte trocknen aus, Bluthochdruck und Ödem können gefördert werden. Weiterhin werden die Nieren belastet, was zu einer Schmälerung des Nieren-Qi führen kann. Exzessiver Salzkonsum über längere Zeit führt häufig zur Densensibilisierung der Zellen für Natriumchlorid. Um die Zellen wieder zu sensibilisieren, sollte über längere Zeit salzarm gegessen und gleichzeitig mit Schüssler Salz Nr.8 (Natrium chloratum) unterstützt werden. Kritisch muss auch die standardisierte Jodierung und Fluorierung von Kochsalz betrachtet werden.

Quellen C.N.1999, F.B.1992, E.U.1997, J.B.2000, K.J.2001, P.P.1993, S.U.2004, Wikipedia, B.P./NHP/10-97, S.M./G-Med/4-1998, K.H./Nat/6-2002, Zz/H-M/5-1999

Schwarztee

Camellia sinensis (syn. Thea sinensis)

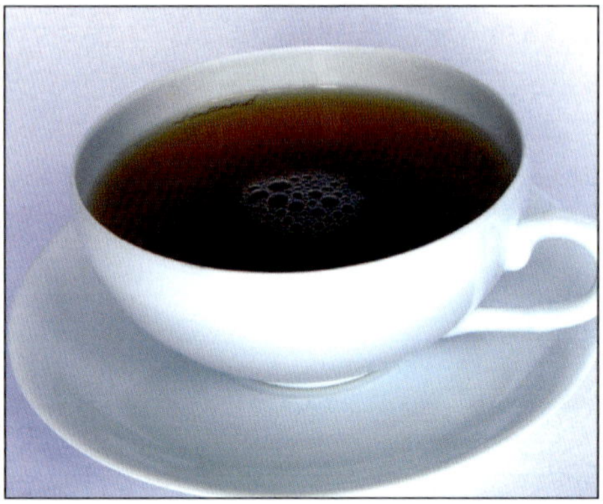

Familie:
Theaceae

Pflanzenteile:
Blätter

Temperatur:
warm

Geschmack:
bitter

Funktionskreisbezug:
Magen, Blase, Gedärme, Niere

TCM-Wirkungen mit Prioritäten und Indikationen

1 **Nässe/Feuchtigkeit auflösen/transformieren**
Nierenstein-Prophylaxe, Gallenstein-Prophylaxe, Arteriosklerose-Prophylaxe, Cholesterinwert erhöht

1 **Nässe/Feuchtigkeit und Hitze ausleiten**
Zystitis, Blasenentzündung, Diarrhö, Durchfall, Dysenterie, Darmentzündung

2 **Nässe ausleiten und Diurese fördern**
Miktionsstörung, Urinieren spärlich

2 **Qi tonisieren**
Konzentrationsschwäche, Lernschwäche, Niedergeschlagenheit, Magenschwäche

3 **Hitze eliminieren und Toxine ausleiten**
entgiftet, Stoffwechselschlacken infolge Fleischkonsums, entgiftend bei Karzinogenmetaboliten

Kontraindikationen und sonstige Hinweise

KI: Bei Trockenheit, Schlafstörungen, Blut-Mangel.

Der kurz gezogene Tee (1–2 Minuten) zeigt vor allem anregende Wirkung auf das Zentralnervensystem und den mentalen Bereich (Koffeinwirkung). Bei dem länger gezogenen Tee (4–8Minuten) treten die Gerbstoffwirkungen stärker in den Vordergrund.

Quellen E.U.1997, J.B.2000, K.J.2001, O.P.1997, Wikipedia, A.M./N&H/10-1999, C.M./H-M/4-1998, D.S./NHP/71998, F.S./E-U/49(2002)6, H.U./E-U/46(1999)3, S.G./E-U/48(2001)8, Sch.H./E-U/50(2003)1, W.B./EU/48(2001)12, Zz/E-U/50(2003)10, Zz/N&H/10-1997, Zz/NZZ/24-3-04

Sojamilch

Glycine max

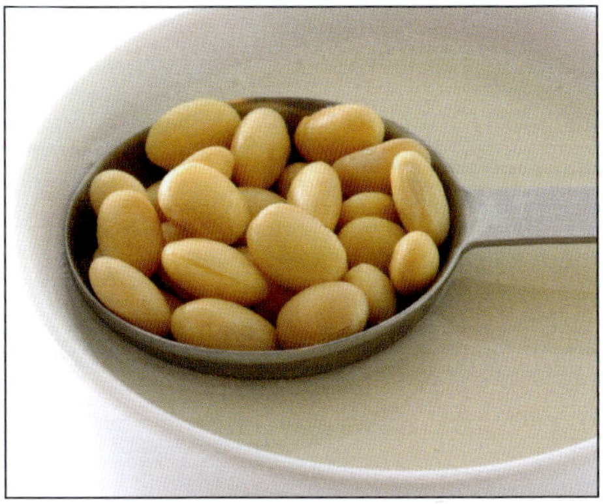

Familie:
Fabaceae

Pflanzenteile:
Sojabohne, Wasser

Temperatur:
kühl

Geschmack:
süss

Funktionskreisbezug:
Lunge, Milz, Magen, Niere, Leber

TCM-Wirkungen mit Prioritäten und Indikationen

1 Yin tonisieren

tonisiert Lungen-Yin, tonisiert Nieren-Yin, tonisiert Magen-Yin, Trockenheit, Husten trocken, Kurzatmigkeit, Asthma, Atmung keuchend (Sojamilch mit Malz), Keuchhusten, Bronchitis chronisch, Husten chronisch, Stimmverlust, Heiserkeit, Haut trocken, Haut rissig, Magengeschwür, Durst, Nachmittagsfieber, Dickdarmtrockenheit, Wechseljahrbeschwerden, Klimakterium, Menopausesymptome, Hitzewallung, Nachtschweiss, Osteoporose, Gewichtsverlust, Untergewicht, Präeklampsie leichte Form, Schwangerschaftsödem, Gedunsenheit, Schwangerschaftshypertonie (täglich 2 Liter Sojamilch mit 200 g Vollrohrzucker über 2-4 Tage hinweg einnehmen)

1 Nässe/Feuchtigkeit auflösen/transformieren

Cholesterinwert erhöht, Cholesterin LDL senkend, Cholesterin HDL erhöhend, Herzinfarkt-Prophylaxe, Herzkreislauf-Prophylaxe, Leukorrhö, Ausfluss, Tinnitus, Schwindel, Krebs-Prophylaxe

1 Schleim auflösen/transformieren

Schleim-Hitze, Husten mit gelbem Schleim, Schleim zäh, Atmung keuchend, Entzündung, Bronchitis chronisch, Arteriosklerose, Tinnitus, Schwindel

2 Qi tonisieren

tonisiert Milz-Qi, tonisiert Magen-Qi, Appetitlosigkeit, Gewichtsverlust, Verdauungsschwäche (zu Brei gekocht)

2 Blut tonisieren

Anämie, Blutmangel, Milchbildungsmangel, Laktationsmangel, Haarausfall

2 Nässe/Feuchtigkeit und Hitze ausleiten

Zystitis, Blasenentzündung, Nephritis, Nierenbeckenentzündung, Miktion erschwert, Miktion schmerzhaft, Dysurie, Urinieren spärlich, Urinieren schmerzhaft, Urin brennend

▶

◄

3 **Hitze eliminieren und Toxine ausleiten**

entgiftet Toxine, Schwefelbelastung, Schwefelempfindlichkeit, Alkoholabusus, Infekt nicht ausgeheilt, Kinderkrankheiten

3 **Qi regulieren und bewegen**

Hormonschwankung, PMS, Prämenstruelles Syndrom, Menstruation verfrüht, Menstruationszyklusschwankung, Brustkrebs-Prophylaxe, Prostatakrebs-Prophylaxe

3 **Blut bewegen**

Thrombose-Prophylaxe

Kontraindikationen und sonstige Hinweise

KI: Bei Soja-Allergie.
Für Babies und Kleinkindern unter 3 Jahren ist Sojamilch ungeeignet.

Quellen A.L.2005, F.B.1992, E.U.1997, M.F.2004, P.P.1993, P.R.(N1)2001, S.U.2004, Y.S.2003, Wikipedia,, F.S./EU/47(2000)4, F.S./E-U/49(2002)3, K.S./E-U/50(2003)6, M.C./E-U/48(2001)5, S.G./E-U/48(2001)7, Sch.B./E-U/49(2002)7, W.B./E-U/48(2001)6, Zz/ZTCM/4-2005

Tamari

Sojasauce
Glycine max

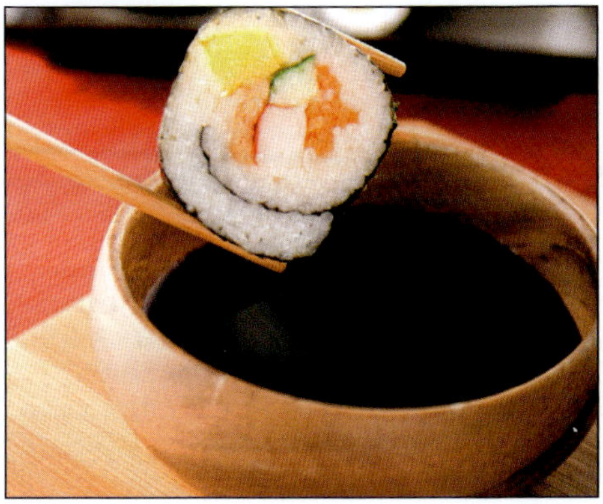

Familie:
Fabaceae

Temperatur:
neutral

Geschmack:
salzig

Funktionskreisbezug:
Milz, Magen, Gedärme, Nieren, Leber, Herz

TCM-Wirkungen mit Prioritäten und Indikationen

1 **Hitze eliminieren und Toxine ausleiten**

entgiftet, Toxine, Fleischvergiftung, Fischvergiftung, Pilzvergiftung leicht, Nikotinbelastung, Umweltgiftbelastung, Schwermetallbelastung, radioaktive Belastung, Alkoholabusus, Alkoholkater, Wunde, Schwellung (in Suppe einnehmen)

2 **Hitze eliminieren, die durch Yin-Mangel verursacht wird**

Hitzegefühle, Unruhe, Miktionsstörung

2 **Qi tonisieren**

tonisiert Magen-Qi, tonisiert Milz-Qi, tonisiert Herz-Qi, tonisiert Wei-Qi, Appetitlosigkeit, Übelkeit, Verdauungsschwäche, Magensäuremangel, Herzmuskelschwäche, Hypertonie-Prophylaxe, Bluthochdruck-Prophylaxe, Arteriosklerose-Prophylaxe, Abwehrschwäche, Infektanfälligkeit, Immunschwäche, Darmflorastörung

2 **Blut tonisieren**

tonisiert Leber-Blut, Perniziöse Anämie, Blutmangel

2 **Nässe/Feuchtigkeit auflösen/transformieren**

Cholesterinwert erhöht, Übersäuerung des Körpers, Bluthochdruck-Prophylaxe, Hypertonie-Prophylaxe, Arteriosklerose-Prophylaxe, Übergewicht, Adipositas (in kleinen Mengen einnehmen)

3 **Yin tonisieren**

tonisiert Nieren-Yin, Trockenheit (in kleinen Mengen einnehmen)

3 **Schleim auflösen/transformieren**

Verhärtung, Krebs-Prophylaxe (in kleinen Mengen einnehmen)

▶

◄

Kontraindikationen und sonstige Hinweise

Die hier besprochene Sojasauce bezieht sich auf mikrobiell fermentierte Sojasaucen, welche ausschliesslich auf Sojabohnen basieren. Tamari wird in einem mehrmonatigem Verfahren hergestellt. Damit grenzt es sich deutlich von Sojasaucen ab, die in einem Schnellverfahren chemisch über säurekatalysierte Hydrolyse hergestellt werden, unter Zusatz von Stoffen zur Beeinflussung von Geschmack, Farbe und zur Konservierung. Diesen Sojasaucen fehlen nicht nur die ernährungsphysiologisch erwünschten Fermentationsprodukte, es können darüberhinaus auch hochgiftige Stoffe entstehen. So wurde beispielsweise 2001 in einer Reihe von industriell hergestellten Sojasaucen das gentoxische Karzinogen und Leber sowie Nieren schädigende Propylchloriden gefunden.

Quellen B.J.1992, C.N.1999, E.U.1997, K.J.2001, P.P.1993, P.R.(N1)2001, S.U.2004, TSN.2002, Wikipedia, H.W./Nat/10-2001

Tofu

Soja-Käse
Glycine max

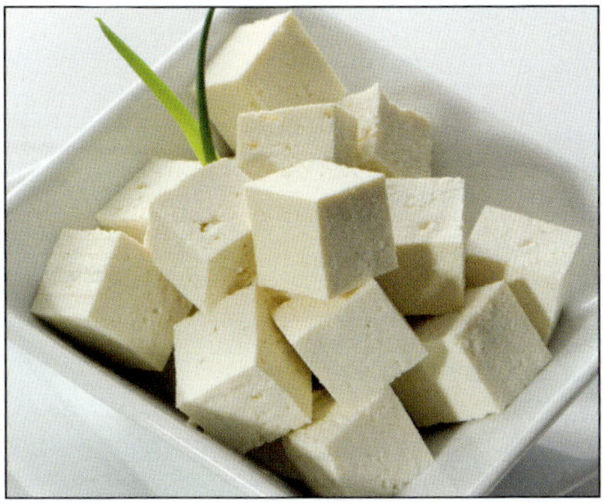

Familie:
Fabaceae

Pflanzenteile:
Sojabohne

Temperatur:
kühl

Geschmack:
süss

Funktionskreisbezug:
Magen, Milz, Lunge, Niere, Gedärme

TCM-Wirkungen mit Prioritäten und Indikationen

1 **Hitze eliminieren und Feuer reduzieren**
Magen-Hitze, Magen-Feuer, Gastritis, Magenschleimhautentzündung (Tofu mit Petersilie mischen und morgens essen), Bindehautentzündung

1 **Yin tonisieren**
Untergewicht, Osteoporose, Trockenheit, Kurzatmigkeit, Husten trocken, Asthma

1 **Hitze eliminieren, die durch Yin-Mangel verursacht wird**
Hitzegefühle, Zunge gerötet, Gesichtsrötung, Bluthochdruck, Hypertonie (Tofu roh)

2 **Qi tonisieren**
tonisiert Milz-Qi, Schwäche der Mitte, Pankreasfunktionsschwäche, Diabetes mellitus, Appetitlosigkeit, Kraftlosigkeit

2 **Hitze eliminieren und Toxine ausleiten**
entgiftet, Toxine, Schwefelbelastung, Schwefelempfindlichkeit, Alkoholabusus, Amöbenruhr

2 **Nässe/Feuchtigkeit auflösen/transformieren**
Cholesterinwert erhöht, Cholesterin LDL senkend, Cholesterin HDL erhöhend, Brustkrebs-Prophylaxe, Prostatakrebs-Prophylaxe, Dickdarmkrebs-Prophylaxe

2 **Hitze eliminieren und Blut kühlen**
Schwefelempfindlichkeit, Darmblutung

2 **Blut tonisieren**
Anämie, Blutmangel, Milchbildungsmangel, Laktationsmangel

2 **Schleim auflösen/transformieren**
Arteriosklerose, Herzkranzgefässerkrankung

3 **Qi regulieren und bewegen**
Hormonschwankung, PMS, Prämenstruelles Syndrom, Menopause Zyklusschwankungen, Brustkrebs-Prophylaxe, Prostatakrebs-Prophylaxe

►

◄

3 **Blut bewegen**
Thrombose-Prophylaxe

3 **Wind-Kälte/Hitze-Nässe eliminieren (Rheuma/Bi-Syndrom)**
Rheuma, Gicht

Kontraindikationen und sonstige Hinweise

KI: Bei Soja-Allergie.

Patienten mit Qi- oder Yang-Mangel müssen Tofu mit wärmenden Kräutern anreichern und gut kochen. Tofu sollte regelmässig höchstens zwei Mal pro Woche gegessen werden. Übermässiger Konsum kann die Nieren schädigen (Nieren-Adrenalinschwäche, Ausfallen und Ergrauen der Haare, Impotenz, Frigidität, Verweiblichung von Männern)

Quellen C.N.1999, F.B.1992, E.U.1997, P.P.1993, S.U.2004, Wikipedia, F.S./E-U/47(2000)4, K.S./E-U/50(2003)6)

Wasser

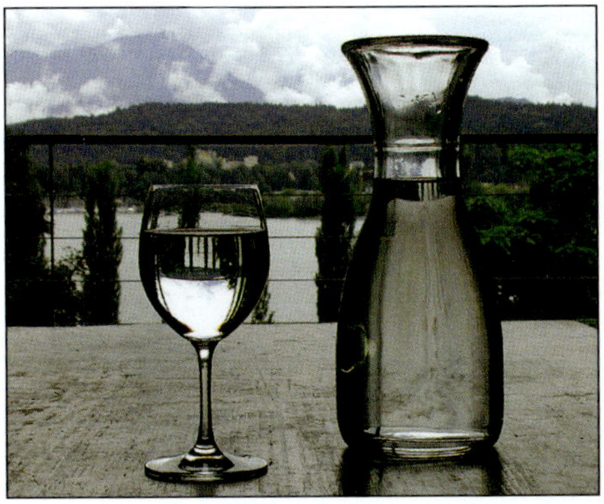

Temperatur:
kühl

Geschmack:
neutral

Funktionskreisbezug:
alle Organe

TCM-Wirkungen mit Prioritäten und Indikationen

1 **Yin tonisieren**
Trockenheit, Säftemangel, Dehydrierung chronisch, Mundtrockenheit, Stuhltrockenheit, Durst, Verdauungsbeschwerden, Dyspepsie, Schmerz, Krankheiten chronisch, Schwangerschaftsübelkeit

1 **Qi tonisieren**
Stoffwechselerkrankung, Nervenfunktionsstörung, Trennschwierigkeit des Dünndarms von Reinem und Unreinem (1 Glas gekochtes Wasser morgens trinken)

2 **Hitze eliminieren, die durch Yin-Mangel verursacht wird**
Verdauungsbeschwerden, Sodbrennen, Gastritis, Duodenitis, Geschwürneigung, Magengeschwür (Wasserkur)

2 **Hitze eliminieren und Toxine ausleiten**
entgiftet, Toxine, Vergiftung

Kontraindikationen und sonstige Hinweise

Bei Nieren-Qi und Nieren-Yang-Mangel soll das Wasser abgekocht getrunken werden.

Quellen P.R.(N1)1999, B.F./N&H/3-1998, H.U./H-M/1-1999

Nahrungsmittel alphabetisch

Index Wirkungskategorien

Index Symptome

Seite	Wind-Kälte eliminieren			
	Wirkungspriorität 1			
72	Frühlingszwiebel	warm	roh: scharf, gekocht: süss, scharf	Lunge, Magen
80	Kohl, Pak-Choi	warm	scharf	Lunge, Magen, Milz
117	Zwiebel	warm	roh: scharf, süss gekocht: süss	Lunge, Leber, Magen, Milz, Herz, Niere
	Wirkungspriorität 2			
89	Lauch	warm	roh: scharf, gekocht: süss, scharf	Niere, Lunge, Milz, Leber
155	Zitrone	kühl	sauer	Leber, Lunge, Magen, Gedärme, Gallenblase, Milz, Niere

	Wind-Hitze eliminieren			
	Wirkungspriorität 1			
138	Johannisbeere schwarz, Frucht	kühl	sauer, süss, bitter	Lunge, Niere, Leber
283	Kuzu	kühl	süss	Milz, Magen, Gedärme
155	Zitrone	kühl	sauer	Leber, Lunge, Magen, Gedärme, Gallenblase, Milz, Niere
	Wirkungspriorität 2			
136	Holunderbeeren, schwarz	kühl	süss, bitter, sauer	Lunge, Milz, Gedärme, Niere
196	Sonnenblumenkerne	neutral	süss	Niere, Gedärme, Milz, Lunge, Herz
	Wirkungspriorität 3			
78	Kohl, Chinakohl	neutral, kühl	süss, scharf	Magen, Gedärme, Lunge, Niere
113	Stangensellerie	kühl	süss, scharf	Leber, Milz, Magen

	Hitze eliminieren und Feuer reduzieren			
	Wirkungspriorität 1			
120	Ananas	kühl	süss, sauer	Magen, Milz
244	Austern	kühl	süss, salzig	Leber, Niere
274	Bier	kühl	bitter, süss	Leber, Niere, Herz, Milz
275	Essig	warm	sauer, scharf, süss	Magen, Leber, Milz, Lunge
278	Grüntee	kühl	bitter	Niere, Blase, Magen, Gedärme
73	Gurke	kühl	süss, bitter	Milz, Magen, Herz, Dickdarm, Lunge, Niere, Blase
139	Kaki	kalt	süss, sauer	Gedärme, Lunge, Herz, Magen
141	Kiwi	kalt	sauer, süss	Magen, Blase
76	Kohl, Blumenkohl	kühl	süss, scharf	Lunge, Magen, Milz, Gedärme
83	Kohl, Weisskohl	neutral	süss, scharf	Magen, Gedärme
167	Kombu	kühl	salzig	Leber, Milz, Niere, Magen, Lunge, Gedärme

283	Kuzu	kühl	süss	Milz, Magen, Gedärme
90	Löwenzahn	kühl	bitter, süss	Leber, Gallenblase, Magen, Gedärme, Niere, Blase
144	Melone, Wassermelone	kalt	süss	Herz, Leber, Blase, Niere, Gedärme
60	Mungbohnen	neutral	süss	Herz, Magen, Leber, Gedärme
61	Mungbohnen-Sprossen	kühl	süss	Dreifacherwärmer, Gedärme, Herz, Leber, Magen, Milz
146	Orange	kühl	sauer, süss	Magen, Lunge, Leber, Gedärme
150	Quitte, Frucht	kühl	roh: sauer, adstringierend, gekocht: süss	Magen, Lunge, Gedärme
152	Sanddorn	kalt	sauer	Leber, Lunge, Gedärme, Niere
113	Stangensellerie	kühl	süss, scharf	Leber, Milz, Magen
295	Tofu	kühl	süss	Magen, Milz, Lunge, Niere, Gedärme
45	Weizen, gekeimt	kalt	süss	Dünndarm, Herz, Magen, Leber
116	Zucchetti, Kürbis Sommerkürbisarten	kühl	süss, bitter	Milz, Magen, Lunge, Niere
	Wirkungspriorität 2			
160	Agar-Agar	kühl	süss, salzig	Lunge, Gedärme, Magen, Milz, Leber, Niere, Blase
122	Apfel	kühl	süss, sauer	Lunge, Milz, Magen, Gedärme, Gallenblase
161	Arame	kühl	salzig, süss	Milz, Niere, Lunge, Gedärme, Magen, Leber
125	Banane	kühl	süss	Milz, Magen, Gedärme, Herz
128	Brombeere	neutral	sauer, süss	Leber, Niere, Magen
28	Dinkel	neutral	süss	Magen, Milz, Gedärme, Leber, Herz
163	Dulse	kühl	salzig	Leber, Milz, Niere, Lunge, Gedärme, Magen
165	Hijiki	kühl	salzig, süss	Milz, Niere, Lunge, Gedärme, Magen, Leber
137	Johannisbeere rot	kühl	sauer, süss	Niere, Leber, Dickdarm
231	Kaninchenfleisch	kühl	süss	Magen, Milz, Gedärme
74	Karotte	neutral	süss	Milz, Magen, Leber, Lunge, Gedärme, Niere
75	Kartoffel	neutral	süss	Milz, Magen
77	Kohl, Brokkoli	kühl	süss, scharf, bitter	Leber. Lunge, Milz, Gedärme
79	Kohl, Federkohl	warm	süss, bitter, scharf	Lunge, Magen, Gedärme, Leber
81	Kohl, Rotkohl	neutral, warm	süss, scharf	Magen, Milz, Dickdarm
85	Kohl, Wirz	neutral, warm	süss, scharf	Magen, Milz, Dickdarm, Leber
188	Leinsamen	neutral	süss	Gedärme, Magen, Niere, Lunge
142	Mandarine	neutral	süss, sauer	Magen, Lunge
179	Nori	kühl	salzig, süss	Milz, Lunge, Niere, Gedärme, Magen, Leber
224	Quark, Frischkäse (Kuh)	kühl	sauer, süss	Lunge, Gedärme, Milz, Magen
171	Wakame	kühl	salzig	Niere, Lunge, Milz, Gedärme, Leber, Magen

Seite	Wirkungspriorität 3			
93	Peperoni, gelb, rot, grün	kühl	süss, bitter, scharf	Milz, Magen, Dickdarm, Herz
99	Salat, Brüsseler	kühl	süss, bitter	Leber, Gallenblase, Milz
	Hitze eliminieren und Nässe trocknen			
	Wirkungspriorität 1			
66	Artischocke	kühl	bitter, süss	Leber, Gallenblase, Blase, Magen
73	Gurke	kühl	süss, bitter	Milz, Magen, Herz, Dickdarm, Lunge, Niere, Blase
78	Kohl, Chinakohl	neutral, kühl	süss, scharf	Magen, Gedärme, Lunge, Niere
144	Melone, Wassermelone	kalt	süss	Herz, Leber, Blase, Niere, Gedärme
60	Mungbohnen	neutral	süss	Herz, Magen, Leber, Gedärme
61	Mungbohnen-Sprossen	kühl	süss	Dreifacherwärmer, Gedärme, Herz, Leber, Magen, Milz
105	Salat, Lattich	kühl	bitter, süss	Herz, Gedärme
113	Stangensellerie	kühl	süss, scharf	Leber, Milz, Magen
	Wirkungspriorität 2			
70	Erbsen, frisch	neutral	süss	Milz, Magen, Leber, Niere
	Hitze eliminieren und Blut kühlen			
	Wirkungspriorität 1			
67	Aubergine	kühl	süss, bitter	Milz, Magen, Gedärme, Leber, Niere, Uterus
274	Bier	kühl	bitter, süss	Leber, Niere, Herz, Milz
278	Grüntee	kühl	bitter	Niere, Blase, Magen, Gedärme
87	Krautstiel, weiss, rot	kühl	süss, bitter	Lunge, Dickdarm, Magen, Milz
288	Salz	kalt	salzig	Magen, Nieren, Gedärme
152	Sanddorn	kalt	sauer	Leber, Lunge, Gedärme, Niere
113	Stangensellerie	kühl	süss, scharf	Leber, Milz, Magen
115	Tomate	kalt	süss, sauer	Leber, Magen
262	Vongole	kalt	salzig	Magen, Milz
	Wirkungspriorität 2			
244	Austern	kühl	süss, salzig	Leber, Niere
176	Judasohr	kühl	süss	Lunge, Magen, Gedärme
231	Kaninchenfleisch	kühl	süss	Magen, Milz, Gedärme
188	Leinsamen	neutral	süss	Gedärme, Magen, Niere, Lunge
254	Miesmuscheln	kühl	salzig	Niere, Leber
94	Radieschen, Rettich weiss	kühl	scharf, süss	Lunge, Magen
104	Salat, Kopfsalat	kühl	süss, bitter	Gedärme, Magen, Herz
261	Tintenfisch	kühl	salzig, süss	Leber, Niere
295	Tofu	kühl	süss	Magen, Milz, Lunge, Niere, Gedärme

Seite	Wirkungspriorität 3			
101	Salat, Eisberg	kühl	süss, bitter	Herz, Blase, Gedärme
105	Salat, Lattich	kühl	bitter, süss	Herz Gedärme
112	Spinat	kühl	bitter, süss	Leber, Dickdarm, Niere, Milz, Herz
	Hitze eliminieren und Toxine ausleiten			
	Wirkungspriorität 1			
66	Artischocke	kühl	bitter, süss	Leber, Gallenblase, Blase, Magen
175	Champignon	kühl	süss	Milz, Magen, Lunge, Gedärme
247	Grüntee	kühl	bitter	Niere, Blase, Magen, Gedärme
165	Hijiki	kühl	salzig, süss	Milz, Niere, Lunge, Gedärme, Magen, Leber
167	Kombu	kühl	salzig	Leber, Milz, Niere, Magen, Lunge, Gedärme
90	Löwenzahn	kühl	bitter, süss	Leber, Gallenblase, Magen, Gedärme, Niere, Blase
284	Miso	neutral	salzig	Milz, Magen, Gedärme, Leber, Niere
60	Mungbohnen	neutral	süss	Herz, Magen, Leber, Gedärme
61	Mungbohnen-Sprossen	kühl	süss	Dreifacherwärmer, Gedärme, Herz, Leber, Magen, Milz
169	Nori	kühl	salzig, süss	Milz, Lunge, Niere, Gedärme, Magen, Leber
146	Orange	kühl	sauer, süss	Magen, Lunge, Leber, Gedärme
224	Quark, Frischkäse (Kuh)	kühl	sauer, süss	Lunge, Gedärme, Milz, Magen
150	Quitte	kühl	roh: sauer, adstringierend, gekocht: süss	Magen, Lunge, Gedärme
288	Salz	kalt	salzig	Magen, Nieren, Gedärme
293	Tamari	neutral	salzig	Milz, Magen, Gedärme, Nieren, Leber, Herz
171	Wakame	kühl	salzig	Niere, Lunge, Milz, Gedärme, Leber, Magen
45	Weizen, gekeimt	kalt	süss	Dünndarm, Herz, Magen, Leber
155	Zitrone	kühl	sauer	Leber, Lunge, Magen, Gedärme, Gallenblase, Milz, Niere
	Wirkungspriorität 2			
160	Agar-Agar	kühl	süss, salzig	Lunge, Gedärme, Magen, Milz, Leber, Niere, Blase
26	Amaranth	kühl	süss, bitter	Niere, Gedärme, Milz, Lunge
122	Apfel	kühl	süss, sauer	Lunge, Milz, Magen, Gedärme, Gallenblase
161	Arame	kühl	salzig, süss	Milz, Niere, Lunge, Gedärme, Magen, Leber
174	Austernpilze	neutral	süss	Milz, Leber, Magen
50	Azukibohnen	neutral	süss, sauer	Niere, Gedärme Milz, Herz, Leber
125	Banane	kühl	süss	Milz, Magen, Gedärme, Herz
52	Bohnen, schwarz	neutral	süss	Niere, Leber, Gedärme, Milz
163	Dulse	kühl	salzig	Leber, Milz, Niere, Lunge, Gedärme, Magen
275	Essig	warm	sauer, scharf, süss	Magen, Leber, Milz, Lunge

131	Feige	frisch: neutral, getrocknet: warm	süss	Gedärme, Milz, Lunge
132	Grapefruit	Fruchtfleisch: kühl, Schale: neutral	Fruchtfleisch: bitter, sauer, süss, Schale: bitter, scharf	Fruchtfleisch: Magen, Lunge, Schale: Magen, Niere, Blase
73	Gurke	kühl	süss, bitter	Milz, Magen, Herz, Dickdarm, Lunge, Niere, Blase
135	Himbeere	neutral	süss, sauer	Leber, Niere, Milz
268	Honig	neutral	süss	Milz, Lunge, Magen, Gedärme, Leber
137	Johannisbeere rot	kühl	sauer, süss	Niere, Leber, Dickdarm
139	Kaki	kalt	süss, sauer	Gedärme, Lunge, Herz, Magen
232	Kaninchenleber	kühl	süss, bitter, salzig	Leber, Milz, Niere
74	Karotte	neutral	süss	Milz, Magen, Leber, Lunge, Gedärme, Niere
141	Kiwi	kalt	sauer, süss	Magen, Blase
83	Kohl, Weisskohl	neutral	süss, scharf	Magen, Gedärme
145	Melone, Zuckermelone	kühl	süss	Herz, Magen, Lunge, Gedärme
94	Radieschen	kühl	scharf, süss	Lunge, Magen
40	Reis, Rundkorn, Vollkorn	neutral	süss	Milz, Magen, Gedärme
97	Salat, Brunnenkresse	kühl	scharf, bitter	Lunge, Niere, Milz, Leber
108	Sauerkraut, roh	neutral	sauer, süss	Milz, Magen, Gedärme, Dreifacherwärmer
208	Sesamöl	neutral	süss	Niere, Leber, Milz, Herz, Gedärme, Lunge
177	Shiitake	neutral	süss	Milz, Magen, Niere
197	Steinpilz	neutral	süss	Milz, Magen, Niere
261	Tintenfisch	kühl	salzig, süss	Leber, Niere
295	Tofu	kühl	süss	Magen, Milz, Lunge, Niere, Gedärme
296	Wasser	kühl	neutral	alle Organe
117	Zwiebel	warm	roh: scharf, süss gekocht: süss	Lunge, Leber, Magen, Milz, Herz, Niere
	Wirkungspriorität 3			
27	Buchweizen	neutral	süss, bitter	Milz, Magen, Gedärme, Herz
245	Egli	neutral	süss	Milz, Leber, Niere, Magen
246	Forelle	warm	süss	Milz, Magen, Niere, Lunge
33	Hafer, Getreide	neutral	süss, bitter	Milz, Magen, Herz, Lunge, Gedärme, Niere
248	Hering	neutral	süss	Milz, Magen, Lunge, Herz, Niere, Leber
35	Hirse	kühl	süss, salzig	Milz, Magen, Niere
280	Hühnerei	Eigelb: neutral, Eiklar: kühl, ganzes Ei roh oder weich gekocht: neutral	süss	Eigelb: Herz, Leber, Niere, Milz, Eiklar: Lunge

249	Kabeljau, Dorsch	neutral	süss	Leber, Milz, Niere
250	Karpfen	neutral	süss	Milz, Niere, Lunge, Magen, Leber
86	Kohlrabi	neutral	scharf, süss, bitter	Leber, Magen, Milz
87	Krautstiel, weiss, rot	kühl	süss, bitter	Lunge, Dickdarm, Magen, Milz
88	Kürbis, Winterkürbisarten	warm	süss	Milz, Magen, Lunge, Leber, Niere, Gedärme
251	Lachs	neutral	süss	Leber, Milz, Niere
253	Makrele	neutral	süss	Milz, Magen, Herz, Niere, Leber
285	Olive, grün	neutral	bitter, sauer, süss	Gallenblase, Milz, Herz, Lunge
286	Olive, schwarz	neutral	bitter, süss, sauer	Herz, Lunge, Gallenblase, Milz
255	Plattfische	neutral	süss	Milz, Niere, Leber
257	Sardine	neutral	süss	Milz, Magen, Herz, Niere, Leber
290	Schwarztee	warm	bitter	Magen, Blase, Gedärme, Niere
259	Seelachs	neutral	süss	Leber, Milz, Niere
62	Sojabohne, gelb	neutral	süss	Milz, Magen, Leber, Niere, Gedärme
291	Sojamilch	kühl	süss	Lunge, Milz, Magen, Niere, Leber
260	Thunfisch	neutral	süss	Magen, Milz, Niere, Leber, Herz
263	Zander	neutral	süss	Milz, Magen, Leber, Niere, Gedärme
	Hitze eliminieren, die durch Yin-Mangel verursacht wird			
	Wirkungspriorität 1			
120	Ananas	kühl	süss, sauer	Magen, Milz
127	Birne	kühl	süss, sauer	Lunge, Gedärme, Gallenblase, Milz
215	Joghurt (Kuh)	kühl	sauer, süss	Lunge, Magen, Gedärme
139	Kaki	kalt	süss, sauer	Gedärme, Lunge, Herz, Magen
282	Kokosmilch	neutral	süss	Niere, Magen, Blase
188	Leinsamen	neutral	süss	Gedärme, Magen, Niere, Lunge
144	Melone, Wassermelone	kalt	süss	Herz, Leber, Blase, Niere, Gedärme
145	Melone, Zuckermelone	kühl	süss	Herz, Magen, Lunge, Gedärme
288	Salz	kalt	salzig	Magen, Nieren, Gedärme
295	Tofu	kühl	süss	Magen, Milz, Lunge, Niere, Gedärme
115	Tomate	kalt	süss, sauer	Leber, Magen
44	Weizen	kühl	süss	Herz, Milz, Niere, Leber
157	Zwetschge	neutral	süss, sauer	Leber, Gedärme
	Wirkungspriorität 2			
68	Avocado	kühl	süss	Leber, Lunge, Gedärme
228	Entenfleisch	kühl	süss, salzig	Lunge, Niere, Magen, Leber, Blase
29	Gerste	kühl	süss, salzig	Milz, Magen, Gedärme, Blase
31	Gerste, gekeimt und gedarrt	kühl	süss, scharf	Magen, Milz, Niere, Gedärme

280	Hühnerei	Eigelb: neutral, Eiklar: kühl, ganzes Ei roh oder weich gekocht: neutral	süss	Eigelb: Herz, Leber, Niere, Milz, Eiklar: Lunge
88	Kürbis, Winterkürbisarten	warm	süss	Milz, Magen, Lunge, Leber, Niere, Gedärme
91	Mais, Zuckermais	neutral	süss	Magen, Milz, Niere, Gedärme
219	Milch (Kuh)	neutral	süss	Lunge, Magen, Herz, Gedärme, Niere
205	Olivenöl, natives (kaltgepresst)	neutral	süss	Niere, Leber, Gallenblase, Herz, Milz, Magen, Gedärme
147	Papaya	Fruchtfleisch: neutral, Samen: warm	Fruchtfleisch: süss, bitter, Samen: scharf	Magen, Leber, Milz, Gedärme
224	Quark, Frischkäse (Kuh)	kühl	sauer, süss	Lunge, Gedärme, Milz, Magen
40	Reis, Rundkorn, Vollkorn	neutral	süss	Milz, Magen, Gedärme
208	Sesamöl	neutral	süss	Niere, Leber, Milz, Herz, Gedärme, Lunge
177	Shiitake	neutral	süss	Milz, Magen, Niere
293	Tamari	neutral	salzig	Milz, Magen, Gedärme, Nieren, Leber, Herz
296	Wasser	kühl	neutral	alle Organe
	Wirkungspriorität 3			
216	Joghurt (Schaf)	neutral	süss, sauer	Lunge, Gedärme, Herz, Magen
36	Mais, Getreide	neutral	süss	Magen, Milz, Niere, Herz, Gedärme
112	Spinat	kühl	bitter, süss	Leber, Dickdarm, Niere, Milz, Herz
	Sommerhitze eliminieren			
	Wirkungspriorität 1			
120	Ananas	kühl	süss, sauer	Magen, Milz
73	Gurke	kühl	süss, bitter	Milz, Magen, Herz, Dickdarm, Lunge, Niere, Blase
282	Kokosmilch	neutral	süss	Niere, Magen, Blase
144	Melone, Wassermelone	kalt	süss	Herz, Leber, Blase, Niere, Gedärme
145	Melone, Zuckermelone	kühl	süss	Herz, Magen, Lunge, Gedärme
60	Mungbohnen	neutral	süss	Herz, Magen, Leber, Gedärme
61	Mungbohnen-Sprossen	kühl	süss	Dreifacherwärmer, Gedärme, Herz, Leber, Magen, Milz
155	Zitrone	kühl	sauer	Leber, Lunge, Magen, Gedärme, Gallenblase, Milz, Niere
	Wirkungspriorität 3			
280	Hühnerei	Eigelb: neutral, Eiklar: kühl, ganzes Ei roh oder weich gekocht: neutral	süss	Eigelb: Herz, Leber, Niere, Milz, Eiklar: Lunge

	Stuhlgang regulieren/abführen			
	Wirkungspriorität 1			
125	Banane	kühl	süss	Milz, Magen, Gedärme, Herz
131	Feige	frisch: neutral, getrocknet: warm	süss	Gedärme, Milz, Lunge
83	Kohl, Weisskohl	neutral	süss, scharf	Magen, Gedärme
	Wirkungspriorität 2			
116	Agar-Agar	kühl	süss, salzig	Lunge, Gedärme, Magen, Milz, Leber, Niere, Blase
122	Apfel	kühl	süss, sauer	Lunge, Milz, Magen, Gedärme, Gallenblase
124	Aprikose	warm	süss, sauer	Leber, Lunge, Gedärme
161	Arame	kühl	salzig, süss	Milz, Niere, Lunge, Gedärme, Magen, Leber
127	Birne	kühl	süss, sauer	Lunge, Gedärme, Gallenblase, Milz
52	Bohnen, schwarz	neutral	süss	Niere, Leber, Gedärme, Milz
163	Dulse	kühl	salzig	Leber, Milz, Niere, Lunge, Gedärme, Magen
165	Hijiki	kühl	salzig, süss	Milz, Niere, Lunge, Gedärme, Magen, Leber
136	Holunderbeeren	kühl	süss, bitter, sauer	Lunge, Milz, Gedärme, Niere
139	Kaki	kalt	süss, sauer	Gedärme, Lunge, Herz, Magen
54	Kichererbsen	neutral	süss	Milz, Leber, Niere, Herz, Gedärme
56	Kidney Bohnen	neutral	süss	Niere, Milz, Leber, Gedärme
76	Kohl, Blumenkohl	kühl	süss, scharf	Lunge, Magen, Milz, Gedärme
81	Kohl, Rosenkohl	warm	süss, bitter	Milz, Magen, Leber, Herz, Gedärme
85	Kohl, Wirz	neutral, warm	süss, scharf	Magen, Milz, Dickdarm, Leber
167	Kombu	kühl	salzig	Leber, Milz, Niere, Magen, Lunge, Gedärme
88	Kürbis, Winterkürbisarten	warm	süss	Milz, Magen, Lunge, Leber, Niere, Gedärme
57	Lima Bohnen	neutral	süss	Leber, Lunge, Gedärme
58	Linsen	neutral	süss	Niere, Milz, Herz, Gedärme
169	Nori	kühl	salzig, süss	Milz, Lunge, Niere, Gedärme, Magen, Leber
92	Pastinake	neutral	süss, scharf	Milz, Magen, Lunge, Gedärme, Niere, Leber, Gallenblase
149	Pfirsich	warm	süss, sauer	Magen, Gedärme, Lunge, Herz
150	Quitte	kühl	roh: sauer, adstringierend, gekocht: süss	Magen, Lunge, Gedärme
96	Rande	neutral	süss, bitter	Herz, Leber, Milz, Magen, Gedärme
103	Salat, Feldsalat	neutral	süss, bitter	Leber, Herz, Gedärme
110	Spargel, grün	neutral	süss, bitter	Leber, Niere, Gedärme
111	Spargel, weiss	kühl	süss, bitter	Lunge, Niere, Gedärme
171	Wakame	kühl	salzig	Niere, Lunge, Milz, Gedärme, Leber, Magen
116	Zucchetti, Kürbis Sommerkürbisarten	kühl	süss, bitter	Milz, Magen, Lunge, Niere

157	Zwetschge	neutral	süss, sauer	Leber, Gedärme
	Wirkungspriorität 3			
129	Datteln	warm	süss	Milz, Lunge
29	Gerste	kühl	süss, salzig	Milz, Magen, Gedärme, Blase
33	Hafer, Getreide	neutral	süss, bitter	Milz, Magen, Herz, Lunge, Gedärme, Niere
55	Kichererbsen, gekeimt	kühl	süss, bitter	Magen, Milz, Leber, Gedärme
78	Kohl, Chinakohl	neutral, kühl	süss, scharf	Magen, Gedärme, Lunge, Niere
59	Linsen, gekeimt	kühl	süss, scharf, bitter, salzig, sauer	Milz, Herz, Herzkreislauf, Niere, Leber, Gedärme
145	Melone, Zuckermelone	kühl	süss	Herz, Magen, Lunge, Gedärme
146	Orange	kühl	sauer, süss	Magen, Lunge, Leber, Gedärme
147	Papaya	Fruchtfleisch: neutral, Samen: warm	Fruchtfleisch: süss, bitter, Samen: scharf	Magen, Leber, Milz, Gedärme
43	Roggen	neutral	süss, bitter	Leber, Gallenblase, Milz, Gedärme
106	Salat, Winterportulak	neutral	süss, sauer	Herz, Leber, Gedärme
62	Sojabohne, gelb	neutral	süss	Milz, Magen, Leber, Niere, Gedärme
112	Spinat	kühl	bitter, süss	Leber, Dickdarm, Niere, Milz, Herz
114	Süsskartoffel	neutral	süss	Milz, Magen, Gedärme, Niere, Leber
	Darm befeuchten			
	Wirkungspriorität 1			
68	Avocado	kühl	süss	Leber, Lunge, Gedärme
199	Distelöl	neutral	süss	Gedärme, Herz, Niere
202	Leinöl	neutral	süss	Herz, Gedärme, Milz, Lunge
188	Leinsamen	neutral	süss	Gedärme, Magen, Niere, Lunge
193	Pinienkerne	warm	süss, scharf, bitter	Lunge, Gedärme, Leber
207	Rapsöl, Rüböl	neutral	süss	Niere, Gedärme
208	Sesamöl	neutral	süss	Niere, Leber, Milz, Herz, Gedärme, Lunge
210	Sojaöl	neutral	süss	Niere, Leber, Milz, Herz, Gedärme
	Wirkungspriorität 2			
182	Baumnuss	warm	süss, bitter	Niere, Herz, Lunge, Gedärme
183	Cashewkerne	neutral	süss	Leber, Herz, Lunge, Milz, Gedärme
184	Erdnuss	neutral	süss	Milz, Magen, Lunge, Gedärme
201	Kürbiskernöl	neutral	süss	Blase, Niere, Milz, Leber
204	Maiskeimöl	neutral	süss	Niere, Herz, Milz, Lunge, Gedärme
190	Mandeln	neutral	süss, bitter	Lunge, Gedärme, Magen, Milz, Herz
286	Olive, schwarz	neutral	bitter, süss, sauer	Herz, Lunge, Gallenblase, Milz
205	Olivenöl, natives (kaltgepresst)	neutral	süss	Niere, Leber, Gallenblase, Herz, Milz, Magen, Gedärme

194	Pistazie	neutral	süss, bitter, sauer	Leber, Gedärme
195	Sesam	neutral	süss	Niere, Leber, Lunge, Herz, Milz, Gedärme
196	Sonnenblumenkerne	neutral	süss	Niere, Gedärme, Milz, Lunge, Herz
211	Sonnenblumenöl	neutral	süss	Niere, Leber, Herz, Milz, Lunge, Gedärme
	Wirkungspriorität 3			
285	Olive, grün	neutral	bitter, sauer, süss	Gallenblase, Milz, Herz, Lunge

	Nässe/Feuchtigkeit auflösen/transformieren			
	Wirkungspriorität 1			
122	Apfel	kühl	süss, sauer	Lunge, Milz, Magen, Gedärme, Gallenblase
161	Arame	kühl	salzig, süss	Milz, Niere, Lunge, Gedärme, Magen, Leber
66	Artischocke	kühl	bitter, süss	Leber, Gallenblase, Blase, Magen
174	Austernpilze	neutral	süss	Milz, Leber, Magen
50	Azukibohnen	neutral	süss, sauer	Niere, Gedärme Milz, Herz, Leber
175	Champignon	kühl	süss	Milz, Magen, Lunge, Gedärme
163	Dulse	kühl	salzig	Leber, Milz, Niere, Lunge, Gedärme, Magen
130	Erdbeere	kühl	süss, sauer	Leber, Milz, Niere, Lunge
165	Hijiki	kühl	salzig, süss	Milz, Niere, Lunge, Gedärme, Magen, Leber
35	Hirse	kühl	süss, salzig	Milz, Magen, Niere
250	Karpfen	neutral	süss	Milz, Niere, Lunge, Magen, Leber
56	Kidney Bohnen	neutral	süss	Niere, Milz, Leber, Gedärme
140	Kirsche	warm	süss, sauer	Milz, Leber, Niere
81	Kohl, Rosenkohl	warm	süss, bitter	Milz, Magen, Leber, Herz, Gedärme
167	Kombu	kühl	salzig	Leber, Milz, Niere, Magen, Lunge, Gedärme
202	Leinöl	neutral	süss	Herz, Gedärme, Milz, Lunge
57	Lima Bohnen	neutral	süss	Leber, Lunge, Gedärme
204	Maiskeimöl	neutral	süss	Niere, Herz, Milz, Lunge, Gedärme
253	Makrele	neutral	süss	Milz, Magen, Herz, Niere, Leber
254	Miesmuscheln	kühl	salzig	Niere, Leber
222	Milch (Ziege)	warm	süss	Lunge, Milz, Magen, Herz, Niere, Gedärme
284	Miso	neutral	salzig	Milz, Magen, Gedärme, Leber, Niere
169	Nori	kühl	salzig, süss	Milz, Lunge, Niere, Gedärme, Magen, Leber
285	Olive, grün	neutral	bitter, sauer, süss	Gallenblase, Milz, Herz, Lunge
286	Olive, schwarz	neutral	bitter, süss, sauer	Herz, Lunge, Gallenblase, Milz
205	Olivenöl, natives (kaltgepresst)	neutral	süss	Niere, Leber, Gallenblase, Herz, Milz, Magen, Gedärme
147	Papaya	Fruchtfleisch: neutral, Samen: warm	Fruchtfleisch: süss, bitter, Samen: scharf	Magen, Leber, Milz, Gedärme

38	Reis, Basmati, Vollkorn	neutral	süss	Milz, Magen
39	Reis, Langkorn, Vollkorn	neutral	süss	Milz, Magen
43	Roggen	neutral	süss, bitter	Leber, Gallenblase, Milz, Gedärme
100	Salat, Cicorino rosso/verde	kühl	bitter, süss	Herz, Milz, Leber
107	Salat, Zuckerhut	kühl	bitter, süss	Herz, Milz, Leber
257	Sardine	neutral	süss	Milz, Magen, Herz, Niere, Leber
108	Sauerkraut, roh	neutral	sauer, süss	Milz, Magen, Gedärme, Dreifacherwärmer
290	Schwarztee	warm	bitter	Magen, Blase, Gedärme, Niere
208	Sesamöl	neutral	süss	Niere, Leber, Milz, Herz, Gedärme, Lunge
177	Shiitake	neutral	süss	Milz, Magen, Niere
62	Sojabohne, gelb	neutral	süss	Milz, Magen, Leber, Niere, Gedärme
291	Sojamilch	kühl	süss	Lunge, Milz, Magen, Niere, Leber
210	Sojaöl	neutral	süss	Niere, Leber, Milz, Herz, Gedärme
211	Sonnenblumenöl	neutral	süss	Niere, Leber, Herz, Milz, Lunge, Gedärme
179	Steinpilz	neutral	süss	Milz, Magen, Niere
260	Thunfisch	neutral	süss	Magen, Milz, Niere, Leber, Herz
262	Vongole	kalt	salzig	Magen, Milz
171	Wakame	kühl	salzig	Niere, Lunge, Milz, Gedärme, Leber, Magen
	Wirkungspriorität 2			
160	Agar-Agar	kühl	süss, salzig	Lunge, Gedärme, Magen, Milz, Leber, Niere, Blase
68	Avocado	kühl	süss	Leber, Lunge, Gedärme
125	Banane	kühl	süss	Milz, Magen, Gedärme, Herz
182	Baumnuss	warm	süss, bitter	Niere, Herz, Lunge, Gedärme
69	Bohnen, grün	neutral	süss	Milz, Niere, Herz
27	Buchweizen	neutral	süss, bitter	Milz, Magen, Gedärme, Herz
183	Cashewkerne	neutral	süss	Leber, Herz, Lunge, Milz, Gedärme
199	Distelöl	neutral	süss	Gedärme, Herz, Niere
245	Egli	neutral	süss	Milz, Leber, Niere, Magen
70	Erbsen, frisch	neutral	süss	Milz, Magen, Leber, Niere
275	Essig	warm	sauer, scharf, süss	Magen, Leber, Milz, Lunge
214	Feta (Schaf, Ziege)	neutral	süss, sauer	Lunge, Gedärme, Milz, Magen, Herz, Niere, Leber
246	Forelle	warm	süss	Milz, Magen, Niere, Lunge
72	Frühlingszwiebel	warm	roh: scharf, gekocht: süss, scharf	Lunge, Magen
29	Gerste	kühl	süss, salzig	Milz, Magen, Gedärme, Blase
31	Gerste, gekeimt und gedarrt	kühl	süss, scharf	Magen, Milz, Niere, Gedärme
32	Grünkern	warm	süss, sauer	Leber, Milz, Herz

278	Grüntee	kühl	bitter	Niere, Blase, Magen, Gedärme
33	Hafer, Getreide	neutral	süss, bitter	Milz, Magen, Herz, Lunge, Gedärme, Niere
185	Haselnuss	neutral	süss	Milz, Magen, Niere, Leber
54	Kichererbsen	neutral	süss	Milz, Leber, Niere, Herz, Gedärme
77	Kohl, Brokkoli	kühl	süss, scharf, bitter	Leber. Lunge, Milz, Gedärme
79	Kohl, Federkohl	warm	süss, bitter, scharf	Lunge, Magen, Gedärme, Leber
86	Kohlrabi	neutral	scharf, süss, bitter	Leber, Magen, Milz
88	Kürbis, Winterkürbisarten	warm	süss	Milz, Magen, Lunge, Leber, Niere, Gedärme
251	Lachs	neutral	süss	Leber, Milz, Niere
188	Leinsamen	neutral	süss	Gedärme, Magen, Niere, Lunge
58	Linsen	neutral	süss	Niere, Milz, Herz, Gedärme
36	Mais, Getreide	neutral	süss	Magen, Milz, Niere, Herz, Gedärme
91	Mais, Zuckermais	neutral	süss	Magen, Milz, Niere, Gedärme
142	Mandarine	neutral	süss, sauer	Magen, Lunge
191	Marroni	warm	süss	Milz, Magen, Niere
61	Mungbohnen-Sprossen	kühl	süss	Dreifacherwärmer, Gedärme, Herz, Leber, Magen, Milz
150	Quitte	kühl	roh: sauer, adstringierend, gekocht: süss	Magen, Lunge, Gedärme
96	Rande	neutral	süss, bitter	Herz, Leber, Milz, Magen, Gedärme
207	Rapsöl, Rüböl	neutral	süss	Niere, Gedärme
40	Reis, Rundkorn, Vollkorn	neutral	süss	Milz, Magen, Gedärme
41	Reis, Süssreis, Mochi, Vollkorn	warm	süss	Milz, Magen, Niere, Lunge
97	Salat, Brunnenkresse	kühl	scharf, bitter	Lunge, Niere, Milz, Leber
152	Sanddorn	kalt	sauer	Leber, Lunge, Gedärme, Niere
196	Sonnenblumenkerne	neutral	süss	Niere, Gedärme, Milz, Lunge, Herz
110	Spargel, grün	neutral	süss, bitter	Leber, Niere, Gedärme
114	Süsskartoffel	neutral	süss	Milz, Magen, Gedärme, Niere, Leber
293	Tamari	neutral	salzig	Milz, Magen, Gedärme, Nieren, Leber, Herz
295	Tofu	kühl	süss	Magen, Milz, Lunge, Niere, Gedärme
115	Tomate	kalt	süss, sauer	Leber, Magen
45	Weizen, gekeimt	kalt	süss	Dünndarm, Herz, Magen, Leber
263	Zander	neutral	süss	Milz, Magen, Leber, Niere, Gedärme
155	Zitrone	kühl	sauer	Leber, Lunge, Magen, Gedärme, Gallenblase, Milz, Niere
117	Zwiebel	warm	roh: scharf, süss; gekocht: süss	Lunge, Leber, Magen, Milz, Herz, Niere

	Wirkungspriorität 3			
127	Birne	kühl	süss, sauer	Lunge, Gedärme, Gallenblase, Milz
52	Bohnen, schwarz	neutral	süss	Niere, Leber, Gedärme, Milz
128	Brombeere	neutral	sauer, süss	Leber, Niere, Magen
28	Dinkel	neutral	süss	Magen, Milz, Gedärme, Leber, Herz
137	Johannisbeere rot	kühl	sauer, süss	Niere, Leber, Dickdarm
176	Judasohr	kühl	süss	Lunge, Magen, Gedärme
281	Kaffee	warm	bitter, sauer	Herzkreislauf, Herz, Lunge, Leber, Niere
55	Kichererbsen, gekeimt	kühl	süss, bitter	Magen, Milz, Leber, Gedärme
80	Kohl, Pak-Choi	warm	scharf	Lunge, Magen, Milz
190	Mandeln	neutral	süss, bitter	Lunge, Gedärme, Magen, Milz, Herz
193	Pinienkerne	warm	süss, scharf, bitter	Lunge, Gedärme, Leber
287	Rotwein	warm	bitter, sauer, süss	Herz, Leber, Niere
106	Salat, Winterportulak	neutral	süss, sauer	Herz, Leber, Gedärme
	Nässe/Feuchtigkeit und Hitze ausleiten			
	Wirkungspriorität 1			
122	Apfel	kühl	süss, sauer	Lunge, Milz, Magen, Gedärme, Gallenblase
50	Azukibohne	neutral	süss, sauer	Niere, Gedärme Milz, Herz, Leber
277	Getreidekaffee	neutral	bitter, süss	Leber, Milz, Magen
278	Grüntee	kühl	bitter	Niere, Blase, Magen, Gedärme
134	Heidelbeere	neutral	süss, sauer, bitter	Leber, Niere
141	Kiwi	kalt	sauer, süss	Magen, Blase
167	Kombu	kühl	salzig	Leber, Milz, Niere, Magen, Lunge, Gedärme
201	Kürbiskernöl	neutral	süss	Blase, Niere, Milz, Leber
147	Papaya	Fruchtfleisch: neutral, Samen: warm	Fruchtfleisch: süss, bitter, Samen: scharf	Magen, Leber, Milz, Gedärme
94	Radieschen	kühl	scharf, süss	Lunge, Magen
101	Salat, Eisberg	kühl	süss, bitter	Herz, Blase, Gedärme
104	Salat, Kopfsalat	kühl	süss, bitter	Gedärme, Magen, Herz
290	Schwarztee	warm	bitter	Magen, Blase, Gedärme, Niere
	Wirkungspriorität 2			
26	Amaranth	kühl	süss, bitter	Niere, Gedärme, Milz, Lunge
127	Birne	kühl	süss, sauer	Lunge, Gedärme, Gallenblase, Milz
27	Buchweizen	neutral	süss, bitter	Milz, Magen, Gedärme, Herz
163	Dulse	kühl	salzig	Leber, Milz, Niere, Lunge, Gedärme, Magen
228	Entenfleisch	kühl	süss, salzig	Lunge, Niere, Magen, Leber, Blase
29	Gerste	kühl	süss, salzig	Milz, Magen, Gedärme, Blase

31	Gerste, gekeimt und gedarrt	kühl	süss, scharf	Magen, Milz, Niere, Gedärme
74	Karotte	neutral	süss	Milz, Magen, Leber, Lunge, Gedärme, Niere
75	Kartoffel	neutral	süss	Milz, Magen
187	Kürbiskerne	neutral	süss, scharf, bitter	Blase, Niere, Milz, Gedärme, Leber
90	Löwenzahn	kühl	bitter, süss	Leber, Gallenblase, Magen, Gedärme, Niere, Blase
205	Olivenöl, natives (kaltgepresst)	neutral	süss	Niere, Leber, Gallenblase, Herz, Milz, Magen, Gedärme
150	Quitte	kühl	roh: sauer, adstringierend, gekocht: süss	Magen, Lunge, Gedärme
291	Sojamilch	kühl	süss	Lunge, Milz, Magen, Niere, Leber
114	Süsskartoffel	neutral	süss	Milz, Magen, Gedärme, Niere, Leber
116	Zucchetti, Kürbis Sommerkürbisarten	kühl	süss, bitter	Milz, Magen, Lunge, Niere
	Wirkungspriorität 3			
138	Johannisbeere schwarz, Frucht	kühl	sauer, süss, bitter	Lunge, Niere, Leber
37	Quinoa	neutral	süss, sauer	Niere, Perikard, Milz
97	Salat, Brunnenkresse	kühl	scharf, bitter	Lunge, Niere, Milz, Leber
109	Schwarzwurzel	kühl	süss, bitter	Milz, Leber
263	Zander	neutral	süss	Milz, Magen, Leber, Niere, Gedärme
	Nässe ausleiten und Diurese fördern			
	Wirkungspriorität 1			
66	Artischocke	kühl	bitter, süss	Leber, Gallenblase, Blase, Magen
50	Azukibohne	neutral	süss, sauer	Niere, Gedärme Milz, Herz, Leber
277	Getreidekaffee	neutral	bitter, süss	Leber, Milz, Magen
278	Grüntee	kühl	bitter	Niere, Blase, Magen, Gedärme
281	Kaffee	warm	bitter, sauer	Herzkreislauf, Herz, Lunge, Leber, Niere
187	Kürbiskerne	neutral	süss, scharf, bitter	Blase, Niere, Milz, Gedärme, Leber
201	Kürbiskernöl	neutral	süss	Blase, Niere, Milz, Leber
60	Mungbohnen	neutral	süss	Herz, Magen, Leber, Gedärme
259	Sardine	neutral	süss	Milz, Magen, Herz, Niere, Leber
110	Spargel, grün	neutral	süss, bitter	Leber, Niere, Gedärme
111	Spargel, weiss	kühl	süss, bitter	Lunge, Niere, Gedärme
	Wirkungspriorität 2			
120	Ananas	kühl	süss, sauer	Magen, Milz
69	Bohnen, grün	neutral	süss	Milz, Niere, Herz
70	Erbsen, frisch	neutral	süss	Milz, Magen, Leber, Niere
130	Erdbeere	kühl	süss, sauer	Leber, Milz, Niere, Lunge

29	Gerste	kühl	süss, salzig	Milz, Magen, Gedärme, Blase
73	Gurke	kühl	süss, bitter	Milz, Magen, Herz, Dickdarm, Lunge, Niere, Blase
138	Johannisbeere schwarz	kühl	sauer, süss, bitter	Lunge, Niere, Leber
56	Kidney Bohnen	neutral	süss	Niere, Milz, Leber, Gedärme
77	Kohl, Brokkoli	kühl	süss, scharf, bitter	Leber, Lunge, Milz, Gedärme
78	Kohl, Chinakohl	neutral, kühl	süss, scharf	Magen, Gedärme, Lunge, Niere
89	Lauch	warm	roh: scharf, gekocht: süss, scharf	Niere, Lunge, Milz, Leber
90	Löwenzahn	kühl	bitter, süss	Leber, Gallenblase, Magen, Gedärme, Niere, Blase
144	Melone, Wassermelone	kalt	süss	Herz, Leber, Blase, Niere, Gedärme
145	Melone, Zuckermelone	kühl	süss	Herz, Magen, Lunge, Gedärme
94	Radieschen, Rettich weiss	kühl	scharf, süss	Lunge, Magen
151	Rosinen	neutral	süss, sauer	Leber, Milz, Lunge, Niere
101	Salat, Eisberg	kühl	süss, bitter	Herz, Blase, Gedärme
290	Schwarztee	warm	bitter	Magen, Blase, Gedärme, Niere
154	Weintraube	neutral	süss, sauer	Leber, Milz, Lunge, Niere
116	Zucchetti, Kürbis Sommerkürbisarten	kühl	süss, bitter	Milz, Magen, Lunge, Niere
	Wirkungspriorität 3			
67	Aubergine	kühl	süss, bitter	Milz, Magen, Gedärme, Leber, Niere, Uterus
127	Birne	kühl	süss, sauer	Lunge, Gedärme, Gallenblase, Milz
52	Bohnen, schwarz	neutral	süss	Niere, Leber, Gedärme, Milz
76	Kohl, Blumenkohl	kühl	süss, scharf	Lunge, Magen, Milz, Gedärme
88	Kürbis, Winterkürbisarten	warm	süss	Milz, Magen, Lunge, Leber, Niere, Gedärme
36	Mais, Getreide	neutral	süss	Magen, Milz, Niere, Herz, Gedärme
91	Mais, Zuckermais	neutral	süss	Magen, Milz, Niere, Gedärme
143	Mango	kühl	süss, sauer	Magen, Lunge, Leber
92	Pastinake	neutral	süss, scharf	Milz, Magen, Lunge, Gedärme, Niere, Leber, Gallenblase
40	Reis, Rundkorn, Vollkorn	neutral	süss	Milz, Magen, Gedärme
97	Salat, Brunnenkresse	kühl	scharf, bitter	Lunge, Niere, Milz, Leber
102	Salat, Endivie glatt und gekraust	kühl	bitter, süss	Leber, Herz
104	Salat, Kopfsalat	kühl	süss, bitter	Gedärme, Magen, Herz
105	Salat, Lattich	kühl	bitter, süss	Herz Gedärme
113	Stangensellerie	kühl	süss, scharf	Leber, Milz, Magen
157	Zwetschge	neutral	süss, sauer	Leber, Gedärme

	Wind-Kälte/Hitze-Nässe eliminieren (Rheuma/Bi-Syndrom)			
	Wirkungspriorität 1			
66	Artischocke	kühl	bitter, süss	Leber, Gallenblase, Blase, Magen
140	Kirsche	warm	süss, sauer	Milz, Leber, Niere
	Wirkungspriorität 2			
120	Ananas	kühl	süss, sauer	Magen, Milz
174	Austernpilze	neutral	süss	Milz, Leber, Magen
71	Fenchel, Gemüse	warm	süss, scharf	Milz, Magen, Leber, Niere
136	Holunderbeeren	kühl	süss, bitter, sauer	Lunge, Milz, Gedärme, Niere
83	Kohl, Weisskohl	neutral	süss, scharf	Magen, Gedärme
202	Leinöl	neutral	süss	Herz, Gedärme, Milz, Lunge
253	Makrele	neutral	süss	Milz, Magen, Herz, Niere, Leber
205	Olivenöl, natives (kaltgepresst)	neutral	süss	Niere, Leber, Gallenblase, Herz, Milz, Magen, Gedärme
147	Papaya	Fruchtfleisch: neutral, Samen: warm	Fruchtfleisch: süss, bitter, Samen: scharf	Magen, Leber, Milz, Gedärme
193	Pinienkerne	warm	süss, scharf, bitter	Lunge, Gedärme, Leber
207	Rapsöl, Rüböl	neutral	süss	Niere, Gedärme
195	Sesam	neutral	süss	Niere, Leber, Lunge, Herz, Milz, Gedärme
208	Sesamöl	neutral	süss	Niere, Leber, Milz, Herz, Gedärme, Lunge
177	Shiitake	neutral	süss	Milz, Magen, Niere
260	Thunfisch	neutral	süss	Magen, Milz, Niere, Leber, Herz
	Wirkungspriorität 3			
125	Banane	kühl	süss	Milz, Magen, Gedärme, Herz
275	Essig	warm	sauer, scharf, süss	Magen, Leber, Milz, Lunge
278	Grüntee	kühl	bitter	Niere, Blase, Magen, Gedärme
248	Hering	neutral	süss	Milz, Magen, Lunge, Herz, Niere, Leber
137	Johannisbeere rot	kühl	sauer, süss	Niere, Leber, Dickdarm
138	Johannisbeere schwarz	kühl	sauer, süss, bitter	Lunge, Niere, Leber
75	Kartoffel	neutral	süss	Milz, Magen
151	Rosinen	neutral	süss, sauer	Leber, Milz, Lunge, Niere
257	Sardine	neutral	süss	Milz, Magen, Herz, Niere, Leber
295	Tofu	kühl	süss	Magen, Milz, Lunge, Niere, Gedärme
154	Weintraube	neutral	süss, sauer	Leber, Milz, Lunge, Niere
157	Zwetschge	neutral	süss, sauer	Leber, Gedärme

	Qi regulieren und bewegen			
	Wirkungspriorität 1			
70	Erbsen, frisch	neutral	süss	Milz, Magen, Leber, Niere
71	Fenchel	warm	süss, scharf	Milz, Magen, Leber, Niere
132	Grapefruit	Fruchtfleisch: kühl, Schale: neutral	Fruchtfleisch: bitter, sauer, süss, Schale: bitter, scharf	Fruchtfleisch: Magen, Lunge, Schale: Magen, Niere, Blase
281	Kaffee	warm	bitter, sauer	Herzkreislauf, Herz, Lunge, Leber, Niere
79	Kohl, Federkohl	warm	süss, bitter, scharf	Lunge, Magen, Gedärme, Leber
80	Kohl, Pak-Choi	warm	scharf	Lunge, Magen, Milz
83	Kohl, Weisskohl	neutral	süss, scharf	Magen, Gedärme
86	Kohlrabi	neutral	scharf, süss, bitter	Leber, Magen, Milz
89	Lauch	warm	roh: scharf, gekocht: süss, scharf	Niere, Lunge, Milz, Leber
142	Mandarine	neutral	süss, sauer	Magen, Lunge
285	Olive, grün	neutral	bitter, sauer, süss	Gallenblase, Milz, Herz, Lunge
286	Olive, schwarz	neutral	bitter, süss, sauer	Herz, Lunge, Gallenblase, Milz
38	Reis, Basmati, Vollkorn	neutral	süss	Milz, Magen
43	Roggen	neutral	süss, bitter	Leber, Gallenblase, Milz, Gedärme
99	Salat, Brüsseler	kühl	süss, bitter	Leber, Gallenblase, Milz
157	Zwetschge	neutral	süss, sauer	Leber, Gedärme
	Wirkungspriorität 2			
66	Artischocke	kühl	bitter, süss	Leber, Gallenblase, Blase, Magen
67	Aubergine	kühl	süss, bitter	Milz, Magen, Gedärme, Leber, Niere, Uterus
68	Avocado	kühl	süss	Leber, Lunge, Gedärme
27	Buchweizen	neutral	süss, bitter	Milz, Magen, Gedärme, Herz
72	Frühlingszwiebel	warm	roh: scharf, gekocht: süss, scharf	Lunge, Magen
35	Hirse	kühl	süss, salzig	Milz, Magen, Niere
268	Honig	neutral	süss	Milz, Lunge, Magen, Gedärme, Leber
77	Kohl, Brokkoli	kühl	süss, scharf, bitter	Leber. Lunge, Milz, Gedärme
81	Kohl, Rosenkohl	warm	süss, bitter	Milz, Magen, Leber, Herz, Gedärme
85	Kohl, Wirz	neutral, warm	süss, scharf	Magen, Milz, Dickdarm, Leber
187	Kürbiskerne	neutral	süss, scharf, bitter	Blase, Niere, Milz, Gedärme, Leber
201	Kürbiskernöl	neutral	süss	Blase, Niere, Milz, Leber

202	Leinöl	neutral	süss	Herz, Gedärme, Milz, Lunge
90	Löwenzahn	kühl	bitter, süss	Leber, Gallenblase, Magen, Gedärme, Niere, Blase
190	Mandeln	neutral	süss, bitter	Lunge, Gedärme, Magen, Milz, Herz
143	Mango	kühl	süss, sauer	Magen, Lunge, Leber
94	Radieschen, Rettich weiss	kühl	scharf, süss	Lunge, Magen
96	Rande	neutral	süss, bitter	Herz, Leber, Milz, Magen, Gedärme
40	Reis, Rundkorn, Vollkorn	neutral	süss	Milz, Magen, Gedärme
97	Salat, Brunnenkresse	kühl	scharf, bitter	Lunge, Niere, Milz, Leber
108	Sauerkraut, roh	neutral	sauer, süss	Milz, Magen, Gedärme, Dreifacherwärmer
211	Sonnenblumenöl	neutral	süss	Niere, Leber, Herz, Milz, Lunge, Gedärme
113	Stangensellerie	kühl	süss, scharf	Leber, Milz, Magen
117	Zwiebel	warm	roh: scharf, süss gekocht: süss	Lunge, Leber, Magen, Milz, Herz, Niere
	Wirkungspriorität 3			
274	Bier	kühl	bitter, süss	Leber, Niere, Herz, Milz
163	Dulse	kühl	salzig	Leber, Milz, Niere, Lunge, Gedärme, Magen
275	Essig	warm	sauer, scharf, süss	Magen, Leber, Milz, Lunge
31	Gerste, gekeimt und gedarrt	kühl	süss, scharf	Magen, Milz, Niere, Gedärme
277	Getreidekaffee	neutral	bitter, süss	Leber, Milz, Magen
54	Kichererbsen	neutral	süss	Milz, Leber, Niere, Herz, Gedärme
78	Kohl, Chinakohl	neutral, kühl	süss, scharf	Magen, Gedärme, Lunge, Niere
82	Kohl, Rotkohl	neutral, warm	süss, scharf	Magen, Milz, Dickdarm
269	Malz	warm	süss	Milz, Lunge, Magen
270	Melasse, schwarz	warm	süss, bitter	Leber, Milz, Niere, Herz, Lunge
92	Pastinake	neutral	süss, scharf	Milz, Magen, Lunge, Gedärme, Niere, Leber, Gallenblase
287	Rotwein	warm	bitter, sauer, süss	Herz, Leber, Niere
62	Sojabohne, gelb	neutral	süss	Milz, Magen, Leber, Niere, Gedärme
291	Sojamilch	kühl	süss	Lunge, Milz, Magen, Niere, Leber
295	Tofu	kühl	süss	Magen, Milz, Lunge, Niere, Gedärme
155	Zitrone	kühl	sauer	Leber, Lunge, Magen, Gedärme, Gallenblase, Milz, Niere
271	Zucker, Vollwertzucker	warm	süss	Milz, Magen, Leber, Lunge
272	Zucker, weiss	neutral	süss	Milz, Lunge, Magen, Gedärme
102	Salat, Endivie glatt und gekraust	kühl	bitter, süss	Leber, Herz

	Nahrungsretention auflösen			
	Wirkungspriorität 1			
120	Ananas	kühl	süss, sauer	Magen, Milz
31	Gerste, gekeimt und gedarrt	kühl	süss, scharf	Magen, Milz, Niere, Gedärme
132	Grapefruit	Fruchtfleisch: kühl, Schale: neutral	Fruchtfleisch: bitter, sauer, süss, Schale: bitter, scharf	Fruchtfleisch: Magen, Lunge, Schale: Magen, Niere, Blase
281	Kaffee	warm	bitter, sauer	Herzkreislauf, Herz, Lunge, Leber, Niere
141	Kiwi	kalt	sauer, süss	Magen, Blase
	Wirkungspriorität 2			
66	Artischocke	kühl	bitter, süss	Leber, Gallenblase, Blase, Magen
275	Essig	warm	sauer, scharf, süss	Magen, Leber, Milz, Lunge
94	Radieschen, Rettich weiss	kühl	scharf, süss	Lunge, Magen
108	Sauerkraut, roh	neutral	sauer, süss	Milz, Magen, Gedärme, Dreifacherwärmer
	Blutungen stillen und regulieren			
	Wirkungspriorität 2			
67	Aubergine	kuhl	süss, bitter	Milz, Magen, Gedärme, Leber, Niere, Uterus
50	Azukibohne	neutral	süss, sauer	Niere, Gedärme Milz, Herz, Leber
191	Marroni	warm	süss	Milz, Magen, Niere
	Wirkungspriorität 3			
184	Erdnuss	neutral	süss	Milz, Magen, Lunge, Gedärme
	Blut bewegen			
	Wirkungspriorität 1			
67	Aubergine	kühl	süss, bitter	Milz, Magen, Gedärme, Leber, Niere, Uterus
275	Essig	warm	sauer, scharf, süss	Magen, Leber, Milz, Lunge
202	Leinöl	neutral	süss	Herz, Gedärme, Milz, Lunge
149	Pfirsich	warm	süss, sauer	Magen, Gedärme, Lunge, Herz
151	Rosinen	neutral	süss, sauer	Leber, Milz, Lunge, Niere
97	Salat, Brunnenkresse	kühl	scharf, bitter	Lunge, Niere, Milz, Leber
154	Weintraube	neutral	süss, sauer	Leber, Milz, Lunge, Niere
	Wirkungspriorität 2			
50	Azukibohnen	neutral	süss, sauer	Niere, Gedärme Milz, Herz, Leber
182	Baumnuss	warm	süss, bitter	Niere, Herz, Lunge, Gedärme
130	Erdbeere	kühl	süss, sauer	Leber, Milz, Niere, Lunge
72	Frühlingszwiebel	warm	roh: scharf, gekocht: süss, scharf	Lunge, Magen

132	Grapefruit	Fruchtfleisch: kühl, Schale: neutral	Fruchtfleisch: bitter, sauer, süss, Schale: bitter, scharf	Fruchtfleisch: Magen, Lunge, Schale: Magen, Niere, Blase
185	Haselnuss	neutral	süss	Milz, Magen, Niere, Leber
80	Kohl, Pak-Choi	warm	scharf	Lunge, Magen, Milz
82	Kohl, Rotkohl	neutral, warm	süss, scharf	Magen, Milz, Dickdarm
85	Kohl, Wirz	neutral, warm	süss, scharf	Magen, Milz, Dickdarm, Leber
86	Kohlrabi	neutral	scharf, süss, bitter	Leber, Magen, Milz
89	Lauch	warm	roh: scharf, gekocht: süss, scharf	Niere, Lunge, Milz, Leber
191	Marroni	warm	süss	Milz, Magen, Niere
146	Orange	Fruchtfleisch: kühl	Fruchtfleisch: sauer, süss	Magen, Lunge, Leber, Gedärme
287	Rotwein	warm	bitter, sauer, süss	Herz, Leber, Niere
117	Zwiebel	warm	roh: scharf, süss; gekocht: süss	Lunge, Leber, Magen, Milz, Herz, Niere
	Wirkungspriorität 3			
120	Ananas	kühl	süss, sauer	Magen, Milz
134	Heidelbeere	neutral	süss, sauer, bitter	Leber, Niere
142	Mandarine	neutral	süss, sauer	Magen, Lunge
254	Miesmuscheln	kühl	salzig	Niere, Leber
147	Papaya	Fruchtfleisch: neutral, Samen: warm	Fruchtfleisch: süss, bitter, Samen: scharf	Magen, Leber, Milz, Gedärme
193	Pinienkerne	warm	süss, scharf, bitter	Lunge, Gedärme, Leber
62	Sojabohne, gelb	neutral	süss	Milz, Magen, Leber, Niere, Gedärme
291	Sojamilch	kühl	süss	Lunge, Milz, Magen, Niere, Leber
196	Sonnenblumenkerne	neutral	süss	Niere, Gedärme, Milz, Lunge, Herz
295	Tofu	kühl	süss	Magen, Milz, Lunge, Niere, Gedärme
155	Zitrone	kühl	sauer	Leber, Lunge, Magen, Gedärme, Gallenblase, Milz, Niere
271	Zucker, Vollwertzucker	warm	süss	Milz, Magen, Leber, Lunge
	Schleim auflösen/transformieren			
	Wirkungspriorität 1			
124	Aprikose	warm	süss, sauer	Leber, Lunge, Gedärme
161	Arame	kühl	salzig, süss	Milz, Niere, Lunge, Gedärme, Magen, Leber
163	Dulse	kühl	salzig	Leber, Milz, Niere, Lunge, Gedärme, Magen

132	Grapefruit	Fruchtfleisch: kühl, Schale: neutral	Fruchtfleisch: bitter, sauer, süss, Schale: bitter, scharf	Fruchtfleisch: Magen, Lunge, Schale: Magen, Niere, Blase
165	Hijiki	kühl	salzig, süss	Milz, Niere, Lunge, Gedärme, Magen, Leber
136	Holunderbeeren	kühl	süss, bitter, sauer	Lunge, Milz, Gedärme, Niere
80	Kohl, Pak-Choi	warm	scharf	Lunge, Magen, Milz
81	Kohl, Rosenkohl	warm	süss, bitter	Milz, Magen, Leber, Herz, Gedärme
167	Kombu	kühl	salzig	Leber, Milz, Niere, Magen, Lunge, Gedärme
89	Lauch	warm	roh: scharf, gekocht: süss, scharf	Niere, Lunge, Milz, Leber
142	Mandarine	neutral	süss, sauer	Magen, Lunge
143	Mango	kühl	süss, sauer	Magen, Lunge, Leber
254	Miesmuscheln	kühl	salzig	Niere, Leber
222	Milch (Ziege)	warm	süss	Lunge, Milz, Magen, Herz, Niere, Gedärme
169	Nori	kühl	salzig, süss	Milz, Lunge, Niere, Gedärme, Magen, Leber
205	Olivenöl, natives (kaltgepresst)	neutral	süss	Niere, Leber, Gallenblase, Herz, Milz, Magen, Gedärme
147	Papaya	Fruchtfleisch: neutral, Samen: warm	Fruchtfleisch: süss, bitter, Samen: scharf	Magen, Leber, Milz, Gedärme
93	Peperoni, gelb, rot, grün	kühl	süss, bitter, scharf	Milz, Magen, Dickdarm, Herz
149	Pfirsich	warm	süss, sauer	Magen, Gedärme, Lunge, Herz
94	Radieschen, Rettich weiss	kühl	scharf, süss	Lunge, Magen
97	Salat, Brunnenkresse	kühl	scharf, bitter	Lunge, Niere, Milz, Leber
100	Salat, Cicorino rosso/verde	kühl	bitter, süss	Herz, Milz, Leber
107	Salat, Zuckerhut	kühl	bitter, süss	Herz, Milz, Leber
288	Salz	kalt	salzig	Magen, Nieren, Gedärme
177	Shiitake	neutral	süss	Milz, Magen, Niere
291	Sojamilch	kühl	süss	Lunge, Milz, Magen, Niere, Leber
179	Steinpilz	neutral	süss	Milz, Magen, Niere
262	Vongole	kalt	salzig	Magen, Milz
171	Wakame	kühl	salzig	Niere, Lunge, Milz, Gedärme, Leber, Magen
117	Zwiebel	warm	roh: scharf, süss; gekocht: süss	Lunge, Leber, Magen, Milz, Herz, Niere
	Wirkungspriorität 2			
120	Ananas	kühl	süss, sauer	Magen, Milz
174	Austernpilze	neutral	süss	Milz, Leber, Magen
127	Birne	kühl	süss, sauer	Lunge, Gedärme, Gallenblase, Milz
175	Champignon	kühl	süss	Milz, Magen, Lunge, Gedärme

214	Feta (Schaf, Ziege)	neutral	süss, sauer	Lunge, Gedärme, Milz, Magen, Herz, Niere, Leber
35	Hirse	kühl	süss, salzig	Milz, Magen, Niere
74	Karotte, Gemüse	neutral	süss	Milz, Magen, Leber, Lunge, Gedärme, Niere
88	Kürbis, Winterkürbisarten	warm	süss	Milz, Magen, Lunge, Leber, Niere, Gedärme
202	Leinöl	neutral	süss	Herz, Gedärme, Milz, Lunge
90	Löwenzahn	kühl	bitter, süss	Leber, Gallenblase, Magen, Gedärme, Niere, Blase
284	Miso	neutral	salzig	Milz, Magen, Gedärme, Leber, Niere
60	Mungbohne	neutral	süss	Herz, Magen, Leber, Gedärme
96	Rande	neutral	süss, bitter	Herz, Leber, Milz, Magen, Gedärme
43	Roggen	neutral	süss, bitter	Leber, Gallenblase, Milz, Gedärme
152	Sanddorn	kalt	sauer	Leber, Lunge, Gedärme, Niere
62	Sojabohne, gelb	neutral	süss	Milz, Magen, Leber, Niere, Gedärme
210	Sojaöl	neutral	süss	Niere, Leber, Milz, Herz, Gedärme
211	Sonnenblumenöl	neutral	süss	Niere, Leber, Herz, Milz, Lunge, Gedärme
295	Tofu	kühl	süss	Magen, Milz, Lunge, Niere, Gedärme
155	Zitrone	kühl	sauer	Leber, Lunge, Magen, Gedärme, Gallenblase, Milz, Niere
	Wirkungspriorität 3			
27	Buchweizen	neutral	süss, bitter	Milz, Magen, Gedärme, Herz
71	Fenchel	warm	süss, scharf	Milz, Magen, Leber, Niere
176	Judasohr	kühl	süss	Lunge, Magen, Gedärme
76	Kohl, Blumenkohl	kühl	süss, scharf	Lunge, Magen, Milz, Gedärme
293	Tamari	neutral	salzig	Milz, Magen, Gedärme, Nieren, Leber, Herz
116	Zucchetti, Kürbis Sommerkürbisarten	kühl	süss, bitter	Milz, Magen, Lunge, Niere
	Shen/Geist beruhigen			
	Wirkungspriorität 1			
183	Cashewkerne	neutral	süss	Leber, Herz, Lunge, Milz, Gedärme
33	Hafer	neutral	süss, bitter	Milz, Magen, Herz, Lunge, Gedärme, Niere
102	Salat, Endivie glatt und gekraust	kühl	bitter, süss	Leber, Herz
104	Salat, Kopfsalat	kühl	süss, bitter	Gedärme, Magen, Herz
105	Salat, Lattich	kühl	bitter, süss	Herz Gedärme
44	Weizen	kühl	süss	Herz, Milz, Niere, Leber
	Wirkungspriorität 2			
125	Banane	kühl	süss	Milz, Magen, Gedärme, Herz
274	Bier	kühl	bitter, süss	Leber, Niere, Herz, Milz
31	Gerste, gekeimt und gedarrt	kühl	süss, scharf	Magen, Milz, Niere, Gedärme
268	Honig	neutral	süss	Milz, Lunge, Magen, Gedärme, Leber

54	Kichererbsen	neutral	süss	Milz, Leber, Niere, Herz, Gedärme
101	Salat, Eisberg	kühl	süss, bitter	Herz, Blase, Gedärme
106	Salat, Winterportulak	neutral	süss, sauer	Herz, Leber, Gedärme
	Inneren Wind unterdrücken			
	Wirkungspriorität 1			
183	Cashewkerne	neutral	süss	Leber, Herz, Lunge, Milz, Gedärme
	Wirkungspriorität 2			
174	Austernpilze	neutral	süss	Milz, Leber, Magen
249	Kabeljau, Dorsch	neutral	süss	Leber, Milz, Niere
193	Pinienkerne	warm	süss, scharf, bitter	Lunge, Gedärme, Leber
255	Plattfische	neutral	süss	Milz, Niere, Leber
259	Seelachs	neutral	süss	Leber, Milz, Niere
113	Stangensellerie	kühl	süss, scharf	Leber, Milz, Magen
	Wirkungspriorität 3			
86	Kohlrabi	neutral	scharf, süss, bitter	Leber, Magen, Milz
186	Kokosnussfleisch	neutral	süss	Niere, Milz, Leber
	Qi tonisieren			
	Wirkungspriorität 1			
266	Ahornsirup	neutral	süss	Milz, Lunge, Magen, Leber
26	Amaranth	kühl	süss, bitter	Niere, Gedärme, Milz, Lunge
120	Ananas	kühl	süss, sauer	Magen, Milz
161	Arame	kühl	salzig, süss	Milz, Niere, Lunge, Gedärme, Magen, Leber
174	Austernpilze	neutral	süss	Milz, Leber, Magen
50	Azukibohne	neutral	süss, sauer	Niere, Gedärme Milz, Herz, Leber
125	Banane	kühl	süss	Milz, Magen, Gedärme, Herz
182	Baumnuss	warm	süss, bitter	Niere, Herz, Lunge, Gedärme
267	Birnendicksaft	neutral	süss, sauer	Lunge, Milz, Magen
69	Bohnen, grün	neutral	süss	Milz, Niere, Herz
27	Buchweizen	neutral	süss, bitter	Milz, Magen, Gedärme, Herz
129	Datteln	warm	süss	Milz, Lunge
28	Dinkel	neutral	süss	Magen, Milz, Gedärme, Leber, Herz
245	Egli	neutral	süss	Milz, Leber, Niere, Magen
70	Erbsen, frisch	neutral	süss	Milz, Magen, Leber, Niere
130	Erdbeere	kühl	süss, sauer	Leber, Milz, Niere, Lunge
184	Erdnuss	neutral	süss	Milz, Magen, Lunge, Gedärme
131	Feige	frisch: neutral, getrocknet: warm	süss	Gedärme, Milz, Lunge
71	Fenchel	warm	süss, scharf	Milz, Magen, Leber, Niere

214	Feta (Schaf, Ziege)	neutral	süss, sauer	Lunge, Gedärme, Milz, Magen, Herz, Niere, Leber
246	Forelle	warm	süss	Milz, Magen, Niere, Lunge
72	Frühlingszwiebel	warm	roh: scharf, gekocht: süss, scharf	Lunge, Magen
247	Garnelen, Langusten	warm	süss, salzig	Niere, Leber
29	Gerste	kühl	süss, salzig	Milz, Magen, Gedärme, Blase
31	Gerste, gekeimt und gedarrt	kühl	süss, scharf	Magen, Milz, Niere, Gedärme
32	Grünkern	warm	süss, sauer	Leber, Milz, Herz
33	Hafer	neutral	süss, bitter	Milz, Magen, Herz, Lunge, Gedärme, Niere
185	Haselnuss	neutral	süss	Milz, Magen, Niere, Leber
248	Hering	neutral	süss	Milz, Magen, Lunge, Herz, Niere, Leber
135	Himbeere	neutral	süss, sauer	Leber, Niere, Milz
35	Hirse	kühl	süss, salzig	Milz, Magen, Niere
268	Honig	neutral	süss	Milz, Lunge, Magen, Gedärme, Leber
229	Hühnerfleisch	Henne: neutral Poulet, Jung-hähne: warm	süss	Milz, Niere, Leber, Herz, Magen
230	Hühnerleber	neutral	süss, bitter	Leber, Niere, Milz
216	Joghurt (Schaf)	neutral	süss, sauer	Lunge, Gedärme, Herz, Magen
249	Kabeljau, Dorsch	neutral	süss	Leber, Milz, Niere
231	Kaninchenfleisch	kühl	süss	Magen, Milz, Gedärme
232	Kaninchenleber	kühl	süss, bitter, salzig	Leber, Milz, Niere
74	Karotte	neutral	süss	Milz, Magen, Leber, Lunge, Gedärme, Niere
250	Karpfen	neutral	süss	Milz, Niere, Lunge, Magen, Leber
75	Kartoffel	neutral	süss	Milz, Magen
217	Käse (Kuh)	neutral	süss, sauer, salzig	Lunge, Milz
218	Käse (Schaf-, Ziege)	warm	süss, salzig, scharf	Milz, Lunge, Herz, Niere, Leber, Gedärme
54	Kichererbsen	neutral	süss	Milz, Leber, Niere, Herz, Gedärme
81	Kohl, Rosenkohl	warm	süss, bitter	Milz, Magen, Leber, Herz, Gedärme
82	Kohl, Rotkohl	neutral, warm	süss, scharf	Magen, Milz, Dickdarm
85	Kohl, Wirz	neutral, warm	süss, scharf	Magen, Milz, Dickdarm, Leber
167	Kombu	kühl	salzig	Leber, Milz, Niere, Magen, Lunge, Gedärme
88	Kürbis, Winterkürbisarten	warm	süss	Milz, Magen, Lunge, Leber, Niere, Gedärme
187	Kürbiskerne	neutral	süss, scharf, bitter	Blase, Niere, Milz, Gedärme, Leber
251	Lachs	neutral	süss	Leber, Milz, Niere
233	Lammfleisch, Ziegenfleisch	warm	süss	Milz, Magen, Niere, Leber
58	Linsen	neutral	süss	Niere, Milz, Herz, Gedärme

36	Mais, Getreide	neutral	süss	Magen, Milz, Niere, Herz, Gedärme
91	Mais, Zuckermais	neutral	süss	Magen, Milz, Niere, Gedärme
204	Maiskeimöl	neutral	süss	Niere, Herz, Milz, Lunge, Gedärme
253	Makrele	neutral	süss	Milz, Magen, Herz, Niere, Leber
269	Malz	warm	süss	Milz, Lunge, Magen
142	Mandarine	neutral	süss, sauer	Magen, Lunge
191	Marroni	warm	süss	Milz, Magen, Niere
219	Milch (Kuh)	neutral	süss	Lunge, Magen, Herz, Gedärme, Niere
220	Milch (Mensch-Muttermilch)	kühl, neutral, warm	süss	alle Funktionskreise
221	Milch (Schaf)	neutral	süss	Lunge, Magen, Herz, Niere
222	Milch (Ziege)	warm	süss	Lunge, Milz, Magen, Herz, Niere, Gedärme
147	Papaya	Fruchtfleisch: neutral, Samen: warm	Fruchtfleisch: süss, bitter, Samen: scharf	Magen, Leber, Milz, Gedärme
92	Pastinake	neutral	süss, scharf	Milz, Magen, Lunge, Gedärme, Niere, Leber, Gallenblase
93	Peperoni, gelb, rot, grün	kühl	süss, bitter, scharf	Milz, Magen, Dickdarm, Herz
234	Pferdefleisch	warm	süss	Milz, Leber, Niere
255	Plattfische	neutral	süss	Milz, Niere, Leber
231	Poulet, Junghähne	warm	süss	Milz, Niere, Leber, Herz, Magen
37	Quinoa	neutral	süss, sauer	Niere, Perikard, Milz
38	Reis, Basmati, Vollkorn	neutral	süss	Milz, Magen
39	Reis, Langkorn, Vollkorn	neutral	süss	Milz, Magen
40	Reis, Rundkorn, Vollkorn	neutral	süss	Milz, Magen, Gedärme
41	Reis, Süssreis, Mochi, Vollkorn	warm	süss	Milz, Magen, Niere, Lunge
42	Reis, Wildreis	neutral	süss, bitter	Niere, Blase
235	Rinderleber	neutral	süss, bitter	Leber, Milz, Herz, Niere
236	Rindfleisch	warm	süss	Milz, Magen, Niere
256	Sardelle	Konserve: warm, frisch: neutral	salzig, süss	Milz, Magen, Leber
257	Sardine	neutral	süss	Milz, Magen, Herz, Niere, Leber
108	Sauerkraut, roh	neutral	sauer, süss	Milz, Magen, Gedärme, Dreifacherwärmer
237	Schweinefleisch	neutral	süss, salzig	Niere, Leber, Milz, Lunge, Herz
259	Seelachs	neutral	süss	Leber, Milz, Niere
177	Shiitake	neutral	süss	Milz, Magen, Niere
62	Sojabohne, gelb	neutral	süss	Milz, Magen, Leber, Niere, Gedärme
196	Sonnenblumenkerne	neutral	süss	Niere, Gedärme, Milz, Lunge, Herz
211	Sonnenblumenöl	neutral	süss	Niere, Leber, Herz, Milz, Lunge, Gedärme
114	Süsskartoffel	neutral	süss	Milz, Magen, Gedärme, Niere, Leber

260	Thunfisch	neutral	süss	Magen, Milz, Niere, Leber, Herz
238	Trutenfleisch	neutral	süss	Milz, Magen, Niere, Leber, Herz
171	Wakame	kühl	salzig	Niere, Lunge, Milz, Gedärme, Leber, Magen
296	Wasser	kühl	neutral	alle Organe
46	Weizenmehl, weiss	neutral	süss	Milz
239	Wildfleisch, generell	warm	süss	Niere, Milz, Leber
240	Wildhase, Feldhase	warm	süss	Milz, Leber, Niere
241	Wildschwein	warm	süss	Milz, Niere
263	Zander	neutral	süss	Milz, Magen, Leber, Niere, Gedärme
116	Zucchetti, Kürbis Sommerkürbisarten	kühl	süss, bitter	Milz, Magen, Lunge, Niere
271	Zucker, Vollwertzucker	warm	süss	Milz, Magen, Leber, Lunge
272	Zucker, weiss	neutral	süss	Milz, Lunge, Magen, Gedärme
117	Zwiebel	warm	roh: scharf, süss; gekocht: süss	Lunge, Leber, Magen, Milz, Herz, Niere
	Wirkungspriorität 2			
122	Apfel	kühl	süss, sauer	Lunge, Milz, Magen, Gedärme, Gallenblase
68	Avocado	kühl	süss	Leber, Lunge, Gedärme
52	Bohnen, schwarz	neutral	süss	Niere, Leber, Gedärme, Milz
196	Butter (Kuh)	neutral	süss	Milz, Lunge, Niere, Leber, Gedärme
183	Cashewkerne	neutral	süss	Leber, Herz, Lunge, Milz, Gedärme
175	Champignon	kühl	süss	Milz, Magen, Lunge, Gedärme
163	Dulse	kühl	salzig	Leber, Milz, Niere, Lunge, Gedärme, Magen
277	Getreidekaffee	neutral	bitter, süss	Leber, Milz, Magen
134	Heidelbeere	neutral	süss, sauer, bitter	Leber, Niere
165	Hijiki	kühl	salzig, süss	Milz, Niere, Lunge, Gedärme, Magen, Leber
136	Holunderbeeren	kühl	süss, bitter, sauer	Lunge, Milz, Gedärme, Niere
280	Hühnerei	Eigelb: neutral, Eiklar: kühl, ganzes Ei roh oder weich gekocht: neutral	süss	Eigelb: Herz, Leber, Niere, Milz, Eiklar: Lunge
137	Johannisbeere rot	kühl	sauer, süss	Niere, Leber, Dickdarm
138	Johannisbeere schwarz	kühl	sauer, süss, bitter	Lunge, Niere, Leber
281	Kaffee	warm	bitter, sauer	Herzkreislauf, Herz, Lunge, Leber, Niere
55	Kichererbsen, gekeimt	kühl	süss, bitter	Magen, Milz, Leber, Gedärme
56	Kidney Bohnen	neutral	süss	Niere, Milz, Leber, Gedärme
140	Kirsche	warm	süss, sauer	Milz, Leber, Niere
76	Kohl, Blumenkohl	kühl	süss, scharf	Lunge, Magen, Milz, Gedärme

77	Kohl, Brokkoli	kühl	süss, scharf, bitter	Leber. Lunge, Milz, Gedärme
78	Kohl, Chinakohl	neutral, kühl	süss, scharf	Magen, Gedärme, Lunge, Niere
79	Kohl, Federkohl	warm	süss, bitter, scharf	Lunge, Magen, Gedärme, Leber
80	Kohl, Pak-Choi	warm	scharf	Lunge, Magen, Milz
83	Kohl, Weisskohl	neutral	süss, scharf	Magen, Gedärme
86	Kohlrabi	neutral	scharf, süss, bitter	Leber, Magen, Milz
282	Kokosmilch	neutral	süss	Niere, Magen, Blase
186	Kokosnussfleisch	neutral	süss	Niere, Milz, Leber
201	Kürbiskernöl	neutral	süss	Blase, Niere, Milz, Leber
283	Kuzu	kühl	süss	Milz, Magen, Gedärme
202	Leinöl	neutral	süss	Herz, Gedärme, Milz, Lunge
188	Leinsamen	neutral	süss	Gedärme, Magen, Niere, Lunge
57	Lima Bohne	neutral	süss	Leber, Lunge, Gedärme
59	Linsen, gekeimt	kühl	süss, scharf, bitter, salzig, sauer	Milz, Herz, Herzkreislauf, Niere, Leber, Gedärme
190	Mandeln	neutral	süss, bitter	Lunge, Gedärme, Magen, Milz, Herz
143	Mango	kühl	süss, sauer	Magen, Lunge, Leber
270	Melasse, schwarz	warm	süss, bitter	Leber, Milz, Niere, Herz, Lunge
254	Miesmuscheln	kühl	salzig	Niere, Leber
284	Miso	neutral	salzig	Milz, Magen, Gedärme, Leber, Niere
61	Mungbohnen-Sprossen	kühl	süss	Dreifacherwärmer, Gedärme, Herz, Leber, Magen, Milz
169	Nori	kühl	salzig, süss	Milz, Lunge, Niere, Gedärme, Magen, Leber
285	Olive, grün	neutral	bitter, sauer, süss	Gallenblase, Milz, Herz, Lunge
205	Olivenöl, natives (kaltgepresst)	neutral	süss	Niere, Leber, Gallenblase, Herz, Milz, Magen, Gedärme
149	Pfirsich	warm	süss, sauer	Magen, Gedärme, Lunge, Herz
94	Radieschen, Rettich weiss	kühl	scharf, süss	Lunge, Magen
225	Rahm	neutral	süss	Milz, Lunge, Niere, Leber, Gedärme
96	Rande	neutral	süss, bitter	Herz, Leber, Milz, Magen, Gedärme
43	Roggen	neutral	süss, bitter	Leber, Gallenblase, Milz, Gedärme
151	Rosinen	neutral	süss, sauer	Leber, Milz, Lunge, Niere
97	Salat, Brunnenkresse	kühl	scharf, bitter	Lunge, Niere, Milz, Leber
99	Salat, Brüsseler	kühl	süss, bitter	Leber, Gallenblase, Milz
102	Salat, Endivie glatt und gekraust	kühl	bitter, süss	Leber, Herz
104	Salat, Kopfsalat	kühl	süss, bitter	Gedärme, Magen, Herz
107	Salat, Zuckerhut	kühl	bitter, süss	Herz, Milz, Leber

152	Sanddorn	kalt	sauer	Leber, Lunge, Gedärme, Niere
290	Schwarztee	warm	bitter	Magen, Blase, Gedärme, Niere
109	Schwarzwurzel	kühl	süss, bitter	Milz, Leber
195	Sesam	neutral	süss	Niere, Leber, Lunge, Herz, Milz, Gedärme
208	Sesamöl	neutral	süss	Niere, Leber, Milz, Herz, Gedärme, Lunge
291	Sojamilch	kühl	süss	Lunge, Milz, Magen, Niere, Leber
210	Sojaöl	neutral	süss	Niere, Leber, Milz, Herz, Gedärme
112	Spinat	kühl	bitter, süss	Leber, Dickdarm, Niere, Milz, Herz
113	Stangensellerie	kühl	süss, scharf	Leber, Milz, Magen
179	Steinpilz	neutral	süss	Milz, Magen, Niere
293	Tamari	neutral	salzig	Milz, Magen, Gedärme, Nieren, Leber, Herz
261	Tintenfisch	kühl	salzig, süss	Leber, Niere
295	Tofu	kühl	süss	Magen, Milz, Lunge, Niere, Gedärme
154	Weintraube	neutral	süss, sauer	Leber, Milz, Lunge, Niere
44	Weizen	kühl	süss	Herz, Milz, Niere, Leber
155	Zitrone	kühl	sauer	Leber, Lunge, Magen, Gedärme, Gallenblase, Milz, Niere
	Wirkungspriorität 3			
160	Agar-Agar	kühl	süss, salzig	Lunge, Gedärme, Magen, Milz, Leber, Niere, Blase
274	Bier	kühl	bitter, süss	Leber, Niere, Herz, Milz
228	Entenfleisch	kühl	süss, salzig	Lunge, Niere, Magen, Leber, Blase
278	Grüntee	kühl	bitter	Niere, Blase, Magen, Gedärme
176	Judasohr	kühl	süss	Lunge, Magen, Gedärme
286	Olive, schwarz	neutral	bitter, süss, sauer	Herz, Lunge, Gallenblase, Milz
224	Quark, Frischkäse (Kuh)	kühl	sauer, süss	Lunge, Gedärme, Milz, Magen
100	Salat, Cicorino rosso/verde	kühl	bitter, süss	Herz, Milz, Leber
288	Salz	kalt	salzig	Magen, Nieren, Gedärme
	Yang tonisieren			
	Wirkungspriorität 1			
182	Baumnuss	warm	süss, bitter	Niere, Herz, Lunge, Gedärme
246	Forelle	warm	süss	Milz, Magen, Niere, Lunge
72	Frühlingszwiebel	warm	roh: scharf, gekocht: süss, scharf	Lunge, Magen
247	Garnelen, Langusten	warm	süss, salzig	Niere, Leber
233	Lammfleisch, Ziegenfleisch	warm	süss	Milz, Magen, Niere, Leber
89	Lauch	warm	roh: scharf, gekocht: süss, scharf	Niere, Lunge, Milz, Leber
191	Marroni	warm	süss	Milz, Magen, Niere

234	Pferdefleisch	warm	süss	Milz, Leber, Niere
41	Reis, Süssreis, Mochi, Vollkorn	warm	süss	Milz, Magen, Niere, Lunge
287	Rotwein	warm	bitter, sauer, süss	Herz, Leber, Niere
239	Wildfleisch, generell	warm	süss	Niere, Milz, Leber
	Wirkungspriorität 2			
71	Fenchel	warm	süss, scharf	Milz, Magen, Leber, Niere
37	Quinoa	neutral	süss, sauer	Niere, Perikard, Milz
	Wirkungspriorität 3			
33	Hafer	neutral	süss, bitter	Milz, Magen, Herz, Lunge, Gedärme, Niere
230	Hühnerleber	neutral	süss, bitter	Leber, Niere, Milz
251	Lachs	neutral	süss	Leber, Milz, Niere
	Blut tonisieren			
	Wirkungspriorität 1			
124	Aprikose	warm	süss, sauer	Leber, Lunge, Gedärme
244	Austern	kühl	süss, salzig	Leber, Niere
68	Avocado	kühl	süss	Leber, Lunge, Gedärme
52	Bohnen, schwarz	neutral	süss	Niere, Leber, Gedärme, Milz
128	Brombeere, Frucht	neutral	sauer, süss	Leber, Niere, Magen
129	Datteln	warm	süss	Milz, Lunge
28	Dinkel	neutral	süss	Magen, Milz, Gedärme, Leber, Herz
163	Dulse	kühl	salzig	Leber, Milz, Niere, Lunge, Gedärme, Magen
230	Entenfleisch	kühl	süss, salzig	Lunge, Niere, Magen, Leber, Blase
214	Feta (Schaf, Ziege)	neutral	süss, sauer	Lunge, Gedärme, Milz, Magen, Herz, Niere, Leber
185	Haselnuss	neutral	süss	Milz, Magen, Niere, Leber
134	Heidelbeere	neutral	süss, sauer, bitter	Leber, Niere
135	Himbeere	neutral	süss, sauer	Leber, Niere, Milz
136	Holunderbeeren	kühl	süss, bitter, sauer	Lunge, Milz, Gedärme, Niere
282	Hühnerei	Eigelb: neutral, Eiklar: kühl, ganzes Ei roh oder weich gekocht: neutral	süss	Eigelb: Herz, Leber, Niere, Milz, Eiklar: Lunge
229	Hühnerfleisch	Henne: neutral Poulet, Junghähne: warm	süss	Milz, Niere, Leber, Herz, Magen
232	Hühnerleber	neutral	süss, bitter	Leber, Niere, Milz
138	Johannisbeere schwarz	kühl	sauer, süss, bitter	Lunge, Niere, Leber
249	Kabeljau, Dorsch	neutral	süss	Leber, Milz, Niere

234	Kaninchenleber	kühl	süss, bitter, salzig	Leber, Milz, Niere
74	Karotte	neutral	süss	Milz, Magen, Leber, Lunge, Gedärme, Niere
55	Kichererbsen, gekeimt	kühl	süss, bitter	Magen, Milz, Leber, Gedärme
56	Kidney Bohnen	neutral	süss	Niere, Milz, Leber, Gedärme
140	Kirsche	warm	süss, sauer	Milz, Leber, Niere
77	Kohl, Brokkoli	kühl	süss, scharf, bitter	Leber. Lunge, Milz, Gedärme
79	Kohl, Federkohl	warm	süss, bitter, scharf	Lunge, Magen, Gedärme, Leber
81	Kohl, Rosenkohl	warm	süss, bitter	Milz, Magen, Leber, Herz, Gedärme
186	Kokosnussfleisch	neutral	süss	Niere, Milz, Leber
167	Kombu	kühl	salzig	Leber, Milz, Niere, Magen, Lunge, Gedärme
88	Kürbis, Winterkürbisarten	warm	süss	Milz, Magen, Lunge, Leber, Niere, Gedärme
251	Lachs	neutral	süss	Leber, Milz, Niere
58	Linsen	neutral	süss	Niere, Milz, Herz, Gedärme
59	Linsen, gekeimt	kühl	süss, scharf, bitter, salzig, sauer	Milz, Herz, Herzkreislauf, Niere, Leber, Gedärme
143	Mango	kühl	süss, sauer	Magen, Lunge, Leber
270	Melasse, schwarz	warm	süss, bitter	Leber, Milz, Niere, Herz, Lunge
220	Milch (Mensch-Muttermilch)	kühl, neutral, warm	süss	alle Funktionskreise
222	Milch (Ziege)	warm	süss	Lunge, Milz, Magen, Herz, Niere, Gedärme
169	Nori	kühl	salzig, süss	Milz, Lunge, Niere, Gedärme, Magen, Leber
205	Olivenöl, natives (kaltgepresst)	neutral	süss	Niere, Leber, Gallenblase, Herz, Milz, Magen, Gedärme
92	Pastinake	neutral	süss, scharf	Milz, Magen, Lunge, Gedärme, Niere, Leber, Gallenblase
234	Pferdefleisch	warm	süss	Milz, Leber, Niere
193	Pinienkerne	warm	süss, scharf, bitter	Lunge, Gedärme, Leber
194	Pistazie	neutral	süss, bitter, sauer	Leber, Gedärme
255	Plattfische	neutral	süss	Milz, Niere, Leber
96	Rande	neutral	süss, bitter	Herz, Leber, Milz, Magen, Gedärme
235	Rinderleber	neutral	süss, bitter	Leber, Milz, Herz, Niere
236	Rindfleisch	warm	süss	Milz, Magen, Niere
287	Rotwein	warm	bitter, sauer, süss	Herz, Leber, Niere
102	Salat, Endivie glatt und gekraust	kühl	bitter, süss	Leber, Herz
103	Salat, Feldsalat	neutral	süss, bitter	Leber, Herz, Gedärme
105	Salat, Lattich	kühl	bitter, süss	Herz Gedärme

106	Salat, Winterportulak	neutral	süss, sauer	Herz, Leber, Gedärme
109	Schwarzwurzel	kühl	süss, bitter	Milz, Leber
259	Seelachs	neutral	süss	Leber, Milz, Niere
195	Sesam	neutral	süss	Niere, Leber, Lunge, Herz, Milz, Gedärme
62	Sojabohne, gelb	neutral	süss	Milz, Magen, Leber, Niere, Gedärme
112	Spinat	kühl	bitter, süss	Leber, Dickdarm, Niere, Milz, Herz
261	Tintenfisch	kühl	salzig, süss	Leber, Niere
238	Trutenfleisch	neutral	süss	Milz, Magen, Niere, Leber, Herz
44	Weizen	kühl	süss	Herz, Milz, Niere, Leber
239	Wildfleisch, generell	warm	süss	Niere, Milz, Leber
240	Wildhase, Feldhase	warm	süss	Milz, Leber, Niere
	Wirkungspriorität 2			
161	Arame	kühl	salzig, süss	Milz, Niere, Lunge, Gedärme, Magen, Leber
66	Artischocke	kühl	bitter, süss	Leber, Gallenblase, Blase, Magen
182	Baumnuss	warm	süss, bitter	Niere, Herz, Lunge, Gedärme
274	Bier	kühl	bitter, süss	Leber, Niere, Herz, Milz
127	Birne	kühl	süss, sauer	Lunge, Gedärme, Gallenblase, Milz
196	Butter (Kuh)	neutral	süss	Milz, Lunge, Niere, Leber, Gedärme
245	Egli	neutral	süss	Milz, Leber, Niere, Magen
184	Erdnuss	neutral	süss	Milz, Magen, Lunge, Gedärme
247	Garnelen, Langusten	warm	süss, salzig	Niere, Leber
32	Grünkern	warm	süss, sauer	Leber, Milz, Herz
248	Hering	neutral	süss	Milz, Magen, Lunge, Herz, Niere, Leber
35	Hirse	kühl	süss, salzig	Milz, Magen, Niere
250	Karpfen	neutral	süss	Milz, Niere, Lunge, Magen, Leber
218	Käse (Schaf-, Ziegen)	warm	süss, salzig, scharf	Milz, Lunge, Herz, Niere, Leber, Gedärme
54	Kichererbse	neutral	süss	Milz, Leber, Niere, Herz, Gedärme
82	Kohl, Rotkohl	neutral, warm	süss, scharf	Magen, Milz, Dickdarm
83	Kohl, Weisskohl	neutral	süss, scharf	Magen, Gedärme
86	Kohlrabi	neutral	scharf, süss, bitter	Leber, Magen, Milz
282	Kokosmilch	neutral	süss	Niere, Magen, Blase
87	Krautstiel, weiss, rot	kühl	süss, bitter	Lunge, Dickdarm, Magen, Milz
233	Lammfleisch, Ziegenfleisch	warm	süss	Milz, Magen, Niere, Leber
89	Lauch	warm	roh: scharf, gekocht: süss, scharf	Niere, Lunge, Milz, Leber
57	Lima Bohnen	neutral	süss	Leber, Lunge, Gedärme
253	Makrele	neutral	süss	Milz, Magen, Herz, Niere, Leber
190	Mandeln	neutral	süss, bitter	Lunge, Gedärme, Magen, Milz, Herz
191	Marroni	warm	süss	Milz, Magen, Niere

284	Miso	neutral	salzig	Milz, Magen, Gedärme, Leber, Niere
37	Quinoa	neutral	süss, sauer	Niere, Perikard, Milz
225	Rahm	neutral	süss	Milz, Lunge, Niere, Leber, Gedärme
41	Reis, Süssreis, Mochi, Vollkorn	warm	süss	Milz, Magen, Niere, Lunge
42	Reis, Wildreis	neutral	süss, bitter	Niere, Blase
151	Rosinen	neutral	süss, sauer	Leber, Milz, Lunge, Niere
97	Salat, Brunnenkresse	kühl	scharf, bitter	Lunge, Niere, Milz, Leber
99	Salat, Brüsseler	kühl	süss, bitter	Leber, Gallenblase, Milz
100	Salat, Cicorino rosso/verde	kühl	bitter, süss	Herz, Milz, Leber
152	Sanddorn	kalt	sauer	Leber, Lunge, Gedärme, Niere
256	Sardelle	Konserve: warm, frisch: neutral	salzig, süss	Milz, Magen, Leber
257	Sardine	neutral	süss	Milz, Magen, Herz, Niere, Leber
237	Schweinefleisch	neutral	süss, salzig	Niere, Leber, Milz, Lunge, Herz
291	Sojamilch	kühl	süss	Lunge, Milz, Magen, Niere, Leber
196	Sonnenblumenkerne	neutral	süss	Niere, Gedärme, Milz, Lunge, Herz
114	Süsskartoffel	neutral	süss	Milz, Magen, Gedärme, Niere, Leber
293	Tamari	neutral	salzig	Milz, Magen, Gedärme, Nieren, Leber, Herz
260	Thunfisch	neutral	süss	Magen, Milz, Niere, Leber, Herz
295	Tofu	kühl	süss	Magen, Milz, Lunge, Niere, Gedärme
115	Tomate	kalt	süss, sauer	Leber, Magen
171	Wakame	kühl	salzig	Niere, Lunge, Milz, Gedärme, Leber, Magen
154	Weintraube	neutral	süss, sauer	Leber, Milz, Lunge, Niere
45	Weizen, gekeimt	kalt	süss	Dünndarm, Herz, Magen, Leber
241	Wildschwein	warm	süss	Milz, Niere
263	Zander	neutral	süss	Milz, Magen, Leber, Niere, Gedärme
155	Zitrone	kühl	sauer	Leber, Lunge, Magen, Gedärme, Gallenblase, Milz, Niere
	Wirkungspriorität 3			
266	Ahornsirup	neutral	süss	Milz, Lunge, Magen, Leber
122	Apfel	kühl	süss, sauer	Lunge, Milz, Magen, Gedärme, Gallenblase
50	Azukibohnen	neutral	süss, sauer	Niere, Gedärme Milz, Herz, Leber
69	Bohnen, grün	neutral	süss	Milz, Niere, Herz
165	Hijiki	kühl	salzig, süss	Milz, Niere, Lunge, Gedärme, Magen, Leber
231	Kaninchenfleisch	kühl	süss	Magen, Milz, Gedärme
141	Kiwi	kalt	sauer, süss	Magen, Blase
85	Kohl, Wirz	neutral, warm	süss, scharf	Magen, Milz, Dickdarm, Leber
254	Miesmuscheln	kühl	salzig	Niere, Leber
219	Milch (Kuh)	neutral	süss	Lunge, Magen, Herz, Gedärme, Niere
146	Orange	kühl	sauer, süss	Magen, Lunge, Leber, Gedärme

107	Salat, Zuckerhut	kühl	bitter, süss	Herz, Milz, Leber
108	Sauerkraut, roh	neutral	sauer, süss	Milz, Magen, Gedärme, Dreifacherwärmer
177	Shiitake	neutral	süss	Milz, Magen, Niere
110	Spargel, grün	neutral	süss, bitter	Leber, Niere, Gedärme
271	Zucker, Vollwertzucker	warm	süss	Milz, Magen, Leber, Lunge
101	Salat, Eisberg	kühl	süss, bitter	Herz, Blase, Gedärme
104	Salat, Kopfsalat	kühl	süss, bitter	Gedärme, Magen, Herz
	Yin tonisieren			
	Wirkungspriorität 1			
160	Agar-Agar	kühl	süss, salzig	Lunge, Gedärme, Magen, Milz, Leber, Niere, Blase
26	Amaranth	kühl	süss, bitter	Niere, Gedärme, Milz, Lunge
120	Ananas	kühl	süss, sauer	Magen, Milz
122	Apfel	kühl	süss, sauer	Lunge, Milz, Magen, Gedärme, Gallenblase
161	Arame	kühl	salzig, süss	Milz, Niere, Lunge, Gedärme, Magen, Leber
66	Artischocke	kühl	bitter, süss	Leber, Gallenblase, Blase, Magen
244	Austern	kühl	süss, salzig	Leber, Niere
68	Avocado	kühl	süss	Leber, Lunge, Gedärme
125	Banane	kühl	süss	Milz, Magen, Gedärme, Herz
127	Birne	kühl	süss, sauer	Lunge, Gedärme, Gallenblase, Milz
267	Birnendicksaft	neutral	süss, sauer	Lunge, Milz, Magen
52	Bohnen, schwarz	neutral	süss	Niere, Leber, Gedärme, Milz
128	Brombeere	neutral	sauer, süss	Leber, Niere, Magen
196	Butter (Kuh)	neutral	süss	Milz, Lunge, Niere, Leber, Gedärme
183	Cashewkerne	neutral	süss	Leber, Herz, Lunge, Milz, Gedärme
28	Dinkel	neutral	süss	Magen, Milz, Gedärme, Leber, Herz
199	Distelöl	neutral	süss	Gedärme, Herz, Niere
163	Dulse	kühl	salzig	Leber, Milz, Niere, Lunge, Gedärme, Magen
228	Entenfleisch	kühl	süss, salzig	Lunge, Niere, Magen, Leber, Blase
130	Erdbeere	kühl	süss, sauer	Leber, Milz, Niere, Lunge
131	Feige	frisch: neutral, getrocknet: warm	süss	Gedärme, Milz, Lunge
214	Feta (Schaf, Ziege)	neutral	süss, sauer	Lunge, Gedärme, Milz, Magen, Herz, Niere, Leber
29	Gerste	kühl	süss, salzig	Milz, Magen, Gedärme, Blase
31	Gerste, gekeimt und gedarrt	kühl	süss, scharf	Magen, Milz, Niere, Gedärme
132	Grapefruit	Fruchtfleisch: kühl, Schale: neutral	Fruchtfleisch: bitter, sauer, süss, Schale: bitter, scharf	Fruchtfleisch: Magen, Lunge, Schale: Magen, Niere, Blase
165	Hijiki	kühl	salzig, süss	Milz, Niere, Lunge, Gedärme, Magen, Leber

136	Holunderbeeren	kühl	süss, bitter, sauer	Lunge, Milz, Gedärme, Niere
268	Honig	neutral	süss	Milz, Lunge, Magen, Gedärme, Leber
280	Hühnerei	Eigelb: neutral, Eiklar: kühl, ganzes Ei roh oder weich gekocht: neutral	süss	Eigelb: Herz, Leber, Niere, Milz, Eiklar: Lunge
215	Joghurt (Kuh)	kühl	sauer, süss	Lunge, Magen, Gedärme
216	Joghurt (Schaf)	neutral	süss, sauer	Lunge, Gedärme, Herz, Magen
137	Johannisbeere rot	kühl	sauer, süss	Niere, Leber, Dickdarm
138	Johannisbeere schwarz	kühl	sauer, süss, bitter	Lunge, Niere, Leber
176	Judasohr	kühl	süss	Lunge, Magen, Gedärme
139	Kaki	kalt	süss, sauer	Gedärme, Lunge, Herz, Magen
55	Kichererbsen, gekeimt	kühl	süss, bitter	Magen, Milz, Leber, Gedärme
56	Kidney Bohnen	neutral	süss	Niere, Milz, Leber, Gedärme
200	Kokosfett	neutral	süss	Milz
282	Kokosmilch	neutral	süss	Niere, Magen, Blase
186	Kokosnussfleisch	neutral	süss	Niere, Milz, Leber
167	Kombu	kühl	salzig	Leber, Milz, Niere, Magen, Lunge, Gedärme
87	Krautstiel, weiss, rot	kühl	süss, bitter	Lunge, Dickdarm, Magen, Milz
251	Lachs	neutral	süss	Leber, Milz, Niere
188	Leinsamen	neutral	süss	Gedärme, Magen, Niere, Lunge
57	Lima Bohnen	neutral	süss	Leber, Lunge, Gedärme
59	Linsen, gekeimt	kühl	süss, scharf, bitter, salzig, sauer	Milz, Herz, Herzkreislauf, Niere, Leber, Gedärme
204	Maiskeimöl	neutral	süss	Niere, Herz, Milz, Lunge, Gedärme
142	Mandarine	neutral	süss, sauer	Magen, Lunge
190	Mandeln	neutral	süss, bitter	Lunge, Gedärme, Magen, Milz, Herz
143	Mango	kühl	süss, sauer	Magen, Lunge, Leber
191	Marroni	warm	süss	Milz, Magen, Niere
254	Miesmuscheln	kühl	salzig	Niere, Leber
219	Milch (Kuh)	neutral	süss	Lunge, Magen, Herz, Gedärme, Niere
221	Milch (Schaf)	neutral	süss	Lunge, Magen, Herz, Niere
222	Milch (Ziege)	warm	süss	Lunge, Milz, Magen, Herz, Niere, Gedärme
169	Nori	kühl	salzig, süss	Milz, Lunge, Niere, Gedärme, Magen, Leber
286	Olive, schwarz	neutral	bitter, süss, sauer	Herz, Lunge, Gallenblase, Milz
205	Olivenöl, natives (kaltgepresst)	neutral	süss	Niere, Leber, Gallenblase, Herz, Milz, Magen, Gedärme
146	Orange	kühl	sauer, süss	Magen, Lunge, Leber, Gedärme

147	Papaya	Fruchtfleisch: neutral, Samen: warm	Fruchtfleisch: süss, bitter, Samen: scharf	Magen, Leber, Milz, Gedärme
149	Pfirsich	warm	süss, sauer	Magen, Gedärme, Lunge, Herz
193	Pinienkerne	warm	süss, scharf, bitter	Lunge, Gedärme, Leber
194	Pistazie	neutral	süss, bitter, sauer	Leber, Gedärme
224	Quark, Frischkäse (Kuh)	kühl	sauer, süss	Lunge, Gedärme, Milz, Magen
150	Quitte	kühl	roh: sauer, adstringierend, gekocht: süss	Magen, Lunge, Gedärme
225	Rahm	neutral	süss	Milz, Lunge, Niere, Leber, Gedärme
151	Rosinen	neutral	süss, sauer	Leber, Milz, Lunge, Niere
237	Schweinefleisch	neutral	süss, salzig	Niere, Leber, Milz, Lunge, Herz
195	Sesam	neutral	süss	Niere, Leber, Lunge, Herz, Milz, Gedärme
208	Sesamöl	neutral	süss	Niere, Leber, Milz, Herz, Gedärme, Lunge
62	Sojabohne, gelb	neutral	süss	Milz, Magen, Leber, Niere, Gedärme
291	Sojamilch	kühl	süss	Lunge, Milz, Magen, Niere, Leber
210	Sojaöl	neutral	süss	Niere, Leber, Milz, Herz, Gedärme
196	Sonnenblumenkerne	neutral	süss	Niere, Gedärme, Milz, Lunge, Herz
211	Sonnenblumenöl	neutral	süss	Niere, Leber, Herz, Milz, Lunge, Gedärme
111	Spargel, weiss	kühl	süss, bitter	Lunge, Niere, Gedärme
112	Spinat	kühl	bitter, süss	Leber, Dickdarm, Niere, Milz, Herz
114	Süsskartoffel	neutral	süss	Milz, Magen, Gedärme, Niere, Leber
261	Tintenfisch	kühl	salzig, süss	Leber, Niere
295	Tofu	kühl	süss	Magen, Milz, Lunge, Niere, Gedärme
171	Wakame	kühl	salzig	Niere, Lunge, Milz, Gedärme, Leber, Magen
296	Wasser	kühl	neutral	alle Organe
154	Weintraube	neutral	süss, sauer	Leber, Milz, Lunge, Niere
44	Weizen	kühl	süss	Herz, Milz, Niere, Leber
155	Zitrone	kühl	sauer	Leber, Lunge, Magen, Gedärme, Gallenblase, Milz, Niere
	Wirkungspriorität 2			
266	Ahornsirup	neutral	süss	Milz, Lunge, Magen, Leber
124	Aprikose	warm	süss, sauer	Leber, Lunge, Gedärme
274	Bier	kühl	bitter, süss	Leber, Niere, Herz, Milz
69	Bohnen, grün	neutral	süss	Milz, Niere, Herz
175	Champignon	kühl	süss	Milz, Magen, Lunge, Gedärme
129	Datteln	warm	süss	Milz, Lunge
70	Erbsen, frisch	neutral	süss	Milz, Magen, Leber, Niere
184	Erdnuss	neutral	süss	Milz, Magen, Lunge, Gedärme
33	Hafer	neutral	süss, bitter	Milz, Magen, Herz, Lunge, Gedärme, Niere

185	Haselnuss	neutral	süss	Milz, Magen, Niere, Leber
134	Heidelbeere	neutral	süss, sauer, bitter	Leber, Niere
248	Hering	neutral	süss	Milz, Magen, Lunge, Herz, Niere, Leber
249	Kabeljau, Dorsch	neutral	süss	Leber, Milz, Niere
231	Kaninchenfleisch	kühl	süss	Magen, Milz, Gedärme
250	Karpfen	neutral	süss	Milz, Niere, Lunge, Magen, Leber
217	Käse (Kuh)	neutral	süss, sauer, salzig	Lunge, Milz
218	Käse (Schaf-, Ziege)	warm	süss, salzig, scharf	Milz, Lunge, Herz, Niere, Leber, Gedärme
141	Kiwi	kalt	sauer, süss	Magen, Blase
78	Kohl, Chinakohl	neutral, kühl	süss, scharf	Magen, Gedärme, Lunge, Niere
201	Kürbiskernöl	neutral	süss	Blase, Niere, Milz, Leber
283	Kuzu	kühl	süss	Milz, Magen, Gedärme
202	Leinöl	neutral	süss	Herz, Gedärme, Milz, Lunge
36	Mais, Getreide	neutral	süss	Magen, Milz, Niere, Herz, Gedärme
253	Makrele	neutral	süss	Milz, Magen, Herz, Niere, Leber
269	Malz	warm	süss	Milz, Lunge, Magen
270	Melasse, schwarz	warm	süss, bitter	Leber, Milz, Niere, Herz, Lunge
144	Melone, Wassermelone	kalt	süss	Herz, Leber, Blase, Niere, Gedärme
60	Mungbohnen	neutral	süss	Herz, Magen, Leber, Gedärme
61	Mungbohnen-Sprossen	kühl	süss	Dreifacherwärmer, Gedärme, Herz, Leber, Magen, Milz
285	Olive, grün	neutral	bitter, sauer, süss	Gallenblase, Milz, Herz, Lunge
255	Plattfische	neutral	süss	Milz, Niere, Leber
94	Radieschen, Rettich weiss	kühl	scharf, süss	Lunge, Magen
207	Rapsöl, Rüböl	neutral	süss	Niere, Gedärme
236	Rindfleisch	warm	süss	Milz, Magen, Niere
288	Salz	kalt	salzig	Magen, Nieren, Gedärme
257	Sardine	neutral	süss	Milz, Magen, Herz, Niere, Leber
259	Seelachs	neutral	süss	Leber, Milz, Niere
177	Shiitake	neutral	süss	Milz, Magen, Niere
179	Steinpilz	neutral	süss	Milz, Magen, Niere
260	Thunfisch	neutral	süss	Magen, Milz, Niere, Leber, Herz
115	Tomate	kalt	süss, sauer	Leber, Magen
262	Vongole	kalt	salzig	Magen, Milz
45	Weizen, gekeimt	kalt	süss	Dünndarm, Herz, Magen, Leber
271	Zucker, Vollwertzucker	warm	süss	Milz, Magen, Leber, Lunge
272	Zucker, weiss	neutral	süss	Milz, Lunge, Magen, Gedärme
157	Zwetschge	neutral	süss, sauer	Leber, Gedärme

	Wirkungspriorität 3			
50	Azukibohne	neutral	süss, sauer	Niere, Gedärme Milz, Herz, Leber
73	Gurke	kühl	süss, bitter	Milz, Magen, Herz, Dickdarm, Lunge, Niere, Blase
284	Miso	neutral	salzig	Milz, Magen, Gedärme, Leber, Niere
43	Roggen	neutral	süss, bitter	Leber, Gallenblase, Milz, Gedärme
293	Tamari	neutral	salzig	Milz, Magen, Gedärme, Nieren, Leber, Herz
	Essenz/Jing tonisieren			
	Wirkungspriorität 1			
26	Amaranth	kühl	süss, bitter	Niere, Gedärme, Milz, Lunge
182	Baumnuss	warm	süss, bitter	Niere, Herz, Lunge, Gedärme
58	Linsen	neutral	süss	Niere, Milz, Herz, Gedärme
191	Marroni	warm	süss	Milz, Magen, Niere
220	Milch (Mensch-Muttermilch)	kühl, neutral, warm	süss	alle Funktionskreise
222	Milch (Ziege)	warm	süss	Lunge, Milz, Magen, Herz, Niere, Gedärme
195	Sesam	neutral	süss	Niere, Leber, Lunge, Herz, Milz, Gedärme
	Wirkungspriorität 2			
68	Avocado	kühl	süss	Leber, Lunge, Gedärme
214	Feta (Schaf, Ziege)	neutral	süss, sauer	Lunge, Gedärme, Milz, Magen, Herz, Niere, Leber
54	Kichererbsen	neutral	süss	Milz, Leber, Niere, Herz, Gedärme
112	Spinat	kühl	bitter, süss	Leber, Dickdarm, Niere, Milz, Herz
	Adstringieren			
	Wirkungspriorität 1			
125	Banane	kühl	süss	Milz, Magen, Gedärme, Herz
128	Brombeere	neutral	sauer, süss	Leber, Niere, Magen
275	Essig	warm	sauer, scharf, süss	Magen, Leber, Milz, Lunge
134	Heidelbeere	neutral	süss, sauer, bitter	Leber, Niere
135	Himbeere	neutral	süss, sauer	Leber, Niere, Milz
137	Johannisbeere rot	kühl	sauer, süss	Niere, Leber, Dickdarm
139	Kaki	kalt	süss, sauer	Gedärme, Lunge, Herz, Magen
152	Sanddorn	kalt	sauer	Leber, Lunge, Gedärme, Niere
	Wirkungspriorität 2			
191	Marroni	warm	süss	Milz, Magen, Niere
44	Weizen	kühl	süss	Herz, Milz, Niere, Leber
155	Zitrone	kühl	sauer	Leber, Lunge, Magen, Gedärme, Gallenblase, Milz, Niere

	Wirkungspriorität 3			
150	Quitte	kühl	roh: sauer, adstringierend, gekocht: süss	Magen, Lunge, Gedärme
	Parasiten eliminieren			
	Wirkungspriorität 2			
147	Papaya	Fruchtfleisch: neutral, Samen: warm	Fruchtfleisch: süss, bitter, Samen: scharf	Magen, Leber, Milz, Gedärme
	Wirkungspriorität 3			
72	Frühlingszwiebel	warm	roh: scharf, gekocht: süss, scharf	Lunge, Magen
134	Heidelbeere	neutral	süss, sauer, bitter	Leber, Niere
74	Karotte	neutral	süss	Milz, Magen, Leber, Lunge, Gedärme, Niere
82	Kohl, Rotkohl	neutral, warm	süss, scharf	Magen, Milz, Dickdarm
187	Kürbiskerne	neutral	süss, scharf, bitter	Blase, Niere, Milz, Gedärme, Leber
96	Rande	neutral	süss, bitter	Herz, Leber, Milz, Magen, Gedärme
40	Reis, Rundkorn, Vollkorn	neutral	süss	Milz, Magen, Gedärme
108	Sauerkraut, roh	neutral	sauer, süss	Milz, Magen, Gedärme, Dreifacherwärmer
196	Sonnenblumenkerne	neutral	süss	Niere, Gedärme, Milz, Lunge, Herz

Index: Symptome

Literaturliste Bücher

Kürzel	Autor	Titel	Jahr, Auflage	Verlag	ISBN
ASA1997	American Soybean Association	Lust auf Soja	1997	Südwest-Verlag	
B.A.1994	Bohmert Annegret	Lebendige Ernährung	1994	Novalis Verlag AG	3-7214-0565-X
B.E.2001	Bänziger E.	Das Goldene Buch vom Olivenöl	2001	Fona	3-907108-41-8
B.H.1999	Biesalski H.K.	Ernährungsmedizin	1999	Thieme	
B.J.1992	Belleme John und Jan	Schätze der Japanischen Naturküche	1992	Edition Lebenszeichen	3-901-725-01-6
B.K.2000	Bedrik Karin	Westliche Heilpflanzen in der TCM	2000	Medizinisch Literarische Verlagsgesellschaft Uelzen	3-88136-204-5
B.L.2000	Burgerstein Lothar	Burgersteins Handbuch Nährstoffe	2000	Haug Verlag	3-8304-2017-X
B.L.2002	Burgerstein Lothar	Burgersteins Handbuch Nährstoffe	2002/3.	Haug Verlag	3-8304-2065-X
B.P.1979	Brohmer Paul	Fauna von Deutschland	1979	Quelle und Meyer	3-494-000-43-3
B.P.2001	Bradford Peter und Montse	Das Makrobiotische Algenkochbuch	2001/3.	Mahajiva Verlag	3-924845-17-4
B.S.2001	Bickel-Sandkötter S.	Nutzpflanzen und ihre Inhaltsstoffe	2001	UTB	
C.J.1997	Carper J.	Wundermedizin	1997	Econ	
C.E.2004	Coisel Eric	Algenküche	2004	Fona Verlag	3-03780-176-X
C.N.1999	Châu Nguyenthi, Berendt Frank	Kategorisierung von Nahrungsmitteln entsprechend der Traditionellen Chinesischen Medizin	1999	Medizinische Literatur Verlagsgesellschaft Uelzen	3-88136-197-9
D.G. 1997	Dalla Via Gudrun	Gesund und Schön durch Algen	1999	VGS Verlagsgesellschaft Köln	3-8025-1331-2
E.I.2001	Elmada I. u.a.	Die grosse GU Nährwert Kalorien Tabelle	2001	GU – Gräfe und Unzer Verlag GmbH	3-7742-3231-8
E.I.2005	Elmadfa I.	Die grosse GU Nährwert Kalorien Tabelle, Neuausgabe 2006/07	2005	GU – Gräfe und Unzer Verlag GmbH	3-7742-7107-0
E.J.2003	Engel Jeannette	Das Tofu-Kochbuch	2003	Fona Verlag	3-03780-134-4
E.U.1997	Engelhardt Ute, Hempen Carl-Hermann	Chinesische Diätetik	1997/1.	Urban & Schwarzenberg	3-541-11671-7
E.U.2003	Engelhardt Ute, Hempen Carl-Hermann	Chinesische Diätetik	2003/2.	Urban & Schwarzenberg	3541118717
E.S.2003	Englert Stefan	Grosses Handbuch der Chinesischen Phytotherapie, Akupunktur und Diätetik	2003	Verlag für Ganzheitliche Medizin	978-3-927344-32-7
F.A.1994	Fryer Anne-Marie und Wil	Das kleine Buch über… Meeresgemüse	1994	Ost-West-Bund	3-924724-54-7
F.B.1991/1.	Flaws Bob	Something Old Something New	1991/1.	Blue Poppy Press	0-936185-21-X
F.B.1992	Flaws Bob	Das Yin und Yang in der Ernährung	1992/1.	Otto Wilhelm Barth	
F.B.1995	Flaws Bob	Das Yin und Yang in der Ernährung	1995/2.	Otto Wilhelm Barth	
F.B.1997	Flaws Bob	The Tao of Healthy Eating	1997	Blue Poppy Press	0-936185-92-9
F.C.2003	Focks Claudia	Leitfaden Chinesische Medizin	2003	Urban & Fischer	3-437-56481-1
F.C.2006	Focks Claudia	Leitfaden Chinesische Medizin	2006	Urban & Fischer	3-437-56482-6
F.G.1983	Fisch Guido	Chinesische Heilkunde in unserer Ernährung / Kosmo-Medizin Bd.2	1983	Synthesis	3-922026-21-4
F.W.1997	Franke Wolfgang	Nutzpflanzenkunde	1997/5.	Thieme	3-13-530406-X

Fr.B.2000	Frohn Birgit	Natürlich Heilen mit Olivenöl	2000	Midena	3-310-00494-5
G.E.1988	Graf Emma	Getreide im Rhythmus der Wochentage	1988/7.	Hermetika Verlag	3-925051-04-X
G.E.1989	Graf Emma	Bewusst ernähren	1989/1.	Michaels Verlag	3-925051-36-8
G.E.1996	Graf Emma	Gedanken und Rezepte zur Getreideküche, Bd.3	1996	Michael Verlag	3-89539-443-2
H.C.2001	Hempen Carl-Hermann, Fischer Toni	Leitfaden Chinesische Phytotherapie	2001	Urban und Fischer	3-437-55990-7
H.G.1993	Hertzka Gottfried, Strehlow Wighard	Grosse Hildegard-Apotheke	1993/3.	Hermann Bauer KG	3-7626-0369-3
H.M.1998	Hellmiss Margot, Scheithauer Falk	Heilmittel der Natur, Öl aus Sesam, Olive und co	1998	Südwestverlag	3-517-07610-4
H.M.2004	Heinen Marta P.	Kochen und leben mit den Fünf Elementen	2004/5.	Windpferd	3-89385-132-1
H.R.2006	Hartmann Ros, Stehle Madeleine, Walker Ulrich Mirjam	Energetisches Kochen	2006	Eigenverlag	-
I.E.2005	Infanger Esther SGE	Schweizer Nährwerttabelle für Konsumentinnnen und Konsumenten	2005/2	Graf-Lehmann AG Bern	3-9522930-0-8
J.B.2000	Jakoby Bengt	Die fünf Elemente für gesundes Leben	2000	Herder	3-451-05507-4
J.G.1994	Junying Geng	Klassische und bewährte Rezepturen der Chinesischen Arzneimitteltherapie	1994	Verlag für TCM, Dr. E. Wühr, Kötzting	3-927344-06-0
J.G.1993/2	Junying Geng	Materia medica der Chinesischen Arzneimitteltherapie	1993	Verlag für TCM, Dr. E. Wühr, Kötzting	3-927344-04-4
J.P.1993	Jörimann Peter, Scheidegger Werner	Amaranth, Dinkel & Co	1993	Midena	3-310-00144-X
J.S.1998	Jung S., Witasek A., Jutz G.P.	Rheuma, Arthrose, Arthritis	1998	Panscientia	
K.B.1997	Klingel Brigitta	Gesund und Schlank mit der Algenküche	1997	Südwest	3-517-07516-6
K.E.1994	Kofranyi Ernst, Wirths Willi	Einführung in die Ernährungslehre	1994/11.	Umschau	3-524-71020-4
K.H.1996	Kasper Heinrich	Ernährungsmedizin und Diätetik	1996/7.	Urban & Schwarzenberg	3-541-06078-6
K.J.2001	Kastner Jörg	Propädeutik in der Chinesischen Diätetik	2001	Hippokrates	3-7773-1343-2
K.J.2003	Kastner Jörg	Propädeutik in der Chinesischen Diätetik	2003/2.	Hippokrates	3-8304-5282-9
K.L.1996	Kaholokai L.Mae	Ginger – The universal Medicine (dt.Kurzfassg.)	1996	In: Hale Pai Pacific American-News-Journal 10/96	
K.V.1984	Krieger Verena	Die Tofu Küche	1984	Tanner + Staehelin Verlag	3-85931-095-X
L.C.1996	Leitzmann Claus, Dittrich Kathi	Bioaktive Substanzen	1996	TRIAS	3-89373-358-2
L.K.1985	Lünig Klaus	Meeresbotanik	1985	Thieme	
L.U.1996/3	Lorenzen Udo, Noll Andreas	Die Wandlungsphasen der traditionellen Chin. Medizin	1996	Müller & Steinicke	3-87569-114-8
M.B.2000	Mäder Be	Vitalstoff-Kompendium	2000	Midena und Fona Verlag	3-907108-31-0
M.B.2001	Mäder Bé	Vitalstoff-Kompendium	2001	Midena und Fona Verlag	2-9700192-9-9

M.G.1994	Maciocia Giovanni	Die Grundlagen der Chinesischen Medizin	1994	Verlag für Traditionelle Chinesische Medizin Dr.Erich Wühr	3-927344-07-9
M.G.1997	Maciocia Giovanni	Die Praxis der Chinesische Medizin	1997	Verlag für Traditionelle Ganzheitliche Medizin Dr.Erich Wühr	3-927344-17-6
M.I.1999	Niestroj Irmgard	Praxis der Orthomolekularen Medizin	1999	Hippokrates Verlag GmbH	3-7773-1226-6
M.J.2000	Mair Jörg	Dtv-Atlas Ernährung	2000	dtv	3-423-03237-5
M.M.1996	Martin Michael	Umweltmedizin für Heilpraktiker	1996	Urban & Schwarzenberg	3-541-50361-0
M.R.1986	Mansfeld Rudolf	Verzeichnis landwirtschaftlicher und gärtnerischer Kulturpflanzen	1986	Springer	3540159665
N.R.1987	Nöcker Rose-Marie	Das grosse Buch der Sprossen und Keime	1987/2.	Heyne Verlag	3-453-05422-9
P.M.1997	Poulin Miriam	Die 50 besten Lebensmittel für Ihre Gesundheit	1997/1.	Mosaik	3-576-11051-8
P.P.1993	Pitchford Paul	Healing with Whole Foods	1993	North Atlantic Books	0-938190-64-4
P.P.2002	Pitchford Paul	Healing with Whole Foods	2002/3.	North Atlantic Books	1-55643-471-5
P.R.(N1)1999	Pamplona Roger	Die grosse Saatkorn Gesundheits-Bibliothek / Bd. I	1999	Saatkornverlag	3-8150-1706-8
P.R.(N2)1999	Pamplona Roger	Die grosse Saatkorn Gesundheits-Bibliothek / Bd. II		Saatkornverlag	3-8150-1707-6
P.R.(N1)2001	Pamplona Roger	Die grosse Saatkorn Gesundheits-Bibliothek / Bd. I	2001/2.	Saatkornverlag	3-8150-1706-8
P.R.(N2)2001	Pamplona Roger	Die grosse Saatkorn Gesundheits-Bibliothek / Bd. II	2001/2.	Saatkornverlag	3-8150-1707-6
P.R.(N3)2001	Pamplona Roger	Die grosse Saatkorn Gesundheits-Bibliothek / Bd.III	2001/2.	Saatkornverlag	3-8150-1722-X
P.W.1988	Pelikan Walter	Heilpflanzen Band I-III	1988		
R.C.1998	Rätsch Ch.	Enzyklopädie der psychoaktiven Pflanzen	1998	AT-Verlag	3-85502-570-3
R.H.2003	Rhyner Hans H., Rosenberg Kerstin	Das grosse Ayurveda Ernährungsbuch	2003	Urania	3908652162
S.C.1970	Scott C.	Das schwarze Wunder – rohe schwarze Zuckerrohrmelasse eine natürliche Wundernahrung	1970/6.		
S.F.1991	Dt. Forschungsgesellschaft für Lebensmittelchemie	Der kleine „Souci-Fachmann-Kraut" – Lebensmitteltabelle für die Praxis	1991/2.	Wissenschaftliche Verlagsgesellschaft mbH	3-8047-1142-1
S.F.2004	Dt. Forschungsgesellschaft für Lebensmittelchemie	Der kleine „Souci-Fachmann-Kraut" – Lebensmitteltabelle für die Praxis	2004/3.	Wissenschaftliche Verlagsgesellschaft mbH	3-8047-2037-4
S.H.1991	Scholz Heinz, Henog Felix	Schlank und Gesund mit Gemüse– Botanik – Heilwirkung – Rezepte	1991	Imidena	7100100747
S.R.1992	Schneebeli-Graf Ruth	Nutz- und Heilpflanzen aus China	1992	Umschau	3-7643-5188-8
S.U.2004	Siedentopp Uwe, Hecker Hans-Ulrich	Praxishandbuch Chinesische Diätetik	2004	Siedentopp & Hecker	3-9808730-1-3
S.W.1992	Schuster W.	Ölpflanzen in Europa	1992	DLG	3769005015
T.B.1992	Temelie Barbara	Ernährung nach den fünf Elementen	1992	Joy-Verlag	3-928554-03-4
T.B.1993	Temelie Barabara,	Das Fünf Elemente Kochbuch	1993/1.	Joy-Verlag	3-928554-05-0
T.B.1994	Temelie Barbara, Trebuth Beatrice	Die Fünf Elemente Ernährung für Mutter und Kind	1994/1.	Joy-Verlag	3-928554-09-3
T.M.2001	Tierra Michael	Westliche Heilkräuter in TCM und Ayurveda	2001	Uraban & Fischer	3-437-55890-0

V.A.1952	Vogel Alfred	Der kleine Doktor	1952	Heyne	3-453-00948-7
W.K.2002	Werthmann K.	Schaf- und Ziegenmilch – Hilfsmittel im Heilungsprozess	ca. 2002		
Y.S.2003	Yeager Selene	Das Ärztebuch der Heilkraft unserer Lebensmittel	2003	Weltbild	3-8289-1950-2
Z.M.1998	Zerbst Marion, Jochum-Guillou Mireille	Algen, natürliche Quelle der Vitalität	1998	Trias Verlag	3-89373-432-5

Literaturliste Zeitschriften

Registratur der Artikel aus Zeitschriften und Broschüren

Allos	Firma allos, Walter Lang Imkerhof, D-494557 Mariendrebber	N&H	Natur & Heilen
CMA	Centrale Marketing Gesellschaft der Deutschen Agrarwirtschaft mbH	NHP	Naturheilpraxis
DrSt	Drogistenstern	NL	Newsletter SBO-TCM
dtBW	Deutsche Bierwerbung e.V.	NZZ	Neue Zürcher Zeitung
ebi	ebi forum	PULS	PULStipp
Ern-R	Ernährungsrundbrief	S&K	Schroth & Korn
E-U	Ernährungs-Umschau	Sch-Nat	Schweizer Naturschutz
FAM	FAM-Information, Forschungsanstalt für Milchwirtschaft, Liebefeld/Bern	test	Stiftung Warentest
G-Tipp	Gesundheitstipp	UniKA	Seminarvorträge Universität Karlsruhe
H-M	Heilpraxis Magazin	VFED	Verein zur Förderung der gesunden Ernährung und Diätetik
Jour	Journal für Pharmakologie und Therapie	WOZ	Die Wochenzeitung
Med-Z	Medizin-Zeitung	ZTCM	Zeitschrift für Traditionelle Chinesische Medizin
Nat	Natürlich		

Zeichen und Abkürzungen

*S = Sonderheft --2004 = vor 2004 Zz = Artikel ohne Autorenangabe

Artikel aus Zeitschriften und Broschüren

alphabethisch nach Autorkürzel, Erscheinungsjahr

Kürzel	Autor	Titel
AG-D/NL/4-2004a	AG-Diätetik SBO-TCM	Nahrungsmittelportraits – Kichererbse
AG-D/NL/4-2004b	AG-Diätetik SBO-TCM	Nahrungsmittelportraits – Quinoa
AG-D/ZTCM/2-2004a	AG-Diätetik SBO-TCM	Nahrungsmittelportraits – Dinkel
AG-D/ZTCM/2-2004b	AG-Diätetik SBO-TCM	Nahrungsmittelportraits – Zucchini (Sommerkürbis)
AG-D/NL/1-2005a	AG-Diätetik SBO-TCM	Nahrungsmittelportraits – Karotte
AG-D/NL/1-2005b	AG-Diätetik SBO-TCM	Nahrungsmittelportraits – Linse
AG-D/NL/2-2005a	AG-Diätetik SBO-TCM	Nahrungsmittelportraits – Buchweizen
AG-D/NL/2-2005b	AG-Diätetik SBO-TCM	Nahrungsmittelportraits – Salat, Chicorée
AG-D/NL/3-2005a	AG-Diätetik SBO-TCM	Nahrungsmittelportraits – Melasse, schwarz
AG-D/NL/3-2005b	AG-Diätetik SBO-TCM	Nahrungsmittelportraits – Zucker, weiss
AG-D/NL/4-2005a	AG-Diätetik SBO-TCM	Nahrungsmittelportraits – Hafer
AG-D/NL/4-2005b	AG-Diätetik SBO-TCM	Nahrungsmittelportraits – Haselnuss
AG-D/NL/5-2005a	AG-Diätetik SBO-TCM	Nahrungsmittelportraits – Tomate
AG-D/NL/5-2005b	AG-Diätetik SBO-TCM	Nahrungsmittelportraits – Weizen
AG-D/NL/6-2005	AG-Diätetik SBO-TCM	Nahrungsmittelportraits – Marroni
AG-D/NL/7-2005	AG-Diätetik SBO-TCM	Nahrungsmittelportraits – Gerste

AG-D/ZTCM/1-2005a	AG-Diätetik SBO-TCM	Nahrungsmittelportraits – Kohl, weiss
AG-D/ZTCM/1-2005b	AG-Diätetik SBO-TCM	Nahrungsmittelportraits – Sauerkraut, roh
AG-D/ZTCM/2-2005a	AG-Diätetik SBO-TCM	Nahrungsmittelportraits – Hijiki
AG-D/ZTCM/2-2005b	AG-Diätetik SBO-TCM	Nahrungsmittelportraits – Mais, Getreide
AG-D/ZTCM/3-2005a	AG-Diätetik SBO-TCM	Nahrungsmittelportraits – Aubergine
AG-D/ZTCM/3-2005b	AG-Diätetik SBO-TCM	Nahrungsmittelportraits – Olive, schwarz
AG-D/ZTCM/4-2005	AG-Diätetik SBO-TCM	Nahrungsmittelportraits – Baumnuss / Walnuss
AG-D/NL/1-2006	AG-Diätetik SBO-TCM	Nahrungsmittelportraits – Olivenöl, natives
AG-D/NL/2-2006	AG-Diätetik SBO-TCM	Nahrungsmittelportraits – Spargel, weiss
AG-DNL/3-2006	AG-Diätetik SBO-TCM	Nahrungsmittelportraits – Kopfsalat
AG-D/NL/4-2006	AG-Diätetik SBO-TCM	Nahrungsmittelportraits – Wild (Reh, Hirsch, Gämse)
AG-D/NL/5-2006a	AG-Diätetik SBO-TCM	Nahrungsmittelportraits – Butter
AG-D/NL/5-2006b	AG-Diätetik SBO-TCM	Nahrungsmittelportraits – Kokosfett
AG-D/ZTCM/1-2006	AG-Diätetik SBO-TCM	Nahrungsmittelportraits – Lauch
AG-D/ZTCM/2-2006	AG-Diätetik SBO-TCM	Nahrungsmittelportraits – Forelle (Bachforelle, Regenbogenforelle)
AG-D/ZTCM/3-2006	AG-Diätetik SBO-TCM	Nahrungsmittelportraits – Adzukibohne
AG-D/ZTCM/4-2006	AG-Diätetik SBO-TCM	Nahrungsmittelportraits – Lachs
AG-D/NL/1-2007	AG-Diätetik SBO-TCM	Nahrungsmittelportraits – Rosenkohl
AG-D/NL/2-2007	AG-Diätetik SBO-TCM	Nahrungsmittelportraits – Löwenzahn
AG-D/ZTCM/1-2007	AG-Diätetik SBO-TCM	Nahrungsmittelportraits – Sesam
A.J./N&H/11-1997	Auerswald Ilse	Krebsschutz ... Möhren sind wirksamer als Karotinkapseln
A.M./N&H/4-1997	Albrecht Mirko	Südfrüchte – Geheimwaffe gegen viele Krankheiten
A.M./N&H/10-1999	Albrecht Mirko	Abwarten und Tee trinken
A.O./E-U/50(2003)9	Adam Olaf	Notwendigkeit von Nahrungsergänzungsmitteln am Beispiel Jod
B.E.DrSt/3-2001	Bänziger E.	Löwenzahn und Ziegenkäse
B.F./N&H/3-1998	Batmangheliaj F.	Medizin Wasser
B.H./E-U/47(2000)2	Böhm Hartmut	Das Französische Paradoxon – Gesundheit durch Phenole des Weins? Teil 1
B.H./E-U/47(2000)3	Böhm Hartmut	Das Französische Paradoxon – Gesundheit durch Phenole des Weins? Teil 2
B.J./E-U/47(2000)11	Bitsch Irmgard u.a.	Hochwertige Fruchtsäfte aus speziellen Apfelsorten – Beitrag zu einer gesunden Ernährung im Rahmen der „5 am Tag"-Kampagne
B.M./Nat/11-1997	Buser Marianna	Kochen mit Wurzelgemüse
B.M./E-U/46(1999)7	Besler Matthias	Allergien gegen Ei und Eiprodukte
B.P./NHP/10-1997	Boruszczak Peter Klaus u.a.	Erfahrungen und wissenschaftliche Betrachtungen zur Verwendung von natürlichen Steinsalzen
B.U./E-U/49(2002)2	Brehme Ute	Stellenwert von Nüssen in der Ernährung für die Prävention von Herz-Kreislauf-Erkrankungen
C.M./H-M/4-1998	Caluori Marcus	Grüntee – das wiederentdeckte Lebenselexier
C.M./H-M/2-1999	Caluori Marcus	Die steirische Kernkraft
C.M./E-U/50(2003)2	Croghan Mike	Resistente Stärke als funktioneller Bestandteil von Lebensmitteln
D.E/PULS/3-2005	Diener Morscher Esther	Bioforellen gegen den Herzinfarkt
D.E./G-Tipp/3-2007	Esther Diener Morscher	Grünes Futter – Gesunde Milch
D.R./NHP/10-1996	Darmstädter Rudolf	Shiitake
D.S./NHP/7-1998	Dürrfeld-Flügel Susanne	Faszination grüner Tee
D.S./ZTCM/3-2004	Dharmananda Subhuti	Kaffee in China und die Analyse des Kaffees gemäss der Traditionellen Chinesischen Medizin
D.W./N&H/7-2003	Dommer Willi	Heilen mit Bier – Auf die Dosis kommt es an ...
E.S./-/1-2006	Ehlers Susanne (Ges.f.Heilpilze)	Heilpilze
F.S./E-U/47(2000)4	Fankhänel Sabine	Soja und Gesundheit
F.S./E-U/48(2001)10	Fankhänel Sabine	Hafererzeugnisse
F.S./E-U/49(2002)3	Fankhänel Sabine	Soja und Gesundheit
F.S./E-U/49(2002)4	Fankhänel Sabine	Vom Korn zum Knäckebrot

F.S./E-U/49(2002)6	Fankhänel Sabine	Tee – mehr als ein Genussmittel
F.S./E-U/49(2002)10	Fankhänel Sabine	Lachs
F.S./E-U/49(2002)11	Fankhänel Sabine	Rapsöl
F.S.?/E-U/50(2003)11	Fankhänel Sabine	Warenkunde Geflügel
G.B./E-U/50(2003)4	Gassmann Berthold	Dietary Reference Intake (DRI), Report 6 – Übersicht, Kommentar und Vergleich mit den D-A-CH-Referenzwerten für die Nährstoffzufuhr
G.R./NZZ/28-6-2006	Gerste Ronald D.	Kaffee schützt Trinker vor Leberzirrhose
H.C./ebi/2003	Haaf Christine	Stellungnahme zur konsumentenbroschüre der Schweizer Milchproduzenten SMP: „Ohne Milch geht's nicht. Wir sagen Ihnen warum."
H.H./E-U/46(1999)2	Heseker Helmut	Jod – Funktionen, Physiologie, Stoffwechsel, Empfehlungen und Versorgung in der Bundesrepublik Deutschland
H.H./E-U/47(2000)10	Heseker Helmut	Kalium - Funktionen, Physiologie, Stoffwechsel, Empfehlungen und Versorgung in der Bundesrepublik Deutschland
H.H./H-M/4-2001b	Hosch Harald	Multitalent Artischocke
H.H./E-U/49(2002)2	Heseker Helmut	Silizium – Vorkommen, Funktionen, physiologische und gesundheitliche Aspekte
H.S./E-U/47(2000)2	Halbach Stefan u.a.	Trotz Warnung: Schwangere sollen weiter Fisch essen
H.U./E-U/46(1999)3	Heins Ulrike u.a.	Eisenversorgung bei vegetarischer Ernährung
H.U./H-M/1-1999	Honauer Urs	Der Puls des Lebens – Wasser
H.W./Nat/10-2001	Hess Walter	Verunstaltete Sojasaucen
J.G./E-U/49(2002)1	Jacobasch Gisela u.a.	Die Bedeutung resistenter Stärken für eine gesundheitsorientierte Ernährung
J.K./H-M/2-1999	Jung Klaus	Heilessig (3) – Weinessig in der Therapie
K.C./E-U/48(2001)3	Koebnick Corinna u.a.	Vitamin B12 in der Schwangerschaft
K.H./N&H/11-1995	Krautstein Hans	Getreidekaffee – Es geht auch ohne Bohne
K.H./NHP/8-1997	Körner Helmut	Zur Problematik der kindlichen Ernährung mit Kuhmilch
K.H./E-U/46(1999)8	Karl Horst u.a.	Jod in marinen Lebensmitteln
K.H./Nat/1-2001	Knieriemen Heinz	Folsäure und das Wonderbread
K.H./Nat/4-2001	Knieriemen Heinz	Jod ...und der Mensch kann verblöden
K.H./Nat/11-2001	Knieriemen Heinz	Folsäure als Nutraceutical
K.H./Nat/4-2002	Knieriemen Heinz	Sprossen und Keimlinge – Lebenskraft der Natur
K.H./Nat/6-2002	Knieriemen Heinz	Salz des Lebens
K.H./Nat/10-2002	Knieriemen Heinz	Was ist Silizium?
K.H./Nat/1-2003	Knieriemen Heinz u.a.	Yftah, ya Simsim! – Sesam
K.H./Nat/10-2003	Knieriemen Heinz u.a.	Quitte – Frucht der Unsterblichkeit
K.H./Nat/11-2005	Knieriemen Heinz	Brauner Türkentrunk – Kaffee
K.J./NHP/11-1997	Karl Josef	Vom therapeutischen Wert des Honigs
K.J./E-U/48(2001)9	Kraft Jana u.a.	Konjugierte Linolsäuren: Genese und metabolische Wirkungen
K.K./Jour/5-1996 S	Kraft Karin	Artischockenblätterextrakt – Neue Erkenntnisse über Wirkungen auf Fettstoffwechsel, Leber und Gastrointstinum
K.K./NZZ/14-4-2004	Käppler-Hanno Karin	Das Krebsrisiko mit Essen senken – Obst und Gemüse wirken in unterschiedlichen Organen
K.M./Nat/9-2005	Kaden Marion	Wenn der Hafer sticht ...
K.P./UniKA/4-1986	Kamb Petra	Seminarvorträge Lebensmittelchemie Universität Karlsruhe / Seminarskript und Mitschrift von Petra Kamb, unveröffentlicht
K.P./N&H/2-1998	Kölln Peter	Todtmoos-Studie beweist: Haferkleie drosselt LDL-Strom
K.P./BC/2002	Kamb Petra	Biochemie für HeipraktikerInnen, Vorlesungsskript für die Heilpraktikerschule Luzern, unveröffentlicht
K.R./NHP/12-1998	Kloppenburg Ralf u.a.	Phytoonkologie – Pflanzen in der naturheilkundlichen Krebsbehandlung
K.S./E-U/50(2003)6	Kulling Sabine E. u.a.	Phytoöstrogene
K.W./H-M/1-1999	Kramb Wolfgang	Entstehung und Sorten – Heilessig (2)
L.N./NHP/1-1997	Langlotz Norbert	Die Heilkraft asiatischer Pilze (Shiitake, Reishi, Maitake)
L.S./N&H/12-1999	Luetjohann Sylvia	Sanddorn – Die Roten Beeren mit dem heilkräftigen Öl
L.U./H-M/12-1998	Lamek Udo	Renaissance einer alten Medizin – Heilessig

M.C./E-U/48(2001)5	Metzner Christine u.a.	Arginin und Taurin – präventive Nahrungsfaktoren bei kardiovaskulären Erkrankungen?
M.D./E-U/48(2001)1	Meyer Diederick P.	In-vitro- und In-vivo-Effekte von Inulin auf das Immunsystem
M.K./Ern-R/3-2003	Müller Karl-Josef	Entstehung und Verbreitung der Gertse
M.N./N&H/8-2000	Messing Norbert	Ziegenmilch – Eine wertvolle Alternative für die Kleinkind-Ernährung bei Kuhmilchallergie
M.N./N&H/11-2000	Messing Norbert	Keimlinge
N.T./NHP/4-1998	Niederauer Theo	Ballaststoffe und Ballaststoffanreicherung von Lebensmitteln
O.U./E-U/48(2001)3	Ostermeyer Ute u.a.	Vitamine in Fischen
P.M./E-U/9(1999)S	Pfeuffer Maria u.a.	Das aktuelle Interview: Milch
R.J./N&H/2-2006	Reckin Jürgen	Die Kraft des schwarzen Sesams
R.W./E-U/47(2000)11	Rafflenbeul Wolf	Fisch für ein gesundes Herz
S.B./N&H/2-1998	Simonsohn Barbara	Papaya
S.B./N&H/9-1998	Simonsohn Barbara	Ananas – Königin der Früchte
S.B./N&H/5-1999	Simonsohn Barbara	Gersten-Grassaft – Energie-Getränk und Verjüngungselexier
S.B./N&H/1-2000	Simonsohn Barbara	Die Mango – Götterspeise und Heilfrucht
S.B./N&H/8-2003	Simonsohn Barbara	Kokosnuss – Die „Paradiesfrucht"
S.G./E-U/46(1999)1	Stangl Gabriele I.	Zur Wirkung des Nahrungsfettes aus das Krebsgeschehen
S.G./E-U/48(2001)7	Stangl Gabriele I.	Krebserkrankungen und präventives Potential der Ernährung, Teil 1
S.G./E-U/48(2001)8	Stangl Gabriele I.	Krebserkrankungen und präventives Potential der Ernährung, Teil 2
S.M./G-Med/4-1998	Seppey Michel	Meerwasser als Therapeutikum
S.W./E-U/49(2002)7	Seiler Walter O.	Zinkmangel, ein oft verkanntes Problem im Alter
Sch.A./E-U/46(1999)S	Schek Alexandra	Butter zur Arteriosklerose- und Krebsprophylaxe? – Die Rolle der CLA
Sch.B./E-U/49(2002)7	Schmitt Birgit u.a.	Wirkstoffe funktioneller Lebensmittel in der Prävention der Arteriosklerose, Teil 3: Phytosterole
Sch.F./-/--2005	Schmaus Franz	1000jährige Erfahrlung traditioneller Heilpilze
Sch.H./Nat/10-1991	Scholz Heinz	Birnen entschlacken und machen schlank
Sch.H./Nat/2-1992	Scholz Heinz	Kiwi stärken unsere Abwehr
Sch.H./Nat/3-1993	Scholz Heinz	Erbsen und Kefen sind gut fürs Herz
Sch.H./Nat/5-1993	Scholz Heinz	Die Kirsche – harntreibend und entzündungshemmend
Sch.H./Nat/10-1991	Scholz Heinz	Birnen entschlacken und machen schlank
Sch.H./Nat/5-1994	Scholz Heinz	Himbeeren – Durststiller und Darmanreger
Sch.H./Nat/10-1994	Scholz Heinz	Feigen – stärkend und verdauungsfördernd
Sch.H./Nat/4-1995	Scholz Heinz	Apfel: Gesundheit aus dem Paradies
Sch.H./Nat/5-1995	Scholz Heinz	Brombeeren gegen Entzündungen und Durchfall
Sch.H./Nat/7-8-1995	Scholz Heinz	Heidelbeeren gegen Durchfall und Akne
Sch.H./Nat/1-1996	Scholz Heinz	Dattel – mineralstoffreiches, süsses Früchtchen
Sch.H./Nat/5-1996	Scholz Heinz	Melone – mehr als ein kalorienarmer Durstlöscher
Sch.H./Nat/2-1997	Scholz Heinz	Die belebende Nahrungsmittelpalette – Früchte und Gemüse als Arznei
Sch.H./E-U/48(2001)5	Schmandke Horst	Zwei neue D-Tocotrienole mit antioxidativen, antikanzerogenen und hypocholesterinämischen Eigenschaften
Sch.H./E-U/48(2001)12	Schmandke Horst	Phenolische Inhaltsstoffe der Olive mit antioxidativen Eigenschaften
Sch.H./E-U/49(2002)9	Schmandke Horst	Resveratrol und Piceid in Weintrauben und Erdnüssen sowie daraus hergestellte Produkte
Sch.H./E-U/50(2003)1	Schmandke Horst	Oligomere Procyanidine und ihre Monomere in pflanzlichen Lebensmitteln
Sch.R./E-U/48(2001)2	Schumacher Rainer	Lebererkrankungen und Ernährung
Sch.S./Nat/2-2003	Schwarz Sarah	Im Land des Ahornsirups
V.B./Nat/5-1995	Vonarburg Bruno	Apfel: Gesundheit aus dem Paradies
V.B./Nat/7-8-1996	Vonarburg Bruno	Himbeerblätter erleichtern die Geburt
V.B./Nat/12-1996	Vonarburg Bruno	Spargel – Delikatesse mit entwässernder Wirkung
V.B./Nat/12-2001	Vonarburg Bruno	Olivenöl – Flüssiges für die Gesundheit

V.B./Nat/1-2002	Vonarburg Bruno	Krumme Frucht mir Reisverschluss <Banane>
V.B./Nat/10-2002	Vonarburg Bruno	Preiselbeere wehrt Bakterien ab
V.B./Nat/11-2002	Vonarburg Bruno	Vitaminpaket für den Winter <Sanddorn>
V.B./Nat/9-2003	Vonarburg Bruno	Gesundheit aus dem Kürbis
V.B./Nat/10-2003	Vonarburg Bruno	Dinkel bringt die Kranken auf die Beine
V.S./NHP/4-1998	Vullgraf Silke	Das Phospholipid Phosphatidylserin (PS) – die Schlüsselsubstanz für Denken und Gedächtnis?
W.A./Nat/4-2006	Weinzierl Annette	Götterstrauch für die Gesundheit <Holunder>
W.B./E-U/48(2001)2	Watzl Bernhard u.a.	Carotinoide
W.B./E-U/48(2001)6	Watzl Bernhard	Saponine
W.B./E-U/48(2001)8	Watzl Bernhard	Glucosinolate
W.B./E-U/48(2001)10	Watzl Bernhard u.a.	Phenolsäuren
W.B./E-U/48(2001)12	Watzl Bernhard u.a.	Flavonoide
W.B./E-U/49(2002)4	Watzl Bernhard u.a.	Anthocyane
W.B./E-U/49(2002)8	Watzl Bernhard	Monoterpene
W.E./E-U/46(1999)3	Wisker Elisabeth u.a.	Zur Wirksamkeit von Leinsamen
W.E./E-U/47(2000)1	Wisker Elisabeth u.a.	Ernährungsphysiologische Wirkungen von resistenter Stärke
W.E./E-U/49(2002)12	Wisker Elisabeth	Präbiotika: Überblick über die Ergebnisse von Studien am Menschen
W.H./N&H/9-1995	Willms-Beyard Hildegard	Ein Apfel am Tag ...
W.H./N&H/11-1999	Willms-Beyard Hildegard	Die Zitronen-Kur
W.K./ebi/ca.2002	Werthmann K.	Schaf- und Ziegenmilch – Hilfsmittel im Heilungsprozess
W.R./WOZ/29-1-2004	Wolff Reinhard	Vorsicht vor dem Müllfisch – Lachszucht
W.S./NZZ/24-9-2003	Wehner-von Segesser Sibylle	Mit kulinarischer Souplesse gegen vorzeitigen Herztod – Paradigmenwechsel bei den Nahrungsfetten – auf die Mischung kommt es an

Artikel aus Zeitschriften und Broschüren ohne Autorenangabe (www) (Zz)

alphabethisch nach Zeitschriften- bzw. Herausgeberkürzel, Erscheinungsjahr

www.acibas.ch/ca.2001	acibas	Fakten: Gesundheit, Ernährung und Prävention <Omega-3-FS>
www.uni-jena.de/4.1.2006	Universität Jena / Biologie	Weitere Gesundheitsaspekte zu Inhaltsstoffen der Milch
www.wikipedia.org	Die freie Enzyklopädie	diverse Suchbegriffe
Zz/allos/1995	allos	Amaranth – Neue Aussichten für eine Wunderpflanze
Zz/CMA/--2004a	Centrale Marketing Gesellschaft der Deutschen Agrarwirtschaft mbH	Feines deutsches Rapsöl
Zz/CMA/--2004b	Centrale Marketing Gesellschaft der Deutschen Agrarwirtschaft mbH	Raps und Rapsöl – Eine Warenkunde
Zz/dtBW/ca.1985	Deutsche Bierwerbung e.V.	Vom Halm zum Glas – unser deutsches Bier
Zz/E-U/49/2002)S	Ernährungs-Umschau	Jodanreicherung von Lebensmitteln in Deutschland
Zz/Ern-R/4-2003	Ernährungs-Umschau	Ananas
Zz/E-U/50(2003)10	Ernährungs-Umschau	Kariesprävention durch Tee
Zz/FAM/89(1998)S	FAM-Information	Beitrag zur Kenntnis der Zusammensetzung von schweizerischer Butter
Zz/G-tipp/3-2007	Gesundheitstipp	Hohes Cholesterin wegen Eiern?
Zz/H-Apo/8-15(ca-2000)	Hausapotheke der Natur (Sammelkarten), IMP BV/Meister Verlag GmbH	Olivenöl

Zz/H-Apo/8-1(ca-2001)	Hausapotheke der Natur (Sammelkarten), IMP BV/Meister Verlag GmbH	Honig
Zz/H-M/2-1998	Heilpraxis Magazin	Tomatensauce und Pizza
Zz/H-M/4-1999	Heilpraxis Magazin	(kein Titel); Artikel über Kirschen - Anthocyane
Zz/H-M/5-1999	Heilpraxis Magazin	Freie Atemwege mit der Kraft der Natur – Emser Salz – wohltuende Pflege der Schleimhäute
Zz/H-M/4-2000	Heilpraxis Magazin	Sanddorn – geballte Heilkraft
Zz/H-M/5-2001	Heilpraxis Magazin	Die blaue Apotheke – Medizin der Zukunft (Heilmittel aus dem Meer)
Zz/H-M/6-2002	Heilpraxis Magazin	Brokkoli gegen Magengeschwüre
Zz/Med-Z/3-2003	Medizin-Zeitung	Erdnüsse gegen Tuberkulose
Zz/Nat/5-2003	Natürlich	Arginin: Ehre für Erdnüsschen
Zz/Nat/3-2005	Natürlich	Muttermilch: maximal zwei Tage lagern
Zz/Nat/9-2005	Natürlich	Honig hilft bei Lippenbläschen
Zz/N&H/10-1997	Natur & Heilen	Genuss mit grosser Heilkraft: Grüner Tee
Zz/N&H/1-1998	Natur & Heilen	Heilmittel Apfel – Die diätische Verwendung von Apfelprodukten
Zz/N&H/3-1998	Natur & Heilen	Miso – ein Mittel gegen radioaktive Strahlung?
Zz/NHP/8-1995	Naturheilpraxis	Pflanzensteckbrief – Cichorium intybus – Wegwarte
Zz/NHP/6-1996b	Naturheilpraxis	Kaffee hemmt Krebszellen – zwei bis drei Tassen können nutzen, aber nicht schaden
Zz/NHP/8-1996	Naturheilpraxis	Pflanzensteckbrief – Raphanus sativus – Rettich
Zz/NHP/1-1997	Naturheilpraxis	Pflanzensteckbrief – Linum usitatissimum – Lein
Zz/NHP/6-1998	Naturheilpraxis	Mit der Kraft der Tomate: Effektiver Zellschutz durch Lycopin
Zz/NHP/10-1998	Naturheilpraxis	(kein Titel); Rotwein – Inhaltsstoffe
Zz/NZZ/25-2-2004	Neue Zürcher Zeitung	Honig – vom Hausmittelchen zur Arznei
Zz/NZZ/24-3-2004	Neue Zürcher Zeitung	Wie grüner Tee das Krebswachstum hemmt – Andockstelle für Antioxidans-Molekül
Zz/NZZ/15-2-2006	Neue Zürcher Zeitung	Koffein senkt Herzdurchblutung während Sport
Zz/PULS/12-2003a	PULStipp	Herzschlag – Fischöle stabilisieren den Puls
Zz/PULS/12-2003b	PULStipp	Prostatakrebs – Tomatensauce schützt besser
Zz/Sch-Nat/4-1991	Schweizer Naturschutz	Die süsse Versuchung ist tödlich
Zz/test/9-1991	Stiftung Warentest	Test Ölsardinen – Preiswert, schmackhaft, schadstoffarm
Zz/VFED/ca.1995	Verein zur Förderung der gesunden Ernährung und Diätetik	Milchzucker und seine ernährungsphysiologische Bedeutung
Zz/ZTCM/4-2005	Zeitschrft.für Trad.Chin. Med.	Macht Soja infertil?

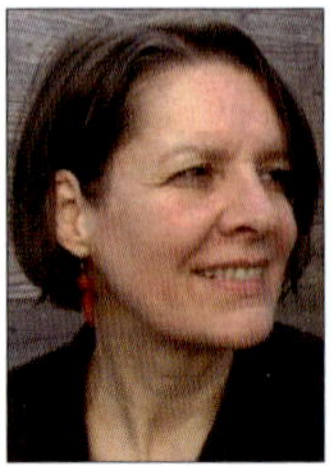

Barbara Fendrich

geboren 1958, verheiratet, Mutter von drei erwachsenen Kindern, Hobby-Gärtnerin
Ausbildungen zur Pädagogin, Heilpraktikerin TCM, Dozentin und Kursleiterin
eigene Praxis in Luzern seit 1996
e-mail: fendrich.tcm@bluewin.ch

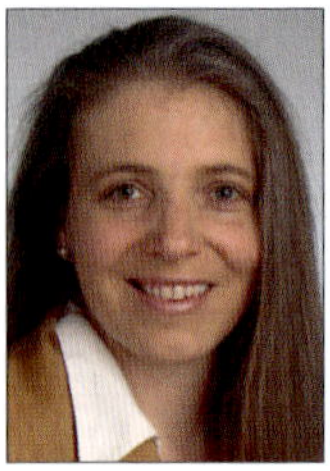

Karin Haas

geboren 1968, Ausbildungen in den Bereichen Gastronomie, Handel und Traditioneller Chinesischer Medizin. Arbeitet als Heilpraktikerin TCM, Shiatsutherapeutin, Körpertherapeutin für Schwangerschafts- und Geburtstraumen und Erwachsenenausbilderin in eigener Praxis in Luzern.
e-mail: haas-praxis@bluewin.ch

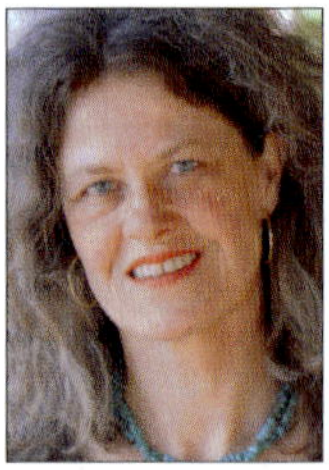

Petra Kamb

geboren 1960, Mutter, Biologin, Heilpraktikerin (West und TCM), Shiatsutherapeutin, Praxis für Komplementäre Therapie in Luzern seit 1994, tätig in den Bereichen Naturheilkunde, Medizin, Biologie, Biochemie – therapeutisch, vermittelnd und forschend.
Kontakt und Information unter
www.petrakamb.ch, Telefon +41 (0)41 2200904.

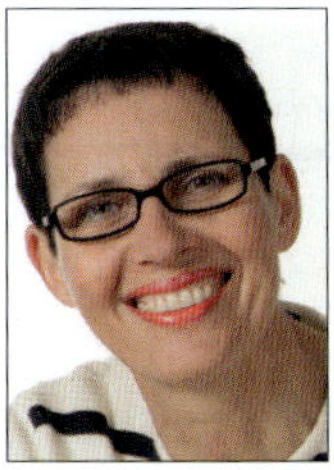

Eve Rüegg-Gautschi

geboren 1953, Mutter von zwei erwachsenen Kindern, absolvierte eine Ausbildung in Traditioneller Chinesischer Kräuterheilkunde und Ernährungslehre. Sie ist praktizierende Naturheilpraktikerin und arbeitet in eigener Praxis in Appenzell A. Rh.
www.eve-rueegg.ch

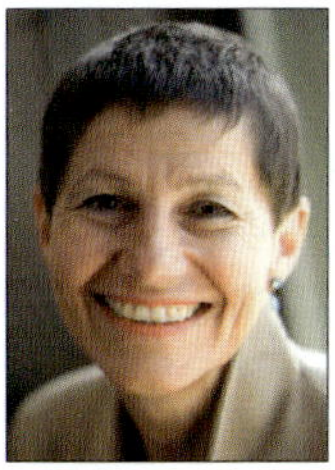

Ulrike von Blarer Zalokar

geboren 1954, Mutter von zwei erwachsenen Kindern, Grossmutter, Heilpraktikerin und Dozentin für Chinesische Medizin, Diätetik, Phyto West-TCM, Akupunktur und Shiatsu, eigene Praxis in Luzern seit 1985. Sie hat seit 1995 über 610 TherapeutInnen in TCM-Diätetik und über 330 TherapeutInnen in Phytotherapie West-TCM ausgebildet.
Schul- und Ausbildungsklinik-Leitung der Heilpraktikerschule Luzern, Gründungs- und ehem. Vorstandsmitglied der Schweizerischen Berufsorganisation für Traditionelle Chinesische Medizin (SBO-TCM)
Autorin von „EssenZ aus der Küche" und „EssenZ aus der Backstube", Verlag HPS
Kontakt und Information:
e-mail: uvblarer@heilpraktikerschule.ch, www.heilpraktikerschule.ch
Tel. +41 (0)41 418 20 15

Technik und Endredaktion

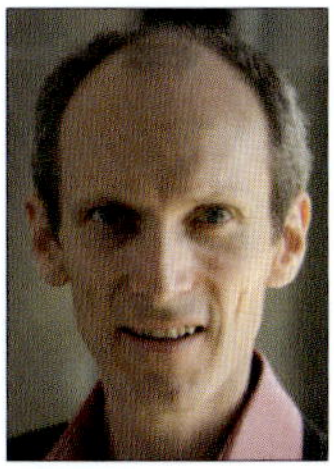

Peter von Blarer

geboren 1961, Elektroniker, Heilpraktiker TCM, Dozent für TCM, Akupunktur und TCM-Diätetik, technischer Betreuer und freier Mitarbeiter der SBO-TCM Arbeitsgruppe Diätetik, technische Organisation und Entwicklung www.therapeutika.ch, worauf dieses Buch aufgebaut ist.
Schulleitung der Heilpraktikerschule Luzern, Gründungs- und ehem. Vorstandsmitglied der Schweizerischen Berufsorganisation für Traditionelle Chinesische Medizin (SBO-TCM)

Fotoquellen:

iStock (www.istockphoto.com): 27, 28, 29, 35, 36, 37, 38, 41, 42, 43, 45, 46, 50, 52, 54, 56, 58, 60, 61, 62, 66, 67, 68, 69, 71, 72, 73, 75, 79, 80, 81, 82, 83, 85, 86, 88, 89, 91, 92, 93, 94, 96, 97, 99, 100, 101, 102, 103, 104, 105, 110, 112, 113, 115, 117, 120, 122, 124, 125, 127, 130, 131, 135, 136, 138, 139, 141, 143, 146, 147, 149, 150, 152, 154, 155, 157, 160, 169, 174, 175, 177, 179, 183, 184, 185, 186, 187, 190, 191, 194, 195, 196, 198, 205, 207, 214, 215, 216, 217, 218, 219, 220, 221, 222, 224, 225, 228, 229, 230, 231, 233, 234, 236, 237, 239, 240, 241, 244, 246, 247, 248, 249, 250, 251, 254, 255, 256, 257, 259, 260, 261, 262, 268, 274, 278, 280, 281, 282, 285, 286, 287, 288, 291, 293, 295

FotoLia (de.fotolia.com): 33, 44, 78, 90, 108, 109, 111, 114, 116, 128, 129, 238

Peter von Blarer (www.heilpraktikerschule.ch): 26, 31, 32, 39, 40, 55, 57, 59, 70, 74, 76, 77, 87, 106, 107, 132, 134, 137, 140, 142, 144, 145, 151, 161, 163, 165, 167, 171, 176, 182, 188, 193, 199, 200, 201, 202, 204, 208, 210, 211, 232, 235, 245, 253, 263, 266, 267, 269, 270, 271, 272, 275, 277, 283, 284, 290, 292